**全国第三、第五、第六批老中医药专家**
**马大正中医妇科书系**

此书承浙江省国医名师
马大正工作室资金支持

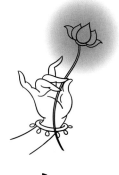

# 妇科《金匮》方发挥

马大正 著

全国百佳图书出版单位
中国中医药出版社
·北 京·

**图书在版编目（CIP）数据**

妇科《金匮》方发挥 / 马大正著 . —北京：中国中医药出版社，2024.2
ISBN 978-7-5132-8484-4

Ⅰ . ①妇… Ⅱ . ①马… Ⅲ . ①《金匮要略方论》

Ⅳ . ① R222.3

中国国家版本馆 CIP 数据核字（2023）第 198043 号

---

**中国中医药出版社出版**

北京经济技术开发区科创十三街 31 号院二区 8 号楼

邮政编码　100176

传真　010-64405721

鑫艺佳利（天津）印刷有限公司印刷

各地新华书店经销

开本 787×1092　1/16　印张 38.25　彩插 0.75　字数 901 千字

2024 年 2 月第 1 版　2024 年 2 月第 1 次印刷

书号　ISBN 978-7-5132-8484-4

定价　168.00 元

网址　www.cptcm.com

**服 务 热 线　010-64405510**

**购 书 热 线　010-89535836**

**维 权 打 假　010-64405753**

**微信服务号　zgzyycbs**

**微商城网址　https://kdt.im/LIdUGr**

**官 方 微 博　http://e.weibo.com/cptcm**

**天猫旗舰店网址　https://zgzyycbs.tmall.com**

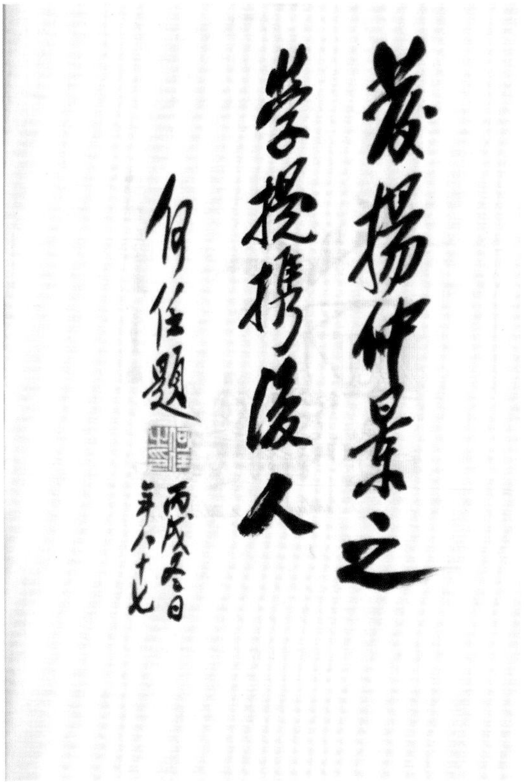

图1 何任国医大师题词

发扬仲景之学
提携后人

何任题
丙戌冬日
年八十七

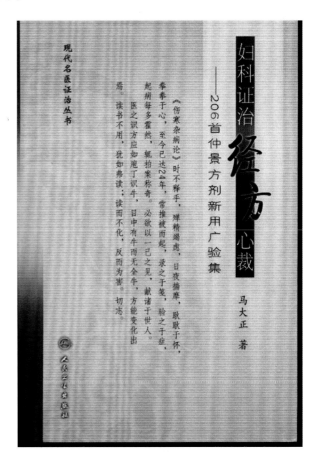

现代名医证治丛书

妇科证治经方心裁
——206首仲景方剂新用广验集

马大正 著

《伤寒杂病论》时不释手，覃精竭虑，日夜揣摩，耿耿于怀，奉奉于心，至今已达24年，常推披而起，录之于笺，验之于症，起病每多霍然，孤拍案称奇。必欲以一己之见，献诸于世人。医之识方应如庖丁识牛，目中有牛而无全牛，方能变化出焉。读书不用，犹如弗读；读而不化，反而为害。切忌。

人民卫生出版社

图2 《妇科证治经方心裁》书影

https://pahl-primo.hosted.exlibrisgroup.com/primo-explore/search?tab

Fu ke zheng zhi jing fang xin cai : 206 shou Zhongjing fang ji xin yong guang yan ji = [Proven formulas in gynecology : 206 new prescriptions with a wide experience]

- **Vernacular title:** 妇科证治经方心裁 : 206首仲景方剂新用广验集
- **Author:** 马大正, 1949- ; Dazheng Ma 1949-
- **Subjects:** Drugs, Chinese Herbal; Gynecology; Medicine, Chinese Traditional
- **Description:** Application of 206 formulas by Zhang Zhon Jiu in gynecology.
- **Related Titles:** Series: 现代名医证治丛书.
- **Publisher:** Beijing Shi : Ren min wei sheng chu ban she; 北京市 : 人民卫生出版社,
- **Creation Date:** 2007
- **Format:** 8, 1, 22, 872 p., [2] of plates : ill. (some col.) ; 21 cm..
- **Language:** Chinese
- **Identifier:** ISBN9787117093415; $$CISBN
- **Source:** OCOM

Availability and location:

Oregon College of Oriental Medicine:

- Available:
  - OCOM Research Library OCOM - Main Circulation (C WP 100 M111 2007 )

1 4/20/2019, 11:19

图3 美国俄勒冈州东方医药学院图书馆藏书目录

Search Results for 406957284 https://eps.ntu.edu.sg/client/en_GB/OPAC/search/results?qu=406957284

Log In | My Account | My Lists | Library Information |

Everything | All Fields | 406957284 | Search | Advanced Search

Search Results | Other Libraries

Limit Search Results

Format: Book (1)

Publication Date: 2007 (1)

Author: Ma, Dazheng, 1949- (1); 马大正, 1949- (1)

Subject: Gynecology -- Formul... (1); Women -- Diseases --... (1)

Library: Lee Wee Nam Library

Language: Chinese (1)

Material Type: Book

1 Results Found 1

Select an Action Sort By:

1.

妇科证治经方心裁：206首仲景方剂新用广验集
**Fu ke zheng zhi jing fang xin cai : 206 shou Zhongjing fang ji xin yong guang yan ji**
by Ma, Dazheng, 1949- 马大正, 1949-
Published 2007.
Edition 第1版. Di 1 ban.
Library Lee Wee Nam Library
Call Number RG125.M111

Select an Action 1

All rights reserved ©. Nanyang Technological University 2016 | Ask A Librarian | Library Catalogue
Copyright 2016 SirsiDynix - Portfolio Version 4.5 (36068)

1 of 1 4/20/2019, 11:20 PM

图4 新加坡南洋理工大学图书馆藏书目录

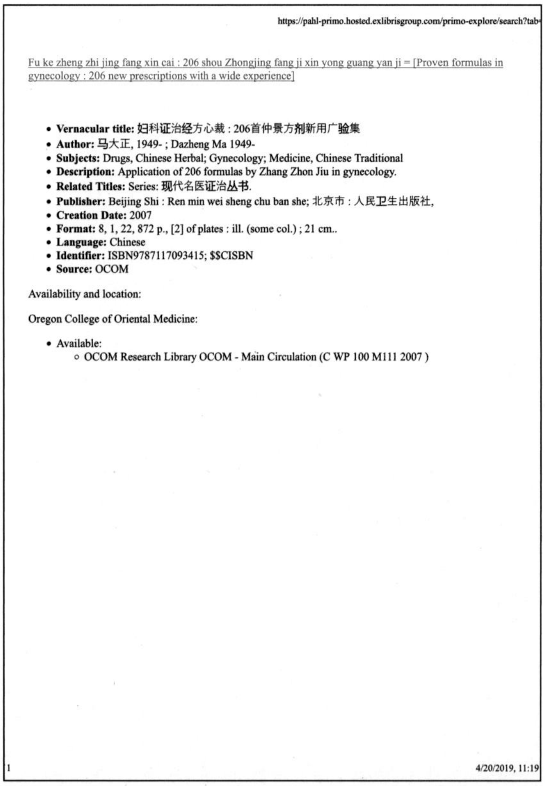

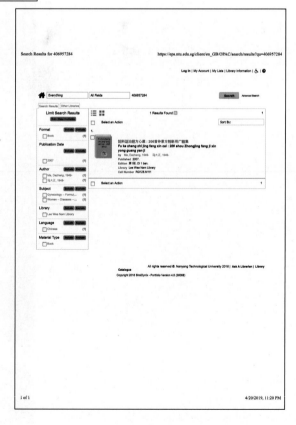

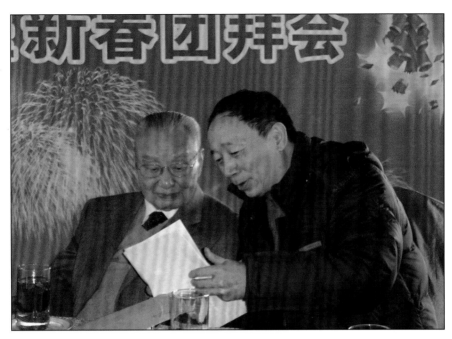

图5　作者（右）和何任国医大师在2006年省名中医新春团拜会上

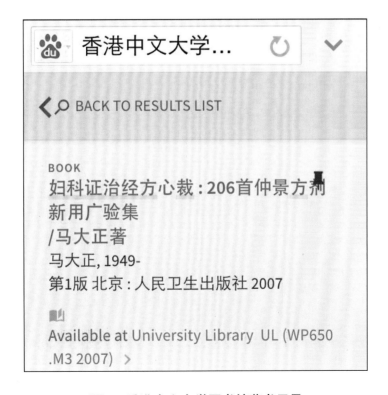

图6　香港中文大学图书馆藏书目录

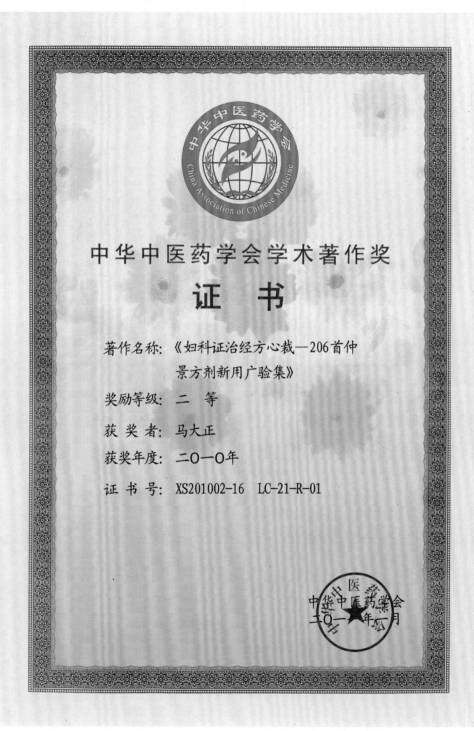

图7 中华中医药学会学术著作奖证书（2010年）

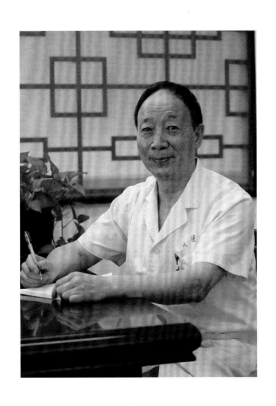

　　**马大正**，中医妇科主任医师，专业技术二级岗位，上海中医药大学硕士研究生导师，浙江中医药大学博士研究生导师。享受国务院政府特殊津贴，获原卫生部、人事部及国家中医药管理局颁发的第三、第五、第六、第七批"全国老中医药专家学术经验继承工作指导老师"称号和浙江省"国医名师"、中华中医药学会第二批"全国中医妇科名师"称号，浙江省中医药学会优秀科技工作者。担任中华中医药学会科学技术奖评审专家，中国国际科技促进会科技项目专家评议委员，国家中医药管理局"十一五"重点专科学术带头人和不孕不育协作组专家，曾任全国中医学会妇科分会常委，浙江省中医药学会妇科分会副主任委员，温州市中医学会妇科分会主任委员。由国家中医药管理局批准成立"马大正全国名老中医药专家传承工作室"，是我国医读文化的首倡者。

　　已经出版的著作：《中国妇产科发展史》《中医妇科临床药物手册》《妇产科疾病中医治疗全书》《疑难病症中西医结合攻略·子宫肌瘤》《全国老中医药专家马大正妇科医论医案集》《妇科证治经方心裁——206首仲景方剂新用广验集》《妇科用药400品历验心得》《中医妇产科辞典》《中医妇产科发展史》《中医妇科水血学说》《中医临床师徒对话录——马大正妇科传薪》《马大正50年临证验案自选集》《妇科治疗圆机活法集》《中医1000问·妇人篇》，共计780万字。著作收藏于英国剑桥大学李约瑟研究室，美国的国会图书馆、国家医学图书馆、耶鲁大学、普林斯顿大学、约翰·霍普金斯大学、弗吉尼亚大学、加州大学、加州大学洛杉矶分校、南加州大学、俄勒冈州东方医药学院图书馆，德国基尔大学图书馆，加拿大麦吉尔大学人文与社会科学图书馆，日本的北里研究所附属东洋医学研究所、顺天堂大学医史学研究室，新加坡国家图书馆、新加坡南洋理工大学图书馆，以及香港的香港大学、中文大学、浸会大学图书馆，澳门科技大学图书馆，台湾大学等，共计7部。担任新闻出版总署"十一五""十二五"出版规划，以及原卫生部、教育部、科技部立项的《中医古籍珍本集成》妇科卷的主编。发表医学文章116篇。获中华中医药学会"学术著作奖"二等奖2次、三等奖2次等多项奖励。

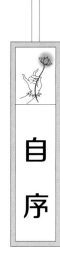

## 自序

仲景医圣，自汉以降，尊此隆誉者，独此一身；仲尼师圣，万世师表，享此崇名者，别无二人。

《金匮》，杂病之渊薮，设25篇，收184方[1]，涵内外诸科，可谓几备。妇人三篇，开山之作，独成篇章，女科之所昉，后世之圭臬。

弘景云："张仲景一部，最为众方之祖宗。"[2]噫！虽历千年，代出万方，然百变未离其宗。

吾习仲景书四十载，每以经方疗妇疾，解疑难之症，起缠绵之病，扶羸弱之躯，拯风烛之命，屡建奇勋，取效之捷，耗资之微，未有出其右者。

丁亥年[3]，《经方心裁》[4]梓行，逾十五春，一书难求，盗版蜂起，善贾而沽[5]，欲习仲景者，其难竟至于是！

今临证日多，积累渐丰，析《金匮》方医案为一部，名《妇科〈金匮〉方发挥》，遣方151首，治病200余种，列案近600，剖厥以飨读者，并就正于大方之家。

马大正　于

辛丑年　寒食节

---

1　王付.经方学用解读［M］.北京：人民军医出版社，2004.

2　（梁）陶弘景.本草经集注［M］.尚志钧，尚元胜，辑校.北京：人民卫生出版社，1994.

3　丁亥年：2007年。

4　《经方心裁》，即《妇科证治经方心裁——206首仲景方剂新用广验集》。

5　出现盗版。

1.全书以方剂名称为纲来展示医案，方剂名称按照汉语拼音排序，便于检索。

2.对一方多名的方剂用以下方式表示，如"苓桂术甘汤（又名茯苓桂枝白术甘草汤）"。

3.【原文】收录《金匮要略》方剂的条文。如《伤寒论》有同一方剂的条文，一并收录，以利参考使用。《金匮要略》原文以1959年人民卫生出版社出版的由中国中医研究院（今中国中医科学院）编著的《金匮要略语译》为准，《伤寒论》的条文和编码依据1980年上海科学技术出版社出版的由南京中医学院（今南京中医药大学）伤寒论教研组编著的《伤寒论译释》为准。以上二书均以明代赵开美刻本为蓝本。形式如：

太阳中热者，暍是也。汗出恶寒，身热而渴，白虎加人参汤主之。《金匮要略·痉湿暍病脉证治第二》。

伤寒脉滑而厥者，里有热，白虎汤主之。《伤寒论》（350）。

《金匮要略》或《伤寒论》条文相似者，取《金匮要略》条文，另一条则以"《伤寒论》（149）与上文相近"的形式出现。

4.【组成与用法】中，方剂药名后的用量及炮制等文字改用小号字体，以便分清层次阅读。

5.方剂的【功效】系指原文的功效。而医案中的"治法"与原文中的功效可能有异，因为针对的可能不是同一病证，或者原方经过变通，或者原方与多方、多药重新组合。

6.【医案】的内容以经、带、胎、产、杂顺序先后排列。以经方复方治疗的医案如果出现于不同的方剂之下时，其余的医案会以"参见'桂枝汤'条第×案"的形式表示，以减少篇幅，又可相互参阅。由于每则医案开首设有病名，故医案中的中医诊断从略，辨证分型则移至按语中讨论。

7.【方剂比较】中列出"方剂"和"药物组成"两部分内容，个别方剂由于特别需要注意用药剂量的变化，将"药物组成"改为"药物组成及分量"，以标明药物用量变化在此类方剂中的重要性。如小承气汤与厚朴三物汤、厚朴大黄汤的比较等。在两方或者数方比较时，内容基本安排在篇幅最后的方剂中讨论。

8.【按语】介绍与该方相关的研究资料，如历代医家及本人对该方的见解。按语的重点是辨证讨论，以及运用该方的心得体会。对于治疗中个别药物的特殊功效、用法和忌宜，也作相应的交代。

9.书末附有"妇科疾病《金匮》方运用检索表"一栏，旨在方便读者在繁杂的临床中针对某一疾病快捷准确地选择使用主方或辅方，以及药物的加减。对于同一疾病的不同主方，如有可比之处，通过"主方比较"一栏进行比较，以便甄别选用。表中所列内容，仅依据现有医案内容归纳而来，绝不包括临证时的多端变化，因此仅供参考。由于存在一方多名现象，如人参汤又名理中汤、白术附子汤又名桂枝附子去桂加白术汤等，因而附设"《金匮要略》方笔画索引"一栏，便于检索；又由于某些方剂组成相近，如当归散与当归芍药散，某些方剂组成相同，如小承气汤、厚朴大黄汤、厚朴三物汤，将组成相近或相同的方剂附在一起便于讨论，通过"《金匮要略》方笔画索引"，便于定位。

# 目录

# 一、八味肾气丸（又名肾气丸）

## 【原文】

1.虚劳腰痛，少腹拘急，小便不利者，八味肾气丸主之。《金匮要略·血痹虚劳病脉证并治第六》

2.夫短气，有微饮，当从小便去之，苓桂术甘汤主之。肾气丸亦主之。《金匮要略·痰饮咳嗽病脉证并治第十二》

3.男子消渴，小便反多，以饮一斗，小便一斗，肾气丸主之。《金匮要略·消渴小便不利淋病脉证并治第十三》

4.问曰：妇人病，饮食如故，烦热不得卧，而反倚息者，何也？师曰：此名转胞，不得溺也，以胞系了戾，故致此病，但利小便则愈，宜肾气丸主之。《金匮要略·妇人杂病脉证并治第二十二》

## 【组成与用法】

干地黄八两　山茱萸　山药各四两　泽泻　茯苓　牡丹皮各三两　桂枝　附子炮各一两

上八味末之，炼蜜和丸，梧桐子大，酒下十五丸，加至二十丸，日再服。

## 【功效】温补肾阳。

## 【医案】

### 1.经前水肿

胡某，51岁。因"经前四肢肿胀2年"就诊。

初诊：2018年9月20日。患者平素月经规律，月经周期为23天，经期为5天。月经2018年9月15日来潮，量少，色鲜红，无痛经。经前10天，每日晨起自觉两侧上下肢肿胀、麻木，小腹隐痛，经净后症状消失。平素自觉阴道干涩。生育史：3-0-0-3，两侧输卵管已结扎。舌稍红，苔薄白，脉细。

治法：温肾化气，利水消肿。

方药：肾气丸合五皮饮加减。

淡附片3g，桂枝3g，熟地黄15g，山茱萸10g，山药15g，泽泻10g，茯苓皮30g，牡丹皮9g，桑白皮10g，大腹皮15g，陈皮12g。7剂。

二诊：2018年9月27日。无不适，舌脉如上。中药守上方，7剂。

三诊：2018年10月5日。无不适。舌脉如上。中药守上方，7剂。

四诊：2018年10月12日。月经2018年10月10日来潮，经前四肢肿胀消失。舌脉如上。

方药：四物汤合五皮饮加减。

熟地黄12g，当归10g，川芎10g，炒白芍10g，桑白皮10g，陈皮12g，大腹皮10g，茯苓皮30g。7剂。

五诊：2018年10月19日。经行3天净，神倦。2018年10月11日查肝肾功能正常范围。性激素检查：雌二醇172.7pmol/L，促卵泡生成素11.75mIU/mL，促黄体生成素6.53mIU/mL，泌乳素16.12μg/L，孕酮0.887nmol/L。舌脉如上。

方药：济生肾气丸加味。

淡附片3g，桂枝6g，川牛膝15g，车前子10g，熟地黄12g，山茱萸10g，山药15g，牡丹皮9g，茯苓10g，泽泻10g，薏苡仁30g。7剂。

六诊：2018年10月26日。无不适。舌脉如上。中药守上方，7剂。

七诊：2018年11月2日。经前一周，未见四肢水肿，足跟痛，舌脉如上。

方药：济生肾气丸合五皮饮。

2018年11月23日随访，月经已经来潮，经前水肿未再发生。

### 2. 月经后期

朱某，21岁，未婚。

初诊：2007年2月10日。月经11月20日来潮，至今未转，小腹作胀明显。近1年多来，月经周期经常延后，最长4个月来潮，经量不多，经色鲜红，5~6天净，经前小腹发胀，至经行时缓解。白带不多，纳欠，进食后胃脘痞饱，大便偏溏。性激素检测：孕酮0.5nmol/L（正常值10.62~81.28 nmol/L），雌二醇＜37pmol/L（正常值202~774 pmol/L），睾酮、泌乳素在正常范围。B超检查：子宫内膜厚度6mm，子宫三径之和11.8cm。舌淡红，苔薄白，脉细。

西医诊断：月经稀发；子宫偏小。

治法：补益肾气。

方药：八味肾气丸加味。

淡附片5g，桂枝5g，熟地黄12g，山茱萸12g，怀山药15g，茯苓10g，丹皮炭10g，泽泻10g，菟丝子15g，枸杞子12g，巴戟天12g，陈皮10g。6剂。

二诊：2007年2月16日。月经2月13日来潮，经量较多，小腹隐痛，无血块，无腰痛，纳欠，倦怠，舌脉如上。

治法：益肾调经。

方药：八味肾气丸加味。

淡附片5g，桂枝5g，熟地黄12g，山茱萸12g，怀山药15g，茯苓10g，丹皮炭10g，泽泻10g，益母草12g，香附10g，神曲10g，鸡内金6g。7剂。

### 3. 经期过长

邵某，35岁。

初诊：2005年8月23日。月经按期于8月4日来潮，开始3天经量多，以后经量减少，经色鲜红，至今20天未净，下腹及腰痛，足心疼痛，下肢酸软，倦怠乏力，纳便正常。平时月经后期，经量中等，7~10天净。生育史：1-0-1-1。舌淡红，苔薄白，脉细。

中医诊断：经期过长（肾虚）。

治法：益肾止血。

方药：八味肾气丸加味。

淡附片 3g，桂枝 3g，生地黄 15g，山茱萸 12g，怀山药 15g，茯苓 10g，丹皮炭 6g，泽泻 6g，阿胶（烊冲）10g，仙鹤草 20g，旱莲草 20g，海螵蛸 30g。3 剂。

二诊：2005 年 8 月 26 日。经量已少，咖啡色，腰痛减轻，小腹痛除，舌脉如上。中药守上方，加地榆 20g，槐花 20g。3 剂。

三诊：2005 年 8 月 31 日。阴道出血 8 月 27 日净，足心疼痛，妇科检查无殊，舌脉如上。八味肾气丸加何首乌 15g，旱莲草 20g，续断 12g。7 剂。

### 4. 崩漏

周某，41 岁。

初诊：2007 年 5 月 16 日。停经 2 个月之后，月经于 5 月 4 日来潮，至今 13 天未净，经量已少，色淡红，伴腰部酸楚。近 2 年来，月经周期紊乱，常常延期至 2 个月一潮，7 天净。带下不多，纳便正常。舌淡红，苔薄白，脉细。

中医诊断：崩漏（肾虚）。

西医诊断：更年期功能性子宫出血。

治法：益肾止血。

方药：八味肾气丸加味。

淡附片 3g，桂枝 3g，熟地黄 12g，山茱萸 12g，怀山药 15g，茯苓 10g，丹皮炭 10g，泽泻 10g，鹿角胶（烊冲）10g，仙鹤草 20g，荆芥炭 10g，海螵蛸 30g。5 剂。

二诊：2007 年 5 月 26 日。阴道出血净已 4 天，舌脉如上。中药守上方，续进 5 剂以巩固疗效。

### 5. 闭经

丁某，23 岁。

初诊：2006 年 4 月 24 日。自初潮起，月经不调 7 年，婚后未避孕未孕 1 年多。月经史：16 岁初潮，37 天至 6 个月一潮。因此，长期服用调经类中药或性激素催经。经量先多渐少，经色鲜红，夹血块，5～7 天净。经前乳房胀痛，小腹胀，经期小腹胀痛。带下不多，纳可，二便正常。月经 2005 年 12 月 23 日来潮。B 超检查提示子宫三径 35mm×25mm×35mm，子宫内膜厚度 6mm。性激素测定：雌二醇 132pmol/L（正常值 77.1～1145.0 pmol/L），泌乳素 340.32μIU/mL（正常值 25.44～634.52 μIU/mL），均在正常范围，孕酮 0.5nmol/L（正常值 3.816～50.562 nmol/L），睾酮 4.6nmol/L（正常值 0.31～4.51 nmol/L）。生育史：0-0-0-0。妇科检查：外阴无殊，阴道通畅，宫颈轻度柱状上皮外移；宫体后位，大小正常，质地中等，活动度正常，压痛；两侧附件压痛。舌淡红，苔薄白，脉细。

中医诊断：闭经（肾虚）。

西医诊断：子宫偏小；闭经；盆腔炎症性疾病后遗症。

治法：补肝益肾。

方药：八味肾气丸加味。

淡附片3g，桂枝3g，熟地黄15g，山茱萸12g，怀山药15g，茯苓10g，牡丹皮9g，泽泻10g，菟丝子15g，淫羊藿12g，巴戟天12g，何首乌15g。7剂。

二诊：2006年5月4日。月经未转，矢气多，舌脉如上。中药守上方，加槟榔10g，赤小豆30g，7剂。

三诊：2006年5月11日。矢气已消，舌脉如上。中药守4月24日方，加丹参15g，鸡血藤30g，川牛膝30g，14剂。

四诊：2006年5月26日。月经5月24日来潮，经量少，经色淡，今天经量转多，经色转鲜红，无腹痛，舌脉如上。

治法：和血调经。

方药：当归芍药散加味。

当归9g，炒白芍10g，川芎6g，白术10g，茯苓10g，泽泻10g，益母草15g，香附10g，丹参10g，菟丝子15g。7剂。

### 6. 赤带

陈某，31岁。

初诊：2005年11月3日。月经10月21日来潮，10月29日来诊，带下量多如水阵下，原有子宫肌瘤伴子宫腺肌症（子宫前壁有一9mm×10mm×10mm大小子宫肌瘤，前壁余肌层回声紊乱），以及盆腔炎症性疾病后遗症病史，小腹常痛，经前乳房胀痛明显，纳便正常。经投葛根黄芩黄连汤加防风、白芷、羌活、徐长卿、贯众、椿根皮、茵陈、蒲公英，5剂仍无效。近日来带下未减，且出现咖啡色，下肢酸，倦怠。舌稍红，苔薄白，脉细。

治法：温肾补脾，佐清湿热。

方药：八味肾气丸合薏苡附子散加味。

淡附片3g，桂枝3g，熟地黄15g，山茱萸12g，怀山药15g，茯苓12g，丹皮炭10g，泽泻10g，薏苡仁20g，龟甲胶（烊冲）10g，椿根皮20g，贯众炭30g。5剂。

二诊：2005年11月8日。带中血消，带量减少，色白透明，足跟疼痛，精神佳，纳欠，舌脉如上。中药守上方，去龟甲胶、椿根皮、贯众炭；加鹿角霜10g，金樱子20g，芡实20g，扁豆20g，5剂。

三诊：2005年11月12日。带下除，跟痛消，纳欠，舌脉如上。中药守上方，去金樱子、芡实，加谷、麦芽各10g，5剂。

### 7. 妊娠腰痛

戴某，40岁。

初诊：2006年1月23日。月经2005年12月15日来潮，尿妊娠试验阳性，腰痛6天，倦怠，早晨面部潮热2天，纳可，二便正常。有子宫肌瘤病史，大小约11mm×8mm×10mm。生育史：1-0-2-0，两次自然流产分别发生于妊娠70多天和50多天。舌淡红，苔薄白，脉细。

治法：益肾安胎。

方药：八味肾气丸合寿胎丸加减。

淡附片3g，桂枝3g，熟地黄15g，山茱萸12g，怀山药20g，茯苓10g，牡丹皮10g，泽泻10g，桑寄生15g，续断12g，菟丝子12g，巴戟天12g。5剂。

二诊：2006年1月28日。腰痛、倦怠、面部潮热诸象均除，舌脉如上。中药守上方，续进7剂。

三诊：2006年2月6日。无腰痛，B超检查提示宫内单胎存活，舌脉如上。中药守上方，续进7剂。

### 8.妊娠转胞

王某，39岁。因"排尿不畅19小时"就诊。

初诊：2018年8月13日。现妊娠10周，从妊娠8周开始，每一小时顺利解1次小便，8月12日下午14：30无明显诱因下出现排尿困难，热敷后只能解极少许，小腹坠胀痛，17：00B超检查示残余尿731mL，予隔葱艾灸后无明显效果，解少许小便后回家。在家一直予小腹热敷，听流水声诱发排尿，22：00解出较多尿液，次日早上解1次小便，量多，今B超检查残余尿224mL，虽能排出尿液，但仍觉小腹坠胀不适，排尿不尽感，大便正常。妇检子宫颈低于坐骨棘，未达阴道口。舌淡红，苔薄白，脉细滑。

方药：八味肾气丸加葵子茯苓散加味。

桂枝6g，淡附片3g，炒山药15g，山茱萸10g，熟地黄15g，牡丹皮9g，茯苓10g，泽泻10g，炒黄柏5g，冬葵子15g，沉香（冲）2g。3剂。

二诊：2018年8月16日。服药期间每40分钟解小便1次，量不多，有不尽感，大便便意明显，一天1～2次，质软。舌脉如上。

方药：补中益气汤加减。

生黄芪30g，炒白术10g，陈皮6g，升麻5g，柴胡5g，党参15g，炙甘草6g，当归6g，车前子10g。5剂。

三诊：2018年8月21日。小便正常，解后半小时B超检查，残余尿15mL，宫内单活胎，10周多，胎心搏动规则，近1个月体重减轻6.5kg。舌脉如上。

方药：参苓白术散加减。

党参15g，茯苓10g，炒白术10g，炒扁豆15g，陈皮10g，炒山药15g，炙甘草5g，莲子20g，砂仁（冲）5g，炒薏苡仁20g，桔梗3g，半夏10g，鸡内金10g，神曲10g。4剂。

四诊：2018年8月25日。小便无不适，久坐便意感。

方药：参苓白术散加减。

党参15g，茯苓10g，炒白术10g，炒扁豆15g，陈皮10g，炒山药15g，炙甘草5g，莲子20g，砂仁（冲）5g，炒薏苡仁20g，桔梗3g，黄芪12g，升麻10g。4剂。

### 9.妊娠肾积水（会诊）

叶某，33岁。患者因"孕5个月，右侧腰痛8天"就诊。

初诊：2017年8月16日。患者自诉由于8月6日憋尿半小时出现腰部隐痛，8月9日开始出现右侧腰痛，寸步难行，左侧卧位休息后稍舒。8月11日，右侧腰痛明显加重，B超检查：两肾积水。西医认为，患者处于妊娠期间，无法用药物治疗，可在家多饮水，多活动，观察病情进展，如果病情无缓解，需要行插管引流术。遵医嘱，患者在家多饮水，多活动后右侧腰痛减轻。现右侧腰痛症状不明显，二便正常，无腹痛，无阴道出血。生育史：1-0-2-1（顺产，第一次妊娠时B超检查也有两肾积水，未予处理）。8月11日B超检查：两肾积水。右肾集合系统分离32mm，右侧输尿管上段扩张7mm，中下段显示不清。左肾集合系统分离30mm，左侧输尿管未见扩张。8月15日B超检查：两肾积水。右肾窦回声分离22mm，左肾窦回声分离18mm，两侧输尿管未见明显扩张。8月15日尿常规检查：白细胞173.9/μL，上皮细胞21.3/μL，白细胞（镜检）31.3/HP，上皮细胞（镜检）3.8/HP。舌稍淡嫩，苔薄白，脉细滑。

治法：温肾化气，渗湿利水。

方药：八味肾气丸加味。

车前子（包）10g，怀牛膝10g，肉桂粉3g，淡附片3g，熟地黄15g，山茱萸10g，山药15g，牡丹皮9g，茯苓10g，泽泻10g，赤小豆15g，石韦15g，淡竹叶10g，大腹皮10g。3剂。

二诊：2017年8月19日。日来无不适，舌脉如上。中药守上方，加枳壳3g，5剂。

三诊：2017年8月25日。B超检查：两肾积水。左肾集合系统光点分离18mm，右输尿管上段扩张6mm。左肾集合系统光点分离10mm，左输尿管因肠道气体及妊娠子宫遮盖无法显示。精神佳，无腰痛，舌脉如上。中药守上方，加冬瓜皮30g，7剂。

四诊：2017年9月1日。无任何不适。中药守上方，7剂。

五诊：2017年9月8日。孕5⁺月，舌脉如上。B超检查：右肾积水（右肾集合系统光点分离17mm，可见右输尿管上段内径约6mm，其大部分官腔因肠道气体及妊娠子宫无法显示。左肾集合光点未见分离，左输尿管因肠道气体及妊娠子宫遮盖无法显示）。舌脉如上。中药守上方，枳壳加至6g，加荔枝5枚，7剂。

六诊：2017年9月15日。孕近6个月。B超检查：两肾积水（右肾集合系统光点分离19mm，可见右输尿管上段内径约6mm，其大部分官腔因肠道气体及妊娠子宫无法显示。左肾集合系统光点分离12mm，左输尿管因肠道气体及妊娠子宫遮盖无法显示）。舌脉如上。

方药：八味肾气丸加味。

车前子（包）10g，怀牛膝10g，肉桂粉3g，淡附片3g，熟地黄15g，山茱萸10g，山药15g，牡丹皮9g，茯苓10g，泽泻10g，赤小豆20g，大腹皮15g，淡竹叶15g。7剂。

七诊：2017年9月22日。孕27周，无腰酸。B超检查：两肾积水（右肾集合系统光点分离20mm，可见右输尿管上段内径约8mm，其大部分官腔因肠道气体及妊娠子宫无法显示。左肾集合系统光点分离10mm，左输尿管因肠道气体及妊娠子宫遮盖无法显示）。9月9日检查：葡萄糖4.5mmol/L，葡萄糖（餐后1小时）10.57mmol/L，葡萄糖（餐后2小时）9.73mmol/L。舌脉如上。

方药：八味肾气丸加味。

车前子（包）10g，怀牛膝10g，肉桂粉3g，淡附片3g，熟地黄15g，山茱萸10g，山药15g，牡丹皮9g，茯苓10g，泽泻10g，玉米须50g，大腹皮15g，海金沙15g。14剂。

[注]检查方法：用SDU~450型B超诊断仪、探头频率3.5～5.0MHz（变频探头）。孕妇取侧卧位或坐位，于腰部经纵、横、斜及冠状切面对肾区进行反复探测。积水分度判定标准：

轻度：集合系统分离1.0～2.5cm，肾实质无明显变薄。

中度：集合系统分离2.6～4.0cm，肾实质变薄，但大于正常厚度1/2，0.9cm以上。

重度：集合系统分离4.1cm以上，肾实质明显变薄，实质厚度小于0.9cm（包括0.9cm）。

### 10.产后小腿冷痛

参见"甘草附子汤"条。

### 11.堕胎后腰痛

虞某，30岁。

初诊：2005年8月3日。婚后未孕，经过治疗之后，于停经33天时阴道曾经少量出血，尿妊娠试验阴性；7月20日即停经47天时，检测血β-绒毛膜促性腺激素264.35mIU/mL，孕酮86.4nmol/L，B超检测孕囊4mm×3mm×4mm，提示孕卵枯损。建议放弃继续妊娠，改用四物汤加益母草、香附、延胡索、鸡血藤、丹参、茜草、蒲黄。7月22日阴道出血增多，与经量相当，见小血块，之后出血减少，又改用生化汤加减治疗。当阴道出血将净时，再改用清热止血中药治疗。就诊时阴道出血净已4天，腰痛剧烈6天。舌淡红，苔薄白，脉细。

治法：补益肾气。

方药：八味肾气丸加味。

淡附片5g，桂枝5g，熟地黄15g，山茱萸12g，怀山药15g，茯苓10g，泽泻10g，丹皮10g，杜仲12g，续断12g，旱莲草15g。6剂。

二诊：2005年8月13日。服药之后，腰痛已除，舌脉如上。八味肾气丸加菟丝子15g，续断12g，杜仲12g，7剂。

### 12.妇科手术后腰痛

金某，46岁。

初诊：2006年6月8日。因多发性子宫肌瘤（3个），最大的约51mm×37mm×50mm，于2006年2月28日行子宫部分切除术，术后腰痛3个月，偶有小腹胀已2个月，劳累后加剧。月经自17岁初潮起，术前月经周期25～30天，术后周期以提前为多，色黯红夹块，经量正常，无痛经，4～6天净，术后带下明显减少，无气味。纳可，寐安。月经5月16日来潮，今已净。生育史：2-0-1-2，已行两侧输卵管结扎术。舌淡红，苔薄白，脉细。妇科检查：外阴无殊，阴道通畅，宫颈肥大；宫体前位，部分切除，质地中等，活动，无压痛；两侧附件无压痛。

治法：补益肾气。

方药：八味肾气丸加味。

附片3g, 桂枝3g, 熟地黄片15g, 怀山药15g, 山茱萸12g, 茯苓10g, 泽泻10g, 丹皮10g, 杜仲12g, 枸杞子15g, 菟丝子15g, 续断12g。7剂。

二诊: 2006年8月11日。上药服毕, 腰痛即除。

### 13.劳淋

张某, 44岁。

初诊: 2011年8月2日。尿频数6年, 劳累加重, 尿常规检查一直正常, 平素时常腰痛。月经周期23天, 经期3天。2011年7月30日月经来潮, 今未净, 量可, 色红, 质稀, 无血块, 纳、寐、二便均可。生育史: 2-1-1-2。舌淡红, 苔薄白, 脉细。

中医诊断: 劳淋。

西医诊断: 神经性尿频。

治法: 补益肾气。

方药: 八味肾气丸加味。

附片5g, 桂枝5g, 熟地黄片15g, 怀山药15g, 山茱萸12g, 茯苓10g, 泽泻10g, 丹皮10g, 猪肾(煎后代水)1个, 胡芦巴10g, 益智仁10g, 金樱子30g, 鸡内金10g。7剂。

二诊: 2011年8月17日。上述症状好转。中药守上方, 7剂。

三诊: 2011年8月29日。尿频已除。

### 14.夜尿频数

余某, 38岁。

初诊: 2013年12月15日。近期出现夜尿频数, 平均一夜登圊3~5次, 不能成寐, 白天则正常。舌淡红, 苔薄白, 脉细。

治法: 温补肾阳, 固精缩尿。

方药: 八味肾气丸加减。

桂枝5g, 淡附子3g, 熟地黄12g, 怀山药15g, 山茱萸12g, 茯苓10g, 莲须10g, 金樱子20g, 益智仁10g, 桑螵蛸15g, 鸡内金10g, 龟甲30g。7剂。

二诊: 2013年12月25日。每日夜尿缩减为1次。

### 15.癃闭

陈某, 61岁。

初诊: 2016年8月10日。患者素有高血压病史, 10年来中风3次。第一次中风, 没有留下后遗症; 第二次中风, 致半身不遂, 左侧手足活动不便; 第三次中风, 发生在2年前, 出现排尿困难, 尿等待5分钟以上, 尿频、急, 尿后点滴不尽, 每夜小便3次, 无血尿, 无尿痛。2016年6月25日头颅磁共振检查: 右侧额顶颞叶及两侧脑室多发性脑腔梗, 脑萎缩。超声检查示膀胱内见残余尿246mL(正常值<30mL)。平时嗜睡, 常吐口水, 胃纳可, 大便可。生育史: 4-0-2-4。否认药敏史, 否认肝炎、糖尿病、高血压等疾病史。舌淡红, 苔薄白, 脉细。

中医诊断: 癃闭(肾气亏虚证)。

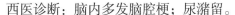

西医诊断：脑内多发脑腔梗；尿潴留。

治法：温肾化气，清热利水。

方药：肾气丸合滋肾通关散加味。

熟地黄15g，山茱萸10g，山药15g，牡丹皮9g，茯苓10g，泽泻10g，桂枝3g，附子3g，车前子10g，牛膝9g，炒黄柏5g，知母10g，玉米须15g，乌药10g。7剂。

二诊：2016年8月17日。夜尿1次，尿等待消失，尿后点滴不尽消失，日解尿6~7次。舌淡红，苔薄白，脉细。

熟地黄15g，山茱萸10g，山药15g，牡丹皮9g，茯苓10g，泽泻10g，桂枝3g，附子3g，车前子（包）10g，牛膝9g，炒黄柏5g，知母10g，玉米须15g，乌药10g，半夏10g，陈皮10g。7剂。

三诊：2016年8月24日。排尿已正常，吐口水明显减少。舌脉如上。

熟地黄15g，山茱萸10g，山药15g，牡丹皮9g，茯苓10g，泽泻10g，桂枝3g，附子3g，车前子（包）10g，牛膝9g，炒黄柏5g，知母10g，玉米须15g，乌药10g，半夏10g，陈皮10g，益智仁10g。7剂。

四诊：2016年8月31日。排尿已正常，吐口水控制。舌脉如上。中药守上方，加潼蒺藜12g，7剂。

五诊：2016年9月7日。小便次数减少。舌脉如上。中药守上方，续进7剂。

### 16.白浊

杜某，30岁。

初诊：2016年10月7日。夜尿频数伴小便混浊5个多月，无尿痛、尿急，无血尿。平素精神疲软，腰酸乏力，寐差，纳可，便秘2~3天一行。今日尿常规检查：pH值8.5，尿蛋白（+），尿胆原（+）。生育史：1-0-1-1。舌淡红，苔薄白，脉细。

中医诊断：白浊（肾阳亏虚证）。

西医诊断：尿蛋白待查。

治法：温补肾气，固涩缩尿。

方药：肾气丸加味。

桂枝6g，附子3g，怀山药15g，牡丹皮9g，茯苓10g，熟地黄15g，山茱萸10g，泽泻10g，桑螵蛸12g，蝉蜕10g，金樱子30g。7剂。

二诊：2016年10月14日。药后夜尿频数、小便混浊均已消除。今尿常规复查，蛋白已转阴。

三诊：2016年10月28日。小便无殊，尿常规检查：尿蛋白阴性。

### 17.下肢水肿尿频

高某，47岁。

初诊：2016年8月8日。月经2016年6月10日来潮，淋漓不尽1个月，进药6剂后月经净。月经7月26日来潮，已净，其间性交后有少量出血。倦怠，大便偏软，一天2~3次。久坐下肢水肿，伴怕冷、尿频4年，无尿急尿痛。生育史：1-0-1-1，放置宫内节育器。既往有子宫腺肌症伴子宫肌瘤，子宫内膜腺体简单型增生史。妇科检查：外阴无殊，分泌物量中，夹血丝；宫颈轻度柱状上皮外移，见两处浅表溃疡样出血点。宫体增大，质地硬，压痛；两侧附件压痛。舌淡红，苔薄白，脉细。

中医诊断：水肿（肾阳虚）。

西医诊断：功能性水肿。

治法：温肾缩尿。

方药：肾气丸合缩泉丸。

桂枝6g，淡附片6g，熟地黄12g，炒山药15g，山茱萸10g，泽泻10g，茯苓10g，牡丹皮9g，益智仁10g，乌药9g，鸡内金10g，桑螵蛸12g。7剂。

二诊：2016年8月16日。水肿消退，怕冷较前好转，小便次数减少，现干咳，咽痒，时感腰痛，纳可，口淡，寐安。月经8月7～15日。今尿常规检查：隐血（＋），红细胞54/μL，尿蛋白（＋）。舌脉如上。中药守上方，加车前子10g，石韦10g，7剂。

三诊：2016年8月24日。阴道少量出血。舌脉如上。肾气丸加五味子6g，仙鹤草20g，荆芥炭10g，鹿角胶（烊冲）10g，7剂。

四诊：2016年9月13日。随访，下肢水肿一直未发生，小便次数正常。

### 18.下肢静脉曲张

陈某，23岁。因"下肢充血发紫水肿10年"就诊。

初诊：2020年6月19日。检查两下肢皮肤充血，发紫如地瓜皮，并见轻度水肿，两下肢腘部、小腿、脚背、脚踝内侧部静脉曲张，轻微水肿。舌淡红，苔薄白，脉细。

中医诊断：水肿（水血不利）。

西医诊断：下肢静脉曲张。

治法：温肾化气，利水活血。

方药：济生肾气丸加减。

熟地黄15g，山药15g，牡丹皮9g，茯苓10g，山萸肉10g，泽泻10g，桂枝5g，淡附片3g，车前子（包）10g，川牛膝15g，桑寄生15g，丝瓜络10g，冬瓜皮30g，赤小豆50g。7剂。

二诊：2020年6月26日。月经6月26日来潮，4天净，上症好转，舌脉如上。中药守上方，7剂。

三诊：2020年7月3日。经净。舌脉如上。

熟地黄15g，山药15g，牡丹皮9g，茯苓10g，山萸肉10g，泽泻10g，桂枝5g，淡附片3g，车前子（包）10g，川牛膝15g，鸡血藤45g，丹参15g。7剂。

四诊：2020年7月10日。两下肢充血紫绀明显减轻，水肿已退，舌脉如上。中药守上方，改鸡血藤至60g，改丹参至20g，7剂。

五诊：2020年7月17日。两下肢充血紫绀继续减轻，水肿消失，舌脉如上。中药守上方，改鸡血藤至90g，7剂。

六诊：2020年7月24日。月经7月18～22日。以往居家时，两下肢紫绀，近期两下肢肤色正常，舌脉如上。中药守上方，加泽兰15g，7剂。

七诊：2020年7月31日。就诊时两下肢肤色紫绀明显减退，仅踝上4cm之下略微充

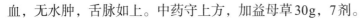

血，无水肿，舌脉如上。中药守上方，加益母草30g，7剂。

八诊：2020年8月7日。症如上，舌脉如上。

方药：当归芍药散加味。

当归6g，炒白芍30g，泽泻10g，炒白术10g，茯苓10g，川芎3g，牛膝30g，车前子（包）15g，丹参20g，鸡血藤90g，泽兰15g，益母草30g。7剂。

九诊：2020年8月14日。症如上，舌脉如上。中药守上方，加黄芪30g，防己10g，7剂。

十诊：2020年8月21日。月经2020年8月15日来潮，经量中等，无不适，今将净。建议穿医用静脉曲张弹力袜以善后。

### 19.性冷淡

金某，32岁。

初诊：2014年7月1日。性冷淡近2年，性频率低，无性要求。平素月经规则，周期30~35天，经期7天，月经6月9日来潮，经量中等，色红，偶有血块，无痛经；偶有腰酸，无乳胀，白带正常，纳寐无殊，二便通调。生育史：0-0-1-0，曾药物流产1次。舌淡红，苔薄白，脉细。妇科检查：外阴无殊，阴道通畅，分泌物量中色白，宫颈光滑；宫体后位，质地中等，正常大小，活动，无压痛；两侧附件无压痛。

治法：温补肾阳。

方药：八味肾气丸加味。

桂枝6g，附子6g，山药15g，山茱萸12g，熟地黄12g，茯苓10g，泽泻10g，牡丹皮9g，露蜂房10g，菟丝子15g，淫羊藿12g，刺蒺藜15g。14剂。

二诊：2014年7月30日。性冷淡已愈。中药守上方，加巴戟肉10g，7剂。

### 20.高血压

刘某，67岁。发现高血压20余年，加重7天。

初诊：2016年11月15日。患者发现高血压病史20余年，近2年规律服用络活喜片，每日1片，血压控制在180/90mmHg以内，近7天血压波动较大，下午4点及晨起最高，达208/95mmHg，晚餐后及早餐后血压降低至135/64mmHg。西医另外加服倍他乐克片，每日1片，血压无明显下降。中医内科治疗，投用羚羊角、钩藤、夏枯草之属，依然无效。平素肥胖，容易出汗，口臭，常嗳气，无腹胀，下午血压升高时常伴有畏寒，小便频多，约半小时1次，需吃带汤热食后，畏寒好转，血压也随之逐渐下降。每晚夜尿5次，大便时溏时干，以溏便多为。嘱继续维持服用西药。舌稍淡嫩，苔薄腻，脉沉细。

辨证：肾阳虚型，浮阳上越。

治法：温补肾阳，摄纳浮阳。

方药：肾气丸加味。

桂枝3g，淡附片3g，熟地黄15g，山药15g，山茱萸10g，牡丹皮10g，茯苓10g，泽泻10g，杜仲10g，怀牛膝20g，桑寄生15g，苍术10g。3剂。

二诊：2016年11月19日。药后血压波动在（164~190）/（80~84）mmHg，咽干，下午小便次数减少，畏寒减轻。舌苔腻减，脉如上。中药守上方，怀牛膝改为30g，加木蝴蝶5g，7剂。

三诊：2016年11月25日。11月22～24日下午血压波动在（180～197）/（85～94）mmHg，下午身冷减轻，下肢，右手指麻木，头筋掣动，舌脉如上。

桂枝3g，淡抽筋附片5g，熟地黄15g，山药15g，山茱萸10g，牡丹皮10g，茯苓10g，泽泻10g，杜仲10g，桑寄生15g，川牛膝30g，地龙10g，白芍12g。7剂。

四诊：2016年12月1日。11月25日～12月1日下午，血压波动在（164～186）/（81～86）mmHg，下午身冷减，偶发，手指麻木，头筋掣动消失，矢气多，胃脘不适，嗳气多。舌稍淡嫩，苔薄白，脉沉细。

桂枝3g，淡附片6g，熟地黄15g，山药15g，山茱萸10g，牡丹皮10g，茯苓10g，泽泻10g，杜仲10g，桑寄生15g，川牛膝30g，赤小豆15g，降香5g。7剂。

吴茱萸15g，研末，水调敷涌泉穴。

五诊：2016年12月8日。近日血压波动在（156～185）/（78～88）mmHg，下午身冷基本消失，夜尿3～4次，下午小便1～1.5小时1次，胃脘转舒，大便软，矢气稍多。舌脉如上。中药守上方，去赤小豆、降香，桑寄生改为30g；加厚朴10g，天麻10g，7剂。

吴茱萸15g，研末，水调敷涌泉穴。

六诊：2016年12月14日。近日血压波动在（165～179）/（71～87）mmHg，偶觉下午身冷，夜尿3～4次，下午小便1.5～2小时1次，大便成形，矢气多。舌淡红，苔薄白，脉细。中药守12月1日方，去赤小豆、降香，桑寄生改为30g，加天仙藤10g，7剂。

吴茱萸15g，研末，水调敷涌泉穴。

七诊：2016年12月21日。午后身冷消失，血压（162～187）/（67～86）mmHg。舌脉如上。

桂枝6g，淡附片9g，熟地黄15g，山药15g，山茱萸10g，牡丹皮10g，茯苓10g，泽泻10g，杜仲15g，桑寄生30g，川牛膝30g，天仙藤10g。7剂。

吴茱萸15g，研末，水调敷涌泉穴。

八诊：2016年12月28日。午后身冷现象消失，偶觉头晕，血压波动在（165～192）/（72～90）mmHg，偶觉头晕，夜尿3次，舌淡红，苔薄白，脉细。中药守上方，加磁石（先煎）20g，龟甲（先煎）30g，7剂。

吴茱萸15g，研末，调敷涌泉穴。

九诊：2017年1月12日。身冷消失，偶觉潮热，血压波动在(160～218)/（72～92）mmHg，舌淡红，苔薄白，脉细。中药守12月21方，去天仙藤；加鳖甲（先煎）20g，丹参15g，7剂。

十诊：2017年1月19日。服药后，血压无明显下降。重新将桂枝减至3g，淡附片减至6g。今日血压168/72mmHg。

以后随访1个月，血压平稳。

【按语】

八味肾气丸又名肾气丸，是益肾之祖方，由此方派生出许多益肾而兼具其他功能的系列方剂。八味肾气丸是一张温补肾阳的方剂，小儿是纯阳之体，宋代儿科大家钱乙在原方的基础上去除温热的桂、附，使之成为滋肾的六味地黄丸。世人在此基础上，又派生出济生肾气丸、知柏地黄丸、杞菊地黄丸、都气丸、麦味地黄丸等。益肾方剂都是以补益肾阴、肾精的药物为基础的，称为滋补肾阴的方剂，在此基础上，当加佐的温阳药物占据主导作用时，便成为补益肾阳的方剂。这体现了中医理论脏腑功能物质第一性的观念，即脏腑功能的发挥是建立在物质基础之上的。肾气丸本身含有六味地黄和桂、附两组补益阴阳的药物，因而属于肾阴肾阳两补的方剂。由于原方中桂、附所用的分量很少，与其他滋肾方剂相比，略偏于温补罢了。因此，适用于肾阳虚者，也适用于肾虚但无火热者，故尤在泾称："是方补阴之虚可以生气，助阳之弱可以化水。"明·薛己的《校注妇人良方》是一本流传极广的书，计有27种刻本，他的很多医案被收录于《名医类案》中，其中相当一部分是运用八味肾气丸取胜的，故《四库全书提要》称："然己治病，务求本源。用八味丸、六味丸直补真阳真阴，以资化源，实自己发之。"薛己对八味肾气丸的运用已经到了极致。

《素问·奇病论》云："胞络者，系于肾。"故妇女经、带、孕、产诸疾大都与肾有关，肾病无实，因此许多疾病都可以用具有益肾作用的八味肾气丸来治疗，也是顺理成章的事了。

案1为经前四肢水肿案。《素问·水热穴论》称："肾何以能聚水而生病？……肾者胃之关也。关门不利，故聚水而从其类也。上下溢于皮肤，故为胕肿。胕肿者，聚水而生病也。"由此可见，水肿的产生，肾是关键所在。为何肾会聚水不出，失其职责呢？那是因为所有的水液最终都进入膀胱。而"膀胱者，州都之官，津液藏焉，气化则能出矣。"（《素问·灵兰秘典论》）气化与否，在于肾阳的温煦。阳光一照，水气蒸腾，排尿出汗，都归正常。患者年逾七七，肾气已衰，故用肾气丸温肾化气治其本，加五皮饮去辛辣之生姜皮，以利胃之关门治其标。两方合用，脾肾两治，经前水肿迎刃而解。

案2患者年轻未婚，但小腹作胀明显，雌二醇偏低，子宫内膜厚度薄，子宫偏小，当为先天肾气不足，冲任气阻所致。原以为非一时可潮，不意以肾气虚论治，投肾气丸加菟丝子、枸杞子、巴戟天、陈皮，仅服3剂，经水即潮，堪称对证便神速。

案3为经期过长，腰腹足心疼痛，下肢酸软，倦怠乏力，脉细，表现出肾虚系列现象。《素问·六节藏象论》曰："肾者，主蛰，封藏之本，精之处也。"滑精、余沥不禁、经带淋漓不止，亦责肾失封藏，肾气丸能益肾来治疗"小便反多"，亦助其封藏之功。方中丹皮味苦、辛，性微寒，生用具有凉血活血之功，炒炭可以凉血止血。以八味肾气丸加阿胶、仙鹤草、旱莲草、海螵蛸、地榆、槐花，可以益肾固涩，收敛止血，治疗肾虚引起的经期过长。

案4为崩漏，年近天癸将竭之时，此乃多事之秋，最常见的便是月经失调，而补益肾气是此年龄段该病的治疗大法。患者血量少，色淡红，腰酸楚，肾气虚弱显现，故以八味肾气丸加鹿角胶、仙鹤草、荆芥炭、海螵蛸温补肾气止血，一诊而愈。《妇科冰鉴》用肾气丸治疗崩漏时说："不可以肉桂动血执泥，此余屡用屡验者。"

案5患者从初潮伊始，即月经愆期、闭经，子宫发育偏小，就诊时虽停经4个月，但子宫内膜仍只有6mm，却无分毫苦痛，似属无云不雨状态。尽管经前、经期乳腹胀痛，且妇科检查有盆腔炎症性疾病后遗症，但从当前的辨证来看，仍属于《灵枢·邪气脏腑病形》的"肾脉微涩为不月"的肝肾不足证。此类闭经的治疗应当"先予后夺",即先补后泻法,故用肾气丸加菟丝子、淫羊藿、巴戟天、何首乌补益肝肾。3诊时,预料胞宫将近充盈,故用肾气丸加丹参、鸡血藤、川牛膝攻补兼施,活血催经。待经转之后,改为当归芍药散加味以畅流。

案6系赤带,原为带多如水,虽经清湿热方药治疗,非但乏效,反而带中夹赤,腿酸倦怠,脉细。《灵枢·五癃津液别》中有"阴阳不和,则使液溢而下流于阴,髓液皆减而下,下过度则虚,虚故腰背痛而胫酸"一语,此"液溢"对于女子,便是带下之疾。因清热无效,改弦易辙,用肾气丸合薏苡附子散温补脾肾,再加龟甲胶、椿根皮、贯众炭治疗,赤带即除。贯众味苦、涩,性微寒,《本草纲目》称"治下血崩中,带下",炒炭之后,止血功效尤佳。

案7系妊娠腰痛,此为堕胎之先兆。古人有"梁折钟坠"之戒。腰为肾之府,益肾可以健腰固胎,而肾气丸正能治疗"虚劳腰痛",与益肾药相伍,一举而就。

案8为妊娠10周转胞案。转胞原本就是八味肾气丸的治疗范围。原文称:"妇人病,饮食如故,烦热不得卧,而反倚息者……此名转胞,不得溺也,以胞系了戾,故致此病,但利小便则愈,宜肾气丸主之。"为何肾气丸可以治疗转胞?《素问·灵兰秘典论》说:"膀胱者,州都之官,津液藏焉,气化则能出矣。"原来膀胱只是一个贮藏水液的器官,必须经过肾气的温煦、气化,才可以使得部分水液成为津液蒸腾,部分水液成为尿液排出。妊娠期间,肾气先耗,转胞者时而有之,故首投肾气丸以利气化。加黄柏者,仿滋肾通关丸之意,可治癃闭;加冬葵子,即含葵子茯苓散,可滑利小便;添沉香者,以下暖肾气。一诊即使小便基本正常,因患者大便便意明显,为中气下陷之兆,改用补中益气汤加车前子升提利溲,立获痊愈。

案9为妊娠肾积水案例,临床表现为腰痛。通常肾积水常由尿路梗阻引起,如结石。但患者已排除梗阻的可能,那就是妊娠期间激素作用之下的尿液潴留,属于功能问题。就诊时腰痛不著,舌稍淡嫩,当以肾气不足论治,选用温肾化气利水的济生肾气丸加味。气阻,加枳壳、荔枝;血糖高,加玉米须。药至七诊,症状、体征消失。

案11为堕胎后腰痛,即《素问·脉要精微论》中的"折腰"。此梁已折,钟已坠,亡羊仍须再补牢,益肾气以补不足,防日后之不虞。

案12为妇科手术后腰痛,在临床上颇为多见。《素问·上古天真论》有"女不过尽七七,而天地之精气皆竭矣",患者将近此数,肾气已虚。以本虚之体,复受手术斲伐,其肾气更虚。故以益肾为治,一诊而愈。

案13为劳淋医案。所谓的劳淋,是指小便淋数,遇劳即发。《素问·金匮真言论》称:"北方黑色,入通于肾,开窍于二阴,藏精于肾。"其意是北方黑色,与肾相同,肾开窍于前后二阴,精气内藏于肾。此外,中医还有"肾司开阖"之谓。二者联系起来看,可知肾气的盛衰直接关系到前后二阴的开阖,导致开而不阖的小便不禁或大便泄泻,或者阖而不开的小便癃闭或大便秘结。劳淋便是由肾虚失约,开而不阖所致的一种疾病,故以八味肾气丸温补肾气,加猪肾、胡芦巴、益智仁、金樱子、鸡内金以增强益肾固涩之功。关于猪肾、鸡内金之用,孟诜说猪肾"主人肾虚";《别录》称鸡内金"主小便利,遗尿"。《本草便读》则以"以鸡无小便"立论,用之颇效。

案14为夜尿频数案。夜尿频数大多归结为肾之阳虚。日间阳气升腾，夜间阳气翕敛。对于肾阳虚者，微阳难以制水，故小便频数难禁，用八味肾气丸去丹皮、泽泻之清利，加莲须、金樱子、益智仁、桑螵蛸、鸡内金、龟甲固涩收敛。龟甲治疗夜尿频多，是蜀中名医王渭川之经验。龟甲为至阴之物，为何可以用于阳气不足者？大概应乎《景岳全书•新方八略》中所说的"善补阳者，必于阴中求阳，则阳得阴助，而生化无穷"之谓。其剂量要大，必须达到30g。

案15为癃闭案，因中风，颅内多发脑腔梗引起。患者表现以排尿困难、尿等待为主要表现，以尿频急、尿后点滴不尽、夜尿频为次要表现。《素问•宣明五气》称"膀胱不利为癃，不约为遗溺"，患者两者均俱。尽管排尿困难与尿后点滴不尽是两种迥然不同的临床表现，但因患者年事已高，多罹大疾，嗜睡脉细，均属肾气折损，开阖不利；尿频急、点滴不尽，为内蕴余热。《素问•灵兰秘典论》称："膀胱者，州都之官，津液藏焉，气化则能出矣。"此气化者，指肾之气化。肾司二便，肾主前后二阴，要补益肾气，肾气丸是首选。该方加车前子、牛膝，便成济生肾气丸，可以温肾化水利水；加滋肾通关丸（肉桂、黄柏、知母）可以助气，滋阴清热；《民间常用草药汇编》称玉米须"能降低血压，利尿消肿"，合乌药化气利尿。难治之疾，二诊即愈。

案16为白浊案，是以小便混浊不清为主证的疾病。肾司二便，小便异常，无一不与肾相关。肾为封藏之本，固摄无权，则精微脂液下流，而见小便混浊。患者无尿痛、尿急，无血尿，可见无热；精神疲软，腰酸乏力，更显肾虚。肾气丸虽有少量桂附，合六味之中而不热，助气化而有余，加桑螵蛸固涩缩尿，添金樱子益肾收敛。蝉蜕在现代药理研究中，有免疫抑制及抗过敏作用而广泛用于消除蛋白尿，与当前许多临床报道使用金蝉花治疗肾炎引起的蛋白尿原理一致。金蝉花为麦角菌科真菌蝉棒束孢菌的孢梗束、大蝉草的子座及其所寄生的虫体，货源不多。该案起病5个月，一诊而瘳，不可思议。

案17为下肢水肿尿频案。患者年近七七，经事淋漓，倦怠无力，大便溏频，下肢水肿，身冷尿频，一派肾阳虚衰之象。《素问•水热穴论》称："肾何以能聚水而生病？……肾者胃之关也。关门不利，故聚水而从其类也。上下溢于皮肤，故为胕肿。胕肿者，聚水而生病也。"所云正是此。肾气丸益肾温阳利水，证药相符。加益智仁、乌药、鸡内金、桑螵蛸，益肾调气缩尿。一诊水肿消退，身冷好转，小溲减少。守上方加味治疗，下肢水肿不发，小便正常。

案18为下肢静脉曲张引起的充血水肿，病程竟达10年之久。下肢在人体最下方，是气血易聚难散之地，也是水血积结之处。下肢静脉曲张，紫绀为血病，下肢水肿为水病。水血互病，必用活血利水之方。济生肾气丸加味、当归芍药散加味都是从肾、从脾入手的活血利水方剂，故用之有良效。

案19为性冷淡案。性冷淡古已有之，佛教经典《楞严经》卷八称："我无欲心，应汝行事，于横陈时，味如嚼蜡。"所以，便有了"横陈嚼蜡"的词语。肾除了主生殖之外，与性功能的强弱密切相关。性冷淡基本属于肾阳虚。案中用八味肾气丸温补肾阳，加露蜂房、菟丝子、淫羊藿、刺蒺藜温肾以增强性功能。露蜂房是经常用来治疗阳痿、阴筋过小的药物，因此同样可以用来治疗女性的性冷淡；《中华本草》认为，刺蒺藜具有性强壮作用，可以改善卵巢功能，治疗性感缺，但剂量要稍大。

案20为老年高血压病案。该患者年近七旬，积劳日久，肥胖体虚，舌质淡嫩，两脉沉细，日夜小便频仍，当属肾虚。肾虚有阴阳之分，患者下午4点血压升高，此时正是阳气逐渐收敛之时，伴血压升高，畏寒无发热，舌质淡嫩，脉沉细，当属阳虚。肾为水火之脏，分元阴、元阳。元阴又称真阴，元阳又称真阳，它们是一身阴阳之根本。元阴沉潜、滋润在下，主一身之阴精；元阳升腾、普照于上，主一身之阳气。元阴、元阳互根，肾无实证，肾虚者常常两者均虚，但有所偏颇，或偏于阴，或偏于阳。偏于阴虚者，常见阴虚火旺；偏于阳虚者，有两种情况：即肾阳虚与浮阳越上。浮阳越上，便是肾阳虚形成高血压的机理。赵献可《医贯•相火龙雷论》称："火有人火，有相火。人火者，所谓燎原之火也，遇草而蒸，得木而燔，可以湿伏，可以水灭，可以直折，黄连之属可以制之。相火者，龙火也，雷火也，得湿则蒸，遇水则燔，不知其性而以水折之，以湿攻之，适足以光焰烛天，物穷方止矣。识其性者，以火逐之，则焰灼自消，炎光扑灭。古书泻火之法，意盖如此。今人率以黄柏治相火，殊不知此相火者，寄于肝肾之间，此乃水中之火，龙雷之火也。若用黄柏苦寒之药，又是水灭湿伏，龙雷之火愈发矣。龙雷之火，每当浓阴骤雨之时，火焰愈炽，或烧毁房屋，或击碎木石，其势诚不可抗。惟太阳一照，火自消灭。此得水则炽，得火则灭之一验也……明于此义，故惟八味丸，桂、附与相火同气，直入肾中，据其窟宅而招之，同气相求，相火安得不引之而归原耶？人非此火不能有生，世人皆曰降火，而予独以地黄滋养水中之火，世人皆曰灭火，而予独以桂附温补天真之火。千载不明之论，予独表而出之，高明以为何如？"在治疗过程中，以往的治疗成败对于以后的治疗具有重要借鉴意义。曾经使用清热平肝类药物无效，便成前车之鉴，若步其后尘，重蹈覆辙，必败无疑，须改弦易辙。《景岳全书》称："善补阳者，必于阴中求阳。"案中首诊桂枝、淡附片用量仅3g，三诊淡附片加至5g，四诊淡附片加至6g，这是因为患者长期服用寒凉药物，改服温热药物需有一个适应过程，医生也需要一个摸索过程，不可孟浪。方中的杜仲、桑寄生、怀牛膝既可补肾，又可降血压；苍术燥胃湿。四诊改怀牛膝为川牛膝以活血化瘀，加赤小豆、降香以行气降气。高血压病用药物敷涌泉穴，是一种上病下取的治疗方法，有引火下行的作用，以温热的吴茱萸外敷肾经首穴——涌泉穴，可起到引火归原之效。现代药理学研究表明，吴茱萸通过多种活性成分、多种机制产生，以达到降压的目的。内服、外用，殊途同归，疗效更理想、更稳固。

# 二、白虎加桂枝汤

【原文】

温疟者，其脉如平，身无寒但热，骨节疼烦，时呕，白虎加桂枝汤主之。《金匮要略·疟病脉证治第四》

【组成与用法】

知母六两　石膏一斤　甘草二两　炙粳米二合　桂三两,去皮

上锉，每五钱，水一盏半，煎至八分，去滓，温服，汗出愈。

【功效】清热养阴解肌。

【医案】

### 妊娠发热

冯某，27岁。

初诊：2006年4月3日。妊娠4个多月，发热5天，体温在38℃左右，最高达39.2℃，鼻塞，喷嚏，流涕，全身酸楚，口渴喜饮，纳可，寐差，二便正常，就诊时体温38.2℃。血液常规检查：白细胞计数$3.8 \times 10^9$/L，中性粒细胞71.1%，淋巴细胞24.7%。小便常规检查正常。舌淡红，苔薄白，脉滑数。

治法：清热泻火，疏风解表。

方药：白虎加桂枝汤合栀子豉汤加味。

石膏15g，知母10g，炙甘草6g，粳米30g，桂枝6g，炒栀子12g，淡豆豉10g，荆芥10g。3剂。

二诊：2006年4月5日。发热今日已退，喷嚏、流涕、身痛等症状均除，昨天鼻衄1次。舌淡红，苔薄腻，中微黄，脉细滑略数。

治法：清热凉血疏风。

方药：栀子豉汤加味。

炒栀子10g，淡豆豉10g，炒黄芩10g，荆芥9g，白茅根15g，玄参12g，生地黄10g，生甘草5g，白薇10g。3剂。

# 三、白虎加人参汤

## 【原文】

1.太阳中热者，暍是也。汗出恶寒，身热而渴，白虎加人参汤主之。《金匮要略·痉湿暍病脉证治第二》

2.服桂枝汤，大汗出后，大烦渴不解，脉洪大者，白虎加人参汤主之。《伤寒论》（26）

3.伤寒若吐若下后，七八日不解，热结在里，表里俱热，时时恶风，大渴，舌上干燥而烦，欲饮水数升者，白虎加人参汤主之。《伤寒论》（168）

4.伤寒无大热，口燥渴，心烦，背微恶寒者，白虎加人参汤主之。《伤寒论》（169）

5.伤寒脉浮，发热无汗，其表不解，不可与白虎汤。渴欲饮水，无表证者，白虎加人参汤主之。《伤寒论》（170）

6.若渴欲饮水，口干舌燥者，白虎加人参汤主之。《伤寒论》（222）

## 【组成与用法】

知母六两　石膏一斤，碎，绵裹　甘草炙，二两　粳米六合　人参三两

上五味，以水一斗，煮米熟汤成，去滓，温服一升，日三服。

## 【功效】辛寒清热，益气生津。

## 【医案】

### 1.经期过长

彭某，41岁。

初诊：2005年12月26日。月经12月1日来潮，因经量过少，于经期第3天曾服用益母草冲剂后经量转多，4天后开始减少，至今26天未净，血量极少，色黑，倦怠无力。平素月经基本正常，白带不多，纳可。两侧输卵管结扎已经10多年。舌稍红，苔薄白，脉细。

治法：清热泻火，益气止血。

方药：白虎加人参汤合栀子豉汤加减。

党参15g，石膏20g，知母10g，炙甘草6g，炒栀子10g，淡豆豉12g，阿胶（烊冲）10g，仙鹤草20g，侧柏叶10g。3剂。

进药1剂，阴道出血即净。

### 2.持续高热后自汗口渴

张某，75岁。

初诊：2018年12月1日。患骨髓过度增生综合征，2018年11月13日开始发热，持续不退，体温高达39.6～42℃。16日入住某医院血液科，白细胞计数$0.18 \times 10^9$/L，血小板计数$7 \times 10^9$/L，血红蛋白50g/L，血清白蛋白26.9g/L，总蛋白49.4g/L，转入血液科ICU病房，医院曾经发出病危通知。住院3天，生命体征尚可，但体温持续高热，转入普通病房，每天大量输液、服药，使用抗生素、糖皮质激素、退热药，直至11月30日体温降至正常。诊时面色煞白，精神萎靡，语音低怯，有气无力，没有食欲，大汗口干，苦口。舌质稍淡，苔薄腻，脉细软无力。

辨证：气阴已虚，湿邪尚恋，唯恐余热未清，灰烬复燃。

治法：清余热，祛脾湿，益气阴。

方药：白虎加人参汤、苍术白虎汤合生脉散。

石膏10g，知母10g，炙甘草6g，太子参20g，苍术10g，米一撮，麦冬10g，五味子5g，浮小麦30g。3剂。

二诊：2018年12月4日。口渴除，每次喝完药都会出微汗，用干毛巾擦拭即可，舌脉如上。

太子参15g，麦冬10g，五味子6g，小麦15g，糯稻根30g，白术10g，生黄芪12g，煅牡蛎20g，玉竹12g。3剂。

三诊：2018年12月7日。出汗已止，体温在正常范围。

【按语】

白虎汤是治疗阳明气分经热炽盛的方剂，以身大热、口大渴、汗大出和脉洪大为四大典型症状。白虎汤变方之主治，也应不离其宗。其实，深究则不然，《金匮要略·消渴小便不利淋病脉证并治第十三》中，就以白虎加人参汤治疗仅仅表现"渴欲饮水，口干舌燥者"。只要掌握白虎汤具备清热泻火和养阴的功效，就可以推广应用白虎汤及其变方了。

经查《经方各科临床新用与探索》（王三虎、安娜主编，科学技术文献出版社1992年出版）、《金匮要略现代研究文摘》（范永升主编，浙江大学出版社1997年出版）、《中医方剂现代研究》（谢鸣主编，学苑出版社1997年出版）和《经方临床应用》（陈宝田、谢炜主编，广东科技出版社2004年出版）、《张仲景方剂实验研究》（彭鑫、王洪蓓主编，中国医药科技出版社2005年出版）、《经方学用解读》（王付编著，人民军医出版社2004年出版）等，用白虎汤于妇科血证的尚无人语及。我用治疗气分有热的白虎汤加味治疗妇科血分之疾的经期过长、漏下、流产后恶露不绝、交接出血，疗效颇佳，所凭者何？因为气分之热可以移热于血分，当血受热熏灼煎熬，血络受损而导致少量黑色的出血，便是使用白虎汤的证据。我使用白虎汤常与栀子豉汤合用，因为栀子可以泻火止血，而豆豉用于止血，虽然历代记载甚少，但查《本草纲目》豆豉条，有用它治疗血痢、小便出血、舌上出血、堕胎血下，可见豆豉的确具有止血的功效，只不过这一点功效已被后人疏漏淡忘了。然而在清代《傅青主女科》中，就有一张治疗"黑带下"的"利火汤"，方中包含石膏和知母两味白虎汤的主药，而所谓黑带，即是阴道出血呈黯黑色者。除此之外，治疗牙龈出血的玉女煎和治疗热病皮下紫斑的化斑汤，都含有石膏和知母两味药物，可见石膏与知母配伍适用于因火热引起的少量出血性疾病，但并非崩漏之症。现代药理认为，生石膏的主要成分为含水硫酸钙，钙离子参与血液的凝固过程，有实验表明石膏能缩短血凝时间，离体试验中兴奋大鼠子宫；至于知母，《本草求原》称能"治嗽血……尿血"，这些大概是白虎汤可以用于妇科血证的依据，且经过药物配伍，常常获得较好的疗效。读张锡纯《医学衷中参西录》中的"石膏解"，记录使用白虎加人参汤重用石膏（90g）治疗外感热病所致的产后出血一案，颇多收获。

白虎加桂枝汤是治疗温疟的方剂，"温疟者，其脉如平，身无寒但热，骨节疼烦，时呕"是也。以温疟命名者非止一病，上温疟犹莫枚士所谓："疟有寒，温无寒。先温而感春寒，则内热为外寒所抑，表实故无寒。曰温疟者，合二病以名之。"

白虎加桂枝汤案为妊娠高热不解而无寒，全身酸楚，口渴喜饮。《素问•生气通天论》的"体若燔炭"即是。由于临床表现与白虎加桂枝汤证吻合，又见鼻塞、喷嚏、流涕，故合栀子豉汤、荆芥以疏风解表，一诊热清，二诊以炒栀子、淡豆豉、荆芥疏风解表，黄芩、甘草泻火，白茅根、玄参、生地黄、白薇凉血以止衄。

白虎加人参汤是治疗白虎汤证而兼见气津两伤的方剂。以白虎汤治疗妇科疾病的机理为基础，凡出现气虚或津伤者，便可以使用该方。

案1为经期过长且量少色黑，舌红，并见倦怠无力伤气现象，故用白虎加人参汤，其效如响。值得一提的是，崩漏一症虽然一年四季都常发生，但以溽暑多见，此现象符合《素问•六元正纪大论》中的"少阳司天之政……候乃大温……其病……血崩……"，从天人合一而论，即《素问•离合真邪论》中的"天暑地热，经水沸溢"。

案2为骨髓过度增生综合征持续高热17天后，仍大汗、口渴案。根据高热期间的一系列症状，当系白虎汤证。我接诊时，患者高热方退，身大热、汗大出、口大渴、脉洪大之"四大症状"已去其二。既然已无四大症状，单纯使用白虎汤，便不合时宜。其时，热虽退，气已虚，火虽烬，阴已涸。白虎加人参汤是治疗热病后伤气、伤阴的代表方剂，合生脉散，既可预防余热再燃，又可益气济水以养气阴。由于患者发热期间大量输液、多饮，舌质已淡，苔薄腻，有积湿之渐，故加苍术，成为《保命歌括》中主治平生素虚及老人伤暑壮热、汗多不止的苍术白虎汤。二诊口渴除，仅微汗，无须顾虑再次发热，改用生脉散加味以善后。

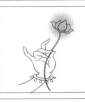

# 四、白术附子汤
# （又名桂枝附子去桂加白术汤）

【原文】

伤寒八九日，风湿相搏，身体疼烦，不能自转侧，不呕不渴，脉浮虚而涩者，桂枝附子汤主之；若大便坚，小便自利者，去桂加白术汤主之。《金匮要略·痉湿暍病脉证治第二》

【组成与用法】

白术二两　附子一枚半，炮，去皮　甘草一两，炙　生姜一两半，切　大枣六枚

上五味，以水三升，煮取一升，去滓，分温三服。一服觉身痹，半日许再服，三服都尽，其人如冒状，勿怪，即是术附并走皮中，逐水气未得除故耳。

【功效】温阳通经，祛风除湿。

【医案】

**妊娠恶阻**

吴某，27岁。

初诊：2005年7月12日。月经5月22日来潮，尿妊娠试验阳性，胃脘不适，口淡，恶心，易饥，无腰腹疼痛。舌淡红，苔薄白，脉细。

治法：温中健脾降逆。

方药：白术附子汤合半夏干姜散。

炒白术12g，淡附片5g，炙甘草6g，生姜5片，大枣6枚，半夏12g，干姜5g，6剂。

二诊：2005年7月18日。服药之后，胃脘较前明显舒服。B超示宫内胎儿存活，舌脉如上。中药守上方，半夏改为15g，加吴茱萸4g，5剂。

【方剂比较】

白术附子汤与桂枝附子去桂加白术汤的比较（表1）

表1　白术附子汤与桂枝附子去桂加白术汤的比较

| 方剂 | 药物组成 | | | | |
| --- | --- | --- | --- | --- | --- |
| 白术附子汤 | 白术二两 | 附子一枚半 | 炙甘草一两 | 生姜一两半 | 大枣六枚 |
| 桂枝附子去桂加白术汤 | 白术四两 | 附子三枚 | 炙甘草二两 | 生姜三两 | 大枣十二枚 |

白术附子汤出于《金匮》，桂枝附子去桂加白术汤出于《伤寒》，两原文文字几乎相

同。两方药味组成完全相同，仅分量略有出入，所治亦同。

【按语】

白术附子汤本是治疗风湿身痛的方剂，如钱天来所说："风邪非桂枝不能汗解，寒邪非附子不足以温经，非生姜亦不能宣散，甘草、大枣缓姜附之性，助桂枝而行津液也。"据此，该方可以治疗风湿相搏的产后身痛。

根据此方的药物组成，重新分析方义，附子可温中，生姜能散寒蠲饮降逆，白术、炙甘草、大枣健脾和中。因此，本方还具有很好的温中健脾降逆的功效，可以用来治疗脾胃虚寒引起的恶阻，如同时兼有表阳虚恶寒者，则更为合拍。

《素问•腹中论》说："何以知怀子之且生也？……身有病而无邪脉也。"此"身有病"即包括妊娠恶阻在内。案中用白术附子汤佐半夏、干姜、吴茱萸等药物，更能增强温中散寒降逆的临床疗效。

《名医别录》称附子"堕胎，为百药长"，认为附子是最能引起堕胎的药物，故历代妊娠避用，虑其动胎故也。我于妊娠诸疾见其中寒或表阳虚者，用之疗效斐然而未曾因之偾事者，足见附子为善用者之良药，即于妊娠亦然，不必谈虎色变。

方治于外者，亦可治诸于内，此以不变之方治已变之疾，唯其药证相符便可。王孟英曰："人无一定之病，病非一法可治，药无一定之用，随机应变，贵乎用得其当也。"诚哉斯言。

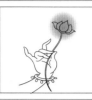

# 五、白术散

【原文】

妊娠，养胎，白术散主之。《金匮要略•妇人妊娠病脉证并治第二十》

【组成与用法】

白术　芎䓖　蜀椒三分, 去汗　牡蛎 (分量缺)

上四味，杵为散，酒服一钱匕，日三服，夜一服。但苦痛，加芍药；心下毒痛，倍加芎䓖；心烦吐痛，不能食饮，加细辛一两，半夏大者二十枚，服之后更以醋浆水服之；若呕，以醋浆水服之；复不解者，小麦汁服之；已后渴者，大麦粥服之。病虽愈，服之勿置。

【功效】健脾和血，散寒燥湿。

【医案】

### 1.妊娠腹痛

陈某，29岁。

初诊：1996年3月8日。妊娠近两个月，下腹一直隐隐作痛，甚时胃脘亦痛；恶心口苦口干，身冷腰痛，大便溏软，时疏时频。舌稍淡，苔薄白，脉细。

治法：温中化湿，佐清湿热。

方药：白术散合左金丸、香连丸加味。

川芎3g，川椒1.5g，白术10g，牡蛎10g，黄连2g，吴茱萸3g，木香5g，乌梅2g，半夏12g，杜仲12g，砂仁（冲）3g。3剂。

二诊：1996年4月4日。服药期间腹痛消失，近来每晚下腹疼痛，大便不畅，便后痛减，舌脉如上。

治法：温中化湿，佐清湿热。

方药：白术散合戊己丸、香连丸加味。

川芎3g，川椒1.5g，白术10g，牡蛎10g，黄连2g，吴茱萸3g，白芍15g，木香6g，陈皮9g，槟榔3g。3剂。

三诊：1996年5月10日。服药后腹痛消失。

### 2.妊娠恶阻

叶某，28岁。

初诊：2006年1月23日。妊娠67天，B超检查提示宫内活胎。口淡多涎，不欲饮，嗳气，恶心纳差6天，泛酸2天，胸闷，目酸，小腹或坠，大便频软，呛咳少痰。舌淡红，苔薄白，脉细。

治法：温中和胃，化痰止咳。

方药：白术散合茯苓杏仁甘草汤加味。

白术10g，川芎3g，川椒3g，牡蛎15g，茯苓10g，杏仁10g，甘草5g，半夏15g，砂仁（冲）5g，煅瓦楞子15g，神曲10g。3剂。

二诊：2006年1月26日。泛酸消失，恶心减轻，大便成形，日解1次，口淡多涎，呛咳，舌脉如上。

治法：温中和胃，化痰止咳。

方药：白术散合茯苓杏仁甘草汤、半夏干姜散加味。

白术10g，川芎3g，川椒3g，牡蛎15g，茯苓10g，杏仁10g，甘草5g，半夏15g，干姜5g，砂仁（冲）5g。5剂。

三诊：2006年2月9日。服药期间，一切症状消失。昨天吃柑之后口淡泛酸，嗳气，矢气，大便稍软，腰酸神倦，下腹胀。舌淡红，苔薄白，脉细软。

治法：温胃抑酸，益肾安胎。

方药：桂枝甘草龙骨牡蛎汤合半夏散及汤、寿胎丸加减。

桂枝6g，炙甘草6g，龙骨15g，牡蛎15g，半夏10g，陈皮10g，杜仲10g，续断12g，菟丝子12g，桑寄生12g。5剂。

### 3.妊娠髂部疼痛

郑某，28岁。

初诊：2007年1月4日。妊娠2个月，平卧时左侧髂骨上缘至髂关节处剧烈疼痛5天，难以睡眠，恶心，小腹隐痛。舌淡红，苔薄白，脉细。

治法：健脾和血，散寒燥湿。

方药：白术散合芍药甘草汤加味。

炒白术10g，川芎5g，川椒3g，牡蛎20g，炒白芍15g，炙甘草6g，桑寄生15g，竹茹10g，莲蓬10g，半夏10g，砂仁（冲）5g。4剂。

二诊：2007年1月9日。服药之后，上症即除，疼痛未再复发。

【按语】

白术散是一张"养胎"的方剂，张仲景是第一个提出养胎概念的人。所谓"养胎"，可以理解为服用之后于胎儿有益。正如《和剂局方》所说"白术散调补冲任，扶养胎气，治妊娠宿有风冷，胎萎不长，或失于将理，动伤胎气，多致损堕。怀孕常服壮气益血，保护胎藏。"方中白术健脾，川芎和血，蜀椒散除寒湿，牡蛎燥湿安胎。经药理研究表明，其中白术醇提取物能完全拮抗催产素对豚鼠在体怀孕子宫的紧张性收缩；川芎经过现代工艺成分提取，可得到一种川芎嗪的生物碱，具有活血化瘀，改善微循环等作用，已经制成注射剂治疗胎儿宫内发育迟缓；蜀椒具有镇痛作用，更适用于汉代北方的寒冷环境；而牡蛎所含的钙还可以补充妊娠期间孕妇钙的不足。这些药理作用正好印证该方的"养胎"和治疗妊娠腹痛的功效。

白术散使用原方，或者通过加减使用均可。根据该方的药物组成，此方只适用于宫寒胎痿，以及偏于寒湿的妊娠腹痛，可以收到良好的疗效，对于后者，疗效确凿。

案1为妊娠腹痛，寒湿为其病因，故以白术散为基本方治疗。因夹有肠道湿热，故加左金丸、香连丸抑肝、和胃、清肠；加半夏、砂仁和胃降逆，杜仲益肾安胎；加乌梅者，以其与连、椒配伍，即效乌梅丸组方之意，可燮理阴阳，调整胃肠功能。二诊下腹疼痛，用白术散合戊己丸、香连丸而安。

案2为妊娠恶阻，口淡多涎，嗳气恶心，泛酸胸闷，大便频软，呛咳少痰，证属胃寒夹痰湿。由于白术散在用法之中有针对"心烦吐痛，不能食饮"的治疗方法，故可以此方来治疗妊娠恶阻。方中的白术、川椒可以健脾温胃，牡蛎能够抑酸和胃；合茯苓杏仁甘草汤治疗咳嗽；加半夏、砂仁、神曲者，以增强降逆助运之力；加煅瓦楞子，以协牡蛎抑酸。二诊时泛酸消失，恶心减轻，口淡多涎，呛咳，用白术散合茯苓杏仁甘草汤、半夏干姜散加味而安。三诊出现口淡泛酸、嗳气、矢气、大便稍软、腰酸神倦、下腹胀等现象，系食生冷水果所致，有违《素问·征四失论》"饮食之失节"训诫，改用桂枝甘草龙骨牡蛎汤合半夏散及汤、寿胎丸加减而愈。《灵枢·营气》称"营气之道，内谷为宝"，说明食物对于人体的重要性。但在恶阻患者中，不能过分讲究食物的营养价值，尤当注重饮食禁忌。饮食不当，病复如反掌，不可不知！

案3为妊娠髂部突发疼痛，此症即属《素问·气交变大论》中的"髋髀如别"。根据当时气温寒冷，推断为寒湿凝滞经络所致。故以白术散健脾散寒燥湿，合芍药甘草汤、桑寄生、竹茹养血柔络，加莲蓬和血安胎，加半夏、砂仁和胃而安。

# 六、白头翁汤

【原文】

1.热利下重者，白头翁汤主之。《金匮要略·呕吐下利病脉证治第十七》

2.下利欲饮水者，以有热故也，白头翁汤主之。《伤寒论》（373）

【组成与用法】

白头翁二两　黄柏三两　黄连三两　秦皮三两

上四味，以水七升，煮取二升，去滓，温服一升。不愈，更服一升。

【功效】清热解毒，凉血止痢。

【医案】

## 1.经期过长

陈某，43岁。

初诊：2005年7月19日。月经史：17岁初潮，月经周期23～24天，经期2～3天。经期延长3年多，月经7月6日来潮，至今14天未净，经量少，经色紫黯，夹血块；腰酸，腹坠，隐痛。平时带下量多，色黄，无异味，纳便正常。生育史：1-0-3-1，放置宫内节育环已7年。舌淡红，苔薄白，脉细。

治法：清理湿热，止血。

方药：白头翁汤合栀子豉汤、葛根黄芩黄连汤加味。

白头翁15g，炒黄柏10g，黄连3g，秦皮10g，炒栀子10g，淡豆豉9g，黄芩炭10g，葛根10g，地榆20g，槐花20g，侧柏叶10g，生甘草5g。3剂。

二诊：2005年7月22日。进药一剂，阴道出血即消失。妇科检查：外阴无殊，阴道通畅，宫颈重度柱状上皮外移，宫体前位，大小正常，质地中等，活动正常，压痛；两侧附件压痛。舌脉如上。

西医诊断：盆腔炎症性疾病后遗症。

治法：调气清湿热。

方药：四逆散加味。

柴胡10g，枳壳10g，白芍10g，败酱草10g，大血藤15g，椿根皮15g，半枝莲15g，土茯苓15g，蒲公英15g，大蓟15g，小蓟15g，萆薢15g，生甘草6g。7剂。

### 2.漏下

黄某，26岁。

初诊：2006年4月3日。因胚胎停止发育行清宫术后，出现经期过长已经3个月，10多天方净。月经3月7~24日，经量少，经色暗，夹少量血块。3月29日又见阴道出血，量少，色暗，至今未净；四肢无力，嗜睡。以往月经基本正常，白带不多，纳可，二便正常。舌淡红，苔薄白，脉细。

治法：清理湿热，止血。

方药：白头翁汤合柏叶汤加减。

白头翁20g，炒黄柏10g，黄连5g，秦皮10g，侧柏叶10g，炮姜5g，艾叶炭5g，阿胶（烊冲）10g，贯众炭20g，地榆20g，槐花20g。3剂。

二诊：2006年4月10日。进药2剂，阴道出血即净，舌脉如上。

治法：调气清湿热。

方药：四逆散加味。

柴胡10g，枳壳10g，白芍10g，败酱草10g，大血藤15g，椿根皮15g，半枝莲15g，土茯苓15g，蒲公英15g，大蓟15g，小蓟15g，萆薢15g，生甘草6g。7剂。

### 3.带下

季某，27岁。

初诊：2008年1月21日。带下色黄4天。妇科检查：外阴无殊，阴道通畅，宫颈中度柱状上皮外移；宫体前位，大小正常，质地中等，活动，压痛；两侧附件压痛。舌淡红，苔薄白，脉细。

诊断：盆腔炎症性疾病后遗症。

治法：清利湿热，健脾升阳。

方药：白头翁汤加味。

白头翁12g，黄连3g，炒黄柏10g，炒栀子10g，苍术10g，薏苡仁20g，土茯苓12g，白芷10g，防风10g，椿根皮12g，贯众15g。14剂。

二诊：2008年2月13日。带下已除。

三诊：2008年2月20日。带下未再增多。

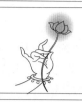

# 七、白头翁加甘草阿胶汤

【原文】

产后下利虚极，白头翁加甘草阿胶汤主之。《金匮要略·妇人产后病脉证并治第二十一》

【组成与用法】

白头翁二两　秦皮三两　黄连三两　柏皮三两　阿胶二两　甘草二两

上六味，以水七升，煮取二升半，内胶，令消尽，分温三服。

【功效】清热解毒，养血止痢。

【医案】

### 1. 经期过长

陈某，27岁。

初诊：2006年11月15日。月经11月5日来潮，至今11天未净，伴小腹胀痛。8月4日妇科检查：外阴无殊，阴道通畅，宫颈轻度柱状上皮外移；宫体后位，正常大小，活动，质地中等，压痛；两侧附件压痛。舌淡红，苔薄白，脉细。

西医诊断：盆腔炎症性疾病后遗症。

治法：清理湿热，止血。

方药：白头翁加甘草阿胶汤加味。

白头翁15g，秦皮10g，黄连5g，炒黄柏10g，阿胶（烊冲）10g，甘草5g，地榆20g，槐花20g，贯众炭30g。3剂。

二诊：2006年11月20日。月经11月18日净，无腰腹疼痛，带下不多，舌脉如上。

治法：调气清湿热。

方药：四逆散加味。

柴胡10g，枳壳10g，白芍10g，败酱草10g，大血藤15g，椿根皮15g，半枝莲15g，土茯苓15g，蒲公英15g，大蓟15g，小蓟15g，萆薢15g，生甘草6g。7剂。

### 2. 漏下

贾某，29岁。

初诊：2006年4月7日。3月11日人工流产术后，因胎物残留，于3月25日行清宫术，术后恶露一周净。4月6日阴道出血，今日略多，血色红；小腹及腰部坠痛，纳便正常，

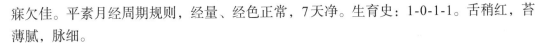

寐欠佳。平素月经周期规则，经量、经色正常，7天净。生育史：1-0-1-1。舌稍红，苔薄腻，脉细。

治法：清理湿热。

方药：白头翁加甘草阿胶汤加减。

白头翁12g，黄连5g，炒黄柏10g，秦皮10g，阿胶（烊冲）10g，地榆20g，槐花20g，蚤休15g，侧柏叶10g。3剂。

二诊：2006年4月12日。进药2剂，阴道出血减少，腰腹坠胀消失，舌脉如上。中药守上方，加贯众炭20g，3剂。

三诊：2006年4月22日。阴道出血4月13日净，带下多，色白。妇科检查：外阴无殊，阴道通畅，宫颈轻度柱状上皮外移；宫体前位，正常大小，活动，质地中等，压痛，左侧附件压痛，右侧附件无压痛。舌脉如上。

西医诊断：盆腔炎症性疾病后遗症。

治法：调气清湿热。

方药：四逆散加味。

柴胡10g，枳壳10g，白芍10g，败酱草10g，大血藤15g，椿根皮15g，半枝莲15g，土茯苓15g，蒲公英15g，大蓟15g，小蓟15g，萆薢15g，生甘草6g。7剂。

### 3.交接出血

贾某，32岁。

初诊：2005年6月4日。月经5月15日来潮，6天净。经净之后交接出血10天未净，血量少，色暗红，无血块，伴小腹抽痛下坠感。平素月经正常，带下不多伴异味，纳可，寐安，二便正常。5月31日B超检查提示：左侧卵巢子宫内膜异位囊肿23mm×27mm×24mm。宫颈涂片检查：找到间变细胞。生育史：1-0-2-1，宫内放置节育环。舌淡红，苔薄白，脉细。

治法：清理湿热，止血。

方药：白头翁加甘草阿胶汤合黄连阿胶汤加减。

白头翁15g，炒黄柏10g，秦皮10g，炒黄连3g，阿胶（烊冲）10g，生白芍15g，黄芩炭10g，贯众炭30g，侧柏叶10g。3剂。

二诊：2005年6月9日。阴道出血已经极少、咖啡色，左少腹坠感，腰微痛，舌脉如上。中药守上方，加蚤休20g，地榆15g，3剂。

三诊：2005年6月13日。6月10日阴道出血净，带下色黄，阴痒。妇科检查：外阴无殊，阴道畅，宫颈光滑；子宫后位，大小正常，质地中等，活动，轻压痛，左侧附件压痛，右侧附件无压痛。舌脉如上。

西医诊断：盆腔炎症性疾病后遗症。

治法：调气清湿热。

方药：四逆散加味。

柴胡10g，枳壳10g，白芍10g，败酱草10g，大血藤15g，椿根皮15g，半枝莲15g，土茯苓15g，蒲公英15g，大蓟15g，小蓟15g，萆薢15g，生甘草6g。5剂。

【按语】

仲景用白头翁汤或白头翁加甘草阿胶汤治疗，均离不开"热利"二字，以此方能清理肠腑湿热之故。下利日重，热伤血络，脓血便见。

然而妇科带下、血证之中，属于湿热下注，损伤胞络者最多。其机理其实与"下利"相同，且同属下焦，故可借用白头翁汤或者白头翁加甘草阿胶汤治疗，均有前后分清之妙。白头翁汤方中主药白头翁味苦，性寒，功擅清热凉血止血，《中华本草》（上海科技出版社1998年出版）称其能治血热引起的崩漏下血；以前曾有一验方，称为白地汤（白头翁90g，地榆30g，白糖6g），即由白头翁为主配伍地榆而成，治疗崩漏有卓效。黄柏味苦，性寒，功能清热燥湿，《本经》称其主"女子漏下赤白"，佐性味苦寒的黄连，其力益雄；秦皮味苦、涩，性寒，张元素谓其能"治女子崩中"（引自《本草纲目》）。故四药合用，治疗湿热引起的崩淋赤带，疗效毋庸置疑；而白头翁加甘草阿胶汤原是治疗产后下利而虚极的方剂，该病目前已属罕见，引用于经期绵长、赤带不断属下焦湿热者，尤其合拍。上二方配伍槐花、地榆等清热凉血止血药后，疗效更佳。

### 1. 白头翁汤

案1为经期过长，伴腰酸腹痛、带多色黄，皆由湿热所致，故合以凉血清湿热的栀子豉汤、葛根黄芩黄连汤加味治疗，一诊而愈。

案2为清宫术后出现的经期过长和漏下，湿热之邪损伤胞宫显而易见，故以白头翁汤清理胞宫湿热治其本，以柏叶汤合阿胶、贯众炭、地榆、槐花止血治其标，标本同治，疗效非凡。值得一提的是，方中加用一味蚤休，又名重楼，味苦，性微寒，小毒，具有清热解毒作用。《中华本草》记载，经动物实验表明，小蚤休、大蚤休和胶质蚤休粉剂对未孕或已孕大鼠离体子宫均可使收缩加强，剂量增加张力也明显增高……酒精流浸膏的作用与粉剂一致，煎剂则无作用，提示有效成分不耐热。从小蚤休分离到的4种成分中，只有苦味部分对子宫有明显而持久的收缩作用。胶质蚤休提取物，临床用于子宫出血症有效。

案3带下色黄因宫颈柱状上皮外移、盆腔炎症性疾病后遗症的湿热下注作祟。白头翁汤合土茯苓、椿根皮、贯众清利下焦湿热；黄柏合苍术、薏苡仁，清热健脾燥湿，是治疗湿热下注痹证的四妙丸去川牛膝而成。白芷、防风配合清利湿热药物，起到健脾升阳除带的作用。此方熔清热、健脾、燥湿、升阳于一炉，一诊见效。

### 2. 白头翁加甘草阿胶汤

案1为经期过长，伴小腹胀痛。既往妇科检查诊断为盆腔炎症性疾病后遗症，病因归属于湿热所致。先用白头翁加甘草阿胶汤加地榆、槐花、贯众炭，以清理湿热止血；待经血净后，再以四逆散加味调气清湿热以善后。

案2为出血因流产之后复行清宫，胞宫为湿热之邪所侵显而易见，故用白头翁加甘草阿胶汤佐地榆、槐花、蚤休、侧柏叶、贯众炭，以清理湿热止血取胜。

案3为交接出血，该病源自唐代孙思邈《备急千金要方》的"治女人交接辄血出方"。患者又见小腹抽痛下坠，带下异味，缘由湿热内蕴所致，故亦以白头翁加甘草阿胶汤清理湿热合黄连阿胶汤，加贯众炭、侧柏叶、蚤休、地榆清热柔络止血。

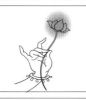

# 八、百合地黄汤

**【原文】**

百合病，不经吐下、发汗，病形如初者，百合地黄汤主之。《金匮要略·百合狐惑阴阳毒病脉证治第三》

**【组成与用法】**

百合七枚，擘　生地黄汁一升

上以水洗百合，渍一宿，当白沫出，去其水，更以泉水二升，煎取一升，去滓；内地黄汁，煎取一升五合，分温再服。中病勿更服，大便当如漆。

**【功效】**清热滋阴安神。

**【医案】**

### 1. 经量过多

叶某，45岁。

初诊：2005年12月1日。月经11月23日来潮，经量多，经色鲜红，夹血块，至今9天未净，今经量略有减少，倦怠无力，小腹空痛发胀，腰坠胀。昨天B超检查，发现子宫肌瘤16mm×17mm×18mm。平素月经周期提前一周，经量正常，5~7天净，纳便无殊。生育史：2-0-0-2，两侧输卵管已经结扎。舌稍红，苔薄白，脉细。

西医诊断：子宫肌瘤。

治法：凉血止血。

方药：百合地黄汤合芍药甘草汤加味。

生地黄（切，酒浸）30g，百合15g，生白芍30g，炙甘草6g，丹皮炭10g，水牛角（先煎）30g，桑叶30g，阿胶（烊冲）10g，旱莲草30g，仙鹤草20g，荆芥炭10g。4剂。

二诊：2005年12月5日。经水将净，寐难且浅。舌淡红，苔薄白，脉细。中药守上方，加五味子5g，4剂。

三诊：2005年12月12日。进药1剂，经水即净。改方治疗子宫肌瘤。

### 2. 经期过长

林某，17岁，未婚。

初诊：2007年2月14日。月经1月23日来潮，量中等，至今23天经量不减，经色鲜红，无血块，伴腰酸痛。平素月经正常，纳可，二便无殊。舌稍红，苔薄白，脉细。

西医诊断：青春期功能性子宫出血。

治法：凉血益肾止血。

方药：百合地黄汤合芍药甘草汤加味。

百合20g，生地黄20g，生白芍20g，炙甘草6g，水牛角（先浸、先煎）30g，天冬20g，川石斛10g，旱莲草20g，阿胶（烊冲）10g，仙鹤草30g。3剂。

二诊：2007年2月17日。经量减少一半，腰痛，舌脉如上。中药守上方，加山茱萸15g，海螵蛸20g，5剂。

三诊：2007年2月23日。经水昨天净，腰痛消失，舌脉如上。

治法：滋肾清热。

方药：知柏地黄汤合二至丸，加龟甲胶（烊冲）10g，7剂。

### 3.经行失寐

陈某，33岁。

初诊：2006年1月26日。月经1月15日来潮，经行失寐至今，每夜仅睡4小时左右，头昏倦怠，目眶黧黑，大便疏秘，口臭。舌稍红，苔薄白，脉细。

治法：养阴清心安神。

方药：百合地黄汤合酸枣汤加味。

百合30g，生地黄12g，知母12g，酸枣仁30g，川芎5g，茯苓12g，生甘草5g，夜交藤30g，苦参10g，龙齿30g。7剂。

二诊：2006年2月10日。进药1剂，夜寐已达7小时且酣，精神极佳，口臭，舌脉如上。中药守上方，加茵陈12g，7剂。

### 4.妊娠失寐烦渴

参见"猪苓汤"条第8案。

### 5.子嗽

戴某，30岁。

初诊：2006年9月15日。妊娠80天，咽痒咳嗽少痰3天，无外感症状，恶心轻微，纳可，二便正常。舌淡红，苔薄白，脉细。

治法：滋肺养胃止咳。

方药：麦门冬汤合桔梗汤加味。

麦冬12g，半夏6g，北沙参12g，甘草6g，粳米20g，大枣5枚，桔梗3g，木蝴蝶4g。3剂。

二诊：2006年9月18日。咳嗽无痰，咽干不欲饮，无外感症状。舌淡红，苔薄白，脉细。

治法：养肺阴止咳。

方药：百合地黄汤合百合知母汤加味。

百合30g，生地黄10g，知母12g，杏仁10g，茯苓10g，前胡10g，川贝母（冲服）4g，木蝴蝶3g。3剂。

三诊：2006年9月23日。咳嗽止，咽干除，舌脉如上。中药守上方，续进3剂。

四诊：2006年9月29日。食螃蟹等海鲜之后，昨天又开始咳嗽，有少量痰液，无外感症状，舌脉如上。中药守9月18日方，加百部10g，6剂。

药后咳嗽未再发生。

### 6.围绝经期综合征（面部潮红）

金某，32岁。

初诊：2006年1月23日。月经失调一年，周期30～90天，经量不多，7天净。月经1月8日来潮，量少，淡如血水，2天即净。经前面部潮红，带下不多，纳可寐安，二便正常。性激素检测：雌二醇、睾酮均在正常范围，孕酮1.49nmol/L。B超检测：子宫内膜厚度2mm。生育史：1-0-0-1。妇科检查除子宫颈轻度柱状上皮外移之外，其余均未发现异常。舌淡红，苔薄白，脉细。

治法：补益气血，调经。

方药：薯蓣丸加减。

薯蓣15g，当归9g，桂枝6g，神曲10g，熟地黄12g，甘草6g，党参12g，川芎5g，炒白药10g，白术10g，麦冬10g，杏仁10g，柴胡6g，桔梗5g，茯苓10g，阿胶（烊冲）10g，干姜5g，防风10g，大枣6枚。14剂。

二诊：2006年2月6日。潮热次数增加，每日达10多次，无汗出。舌稍红，苔薄白，脉细缓。

治法：滋阴凉血。

方药：百合地黄汤合芍药甘草汤、甘麦大枣汤加味。

百合20g，生地黄15g，生白芍15g，甘草5g，小麦30g，大枣6枚，龙骨20g，牡蛎20g，鳖甲20g，龟甲胶（烊冲）10g，白薇10g。4剂。

三诊：2006年2月11日。服药之后，潮热次数减少一半，舌脉如上。性激素检测：促卵泡生成素80.58mIU/mL（绝经期23.0～116.3mIU/mL），促黄体生成素51.71mIU/mL（绝经期15.9～54.0mIU/mL）。西医诊断：卵巢功能早衰。舌脉如上。中药守上方，加青蒿10g，7剂。

四诊：2006年2月18日。潮热未再减少，亦无其他不适，舌脉如上。

治法：滋阴宁心，清热疏肝。

方药：百合地黄汤合甘麦大枣汤、小柴胡汤加味。

百合20g，生地黄15g，甘草5g，小麦30g，大枣6枚，柴胡10g，炒黄芩10g，半夏10g，党参10g，生姜3片，龙骨20g，牡蛎20g，鳖甲20g，龟甲胶（烊冲）10g，糯稻根30g。7剂。

五诊：2006年2月24日。潮热基本控制，舌脉如上。中药守上方，连续服用28剂，潮热未再发生。

### 7.百合病（伤寒所致严重精神障碍）

陈某，23岁。

初诊：1988年11月14日。8月患伤寒持续高热昏迷，经治疗病情控制。住院期间出现精神障碍，并逐渐加重。现表情迟钝，惊恐，易哭多虑，思维活动障碍，不能应答提问，口臭，盗汗，口唇干红。舌淡红，苔薄白，脉细。

辨证：心阴虚，痰火盛。

治法：清化痰火，开窍安神。

方药：百合地黄汤合甘麦大枣汤加减。

生地黄20g，百合15g，小麦30g，生甘草5g，大枣10枚，黄连3g，黄芩9g，牡丹皮10g，苦参10g，珍珠母20g，菖蒲9g，远志9g，竹茹10g。3剂。

安宫牛黄丸3丸，每日1丸，分2次吞服。

二诊：1988年11月18日。精神障碍明显好转，盗汗消失，思维活动增强，大便秘结。舌脉如上。中药守上方，去小麦、甘草；加大黄（后入）10g，枳壳9g，3剂。安宫牛黄丸3丸分吞。

三诊：1988年11月23日。自觉微热，胸痛。舌淡红，苔薄白，脉细。

小麦30g，甘草9g，大枣10枚，黄连2g，菖蒲9g，远志9g，竹茹10g，黄芩9g，苦参9g，酸枣仁10g。3剂。

多虑平片口服。

经治后不久，精神及思维障碍消失，恢复工作。

### 8.失寐

徐某，40岁。因"入睡困难1月余"就诊。

初诊：2021年3月3日。患者近1月余夜间入睡困难，伴大便干结、1~2天1次，小便无殊。月经周期23天，经期5~6天，经量偏多，色红夹血块。末次月经2月15日来潮。舌稍红，苔薄白，脉细。

中医诊断：失寐（心阴不足）。

治法：滋阴清热，除烦安神。

方药：百合地黄汤加百合知母汤加减。

百合30g，知母12g，生地黄15g，酸枣仁30g，麦冬10g，五味子5g，竹茹10g，茯苓12g，柏子仁15g，远志10g，石菖蒲10g，龙齿30g。7剂。

二诊：2021年3月5日。药后入睡改善，夜间睡眠长达8小时，二便调。

【按语】

百合病为何病，历代存有争议，至今未有定论。《伤寒补亡论》和《医垒元戎》认为，此病即《内经》所谓的"解㑊"。《素问·平人气象论》曰："尺脉缓涩，谓之解㑊安卧。"何谓解㑊，张志聪曰："解惰也。"《吴医汇讲》称百合病为"心神涣散症"，何任在《金匮要略通俗讲话》中称之为"热病后余邪未清所致的疾病"。纵观临床表现，类似于现代神经官能症而属于阴虚内热类型的病证。病以百合命名者，以百合能愈此病故耳。

案1为经量过多，见色红夹块，舌稍红，属于血热；倦怠无力，则与解㑊类似；小腹空痛发胀，腰坠胀，子宫肌瘤，为虚实兼杂之证。以清虚热的百合地黄汤与凉血止血的犀角地黄汤（用水牛角取代犀角）并用，佐以冬桑叶、阿胶等凉血止血药物，其效如响。方中生地黄味甘、苦，性寒，具有凉血止血的功效，浸酒后入煎，可使其止血成分易于入药。经药理试验表明，地黄乙醇提取物所得的黄色针状结晶能缩短兔凝血时间。唐代《经效产宝》"治妊娠下血，时时漏血"中，就用生地黄汁、清酒相煎服用，可见古人已谙于此，而未为酒能动血之说所惑，酒药相煎，不过留其药性而耗其酒性耳。桑叶通常作为辛凉解表类药物，较少用于妇科血证，对于其止血机理，《现代中药药理与临床》（王本祥主编，天津科技翻译出版公司2004年出版）亦未记载。但《本草从新》称桑叶能"滋燥，凉血，止血"。《重庆堂随笔》称其："止风行肠胃之泄泻，已肝热妄行之崩漏。"《傅青主女科》治疗年老血崩的加减当归补血汤中，便有桑叶一味（方内当归一两，黄芪一两，三七根末三钱，桑叶十四片），认为它"有收敛之妙"。二诊时，患者寐浅，加五味子一以安神，二以收敛止血。五味子味酸，性温，其宁心安神作用众所周知，但它还可以通过收缩子宫以达到止血的目的。动物实验表明，五味子可以使子宫节律性收缩显著增强而被用于治疗难产。（见《现代中药药理与临床》）

案2为经期过长，23天未净且量不减、色鲜红，腰痛，舌稍红，脉细，证属血热肾虚，血热者经水沸溢，肾虚者封藏失固，故以百合地黄汤合芍药甘草汤、水牛角、阿胶凉血止血，加天冬、川石斛、旱莲草、仙鹤草滋肾止血。一诊经减，二诊经止，再以知柏地黄汤合二至丸善后。方中天冬味甘、苦，性寒，功能滋阴润燥，《本草蒙筌》称其"止血溢妄行"，《妇女病饮食疗法》用天冬30g，红糖30g煎服，治疗月经过多、崩漏有效；旱莲草味甘、酸，性凉，功具补益肝肾、凉血止血，《常见病验方参考资料》用旱莲草15g，加糖少许煎服，治疗月经过多。

案3、案4为经行失寐和妊娠失寐烦渴。《灵枢·邪客》曰："今厥气客于五脏六腑，则卫气独卫其外，行于阳，不得入于阴。行于阳则阳气盛，阳气盛则阳陷；不得入于阴，阴虚，故目不瞑。"可见，失寐常常是阳盛阴虚的一种疾病，与百合病的阴虚内热有共通之处。在百合地黄汤中，百合味甘、微苦，微寒，功能养阴润肺、清心安神，《药性论》称其"主百邪鬼魅，涕泣不止"，《日华子诸家本草》（简称《日华子》）称其"安心，定胆，益志，养五脏"，现代药理也已经表明其具有镇静催眠作用；生地黄味甘、苦，性寒，清热养阴，《珍珠囊》称其"凉心火之血热……除五心之烦热"。由此可见，百合地黄汤具有镇静安神作用是显而易见的。阴虚血热引起的烦躁失寐，在妇女中尤其多见，治疗当以养阴清热安神为首务，百合地黄汤与养阴安神的酸枣汤，或者清虚热除烦的栀子豉汤相伍，就是一张十分对证、功效卓著的方剂，用后如雾露之清滋，润物而无声。

案5为子嗽。时值金秋燥令，咽痒咳嗽少痰，但又无外感症状，治疗从肺胃阴津不足入手，先用麦门冬汤加减治疗未效，再以养肺阴、润燥止咳为治，遣百合地黄汤合百合知母汤加味而愈。百合地黄汤和百合知母汤分别是《慎斋遗书》百合固金汤和《济阴纲目》百合二母汤的祖方，治疗肺肾阴亏，虚火上炎和上热血虚咳嗽的名方。

案6为围绝经期综合征。此病大都出现于"七七任脉虚，太冲脉衰少，天癸竭，地道不通"之际，亦即肾精亏竭之时，或偏于阴虚，或偏于阳虚。此案症见面部潮热不止，舌红，阴虚已明，先以百合地黄汤配合芍药甘草汤、白薇、鳖甲、龟甲胶养阴凉血，甘麦大枣汤配合龙骨、牡蛎重镇养心安神、收敛浮阳，收到明显疗效；最后以滋阴养心，清热疏肝法收功。方中投鳖甲、龟甲、牡蛎，即效吴鞠通三甲复脉汤之意，重镇浮阳。

案7为百合病（伤寒所致严重精神障碍）。《金匮要略·百合狐惑阴阳毒病证治第三》称："百合病者，百脉一宗，悉致其病也。意欲食复不能食，常默默，欲卧不能卧，欲行不能行，饮食或有美时，或有不用闻食臭时，如寒无寒，如热无热，口苦，小便赤，诸药不能治，得药则剧吐利，如有神灵者，身形如和，其脉微数。"百合病究竟是什么病？诸家诉说纷纭。《医宗金鉴·金匮要略注》称："伤寒大病之后，余热未解，百病未和，或平素多思不断，情志不遂，或偶触惊疑，卒临景遇，因而神形俱病，故有如是之现证也。"日本大塚敬节《金匮要略研究》说："百合病可以说是一种伤寒的后遗症吧，具有精神病样症状。"本案患伤寒持续高热昏迷，出现精神障碍，并逐渐加重，这属于现代医学伤寒发病期间的神经系统症状。按理这些症状会随同体温的下降而消退，但患者却在高热消退之后的较长时间内，神经系统症状依旧，表现为迟钝、惊恐、易哭多虑、思维活动障碍、不能应答提问；又见口臭、口唇干红。根据临床症状，属于典型的百合病。病机是心阴受损，湿热熏蒸，痰火蒙蔽神明。用百合地黄汤合甘麦大枣汤养心阴，安心神；用黄连、黄芩、丹皮、苦参清心泻火，肃清余热；用珍珠母、菖蒲、远志、竹茹清化痰热，安定心志；用安宫牛黄丸清热解毒，镇惊开窍。3剂而使症情逆转，出现转机，再经过两诊调理，逐渐病愈。

案8为入睡困难，临床可见经多色红，舌红，为心阴不足所致。治当滋养心阴，养心安神。百合地黄汤、百合知母汤是治疗热病之后余热未清的百合病的方剂，机理上十分契合，故用之速效。

# 九、百合滑石散

【原文】

百合病变发热者，百合滑石散主之。《金匮要略·百合狐惑阴阳毒病脉证治第三》

【组成与用法】

百合一两，炙　滑石三两

上为散，饮服方寸匕，日三服，当微利者止服，热则除。

【功效】滋利心肺，清热利湿。

【医案】

### 交接后淋证

王某，31岁。

初诊：2006年5月8日。小便频急热痛4年，屡治不愈，平均每1小时登圊1次，性生活之后发病尤甚，尿色黄。尿常规检查：红细胞（＋），白细胞4~6/HP。B超检查提示右肾小结石。月经周期基本规则，经量过多，经色鲜红，夹大量血块，有痛经；经前乳房胀痛，腰部酸痛；带下量多，偶有异味；夜寐欠安，纳便正常。月经4月8日来潮。生育史：1-0-1-1。妇科检查：外阴无殊，阴道通畅，宫颈光滑；宫体前位，正常大小，活动，质地中等，压痛；两侧附件压痛。舌淡红，苔薄白，脉细。

西医诊断：尿路感染；右肾结石；盆腔炎症性疾病后遗症。

治法：滋阴清热，利水通淋。

方药：百合滑石散合猪苓汤、栀子柏皮汤加减。

百合20g，滑石15g，茯苓皮30g，猪苓10g，泽泻10g，阿胶（烊冲）10g，炒栀子15g，黄柏10g，炙甘草6g，白术10g，海金沙10g。4剂。

二诊：2006年5月13日。开始进药之后，小便即觉舒服，尿量增多，减少至往昔正常次数。小便培养及药物敏感试验结果：金黄色葡萄球菌＞10000cfu/mL，左氧氟沙星敏感。月经5月11日来潮，经量较前明显减少，血块亦减，舌脉如上。中药守上方，续进7剂。

三诊：2006年5月20日。小便无不适，月经5月15日净，由于煎服药量过多，胃脘不适。嘱适量少服，舌脉如上。中药守上方，加佛手10g，7剂。

四诊：2006年5月27日。小便正常，胃脘已舒，背部游走性疼痛，舌脉如上。中药

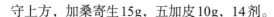

守上方，加桑寄生15g，五加皮10g，14剂。

五诊：2006年6月10日。无不适，舌脉如上。中药守5月8日方，续进14剂。

六诊：2006年7月22日。随访至今，小便不适症状未再出现。

【按语】

百合滑石散所治仅为"百合病变发热者"。原文中还记载："百合病者……小便赤……每溺时头痛者……若溺时头不痛……若溺快然。"可见，百合病会出现许多与小便有关的症状。从这个角度考虑，百合滑石散就是适用于治疗小便不利的方剂。滑石味甘、淡，性寒，有利水清热之功能，已经有目共识了；百合则绝少用于通利小便。然《本经》称百合"利大小便"，《本经逢原》称："百合能补土清金，止嗽，利小便。"以愚之见，百合以清肺见长，肺为水之上源，源清则流畅，故小便自通。

该案为淋证，小便频仍，于性生活后症状尤甚，尿色黄，带多而臭，经量多色鲜红，夜寐不安，属于《素问·奇病论》中的"有癃者，一日数十溲，此不足也"。将诸症条分缕析，当属阴虚有火，移热下焦所致，故以百合滑石散合猪苓汤以养阴安神，清虚火，利小便，合栀子柏皮汤、海金沙清湿热利小便。从服药伊始，小便频急热痛现象立即得到控制，尿量增多，次数减少，经量显减。四载之疴，愈于一旦，其效如《素问·至真要大论》所谓的"桴鼓相应，犹拔刺雪污"，令人扼腕称奇！然此案完全得益于辨证论治，若依小便培养及药物敏感试验结果来处方用药，且罔论疗效如何，处方时必将举笔难下矣！

# 一〇、百合鸡子汤

## 【原文】

百合病，吐之后者，用后方主之。《金匮要略·百合狐惑阴阳毒病脉证治第三》

## 【组成与用法】

百合七枚，擘　鸡子黄一枚

上先以水洗百合，渍一宿，当白沫出，去其水，更以泉水二升，煎取一升，去滓，内鸡子黄，搅匀，煎五分，温服。

## 【功效】清热滋阴，养心安神。

## 【医案】

### 1.经行懊侬

李某，32岁。

初诊：2006年6月27日。因原发不孕6年就诊，月经史：18岁初潮，周期30～150天一潮，2～3天净，面部、身体潮热出汗1年。B超检查：子宫三径之和11.7cm。性激素测定：促黄体生成素29.8mIU/mL，促卵泡生成素75.97mIU/mL，雌二醇＜37pmol/L。西医诊断：①原发不孕；②卵巢功能早衰；③子宫偏小。经过3个月人工周期疗法，以及中药益肾法治疗后，月经已能按时来潮，潮热出汗等症状消失。月经6月20日来潮，今天量少未净，昨晚出现莫名懊侬，急躁易怒，寐难多梦。舌稍红，苔薄白，脉细。

治法：滋阴养心，清火安神。

方药：百合鸡子汤合百合知母汤加味。

百合20g，鸡子黄（打冲）1枚，知母12g，酸枣仁10g，夜交藤20g，合欢皮10g，炒栀子10g。4剂。

二诊：2006年7月3日。药后诸症均愈。

### 2.子烦

金某，28岁。

初诊：2006年5月12日。妊娠41天，莫名其妙出现心烦性躁一周，小腹阵痛10天，乳房胀痛，恶心轻微，无呕吐，偶有泛酸，口苦，不欲饮，纳可，二便正常。5月8日月经未潮时曾自服益母草颗粒1次。血β-绒毛膜促性腺激素1369.94mIU/mL。舌淡红，苔薄白，脉细滑。

治法：养阴清热，调气除烦。

方药：百合鸡子汤合栀子豉汤加味。

百合15g，鸡子黄（打冲）1枚，炒栀子10g，淡豆豉10g，木蝴蝶4g，佛手10g，甘松10g，预知子10g。4剂。

二诊：2006年5月15日。服药之后，心烦性躁已除，脐周隐痛，大便今软，矢气，喷嚏身冷，鼻息热，咽痛口苦，舌脉如上。

治法：清热疏风解表。

方药：栀子豉汤合桔梗汤加味。

炒栀子10g，淡豆豉10g，桔梗5g，生甘草5g，槟榔5g，荆芥10g，木蝴蝶4g，葱白4根。3剂。

### 3.心悸怔忡

林某，29岁。

初诊：2005年9月2日。继发不孕6年，盆腔炎症性疾病后遗症，左侧输卵管因宫外孕已经切除，求子心切，适值排卵期但卵泡未能顺利排出，出现怔忡心慌，夜寐欠安，下腹胀气，矢气稍多。舌淡红，苔薄白，脉细。

治法：滋阴养心安神。

方药：百合鸡子汤合酸枣汤加味。

百合20g，鸡子黄（打碎，冲）1枚，酸枣仁20g，川芎5g，知母12g，生甘草5g，茯苓12g，赤小豆20g，薤白10g。3剂。

二诊：2005年9月5日。进药1剂，心慌即除，寐已正常，腹胀矢气悉消。

### 4.妊娠心悸寐浅

初诊：2006年6月22日。吴某，28岁。因未避孕未孕8个月就诊。经过治疗之后，今天尿妊娠试验阳性，现为停经50天，心悸易惊，寐浅3天，腰微酸，口淡口渴。舌淡红，苔薄腻，脉细略数。

治法：养心安神。

方药：百合鸡子汤合酸枣汤、文蛤散加味。

百合20g，鸡子黄（打碎，冲）1枚，酸枣仁15g，川芎5g，知母12g，甘草5g，茯苓10g，文蛤45g，桑寄生15g，杜仲12g。5剂。

二诊：2006年6月28日。心悸易惊，寐浅，腰酸均除。

### 5.郁证

章某，43岁。

初诊：2022年6月9日。近10余年情绪低落，喜叹息，常悲伤欲哭，口干口苦，心烦；倦怠懒言，脱发，记忆力差，双下肢沉重；腰骶酸坠疼痛、小腹酸痛明显5年，久坐劳累后尤易发作；纳欠，偶有胃痛；大便溏软，日解一次。妇科检查：外阴无殊，阴道通畅，分泌物量中等、色白，宫颈光滑；宫体前位，质地中等，正常大小，无压痛；两侧附件压痛，左侧稍明显。三合诊二侧宫骶韧带触痛明显。舌尖稍红，苔薄白，脉细。

中医诊断：脏躁（心阴虚夹热）；腹痛（湿热阻滞）。

治法：滋阴清热，养心安神。

方药：百合鸡子汤合甘麦大枣汤、栀子豉汤加味。

百合30g，鸡蛋黄（打冲）1枚，炙甘草9g，淮小麦30g，大枣5枚，炒栀子10g，淡豆豉9g，绿梅花6g，玫瑰花5g，厚朴花10g，合欢花10g，太子参12g。7剂。

二诊：2022年6月22日。情绪转佳。舌脉如上。中药守上方，7剂。

三诊：2022年7月6日。随访，患者情绪一直正常。

### 6.围绝经期综合征（失寐心悸潮热出汗）

张某，50岁。

初诊：2007年3月29日。2004年因子宫肌瘤行子宫次全切除术，近2个月阴道不规则出血，失眠10多天，每夜最多睡眠1个小时；伴心悸，潮热出汗，全身筋瞤，纳可，二便正常。有高血压病史，一直在服用降压药物。生育史：2-0-1-2，两侧输卵管已经结扎。舌淡红，苔薄腻，脉细数。

治法：养阴清热安神。

方药：百合鸡子汤合百合地黄汤、酸枣汤、半夏汤。

百合20g，鸡子黄（打冲）1枚，生地黄15g，酸枣仁20g，茯苓12g，川芎5g，知母10g，生甘草5g，半夏10g，秫米30g，龙齿30g，糯稻根20g。4剂。

二诊：2007年4月2日。服药之后，夜寐已达6～7小时，潮热出汗消失，心悸、筋瞤减轻，咽呛，舌脉如上。中药守上方，加木蝴蝶4g，7剂。

【按语】

百合病的本质是阴虚而有火，故滋阴清热是治疗大法。百合病吐后，如陈载安所云，其阴更虚，而"阴火得以上乘，清窍为之蒙蔽矣"，故其神志之变当会更著。百合鸡子汤是百合病吐后所用之方。鸡子黄味甘，性平，李时珍称其"气味具厚，阴中之阴"，能"除烦热"，以其与有"安心，定胆，益志"的百合相伍为用，可以清热养阴以安神定志。鸡子黄是治疗阴虚心神不养的一味重要药物，识为的证，常常投之辄效，故黄连阿胶汤中亦以之相辅。此外，仲景用鸡子黄者还有排脓散一方。《普济方》有一方"治妊娠血下不止"，即用鸡子黄以好酒煮如饧服，此又不可不知。

案1为经行懊恼。因患者天癸不应竭而竭，以致出现阴阳不足，水火偏颇、不能相济的现象，面部、身体潮热出汗，经几度治疗，调整阴阳之后，潮热出汗虽然消失，经水亦潮，但突然出现莫名懊恼，急躁易怒，寐难多梦，舌质稍红，此即《素问·至真要大论》"懊热内作，烦躁"者，证属心阴不足，心火偏旺，治当滋阴养心，清火安神，用百合鸡子汤合百合知母汤加味治疗，其效如响。

案2为子烦。《诸病源候论》责之"脏虚而热，气乘于心"，故治疗多以滋养心阴为主。而百合鸡子汤则是一张滋阴清火，安神定志的方剂，故治疗子烦非常合拍，加栀子豉汤以增强清心宣郁的作用。因患者还有乳胀恶心，肝胃气滞的表现，故加木蝴蝶、佛手、甘松、预知子以疏肝和胃。疏肝理气药物有气味雄烈者如青皮、香附，有气味芳香清淡者如佛手花、绿梅花等，木蝴蝶即属于后者。清代医家邵兰荪常用此药治疗妇人肝郁症。木蝴蝶味微苦、甘，微寒，《岭南草药志》称"能宣解郁热，舒肝除烦"，此药最适用于子烦之类的疾病。

案3为多年不孕。叠更经治而未效，心力交瘁，又遇困顿，致使心阴潜耗，虚火上炎，心旌动摇，夜不安寐，如《素问·本病论》所云"人忧愁思虑即伤心"，治疗法当滋阴养心而安神，用百合鸡子汤合酸枣汤，一剂而安。赤小豆味甘、酸，性微寒，《别录》称其能"下胀满"，《本草再新》认为可"宽肠理气"，与薤白相佐者，足可行气消滞。

案4为妊娠心悸易惊寐浅，脉细略数，虽属心阴不足，但未至心火燔灼的地步。《素问·脉解》之"惕然而惊"，即此之谓。以百合鸡子汤合酸枣汤养心阴安神，以文蛤散养阴生津，以桑寄生、杜仲益肾安胎，投之即安。

案5为郁症，从症状看，属于心阴暗耗，心有郁火，首宜养心阴，用百合鸡子汤、甘麦大枣汤，次用栀子豉汤宣郁除烦，再用诸花疏肝开郁，调节情绪。十载顽疾，一诊而瘥。

案6系围绝经期综合征。表现为潮热出汗，心悸失寐，根据症状及舌脉，辨证为心阴不足，脾胃有湿；全身筋𥆧，为《素问·五常政大论》中的"𥆧瘲"，系肝风微动之象，即《素问·阴阳应象大论》所说"风胜则动"。故用百合鸡子汤合百合地黄汤、酸枣汤以滋养心阴，息风安神，用半夏汤化湿和胃安神，加龙齿、糯稻根安神收敛，其效如响。鸡子黄在此案中除了安神之外，还具有养阴息风的功效，以治疗全身筋𥆧。以往曾治一老妪中风之后两手颤抖，不能持物，以养阴药物加虫类药物，再佐鸡子黄一枚，投之辄效。读吴鞠通《温病条辨》之大小定风珠，均有鸡子黄一味，以治阴虚风动之症，便可知此中奥妙。

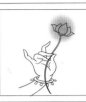

# 一一、百合知母汤

**【原文】**

百合病，发汗后者，百合知母汤主之。《金匮要略·百合狐惑阴阳毒病脉证治第三》

**【组成与用法】**

百合七枚，擘　知母三两，切

上先以水洗百合，渍一宿，当白沫出，去其水，更以泉水二升，煎取一升，去滓；别以泉水二升，煎知母，取一升，去滓，后合和，煎取一升五合，分温再服。

**【功效】** 清热滋阴，除烦安神。

**【医案】**

### 1. 月经后期失寐

陈某，46岁。

初诊：2005年8月24日。月经延后半月未转，失寐头痛2天，大便三日一行，小便正常，尚无潮热出汗现象。平素月经周期规则。舌淡红，苔薄白，脉细。

治法：养阴清热安神。

方药：百合知母汤合酸枣汤加味。

百合15g，知母10g，酸枣仁20g，川芎5g，生甘草5g，茯苓12g，夜交藤20g，合欢花10g，丹参12g。3剂。

二诊：2005年8月29日。服药之后夜寐已酣，前额疼痛，舌脉如上。中药守上方，加蔓荆子10g，4剂。

### 2. 经前失寐

吴某，28岁。

初诊：2006年8月3日。患者年近而立，虽未避孕未受孕仅1个月，却忧心似焚。7月26日B超监测：左侧卵巢已经排卵，次日开始测量基础体温。自从得知排卵之日起即失寐，今日基础体温36.95℃，纳谷不馨。舌淡红，苔薄白，脉细。

治法：滋阴养心安神。

方药：百合知母汤加味。

百合20g，知母10g，柏子仁10g，酸枣仁10g，远志10g，菖蒲6g，龙齿20g，鸡内金6g。6剂。

二诊：2006年8月9日。药后夜寐即安，胃纳亦佳。

### 3.妊娠寐浅

黄某，30岁。因"不孕症"就诊。

初诊：2006年7月31日。月经7月1日来潮，自行尿妊娠试验，结果阳性，自此每日寐浅易醒已达4天，腰微痛，纳可。舌淡红，苔薄白，脉细。

治法：滋阴安神，益肾安胎。

方药：百合知母汤加味。

百合20g，知母10g，茯苓12g，酸枣仁12g，怀山药15g，桑寄生12g。4剂。

二诊：2006年8月4日。寐酣，腰痛除。

### 4.子烦

陈某，31岁。

初诊：2013年12月12日。孕40余日，焦虑失眠1周；伴小腹坠，腰部酸，盗汗1天，恶心胃纳欠佳，耳窒。舌淡红，苔薄白，脉细滑。

治法：滋阴安神，益肾敛汗。

方药：百合知母汤合酸枣汤加减。

百合30g，知母10g，酸枣仁15g，茯苓10g，浮小麦30g，龙骨20g，甘松10g，桑寄生15g，五味子3g。4剂。

二诊：2013年12月16日。除恶心存外，其余症状均除。

### 5.围绝经期综合征（烦躁寐差）

吴某，42岁。

初诊：2006年7月27日。月经周期紊乱1年多，自17岁初潮起月经周期常延后，最长达近3个月，需注射黄体酮等激素类药物催经，经期5～6天。上次月经3月13日来潮，这次月经6月2日来潮。近来面部潮热，带下无殊，纳可，寐安，二便调。5月26日性激素检测：促黄体生成素42.40mIU/mL（绝经期15.9～54.0mIU/mL），促卵泡生成素52.95mIU/mL（绝经期23.0～116.3mIU/mL），雌二醇110.00pmol/L（绝经期0～114.0pmol/L），孕酮0.82nmol/L（绝经期0～2.32nmol/L）。2005年8月8日B超检查：子宫肌壁肌瘤6mm×5mm。曾先后服用镇肝息风汤加减共21剂，潮热出汗减轻。今仍见心烦，寐难易醒。生育史：2-0-2-2。妇科检查：外阴无殊，阴道通畅，宫颈轻炎；宫体后位，质地中等，活动，无压痛；两侧附件压痛。舌淡红，苔薄白，脉细。

西医诊断：围绝经期综合征；子宫肌瘤；两侧附件炎。

治法：滋阴安神，开郁养心。

方药：百合知母汤合百合鸡子汤、栀子豉汤加味。

百合30g，知母10g，鸡子黄（冲）1枚，炒栀子10g，淡豆豉9g，龟甲胶（烊）10g，旱莲草20g，白薇10g，苦参12g，酸枣仁20g，龙骨20g，牡蛎20g。7剂。

二诊：2006年8月7日。心烦，寐难易醒均愈，潮热出汗消失。

【按语】

百合知母汤是百合病发汗后所用的方剂，发汗之后出现何等病证，经文未有提示，以方测证，不离乎《素问·调经论》所云的"阴虚则内热"之属。百合地黄汤有滋阴清热安神的作用，百合为主药；百合知母汤与上方相比，安神作用当更胜一筹，因为《药性论》称知母"主治心烦躁闷"，《日华子》称其可"安心，止惊悸"，故唐代杨归厚的《杨氏产乳集验方》用一味知母，枣泥为丸治疗子烦；《金匮要略》酸枣汤中配用知母，治疗"虚劳虚烦不得眠"，疗效非同凡响，均是例子。

《灵枢·口问》云："卫气昼日行于阳，夜半则行于阴。阴者主夜，夜者卧。阳者主上，阴者主下。故阴气积于下，阳气未尽，阳引而上，阴引而下，阴阳相引，故数欠。阳气尽，阴气盛，则目瞑；阴气尽而阳气盛，则寤矣。"

案1适值天癸渐衰之时，肾精日亏，阴血不足，冲任难能按时蓄溢，癸水愆期；失寐头痛，大便干秘，更为阴虚阳盛津亏之象，故以百合知母汤与酸枣汤合用，共襄滋阴生津安神之功效。方中丹参味苦，性微寒，具有养血安神之功，可以治疗心烦失眠。动物实验证明，丹参有镇静作用。

案2为排卵之后来经之前失寐。大龄求子，殷殷心切，排卵之后，梦寐以求，以致失眠。《灵枢·百病始生》有"忧思伤心"之谓，该案确属忧思情切，心阴潜耗，心失所养，故以百合知母汤养心阴，加柏子仁、酸枣仁、远志、菖蒲、龙齿以安神重镇，加鸡内金以助运化。

案3为多年不孕。因为经治妊娠，便兴高采烈，喜形于外，以致夜寐浅而易醒。《素问·五运行大论》有"喜伤心"，言过喜则心受伤。验诸该案，确然！分析此案，为心阴潜耗，心火偏亢，故以百合知母汤养心阴，合茯苓、酸枣仁安神，佐怀山药、桑寄生益肾安胎，一诊而愈。

案4为子烦。《杨氏产乳集验方》称："妊娠子烦，因服药致胎气不安，烦不得卧者：知母一两洗焙为末，枣肉丸弹子大。每服一丸，人参汤下。"可见治疗子烦，知母是主药。该病起因于心阴不足，百合知母汤滋阴养心，可为主方，由于患者同时表现为失寐，故配合养阴安神的酸枣汤去除燥阴活血的川芎；对于患者的盗汗，我添加既宁心又敛汗的浮小麦、龙骨、五味子；针对患者的恶心、纳欠、耳窒症状，我选择既能和胃安神又能调理气机的甘松；针对患者妊娠后的腹坠腰酸，加桑寄生益肾安胎。由于症药相符，故一诊而瘥。

案5为围绝经期综合征。表现为月经周期紊乱，面部潮热，经服用镇肝息风汤加减之后，潮热出汗虽减，但心烦寐难易醒不去。证属心阴不足，肝气郁结，虚火上炎。故以百合知母汤合百合鸡子汤加酸枣仁、龙骨、牡蛎滋养心阴、重镇安神，加栀子豉汤清宣郁热，佐龟甲胶、旱莲草、白薇滋阴益肾以退虚热。方中苦参味苦，性寒，《别录》称其"安五脏，定志益精"。有报道，用50%苦参糖浆，成人20mL，小儿5～15mL，一次口服或鼻饲，以代替镇静催眠药。观察101人次，有效率达95%。苦参在此案中既可泻火，又可安神，可谓一举两得。

# 一二、柏叶汤

【原文】

吐血不止者，柏叶汤主之。《金匮要略·惊悸吐衄下血胸满瘀血病脉证并治第十六》

【组成与用法】

柏叶　干姜各三两　艾三把

上三味，以水五升，取马通汁一升，合煮，取一升，分温再取。

【功效】凉血，温经止血。

【医案】

### 1.经期过长

李某，34岁。

初诊：2005年3月7日。月经1月13日来潮，至今近2个月未净，血量多，血色鲜红，夹血块，伴下腹酸痛。平素月经周期定，5～6天净。B超发现子宫肌瘤17mm×13mm，2月曾行宫颈息肉摘除术。生育史：1-0-3-1。舌淡红，苔薄白，脉细。

治法：温经化瘀，凉血止血。

方药：柏叶汤合犀角地黄汤加味。

侧柏叶15g，艾叶炭6g，炮姜6g，童便（入煎）100mL，水牛角（先浸、先煎）30g，生地黄（切薄、黄酒浸）30g，生白芍30g，丹皮炭10g，阿胶（烊冲）10g，乌梅炭10g，仙鹤草30g，海螵蛸20g。3剂。

二诊：2005年3月10日。服药当晚，阴道出血即止。翌日浣洗衣服后，阴道少量出血，再服上药，至今阴道未再出血，下腹酸痛亦除，舌脉如上。

侧柏叶15g，艾叶炭6g，炮姜6g，水牛角（先浸、先煎）30g，生地黄（切薄、黄酒浸）30g，生白芍30g，丹皮炭10g，党参15g。5剂。

### 2.崩漏

张某，33岁。

初诊：2015年8月20日。末前次月经2015年7月4日，量多10余天，色鲜红，于当地医院予以诊断性刮宫术，术后病理报告示：子宫内膜增生性改变。术后出血量较前减少，色转黯红，至8月3日出血方止。2015年8月7日月经来潮，量多色鲜红至今未净，见大血块下。面色苍白，头晕恶心、乏力明显，昨起感右下腹隐痛至今未缓解。追问病史，6年前无明显诱因下出现月经频发，周期缩短至15～20多天，经期延长至10多天，经行量多色鲜红，偶有经期腹痛，量多时加剧，见较多大血块下，伴下腹部及腰骶部冷痛下坠感明显，按压热敷后则缓解。经前乳房胀痛明显。经后带下量中，偶有色黄，伴异味及外阴瘙痒。平素易感口干欲饮，胃纳差，寐尚安，大便干，2～3日一行，小便无殊。生育史：2-0-2-2（2次剖宫产，输卵管已经结扎）。妇检因阴道出血未止暂缓。2015年7月13日血常规检查：血红蛋白85g/L。舌淡红，边有齿痕，苔薄白，脉细。

中医诊断：崩漏（冲任不固）。

治法：温经固冲，化瘀止血。

方药：柏叶汤加味。

侧柏叶10g，炮姜6g，艾叶炭6g，童便（冲）100mL，别直参（调冲）10g，仙鹤草30g，山萸肉30g，荆芥炭10g，蒲黄炭15g，贯众炭30g。2剂。

二诊：2015年8月24日。服药1剂，出血即止，2天前见阴道少量咖啡色出血，点滴即净，至今未再出血。偶有头晕乏力，其余症状较前缓解，面色稍转红润。B超检查提示：子宫后位，三径之和126mm，内膜厚度5mm，余未见明显异常。

治法：益气补血。

党参45g，山萸肉15g，当归9g，炙黄芪15g，荆芥炭10g，阿胶（烊化）10g，仙鹤草30g，炒白术10g，枸杞子12g。3剂。

### 3. 漏下

陈某，43岁。

初诊：2014年3月4日。平素月经周期25～30天，经期13～14天，经量多，经色黑，有血块，伴痛经、乳胀、腰酸。3月前无明显诱因下出现阴道出血，量少，淋漓不尽，色、质同前，至今未净。时感外阴瘙痒，带下量多，色偏黄，有异味。倦怠乏力，腰痛下坠，口淡多唾，纳差寐浅，小便频数灼热，大便秘结。既往史：高血压，自测150/90mmHg，服药及控制情况未详。生育史：2-0-0-2，2次均为顺产。B超检查：子宫内膜厚度4mm，子宫多发性肌瘤，大者为24mm×18mm×25mm；尿常规：红细胞84/HP，未见白细胞。舌淡红，苔薄白，脉细。

中医诊断：崩漏；癥瘕。

治法：补肾益气，温经止血。

方药：柏叶汤加味。

侧柏叶10g，艾叶5g，童便（冲）50mL，炮姜5g，党参30g，旱莲草30g，仙鹤草30g，阿胶（烊冲）10g，荆芥炭10g。4剂。

二诊：2014年3月8日。阴道出血净2天，贫血貌。妇科检查：外阴无殊，阴道通畅，分泌物量中、色透明、质稀、无异味，宫颈见纳氏囊肿；宫体后位，正常大小，质地稍硬，无压痛；两侧附件轻压痛。舌脉如上。归脾汤，7剂。

【按语】

柏叶汤是一张温经止血治疗吐血的方剂，病虽属上焦，大可不必仅囿于此，大凡血证属于寒者，均可以使用，且疗效非凡。此方经过其他药物的配伍调整，同样可以治疗因血热引起的血证。如果患者寒象不著，将干姜易为炮姜，艾叶改作艾叶炭，便可增强止血的功效。原方有马通汁一味，马通汁为何物？当年中医研究院编的《金匮要略语译》指为马尿；湖北中医学院编的《金匮要略释义》未予指明。经查实，所谓的马通汁即马粪挤出之汁。《本草纲目》曰："马屎曰通，牛屎曰洞，猪屎曰零，皆讳其名也。"并称马通汁可"止吐血、下血、鼻衄，金疮止血，妇人崩中"，可见马通汁系一止血药。徐可忠曰："愚意无马通，童便亦得。"马通汁确实不易就手即得，且腥臊之气猛烈，改用童便兼具散瘀止血之功，更胜一筹，常可起病霍然。

案1经多色红夹块，系血热夹瘀引起的经期过长，故以柏叶汤合犀角地黄汤温经化瘀，凉血止血；乌梅本可以酸收固涩，改用炭后止血效果更佳。

案2为崩漏，虽经诊断性刮宫，而再次来潮仍量多色红块下，面色苍白，头晕乏力，可谓旧疾未去，又添新病，气血大伤而瘀血留中，若不急治，命悬一线，如同风烛。《素问·汤液醪醴论》有"形弊血尽而功不立"者，即指此也。取温经化瘀固冲的柏叶汤为主方，合补气摄血的独参汤，止血效果非同凡响。仙鹤草与山萸肉既可益肾，更能止血，尤其大量山茱萸，可以替代独参汤撑起半壁江山；荆芥炭既可止血，又可防晕；蒲黄炭是活血止血双全的药物；贯众炭更是止血清热功效具备的药物。这是一张治疗产后血晕的名方，由于用药丝丝入扣，覆杯而愈。

案3漏下滴沥3个月不止，虽不能与风暴雨骤的案2同日而语，然亦需急止血而后安。因患者倦怠腰痛，口淡多唾，有脾肾阳气虚耗之兆，故选用温经止血的柏叶汤为主方，加党参、旱莲草、仙鹤草、阿胶、荆芥炭以补益脾肾止血。

# 一三、半夏干姜散

【原文】

干呕吐逆，吐涎沫，半夏干姜散主之。《金匮要略•呕吐哕下利病脉证治第十七》

【组成与用法】

半夏　干姜各等分

上二味，杵为散，取方寸匕，浆水一升半，煎取七合，顿服之。

【功效】温中降逆。

【医案】

**1.妊娠恶阻**

叶某，27岁。

初诊：2006年4月27日。继发不孕5年就诊，经过治疗之后，今日尿妊娠试验确诊妊娠，月经3月23日来潮，出现恶心呕吐4天，嗳气，有痰，纳便正常，鼻塞口干。舌淡红，苔薄白，脉细滑。

治法：温中化痰，调气降逆。

方药：半夏干姜散合橘皮汤加味。

半夏12g，干姜6g，陈皮12g，生姜5片，蔻仁（冲）4g。2剂。

二诊：2006年4月29日。恶心呕吐已经消失，喷嚏，下腹胀，小腹筋吊感，舌脉如上。

治法：理气解表，安胎。

方药：香苏散加味。

香附5g，苏梗10g，陈皮10g，炙甘草5g，藿香5g，莲蓬10g，续断12g。5剂。

**2.妊娠腹泻**

项某，28岁。

初诊：2006年11月18日。妊娠45天，大便溏软，日解2次，已经一周；矢气多、臭，纳可。舌淡红，苔薄白，脉细。

治法：温补脾肾，行气止泻。

方药：半夏干姜散加味。

半夏10g，干姜5g，补骨脂10g，炒薏苡仁20g，炒白术10g，木香6g，薤白10g。4剂。

二诊：2006年11月22日。大便成形，日解1次，舌脉如上。

【按语】

魏念庭说："干呕吐逆涎沫者，以胃中虚寒，津液变为涎沫，随逆气上冲作呕也。干呕无物，止有涎沫，虚邪非实邪可知矣。主之以半夏干姜散方。"

半夏干姜散仅由两味药物组成，属于《素问·至真要大论》的"君一臣二，制之小"的范畴。仲景常以小方制病，出奇制胜。正如王孟英所说的"不但药贵精而不贵多，并不贵贵也"。方中半夏温中降逆，干姜温中止呕，组成了温中止呕的基本方。其实，在仲景的其他许多方剂之中，常常包含了此方，如半夏泻心汤、甘草泻心汤、生姜泻心汤、黄连汤、干姜人参半夏丸等，只是我们在运用这些方剂的时候，并没有注意到这一点。

在妊娠恶阻中，以脾胃虚寒者居多，故温胃止呕是治疗大法。对于妊娠恶阻轻者，此方单独应用即可；症状稍重者，应与其他方剂组合，以便增强疗效。

案1为妊娠恶阻。除了恶心呕吐之外，还有嗳气、痰阻、鼻塞等气滞外感等症，故加陈皮配蔻仁，可以宽中理气；陈皮合生姜，即橘皮汤，是治疗"干呕，哕，若手足厥者"的方剂，又可以解表化痰降逆，因恶阻已除，二诊时改用调气和胃解表的香苏散治疗。

案2为妊娠腹泻。以半夏干姜散治疗"干呕吐逆，吐涎沫"，本为正治，而用于腹泻者何也？方中干姜能够温脾胃，可以疗寒泻，而半夏能治腹泻，或不为人知。《本草蒙荃》称半夏之功"脾泻兼驱，心汗且敛"，倪朱谟也说，半夏"入杂病方，治……泄泻肿满"，《和剂局方》中的半硫丸治疗老年虚冷便秘，或寒湿久泻，即用半夏配硫黄而成。该案用半夏干姜散加炒薏苡仁、炒白术温脾止泻，加补骨脂者，该药味辛、苦，性温，具有益肾止泻功效，故四神丸中用之，加木香、薤白调气止泻，诸药合用，药到病除。

# 一四、半夏厚朴汤

## 【原文】

妇人咽中如有炙脔，半夏厚朴汤主之。《金匮要略•妇人杂病脉证并治第二十二》

## 【组成与用法】

半夏一升　厚朴三两　茯苓四两　生姜五两　干苏叶二两

上五味，以水七升，煮取四升，分温四服，日三夜一服。

## 【功效】行气散结，降逆化痰。

## 【医案】

### 1.经行情志异常

邵某，30岁。

初诊：2005年11月17日。婚后未曾生育已经数年，经行量多，夹有大量血块，7～10天净，痛经持续2天，下腹喜温喜按，服用止痛片之后，痛经方有所减轻。每于经前出现悲伤欲哭近1年，烦躁易怒，乳房、小腹发胀，腰酸，畏寒，用手触及凉水时，下腹即感不适。体检发现子宫肌瘤，已于2005年5月21日行子宫肌瘤剔除术。术后经量虽减，但经前情绪变化依旧，寐不安多梦，醒后乏力，易惊，自汗，纳差脘痞，涎多口淡恶心，带黄如水，大便溏薄泡沫状。月经11月10日来潮，今未净。舌淡红，有牙痕，苔薄腻，脉细弱。

治法：调气化痰，养心安神。

方药：半夏厚朴汤合甘麦大枣汤加味。

半夏12g，厚朴10g，苏叶5g，生姜4片，茯苓12g，甘草6g，小麦15g，大枣6枚，甘松10g，佛手10g。4剂。

二诊：2005年11月22日。服药之后，情绪明显改善，其母亲发现患者寐中也笑出声来。月经已净，大便软，脘馁，舌脉如上。

治法：调气化痰，健脾助运。

方药：半夏厚朴汤加味。

半夏12g，厚朴10g，苏叶5g，生姜4片，茯苓12g，甘松10g，佛手10g，蔻仁（冲）5g，怀山药15g，薏苡仁20g。7剂。

三诊：2005年12月10日。月经12月11日来潮，经前情绪异常现象消失。中药守11

月7日方，续进7剂。

### 2.妊娠恶阻

胡某，24岁。

初诊：2005年11月15日。因原发不孕2年就诊，经治疗之后，现已妊娠72天，恶心、胸闷、头晕已一周。舌淡红，苔薄白，脉细。

治法：行气燥湿，和胃降逆。

方药：半夏厚朴汤。

半夏12g，川朴5g，苏梗10g，茯苓12g，生姜5片。5剂。

二诊：2005年11月20日。服药之后，恶阻消失。中药守上方，续进5剂，以巩固疗效。

### 3.子悬

李某，34岁。

初诊：2005年12月17日。妊娠近3个月，因妊娠恶阻，运用黄连汤加味、温胆汤治疗之后，症状已经消失。今晨突发子悬，胸闷气短，张口抬肩呼吸，口干，耳鸣，后尻微酸，大便稍结。舌尖稍红，苔薄白，脉细。

治法：调气宽胸。

方药：半夏厚朴汤加味。

半夏12g，厚朴5g，苏梗9g，生姜4片，茯苓10g，太子参15g，杜仲10g，川石斛10g。3剂。

二诊：2005年12月20日。服药1剂，子悬即愈。近来均未出现恶心呕吐，但口中有腻痰，舌脉如上。中药守上方，加怀山药15g，5剂。

三诊：2005年12月24日。除了口中有腻痰之外，已无不适，舌脉如上。中药守上方，续进5剂。

### 4.妊娠脏躁

王某，31岁。

初诊：2014年2月11日。妊娠约7周，25天前无明显诱因下出现心烦喜哭，胸闷喜叹息，情绪低落；喜食酸物，恶心呕吐，吐酸涎沫。咳嗽经治较前好转，无痰，二便正常。舌淡红，苔薄白，脉细滑。

中医诊断：妊娠脏躁。

治法：养心调气。

方药：半夏厚朴汤合甘麦大枣汤加味。

生甘草5g，小麦30g，大枣5枚，半夏9g，厚朴6g，茯苓12g，苏梗10g，生姜2片，合欢花10g。4剂。

二诊：2014年2月15日。脏躁已愈，恶阻如前，泛酸，舌脉如上。

治法：调和肝胃，降气止呕。

方药：温胆汤加味。

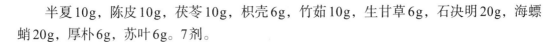

半夏10g，陈皮10g，茯苓10g，枳壳6g，竹茹10g，生甘草6g，石决明20g，海螵蛸20g，厚朴6g，苏叶6g。7剂。

### 5.妊娠被迫害妄想症

何某，24岁。

初诊：2015年7月10日。停经47天，1天前无明显诱因下出现胸闷不适、恶心或呕吐。舌淡红，苔薄白，脉细滑。

中医诊断：妊娠恶阻（痰气互结型）。

治法：化痰除满，理气和胃。

方药：半夏厚朴汤加味。

半夏9g，厚朴5g，茯苓10g，生姜4片，苏梗6g，蔻仁（杵冲）3g。3剂。

二诊：2015年7月13日。胸闷除，偶觉恶心呕吐。近2天妄觉有人杀害自己而害怕不已，难以终日。舌脉如上。中药守上方，加银镯（煎汤代水）1只，5剂。

三诊：2015年7月18日。妄觉已除，下腹微胀，恶阻消失。温胆汤加薤白10g，麦芽12g，5剂。

### 6.引产后气滞

胡某，28岁。

初诊：2012年8月4日。2012年4月16日孕29周，因死胎引产，引产后月经失调，胸闷抑郁，嗳气，精神欠佳，胸背部不适，失眠，纳呆，便秘。平时月经周期30天，经期5天，月经6月24日来潮，量、色正常，夹血块；白带量多水样，无异味，透明拉丝状。妇科检查：未见异常。辅助检查：绒毛膜促性腺激素＜0.5。B超提示：子宫内膜厚度10mm。舌淡红，苔薄白，脉细。

治法：调气开郁。

方药：半夏厚朴汤加味。

半夏10g，厚朴10g，茯苓10g，生姜4片，苏梗10g，沉香（冲）5g，代赭石15g，柏子仁30g。7剂。

二诊：2012年8月11日。抑郁、嗳气、睡眠均见好转。中药守上方，加降香5g，7剂。

三诊：2012年8月18日。上症续见好转。舌淡红，苔薄白，脉细。中药守上方，7剂。

### 7.梅核气

雷某，52岁。

初诊：1981年8月27日。音哑，喉中有异物阻塞感已有1月余，胸闷，咳痰成块，嗳呃频作，口燥喜饮。舌质黯，苔薄白根腻，二脉涩。

治法：开郁化痰，利气降逆。

方药：半夏厚朴汤合旋覆代赭汤加减。

半夏9g，川朴3g，苏梗6g，茯苓12g，橘络6g，竹沥（冲）1支，旋覆花10g，代赭石15g，生姜2片，大枣6枚，瓜蒌皮12g，佛手9g。2剂。

二诊：1981年8月29日。音哑已经好转，梅核气、胸闷、嗳气症状均已减轻，痰多质薄易咳，昨起外感发热，咽干，口中多津。舌质黯，苔薄白，根稍腻，脉涩。中药守上方，去竹沥；加蝉蜕6g，杏仁10g，3剂。

三诊：1981年9月5日。梅核气、胸闷、嗳气均已治愈，音哑痰少咽干喜饮，时值秋燥当令。舌略红，苔薄白，欠润，脉稍数。

治法：养阴润燥，开郁化痰。

南沙参15g，麦冬10g，扁豆15g，冬桑叶6g，玉竹10g，天花粉15g，胖大海9g，木蝴蝶3g，绿梅花3g，生甘草5g。5剂。

### 8.阴吹

邵某，41岁。

初诊：2005年8月12日。阴吹3个月，带多色白如水，多梦，二便正常。舌淡红，苔薄白，脉细。

治法：行气燥湿，养心安神。

方药：半夏厚朴汤合枳术汤、百合知母汤加减。

半夏9g，厚朴10g，茯苓皮20g，苏梗10g，枳壳10g，白术12g，百合20g，知母10g，酸枣仁10g。3剂。

二诊：2005年9月5日。药毕阴吹即除，带多如水色黄，小便急，尿常规检查、妇科检查均未见异常，舌脉如上。

治法：升清阳，清湿热。

方药：清震汤加味。

苍术12g，荷叶10g，升麻9g，椿根皮15g，萆薢12g，海螵蛸20g，贯众15g，生黄芪15g，薏苡仁20g，扁豆15g。5剂。

### 9.痉症

沈某，32岁。

初诊：2014年1月10日。2年前无明显诱因下出现寐浅易醒，一晚深睡眠仅1~2小时。近半年凌晨四五点钟自行醒来，如仰卧，则两下肢僵直，不能屈伸；如侧卧，则不能转身。伴有耳鸣，一段时间后出现嗳气泛酸现象，上述症状逐渐消失。经某附属医院及民间医生诊疗无效。胃纳可，大便软，小便正常。月经周期40天，经量偏少，色黯红，夹血块，有痛经，经前无乳房胀痛。月经2013年12月22日来潮。舌淡红，苔薄白，脉细。

中医诊断：痉病。

西医诊断：癔症（分离性木僵）；失寐。

治法：疏调气机，化痰开郁，养心安神。

方药：半夏厚朴汤合甘麦大枣汤加味。

半夏10g，茯苓10g，厚朴9g，苏梗9g，生姜5片，小麦30g，炙甘草6g，大枣5枚，远志10g，石菖蒲10g，夜交藤30g，琥珀（吞）5g。7剂。

二诊：2014年1月20日，上药进3剂，睡眠佳，身体僵直症状消失。守上方，去琥珀，加酸枣仁20g，7剂。

三诊：2016年1月12日。2015年11月由外地旅行后回家，失眠2个月，晚10～11点钟入睡，次晨1～2点钟自然醒来；常伴耳鸣，全身颤动，打嗝后上述症状好转。或有双腿无力，以右腿为著，一夜如此反复出现4～5次，早晨5～6点钟才进入深睡眠。日间精神佳，午睡时多惊醒。舌淡红稍嫩，苔薄白，脉细。

中医诊断：不寐。

治法：行气化痰，养心安神。

方药：半夏厚朴汤合十味温胆汤加味。

半夏9g，厚朴9g，茯苓10g，生姜5片，苏叶6g，半夏9g，枳壳10g，陈皮9g，茯苓10g，酸枣仁9g，远志10g，五味子9g，熟地黄12g，党参12g，炙甘草6g，磁石15g，沉香（冲）3g。6剂。

四诊：2016年1月18日。症如上，其中2天因平卧入睡，头部不自觉向后叩击致醒，腹中有气，矢气多。舌淡红，苔薄白，脉细。中药守上方，加甘松10g，蝉蜕10g；沉香（冲）加至5g，7剂。

五诊：2016年1月27日。上述症状消失，仅半夜醒来嗳气，约持续入睡半小时，便软难解。

方药：半夏厚朴汤加味。

半夏9g，厚朴9g，茯苓10g，生姜5片，苏叶6g，苍术10g，沉香（冲）5g，降香5g，檀香5g，神曲10g。7剂

六诊：2022年2月10日。因"夜间全身不自主扭动10余次已达半月"求诊。

患者自诉，因1月底多次饮酒、食海鲜，出现夜间肢体无意识扭动不休已达半月，全身冷汗淋漓，曾起夜摔倒2次。发作时胃脘及手足冰冷，胃部有类似机械摩擦音，拒按，肠鸣，纳可。嗳气、矢气后，及服生姜红糖水后缓解，故夜晚床头摆放生姜红糖汤以备急用。因担心病发，恐惧夜晚睡眠。大便每日一解，便难，质软。辅助检查：2022年1月29日诊断为慢性胃炎，十二指肠球部溃疡。舌稍淡，苔薄白，脉细。

诊断：痉病（寒凝气滞证）。

治法：通阳调气止痉。

方药：白通汤合半夏厚朴汤加味。

淡附片15g，干姜10g，葱白5根，姜半夏10g，姜厚朴12g，紫苏梗15g，茯苓10g，制吴茱萸6g，生姜5片。4剂。

七诊：2022年2月14日。药后身冷除，虽药味较辣，但进药后极其舒服，立即嗳气。昨夜起夜间全身不自主扭动消失。舌脉如上。中药守上方，加甘松10g，7剂。

【按语】

半夏厚朴汤是治疗"咽中如有炙脔"，当今被称为梅核气或癔球的方剂，与《内经》中的"嗌塞"相近。其实，梅核气非妇女独有，男子亦然，只不过女子更易罹患，此缘于女子性格偏于内向之故。观其病因，系七情郁结，肺胃宣降失常，痰气凝滞所致，如尤在泾所说："此凝痰结气阻塞咽嗌之间。"方中半夏、厚朴、生姜辛开散结，茯苓佐半

夏化消痰饮，苏叶行气解郁。大凡痰气阻结之疾，均可以使用半夏厚朴汤治疗。

案1经行情志明显异常，属于《素问•五常政大论》所说的"心热烦……喜悲"者。患者胸乳发胀，纳差脘痞，涎多口淡恶心，带黄如水，大便溏，由于气阻痰郁，心神不养使然，故用半夏厚朴汤疏调气机、化痰开郁，甘麦大枣汤养心安神。方中甘松、佛手轻疏气机，尤其适用于孱弱之体，正合近人朱小南所云："以甘松香配陈皮，医治妇人脏躁，亦颇见效。"

案2系妊娠恶阻，有恶心、胸闷、头晕等痰气阻塞，气机升降失常的现象，此即《灵枢•上膈》"气为上膈者，食饮入而还出"。由于半夏厚朴汤同时兼备温胃和中、化痰降逆的作用，因此还可以治疗妊娠恶阻属于胃寒痰气阻滞者，虽守方未易一药，而其效如响。

案3为子悬。症见胸闷气短，呼吸张口抬肩。此即《灵枢•刺节真邪》中的"阳气大逆，上满于胸中，愤膜息，大气逆上，喘喝坐伏"的肩息症状。《素问•至真要大论》有"诸气膹郁，皆属于肺"之说，而患者在以前治疗妊娠恶阻的过程中，一直有呕吐涎多等痰湿阻滞现象，并曾用温胆汤治疗。因而此次子悬当属于痰气阻逆，故使用半夏厚朴汤化痰行气利膈，其效如鼓应桴。子悬一症，重在预防，孕妇应当注意静息，避免到人声嘈杂、空气混浊的公共场所。

案4为妊娠脏躁。脏躁可以发生于任何人，而妊娠脏躁是专指发生于妊娠期间的脏躁，虽则如此，两者治疗并无区别。患者莫名其妙出现心烦喜哭，胸闷喜叹息，情绪低落，属于脏躁；喜食酸物，恶心呕吐，吐酸涎沫，属于妊娠恶阻。病由妊娠之后，心气虚弱，气机不调所致。用半夏厚朴汤调理化痰和胃，用甘麦大枣汤补益心气；加合欢花调畅情志，醒脾和胃。初诊之后，脏躁即愈，再用温胆汤痰气并治，疗妊娠恶阻。

案5为妊娠被迫害妄想症。这是一个现代医学的病名，传统医学中没有类似的病名，但它属于妊娠情志疾病则无疑。由于患者首诊胸闷不适，恶心或呕吐，病因痰气阻滞所致，用半夏厚朴汤治疗。3天后便出现妄觉，病出同源，痰因作祟。故守原方加银镯煎汤代水，以重镇安神。现代用银入药已经罕见，我则屡用屡效，全凭《本草纲目》对其"安五脏，定心神，止惊悸"的评价。

案6为孕29周死胎引产，情志受挫，气机逆乱，郁症内生，诸症蜂起。以半夏厚朴汤调气开郁为主方治疗，疗效斐然。

案7为梅核气，正是半夏厚朴汤所治之症。嗳属于古代的噫，呃属于古代的哕。《灵枢•口问》说："今有故寒气与新谷气，俱还入于胃，新故相乱，真邪相攻，气并相逆，复出于胃，故为哕。""寒气客于胃，厥逆从下上散，复出于胃，故为噫。"纵观所论，均由寒气客胃所致，而半夏厚朴汤正兼温胃降气之功，与旋覆代赭汤合用，加强重镇降逆作用。方中橘络味甘、苦，性平，具有通络、理气、化痰的功效，通络者更有利于痰气阻塞的治疗。

案8为阴吹，《金匮要略》责之于谷气充实，胃气下泄，然患者大便如常，肠腑未胀，故另当别论。阴吹亦有气机不调，行失其道者，调其气使归正道，阴吹便愈。而患者带多色白如水，此又由湿滞使然。半夏厚朴汤中，半夏、厚朴行气燥湿，茯苓健脾渗湿，苏梗行气宽中，配枳术汤健脾调气，用百合知母汤养心安神，方证相符，一战而破城。

案9为痉症。从临床表现看，颇像《素问·至真要大论》所描述的"厥阴在泉，客胜则大关节不利，内为痉强拘瘛，外为不便；主胜则筋骨繇并，腰腹时痛"。在传统医学中，有许许多多奇奇怪怪的疾病，从病因来分析，最多见的是痰病，其次便是气病，两者合病者更为不少，这便是痰气之病。前人有"怪病从痰治"的理论。气行则痰行，气停则痰停。因此，从痰气入手治疗怪病，成为一种常用的方法。患者首诊寐浅体痉，嗳气后可以缓解，属于现代医学诊断是癔症（分离性木僵），也说明气机调畅可以缓解痰病。半夏厚朴汤是治疗梅核气的效方，现代医学又称梅核气为癔球，甘麦大枣汤是治疗癔症的祖方；半夏厚朴汤可以调气化痰，甘麦大枣汤可以养心宁神。两方合用，是治疗痰气阻滞，心虚不宁，寐中痉症的绝佳组合；加远志、石菖蒲、夜交藤、琥珀，可以增强疗效。至于五诊、六诊、七诊寐中的怪异症状，患者获得自行缓解的契机则是打嗝与嗳气，证明调畅气机仍是治疗的关键所在，仍以半夏厚朴汤为主方治疗，均药到病除。这是一则现代医学与传统医学成功结合的案例，为治疗提供了新的思路。

# 一五、半夏麻黄丸

**【原文】**

心下悸者，半夏麻黄丸主之。《金匮要略•惊悸吐衄下血胸满瘀血病脉证治第十六》

**【组成与用法】**

半夏　麻黄等分

上二味，末之，炼蜜和丸小豆大，饮服三丸，日三服。

**【功效】** 通阳化饮，舒发心阳。

**【医案】**

### 1.心悸

王某，37岁。因"心悸4年"就诊。

初诊：2018年12月10日。患者月经周期不规则，周期23～37天，月经2018年11月27日来潮，经量中等，夹血块，无痛经，无腰酸，伴乳胀。4年前无明显诱因下出现心悸伴头晕，身冷，难以入睡，乏力，反胃，便秘。心电图示：正常，窦性心律，心率60次/分。舌稍红，苔薄白，脉缓。

中医诊断：心悸；头晕。

西医诊断：窦性心动过缓。

辨证：水饮内停。

治法：通阳化饮。

方药：半夏麻黄丸合桂枝甘草汤加味。

桂枝6g，炙甘草9g，半夏9g，炙麻黄9g，柏子仁30g，黄酒30mL。7剂。

二诊：2018年12月17日。心悸除，身冷好转，无反胃，无便秘，心率67次/分。口干，寐浅，舌淡红，苔薄白，脉缓。中药守上方，桂枝加至9g，加酸枣仁20g。

桂枝9g，炙甘草9g，半夏9g，炙麻黄9g，柏子仁30g，酸枣仁20g，黄酒30mL。7剂。

三诊：2018年12月24日。无心悸，心率69次/分，无梦，无反胃，自觉身冷明显好转，舌脉如上。中药守上方，桂枝加至12g，半夏加至12g。

桂枝12g，炙甘草9g，半夏12g，炙麻黄9g，柏子仁30g，酸枣仁20g，黄酒30mL。14剂。

### 2.胸闷

朱某，54岁。因"心跳缓慢半年"就诊。

初诊：2021年1月28日。患者平素怕冷，下肢冷，胸闷，心动过缓半年。2020年8月动态心电图：心率最慢34次/分，两次心跳停搏间隔时间最长2.88秒。医院要求她安装心脏起搏器，遭她拒绝。2020年10月8日动态心电图：34～118bpm，平均49bpm，提示窦性心动过缓伴心律不齐，窦性停搏，偶发房早。今测心率58次/分。现服用瑞舒伐他汀片。2020年8月19日测血糖6.2mmol/L，胆固醇7.12mmol/L。2021年1月28日测血红蛋白125g/L，总胆固醇7.28mmol/L。近3年月经不规律，末次月经2020年12月30日～2021年1月11日。前5天量多夹血块，白带无殊，腰酸，无明显潮热盗汗，胃纳可，寐安；尿频，夜尿2～3次，无尿急尿痛；大便干结如羊屎，1～2天一行。舌淡红，苔薄白，脉细缓。

中医诊断：胸闷。

西医诊断：窦性心动过缓伴心律不齐；窦性停搏；偶发房早。

治法：温补心阳，通阳化饮。

方药：半夏麻黄丸合桂枝甘草汤加减。

姜半夏9g，炙麻黄6g，桂枝9g，炙甘草9g，黄酒（冲）50mL，干姜5g，鹿角胶（烊冲）10g。7剂。

二诊：2021年2月2日。患者每日误用150mL黄酒，是医嘱用量的三倍。药后心慌，胸闷，头晕，夜间不适，心率97～102次/分，醒来测心率78～82次/分，心律齐。下肢转暖，胃里发烫。舌淡红，苔薄白，脉细缓。

姜半夏9g，炙麻黄3g，桂枝6g，炙甘草9g，黄酒（冲）50mL，干姜5g，鹿角胶（烊冲）10g，琥珀3g（吞服）。4剂。

三诊：2021年2月3日。电话随访：黄酒遵嘱每日50mL，心慌、头晕、胸闷已除。

四诊：2021年2月6日。药后心率降至60～70次/分，偶有胸口紧缩一下；大便难，干结如羊屎，一天一行。现无怕冷，胸口时有暖暖的，很舒服。今测心率60次/分，心律齐。中药守上方，加火麻仁20g，党参15g，7剂。

五诊：2021年3月27日。潮热出汗后怕冷，平时无怕冷，偶觉胸口紧缩不适，腰膝酸软，大便干结如羊屎，日解1～2次，难解，心率62次/分。舌脉如上。

半夏9g，炙麻黄3g，桂枝9g，炙甘草9g，干姜5g，鹿角胶（烊冲）6g，琥珀3g，火麻仁20g，党参15g，淡附片5g。7剂。

六诊：2021年4月3日。大便日解2次，正常成形，无怕冷，心率66次/分。精神佳。舌脉如上。

半夏9g，炙麻黄3g，桂枝9g，炙甘草9g，干姜5g，鹿角胶（烊冲）6g，琥珀3g，火麻仁20g，党参15g，淡附片5g。7剂。

【按语】

尤在泾说："此其饮气抑其阳气者之法。半夏蠲饮气，麻黄发阳气。"

案1为心悸4年，伴头晕、身冷、寐难、乏力、反胃、便秘。舌稍红，苔薄白，脉缓。病情似觉错杂,然而条分缕析,抓住心悸、身冷、脉缓三点,便可以诊断为心阳不振,寒饮内停所致。麻难、乏力、反胃均可由痰饮解释;其便秘,属于寒秘,即半硫丸所治者。唯有舌稍红者,可以舍舌从脉。

案2为胸闷案。因心率过于缓慢,达到需要安装起搏器的程度。根据患者怕冷、下肢冷、脉缓的特点,可以诊断为心阳不足。或以为大便秘结,当从内热处理。未知阳虚者仍有便秘之象,半硫丸便是解决阳虚便秘的方子。案中用半夏配伍附子,即效半硫丸之法,又有温补心阳之功。

半夏麻黄丸是通阳化饮,舒发心阳,治疗心下悸的方剂。从现代药理来分析,麻黄具有确切的提高心率的作用。桂枝甘草汤是温通心阳,治疗心下悸欲得按的方剂。桂枝能改善心功能,恢复心率,提高心室最大收缩速率及左室功指数。因此,两方合用,对于窦性心动过缓引起的一系列供血不足的症状,具有明显的改善作用。黄酒可以使人兴奋,提高心率,桂枝、炙甘草、柏子仁、黄酒四药合用,涵炙甘草汤之意,可以治疗"脉结代,心动悸"。柏子仁和酸枣仁既可宁心安眠,又可润肠通便。诸方合用,疗效极佳,配伍至美。

# 一六、半夏泻心汤

## 【原文】

1. 呕而肠鸣，心下痞者，半夏泻心汤主之。《金匮要略•呕吐哕下利病脉证治第十七》

2. 伤寒五六日，呕而发热者，柴胡汤证具，而以他药下之，柴胡证仍在者，复与柴胡汤。此虽已下之，不为逆，必蒸蒸而振，却发热汗出而解。若心下满而硬痛者，此为结胸也，大陷胸汤主之。但满而不痛者，此为痞，柴胡不中与之，宜半夏泻心汤。《伤寒论》（149）

## 【组成与用法】

半夏半升，洗　黄芩　干姜　人参　甘草炙，各三两　黄连一两　大枣十二枚，擘

上七味，以水一斗，煮取六升，去滓，再煎取三升，温服一升，日三服。

## 【功效】和胃降逆，开结消痞。

## 【医案】

### 1.妊娠恶阻（会诊验案）

曾某，30岁。2018年10月23日"停经12周，恶心呕吐1月余"入院。

患者孕后2个月出现恶心呕吐，吐出物为胃内容物，每日6～7次。曾先后2次于某医院住院治疗，予以"补液、补钾、黄体酮针及中药等"对症治疗，症状时有反复，转至我院就诊。入院时，每日呕吐2～3次，呕吐物为胃内容物，食入即吐，呕吐酸水。舌淡红，苔薄黄，脉弦滑。10月22日某医院肝功能检查：谷丙转氨酶69U/L，谷草转氨酶44U/L，谷氨酰转肽酶17U/L，碱性磷酸酶56U/L，总胆红素16.7μmol/L，直接胆红素9.8μmol/L，总蛋白57.5g/L，白蛋白32.1g/L。总胆汁酸3.4μmol/L。10月22日某医院尿常规检查：尿酮体（++++）。现患者饮入即吐，每日呕吐3～5次，呕吐胃内容物及酸水，口干欲饮，口中苦涩，胃中隐痛，饥不敢食，常觉咽部有痰，无嗳气。曾予补液（每日3000mL）、中药连苏饮合乌贝散：海螵蛸20g，枇杷叶9g，紫苏梗10g，竹茹9g，芦根15g，浙贝母10g，瓦楞子20g，砂仁5g，黄连3g，5剂。煎用方法：每日1剂，水煎2次，两汁混合，共取汁300mL，浓缩成150mL，保留灌肠等治疗，无好转。2018年10月22日辅助检查：肝功能谷丙转氨酶69U/L，谷草转氨酶44U/L，谷氨酰转肽酶17U/L，碱性磷酸酶56U/L，总胆红素16.7μmol/L，直接胆红素9.8μmol/L，总蛋白57.5g/L，白蛋白32.1g/L。2018年10月22日B超检查：宫腔内见胎儿回声，头臀长46mm，见胎动胎

心。结论：宫内早孕，单胎，活胎。2018年10月29日尿常规检查：尿酮体（++++），红细胞24/μL。血气分析：pH 7.41，二氧化碳分压28.1mmHg，氧分压93.0mmHg，血浆碱剩余-6.17mmol/L，血钾3.5mmol/L，血钠129.3mmol/L，血氯100.9mmol/L，血钙1.00mmol/L。

会诊一：2018年10月29日。病史如上。舌略红，苔微黄，脉细滑。

诊断：妊娠恶阻。

治法：温清并进，和胃降逆。

方药：半夏泻心汤加减。

半夏9g，炒黄芩5g，干姜5g，党参15g，炙甘草6g，黄连3g，制大黄5g，代赭石30g。3剂。

浓煎少饮、频饮。

会诊二：2018年11月2日。恶阻好转，呕吐次数减少，昨起未呕吐。舌淡红，苔薄白，脉细滑。中药守上方，代赭石加至45g，3剂。

会诊三：2018年11月5日。进药后，恶阻仍存，但较前缓解，呕吐次数减少，呕吐胃内容物后呕吐痰饮，无呕吐酸水，今停补液1000mL。2018年11月5日肝功能检查：ALT52U/L，AST38U/L；尿酮体（++++）。舌脉如上。中药守上方，加菊花10g，钩藤12g，3剂。浓煎保留灌肠（因口服后呕吐）。

会诊四：2018年11月9日。呕吐消失，咽痛，可少许进食白粥。舌脉如上。中药守上方，加桔梗5g，4剂，浓煎保留灌肠。

会诊五：2018年11月13日。呕吐消失，可以少量进食，口干，舌淡红，苔薄白，脉细。中药守上方，去桔梗，加芦根12g，6剂，浓煎频饮。

会诊六：2018年11月19日。已停所有输液4天，闻异味时感恶心，无明显呕吐。2018年11月15日测尿酮体阴性。2018年11月19日肝功能检查：ALT36U/L，AST21U/L。今日出院。舌淡红，苔薄白，脉细滑。中药守上方，加苏梗15g，7剂，浓煎频饮。

**2.妊娠恶阻大便溏软**

陈某，30岁。

初诊：2005年3月7日。妊娠1个多月，胃脘疼痛，泛酸，呕吐胆汁，口苦，嗳气，大便软。舌淡红，苔薄白，脉细。

治法：辛开苦降，行气降逆。

方药：半夏泻心汤合苏叶黄连汤加味。

半夏10g，炒黄芩6g，炒黄连3g，干姜5g，炙甘草5g，党参12g，大枣6枚，苏梗10g，佛手10g，藿香梗8g，煅瓦楞子15g。4剂。

二诊：2005年3月11日。上症悉除，腰痛，舌脉如上。治法：益肾健脾和胃。寿胎丸合香砂六君子汤加莲蓬10g，5剂。

**3.口角疮、腹泻**

林某，43岁。

初诊：2014年10月30日。喉痒，声嘶，右侧口角起疮、糜烂、结痂，腹泻已3天，双侧头颞部疼痛，胸闷乏力，夜里醒后难再入眠。舌淡红，苔薄白，脉细。

中医诊断：口角疮；泄泻（寒热错杂）。

治法：平调寒热。

方药：半夏泻心汤加味。

半夏9g，炒黄芩6g，干姜6g，党参10g，炙甘草6g，黄连3g，大枣4枚，炒葛根12g。7剂。

二诊：2014年11月19日。药后诸症均愈，耳窒，寐后倦怠，舌脉如上。

治法：益气升阳。

方药：益气聪明汤，7剂。

### 4.痞证

张某，24岁。

初诊：2021年8月4日。脘胀4月余，肠鸣，大便稀溏近1年，眼前黑朦、口干，纳可。腹诊：上腹部按之不舒，升降结肠叩诊呈鼓音。7月30日胃肠镜检查：慢性胃炎伴糜烂，胆汁反流。舌红，苔薄白，脉细软。

治法：调和寒热，散结除痞。

方药：半夏泻心汤加减。

姜半夏9g，黄芩5g，干姜5g，党参15g，炙甘草6g，黄连3g，大腹皮15g，制大黄6g。7剂。

二诊：2021年8月12日。脘胀、肠鸣、黑朦均除，大便呈颗粒状，咽痛伴异物感。舌脉如上。

治法：调气和胃。

方药：半夏厚朴汤加减。

姜半夏12g，厚朴10g，茯苓10g，紫苏叶6g，桔梗6g，炙大黄6g。7剂。

### 5.胃脘疼痛

林某，49岁。

初诊：2023年5月5日。患者于2023年4月14日始，食后上腹疼痛，持续3~5分钟；伴恶心，口干苦。外院检查，诊断为急性胰腺水肿。平素月经规律，月经周期28~30天，7天净。末次月经2023年1月18日来潮，量中等，色鲜，无血块，无痛经；偶腰酸。寐安，纳可，小便浓茶样，大便调。既往史：高血压、慢性胃炎。生育史：2-0-2-2。给予腹诊检查：上腹部无深压痛。2023年5月1日B超检查：子宫内膜9mm，右侧卵巢囊肿23mm×20mm，左侧卵巢囊肿38mm×29mm。2023年4月24日肝功能检查：谷丙转氨酶52 U/L↑，谷草转氨酶/谷丙转氨酶0.7↓。舌稍红，苔薄腻，脉细。

西医诊断：慢性胃炎。

辨证：脾虚气阳，寒热错杂。

治法：辛开苦降，理气和胃。

方药：半夏泻心汤合四逆散加减。

半夏10g，党参12g，炒黄芩6g，干姜5g，炙甘草6g，黄连3g，大枣5枚，枳壳

10g，炒白芍10g，柴胡10g，川楝子10g。3剂。

二诊：2023年5月8日。进药1剂，胃脘疼痛消失，其余无不适。舌脉如上。中药守上方，加佛手10g，甘松10g，7剂。

【按语】

半夏泻心汤是一张治疗少阳误下之后，因寒热互结中阻，出现"但满而不痛""心下痞"的方子。尤在泾说："邪气乘虚陷入心下，中气则痞。中气既痞，升降失常，于是阳独上逆而呕。阴独下走而肠鸣。是虽三焦俱病而中气为上下之枢，故不必治其上下而但治其中。"还说："痞者，满而不实之谓。"方中半夏、干姜性温，黄芩、黄连性寒，温清并进，辛开苦降；人参、炙甘草、大枣健脾和中。

恶阻一疾轻者为痞，重者为呕为吐，甚者呕血，重而绝食不治者，常引起人体电解质紊乱和代谢性酮症酸中毒，有因此而堕胎以救母者，有久病而伤子者，绝非小疾，后果堪虞。恶阻属于寒者远多于热者，而寒热错杂者居于两者之间。所谓寒，即为胃寒；所谓热，多是肝热。因此，以半夏泻心汤治疗恶阻出现痞证或呕吐属于寒热错杂者，是十分常用的。

案1为妊娠恶阻，食入即吐酸水，舌略红，苔微黄，属于肝郁化火，肝胃不和之象。半夏泻心汤可以清肝和胃消痞，去大枣者，以防甘味生酸。大黄合芩、连，而成泻心汤，可以泻热疗痞；大黄合甘草，而成大黄甘草汤，可以清热降逆，治"食已即吐者"。佐代赭石镇逆；加菊花、钩藤清肝和胃；采用保留灌肠者，避其不受，取其所受，殊途同归。

案2为胃痛泛酸，呕苦嗳气，便溏，一派木盛侮土之象，这就是《灵枢·四时气》所说的"邪在胆，逆在胃，胆液泄则口苦，胃气逆则呕苦，故曰呕胆"。除了呕胆之外，吐酸也应是其常见症状。肝旺脾弱，以半夏泻心汤抑肝扶脾，加佛手、藿、苏梗调气和胃。方中瓦楞子味甘、咸，性平，具有抑酸和胃的功效，煅后效果尤佳。对于胃气虚弱者，可加炒粳米一把入煎，以温养胃气，其效更佳。

案3主症为口角疮伴发腹泻，为寒热之邪干于胃肠，胃热肠寒所致。半夏泻心汤加葛根一味，便是该方与葛根芩连汤之合方，两方合用，对上症均有良好的疗效。葛根既可升阳，又可解表，可以兼顾喉痒、声嘶等症状。二诊耳窒，瘥后倦怠，由于中气下陷，清阳不升，改用益气聪明汤善后。

案4为痞证，吻合半夏泻心汤所治的条文内容。针对大便稀溏和升降结肠叩诊呈鼓音，为痞证兼气滞，加用制大黄通因通用，大腹皮行气导滞，共襄通下导滞，消痞行气之功。

案5为胃脘疼痛。虽不为痞证，尤较痞证为剧，除寒热中阻外，气机亦窒，故以半夏泻心汤除寒热，以四逆散调气机。方证相符，诸症冰释。

# 一七、奔豚汤

【原文】

奔豚气上冲胸，腹痛，往来寒热，奔豚汤主之。《金匮要略•奔豚气病脉证治第八》

【组成与用法】

甘草　芎藭　当归各二两　半夏四两　黄芩二两　生葛五两　芍药二两　生姜四两　甘李根白皮一升

上九味，以水二斗，煮取五升，温服一升，日三，夜一服。

【功效】和血，清热，降逆。

【医案】

### 1.经期过长

郭某，30岁。

初诊：2006年8月21日。月经7月14日来潮，经量少，至7月20日经量转多，8月1日外院给予止血中药，出血未减，于8月13日服用妇康片，8月16日经止后自行停药，8月20日又开始阴道出血，今日经量多，经色鲜红，夹有血块，伴下腹胀痛。平素月经周期经常延后，30～90天不等，需服用性激素类药物催经，经色鲜红，经量先多后少，7～10天净，经前乳头触痛，带下色偏黄，纳可，寐安，二便正常。生育史：1-0-3-1，左侧输卵管因异位妊娠已经切除。舌淡红，苔薄白，脉细。

治法：和血清热调经。

方药：奔豚汤加减。

甘草6g，川芎6g，当归6g，半夏9g，黄芩炭10g，葛根10g，炒白芍10g，桑白皮15g，生姜5片，益母草12g，香附炭6g，仙鹤草15g。4剂。

二诊：2006年8月25日。阴道出血减少一半，下腹痛除，舌脉如上。

甘草6g，川芎3g，当归3g，半夏9g，黄芩炭10g，葛根10g，炒白芍10g，桑白皮15g，阿胶（烊冲）10g，侧柏叶10g，贯众炭20g。4剂。

三诊：2006年9月1日。阴道出血于8月26日净。

### 2.漏下

李某，46岁。

初诊：2007年3月5日。停经6个月之后，12月9日阴道少量出血，在外院行阴道镜检查显示：宫颈完整级鳞柱交界可见，病理检查符合内膜息肉。术后出血量渐多，至今近2个月未净，血量已少，偶有小腹隐痛不适、腰部酸痛、服用炔诺酮片已经20多天，出血仍未净，自行已经停药5天，纳可，寐安，二便正常。2006年12月25日B超检查：提示多发性子宫肌瘤，最大为14mm×15mm×16mm，宫腔内少量积血。生育史：2002，两侧输卵管已经结扎。舌淡红，苔薄白，脉细。

治法：和血清热。

方药：奔豚汤加味。

甘草5g，芎藭5g，当归6g，半夏6g，炒黄芩10g，葛根12g，炒白芍10g，炮姜5g，桑白皮12g，益母草12g，贯众20g，马齿苋20g，蒲公英15g。3剂。

二诊：2007年3月8日。阴道出血已净，无不适，舌脉如上。续以清理湿热药物巩固疗效。

### 3.恶露不绝

徐某，30岁。

初诊：2006年7月18日。7月11日孕30多天，行药物流产术；7月14日B超检查发现宫内胎物残留再行清宫术，术后恶露不减，血色鲜红，腰部坠胀，倦怠无力。平时月经一周净，带下不多。生育史：2-0-1-2。舌淡红，苔薄白，脉细。

治法：和血清热止血。

方药：奔豚汤加减。

甘草6g，川芎3g，当归3g，半夏9g，黄芩炭9g，葛根15g，炒白芍10g，桑白皮15g，益母草10g，贯众炭20g，马齿苋30g，阿胶（烊冲）10g。3剂。

二诊：2006年7月21日。进药1剂，阴道出血即净，带黄酸臭，腰痛。妇科检查：外阴无殊，阴道通畅，宫颈轻度柱状上皮外移；宫体后位，大小正常，质地中等，活动，压痛；两侧附件轻压痛。舌脉如上。

西医诊断：盆腔炎症性疾病后遗症。

治法：调气清湿热。

方药：四逆散加味。

柴胡10g，枳壳10g，白芍10g，败酱草10g，大血藤15g，椿根皮15g，半枝莲15g，土茯苓15g，蒲公英15g，大蓟15g，小蓟15g，萆薢15g，生甘草6g。7剂。

### 4.交接出血

张某，30岁。

初诊：2006年8月7日。患者妊娠40天，于7月5日药流，阴道出血10天净。7月21日性生活后，阴道出血至今未净，今血量渐多、色鲜红，腰部酸楚，小腹胀。月经自15岁初潮起周期基本规则，26～32天一潮，经量正常，经色鲜红，5～6天净；带下不多，纳可，寐安，二便正常。7月25日B超检查：子宫左侧壁见一9mm×7mm×8mm大小肌瘤。生育史：1-0-5-1。舌淡红，苔薄白，脉细。

治法：和血清热止血。

方药：奔豚汤加减。

甘草6g，川芎6g，当归6g，半夏10g，黄芩10g，葛根15g，白芍10g，桑白皮10g，益母草12g，贯众20g。4剂。

二诊：2006年8月11日。昨晚阴道出血已净。

【按语】

奔豚一词出自《灵枢·邪气脏腑病形》："肾脉急甚为骨癫疾；微急为沉厥奔豚，足不收，不得前后。"奔豚气属于现代医学中的胃肠神经官能症，临床虽不多见，但所见之症与书中描述颇为相似，用药物治疗加暗示疗法，收效甚佳。

奔豚汤中当归、芍药、川芎和血止腹痛；黄芩、葛根清热、退热；生姜、半夏、甘草健胃、降逆气；李根白皮清热、降逆。全方是一张和血清热，和胃降逆的方剂。李根白皮味苦、咸，性寒，具清热、下气之功，除治奔豚气之外，犹可治疗带下。由于李根白皮货源不足，日本大塚敬节《金匮要略研究》称："方中李根白皮以桑白皮代之。"

案1为经期过长。先经中药止血未效，再因不规则服用妇康片，阴道出血反复不止，且量多色红夹块，下腹胀痛，结合患者平素月经周期延后和妇科手术史等情况，此经水止而不止，当为瘀热作祟。先予奔豚汤加益母草、香附炭、仙鹤草以和血清热调经。二诊时，阴道出血减半，下腹痛除，测其瘀血已去，可以收敛止血，再以奔豚汤损芎、归之剂，弃辛散生姜不用，加阿胶、侧柏叶、贯众炭以固涩止血。《素问·至真要大论》中有"从者反治"，初诊见血活血，亦为反治，若见血止血，必剧无疑。方中黄芩用炭，损其苦寒之性，助其止血之功；香附味辛、甘、微苦，性平，《本草汇言》称其"善主……崩漏淋血，乃血中之气药，为妇科之仙珍也"。《本草纲目》称其"炒黑则止血"。

案2为漏下。患者适值肾气将衰之时，出现经闭和不绝两个极端之象，血量时多时少，偶有小腹隐痛不适，腰部酸痛。由于已经使用性激素无效，通常再一味止血会显得少效，最好的治法是和血以畅流，清热以止血，故用奔豚汤加益母草、贯众、马齿苋、蒲公英，初诊血止，续以清理湿热药物善后。

案3为药物流产、清宫之后恶露不绝。大凡流产、清宫，最易导致瘀血内生，滞留日久，又常化热。故此类恶露不绝者，首推瘀热为患，治当和血清热。以奔豚汤为基本方加减，便可以组成消除瘀热的一张效方。案中川芎、当归、炮姜（生姜改用）、益母草四药相合，其组成及功效均近同生化汤；黄芩炭（黄芩改用）、葛根、生白芍、桑白皮（代甘李根白皮）、贯众炭、马齿苋、阿胶，清热凉血止血；甘草、半夏和中。由于药症相符，故药未罄尽，出血已止。桑白皮味甘、辛，性寒，除泻肺平喘、利水消肿之外，《本经》称其可以治疗"崩中"，故治疗妇科血证时，以桑白皮代替李根白皮最为恰当。马齿苋味酸，性寒，具有清热解毒、凉血止痢的作用。《本草纲目》称其能"利肠滑胎"。此"滑胎"并非今日的习惯性流产，而是催生助产的意思。其实，在唐代王岳的《产书》（已佚）中，有一张称为"催产走马散子方"。"走马"即形容疗效迅捷，药有马齿苋。常食者苋，捣罗为散，候腹痛阵作时服。经现代药理实验表明，鲜马齿苋汁或马齿苋提取物对豚鼠、大鼠和家兔离体子宫及兔、犬的在体子宫均有明显收缩作用。马齿苋注射液2mL（相当5～10g鲜马齿苋）收缩子宫的作用比0.2mg的麦角新碱强，4～6mL与10单位垂体后叶素作用强度相仿(《中华本草》,上海科技出版社1998年出版)。本案使用马齿苋者,正基于其清热解毒、缩宫止血之功。

案4为药物流产之后交接出血。宿有子宫肌瘤病史,流产金创在先,交接损伤在后,重复受伤,以致阴道出血不止。《素问·三部九候论》说:"必审问其所始病,与今之所方病。"这样,便可以推究其发病的前后原委。经过研究,该案系瘀热内结为患,故以奔豚汤加益母草、贯众和血清热止血。气血和,湿热清,出血自止。

奔豚汤世人鲜用者,由于以"奔豚"冠名耳。而持此方以待奔豚症者,乃弃良方于不用,亦无异于守株以待兔也。

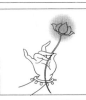

# 一八、鳖甲煎丸

## 【原文】

病疟，以月一日发，当以十五日愈；设不瘥，当月尽解；如其不瘥，当云何？师曰：此结为癥瘕，名曰疟母，急治之，宜鳖甲煎丸。《金匮要略·疟病脉证并治第四》

## 【组成与用法】

鳖甲十二分，炙　乌扇三分，烧　黄芩三分　柴胡六分　鼠妇三分，熬　干姜三分　大黄三分　芍药五分　桂枝三分　葶苈一分，熬　石韦三分，去毛　厚朴三分　牡丹五分，去心　瞿麦二分　紫葳三分　半夏一分　人参一分　䗪虫五分，熬　阿胶三分炙　蜂窠四分，炙　赤硝十二分　蜣螂六分，熬　桃仁二分

上二十三味，为末，取煅灶下灰一斗，清酒一斛五斗，浸灰，候酒尽一半，着鳖甲于中，煮令泛烂如胶漆，绞取汁，内诸药，煎为丸，如梧子大。空心服七丸，日三服。

## 【功效】活血消癥，化痰散结。

## 【医案】

### 癥瘕（卵巢囊肿）

沈某，30岁。

初诊：2005年9月20日。B超检查发现左侧卵巢囊肿3天，大小约48mm×44mm，平时月经周期正常，经量较多，色先黑后红，夹血块，经期腰酸乏力，4～7天经净；经前乳房及小腹发胀，曾行左侧乳腺纤维瘤切除术。性生活之后腰酸，白带多，头痛头晕，纳差，二便正常。糖类抗原检测：CA153、CA125均在正常范围，甲种胎儿球蛋白正常。生育史：2-0-1-2，放置宫内节育环。妇科检查：外阴无殊，阴道通畅，宫颈光滑；宫体后位，大小正常，质地中等，活动，压痛；两侧附件无压痛，左侧附件触及一囊性肿块。舌淡红，苔薄白，脉细。

西医诊断：左侧卵巢囊肿。

治法：活血消癥，化痰散结。

方药：消癥汤（经验方）合鳖甲煎丸。

半枝莲30g，白花蛇舌草30g，荔枝核15g，橘核15g，三棱15g，莪术12g，皂角刺30g，石见穿30g，牡蛎30g，海藻30g，制乳香4g，制没药4g。34剂。

鳖甲煎丸，每次3g，每日3次，吞服。

续诊：2005年10月29日。月经10月23日来潮，5天净，无不适，舌脉如上。B超复查，左侧卵巢囊肿已经消失。中药守上方续进7剂，同时吞服鳖甲煎丸，以巩固疗效。

【按语】

鳖甲煎丸由23味药物组成，药味之众，可称大方，归《素问•至真要大论》的"君一臣三佐九，制之大也"之属。鳖甲煎丸包含了四张经方的主药，即小柴胡汤、桂枝汤、大承气汤和桂枝茯苓丸。因此，该方就具有疏肝和营、活血化瘀、攻下导滞的功效。从原文所治，以及后人对此方的运用来看，基本上都离不开疟疾和肝炎引起的肝脾肿大。但根据此方的功效推导，该方同样可以用来治疗因为肝郁痰瘀引起的癥瘕诸疾，故王孟英说："有形癥瘕按之不移者，即非疟母，亦可借以缓消。"

该案为卵巢囊肿，属于癥瘕的范畴，有人认为此病即《灵枢•水胀》中的肠覃，其文曰："寒气客于肠外，与卫气相搏，气不得荣，因有所系，癖而内着，恶气乃起，息肉乃生。其始生也，大如鸡卵，稍以益大，至其成如怀子之状，久者离岁。按之则坚，推之则移，月事以时下，此其候也。"此描述确与卵巢囊肿相似。由于该病多由于痰湿瘀血凝结所致，故可以用鳖甲煎丸来治疗。由于独遣丸剂，作用缓慢，故与消癥汤并进，以图速效。

# 一九、赤丸

【原文】

寒气厥逆，赤丸主之。《金匮要略•腹满寒疝宿食病脉证治第十》

【组成与用法】

茯苓四两　乌头二两，炮　半夏四两，洗　细辛一两

上四味，末之，内真朱为色，炼蜜丸如麻子大。先食，酒饮下三丸，日再，夜一服。不知稍增之，以知为度。

【功效】温中散寒，逐饮降逆。

【医案】

### 痛经

孙某，23岁。未婚。

初诊：2006年11月27日。痛经5年，从经期第一天开始，小腹疼痛明显，持续1天左右，伴有便意，排便后疼痛减轻。平时月经周期延后一周，经量正常，经色鲜红，夹有血块；经前腰背酸痛，四肢无力，乳房作胀，带下不多，纳欠，大便偏溏。月经11月17日来潮。舌淡红，苔薄白，脉细。

治法：温经除湿，散寒止痛。

方药：赤丸合乌头桂枝汤加味。

茯苓10g，制川乌5g，半夏9g，细辛5g，桂枝6g，炒白芍6g，炙甘草6g，生姜6片，大枣5枚，益母草30g，延胡索10g。6剂。

二诊：2006年12月5日。无不适，舌脉如上。中药守上方，续进7剂。

三诊：2006年12月14日。经期将近，舌脉如上。中药守上方，加三七4g，7剂。

四诊：2006年12月21日。月经12月20日来潮，经量中等，夹小血块，无痛经，舌脉如上。

茯苓10g，制川乌5g，半夏9g，细辛5g，桂枝6g，炒白芍6g，炙甘草6g，生姜6片，大枣5枚，益母草20g，延胡索10g。7剂。

【按语】

赤丸是治疗"寒气厥逆"的方剂，以其寒深则厥也深也，也即《素问•举痛论》描述的"寒气客于五脏，厥逆上泄，阴气竭，阳气未入，故卒然痛死不知人，气复反则生

矣"。此症当有腹痛的症状。以药测证，乌头逐阴寒、通阳气，细辛温阳散寒化饮，半夏、茯苓燥湿健脾化饮，故赤丸所治当系寒饮为患。"内真朱为色"，真朱即朱砂，其色赤，真朱为色之后，其丸即为赤色，故名赤丸。朱砂主要成分为汞，具毒性，今多不用。

《素问·举痛论》曰："寒气入经而稽迟，泣而不行，客于脉外则血少，客于脉中则气不通，故卒然而痛。"寒湿是痛经最常见的病因，湿为饮之渐，故可以用赤丸来治疗寒湿痛经。我以此方治愈痛经者甚多。

该案为痛经五载，发病伴便意便溏，纳欠，证属寒湿凝滞，用赤丸合乌头桂枝汤加益母草、延胡索，以温经除湿、散寒止痛。守方三诊不变，终使痛经控制。《灵枢·九针十二原》云："今五脏之有疾也……疾虽久，犹可毕也。言不可治者，未得其术也。"诚哉斯言。

赤丸原方有乌头一味，处方时可用制川乌，也可用淡附片替代，可减其燥烈之性。乌头和附子原植物为同种，根据《本草经集注》半夏本反乌头，赤丸之中两药并用，而未见舛午。我曾以赤丸合乌头赤石脂丸治疗寒湿痛经，方中乌、附、夏同用（见"乌头赤石脂丸"条），也未见有何乖违，半夏反乌头之说或为后人之蛇足耳。

# 二〇、赤小豆当归散

**【原文】**

1.病者脉数，无热微烦，默默但欲卧，汗出。初得之三四日，目赤如鸠眼，七八日目四眦黑；若能食者，脓已成也，赤小豆当归散主之。《金匮要略·百合狐惑阴阳毒病脉证治第三》

2.下血，先血后便，此近血也，赤小豆当归散主之。《金匮要略·惊悸吐衄下血胸满瘀血病脉证并治第十六》

**【组成与用法】**

赤小豆三升，浸令芽出，曝干　当归三两（原缺分两，据《千金要方》补入）

上二味，杵为散，浆水服方寸匕，日三服。

**【功效】**活血排脓。

**【医案】**

### 1.月经后期

包某，25岁。

初诊：2006年7月1日。月经4月25日转，一周净，至今78天未潮。平素月经周期经常延后，经量正常，经色鲜红，夹有血块；伴下腹隐痛，经前乳房胀痛，带下不多，纳可，二便正常。今日尿妊娠试验阴性。B超检查：子宫内膜厚度8mm。生育史：0-0-1-0。妇科检查：外阴无殊，阴道通畅，宫颈轻度柱状上皮外移；宫体后位，偏小，活动，质地中等，无压痛；两侧附件无压痛。舌淡红，苔薄白，脉细。

治法：活血调气行经。

方药：赤小豆当归散加味。

赤小豆45g，当归30g，川牛膝30g，丹参30g，益母草30g，路路通20g。5剂。

二诊：2006年7月8日。月经7月4～7日来潮，经量中等，伴痛经。今无不适，舌脉如上。

治法：和气血，益肝肾。

方药：当归芍药散加味。

当归9g，川芎6g，炒白芍10g，白术10g，茯苓10g，泽泻10g，菟丝子15g，枸杞子12g，何首乌12g，巴戟天12g，桑椹15g，香附6g。7剂。

### 2.带下

单某，22岁。

初诊：2006年1月24日。从东欧经商返里过年，就诊时诉带下量多色黄3个月，无阴痒，月经基本正常，经前小腹、腰及乳房发胀，纳一般，大便偏干，小便略黄。月经1月4日来潮。生育史：0-0-0-0。妇科检查：外阴无殊，阴道通畅，宫颈中度柱状上皮外移；宫体后位，偏小，活动，质地中等，压痛；两侧附件压痛。舌淡红，苔薄白，脉细。

西医诊断：盆腔炎症性疾病后遗症。

治法：清热排脓，祛瘀生新。

方药：赤小豆当归散合桔梗汤加味。

赤小豆30g，当归9g，桔梗12g，生甘草6g，菝葜20g，土茯苓15g，椿根皮20g。7剂。

二诊：2006年2月2日。服药1剂，带下即明显减少，如水色白；服药2剂，带下完全消失，至今未再见带下，舌脉如上。中药守上方，续进7剂，以巩固疗效。

### 3.妊娠癥瘕

郑某，28岁。

初诊：2009年2月11日。妊娠50天，下腹胀，矢气多。B超检查，发现子宫前方可见一106mm×46mm×84mm大小囊性暗区，宫内可见原始心管搏动。舌淡红，苔薄白，脉细。

治法：和血调气利湿。

方药：赤小豆当归散合当归芍药散、五皮散加减。

当归9g，炒白术10g，炒白芍15g，川芎5g，茯苓皮30g，泽泻10g，陈皮10g，大腹皮12g，桑白皮10g，冬瓜皮30g，赤小豆20g，猪苓10g，天仙藤10g。12剂。

二诊：2009年2月23日。B超复查，子宫前方囊性暗区消失，左侧少腹隐痛，舌脉如上。当归芍药散加赤小豆20g，葱白4根，天仙藤10g，4剂。

### 4.阴疮

胡某，35岁。

初诊：2006年3月6日。外阴红肿刺痛2天，伴带下色黄，立则坠痛，如坐针毡。平素月经正常，经前乳房胀，小腹胀痛，经期小腹坠痛，偶有腰酸。月经2月20日来潮。妇科检查：左侧大阴唇红肿，触及一30mm×20mm×20mm大小的肿块、有波动感，阴道通畅，子宫颈轻度柱状上皮外移；宫体前位，正常大小，活动，质地中等，压痛；两侧附件压痛。舌淡红，苔薄白，脉细。

西医诊断：巴氏腺囊肿伴感染；盆腔炎症性疾病后遗症。

治法：活血软坚，清热解毒。

方药：赤小豆当归散合栝楼牡蛎散加味。

赤小豆45g，当归9g，天花粉15g，牡蛎20g，金银花15g，蒲公英15g，紫花地丁15g。3剂。

地骨皮180g，分3日水煎坐浴。

二诊：2006年6月24日。患者回忆，当时用药仅仅2天，巴氏腺囊肿即破溃出脓，病情迅即骤减，不日而愈。

【按语】

赤小豆当归散是治疗狐惑病"脓已成"的方剂。周扬俊《金匮玉函经二注》说："用赤豆、当归治者。其赤小豆能消热毒，散恶血，除烦排脓，补血脉。用之为君。当归补血生新去陈为佐。"可见，此方以其活血排脓之效可用于诸多痈脓证。此外，该方还可以治疗先血后便的"近血"。

案1为月经后期。根据平素经行夹块，下腹隐痛，经前乳房胀痛，推断气血阻滞为患。因B超发现其子宫内膜已经达到8mm，故可以放胆中药催经。赤小豆当归散虽是一张解毒排脓的方剂，但更是一张行气活血的方剂，因排脓离不开活血行气。方中的当归活血行经自不必说，至于赤小豆一味，其味甘、酸，性平。《医林纂要·药性》称其"清热解毒……散血，消肿，通乳，下胎"。《药性论》称其能"通气"。故《常见病验方研究参考资料》（中医研究院编，人民卫生出版社1970年出版）用赤小豆1.5～2kg（微炒）水煎，随意代茶饮，治疗产后恶露不下腹痛。该案以赤小豆当归散行气活血，加丹参、益母草、路路通活血调气行经，加川牛膝引血下行。初诊经下，再以当归芍药散加补益肝肾药物以调补冲任。

案2为带下量多色黄3个月。带下者有黄、绿、赤、白之分，有稀似水、稠如脓之异。《素问·至真要大论》曰："诸转反戾，水液浑浊，皆属于热。"带下色黄质稠如脓者，以疗痈脓之法治之，佐以清理湿热之品，每获良效。此疡科与妇科相通之处，故《校注妇人良方》收录治疗痈疡肿毒的仙方活命饮来治疗妇科疾病，亦理所当然。该案用赤小豆当归散以活血排脓，桔梗汤是排脓汤（桔梗、甘草、生姜、大枣）的主要成分，系治疗肺痈成脓而"久久吐脓如米粥者"，故排脓和清热之效具备，两方相合，清热解毒排脓之力益强。《品汇精要》称菝葜可"散肿毒"，独味可以治疗妇科炎症性疾病，佐以土茯苓、椿根皮以清利湿热、通下大便。诸药合用，使热毒排而湿热清。药虽寥寥，未尽而愈，其疗效竟出乎意外！

案3为妊娠癥瘕案。虽为囊性，而体积甚大，因仅有腹胀感，故考虑为水气积滞所致，尚未至于血瘀积脓。妊娠期间用药当有所忌，投鼠尚需忌器。故选用和血利湿安胎的当归芍药散合行气利湿的五皮散治疗。加赤小豆一味，与当归组成赤小豆当归散，有活血消肿作用；加冬瓜皮、猪苓、天仙藤，增强行气利湿之效。服药12剂，偌大囊肿竟然意外全消。二诊因左侧少腹隐痛，用当归芍药散加赤小豆、葱白、天仙藤通阳调气，利湿安胎。

案4为阴蚀。该病见于谢观的《中国医学大辞典》，症见阴户一侧或两侧结肿，形如蚕茧而得名，即现代医学的巴氏腺囊肿或脓肿。《素问·阴阳类论》有"阴阳皆壮，下至阴阳"。就是说，男女双方之气壮盛，性生活频繁，病变常趋向下，在男子则阳道生病，女子则阴器生病，这也是阴蚀的病因。《灵枢·刺节真邪》还说："邪留而不去，有热则化而为脓。"患者外阴焮红肿痛，有波动感，即《金匮要略·百合狐惑阴阳毒病脉证治第三》文中的"脓已成也"者，脓既成，不能再使其消，惟有遵照《素问·至真要大论》"可使溃坚"的治疗方法，方可使火毒冰释于片刻。方中用赤小豆当归散以活血排脓；栝楼牡蛎散原是治疗"百合病渴不瘥"者，但《日华子》称方中的天花粉可以"排脓，消肿毒，生肌长肉"，《本草》称牡蛎能治"痈肿癥瘕坚气"；金银花、蒲公英、紫地丁仿《医宗金鉴》五味消毒饮之意，以清热解毒；地骨皮味甘，性寒，《永类钤方》称其水煎频洗，治妇人阴肿或生疮。其中的阴肿可能就包括巴氏腺囊肿或脓肿。由于攻清治法相辅，内外用药结合，故取效如神，一诊而愈。

时至今日，博大精深的中医药宝库中仍藏有许多未解之奥秘，譬如普普通通的赤小豆何以竟能排解脓痈，而当今的药理实验却未能证实此一点。故衷中而参西可矣，以西度中则断然不可。

# 二一、大半夏汤

【原文】

胃反呕吐者，大半夏汤主之。《金匮要略·呕吐哕下利病脉证治第十七》

【组成与用法】

半夏二升，洗完用　人参三两　白蜜一升

上三味，以水一斗二升，和蜜，扬之二百四十遍，煮取二升半，温服一升，余分再服。

【功效】补中降逆。

【医案】

**妊娠胃痛恶阻**

杨某，38岁。

初诊：2006年3月1日。妊娠40多天，一周来胃脘隐痛，嘈杂恶心，呕吐食物、痰涎，口淡嗜甘，口干喜热饮。舌淡红，苔薄白，脉细。

治法：温中补虚，调气降逆。

方药：大半夏汤合橘皮汤、小半夏加茯苓汤加味。

半夏15g，党参15g，蜂蜜（冲）15g，陈皮12g，生姜5片，茯苓10g，甘松10g，苏梗10g，藿梗10g，砂仁（冲）5g。3剂。

二诊：2006年3月4日。胃脘隐痛、嘈杂均已消除，仍见恶心，吐痰涎，嗳气。舌淡红，苔薄白，脉细。

治法：健脾降气平逆。

方药：旋覆代赭汤加味。

旋覆花12g，代赭石15g，党参15g，半夏12g，炙甘草6g，生姜5片，大枣5枚，砂仁（冲）5g，陈皮10g，苏梗10g。7剂。

药后症消。

【按语】

大半夏汤是治疗"胃反呕吐"的方剂。尢在泾说："胃反呕吐者，胃虚不能消谷，朝食而暮吐也。"李升玺说："呕家不宜甘味，此用白蜜，何也？不知此胃反自属脾虚，经所谓甘味入脾，归其所喜是也。况君以半夏味辛而止呕，佐以人参温气而补中，胃反自立止矣。"以方测证,此胃反当由于脾胃虚寒,胃气上逆引起。

　　此案恶阻呕吐虽与胃反有异,然脾胃虚寒,胃气上逆则一。先选大半夏汤治疗者,由于患者除恶心呕吐之外,又见胃脘隐痛、口淡嗜甘。方中半夏温中降逆,党参益气补虚,更有蜂蜜甘缓止痛,又投其所好。所好者,同气相求也,这在治疗妊娠恶阻之中尤其重要。如呕吐不止,又投其所恶,必剧无疑。一诊经用大半夏汤加味治疗之后,胃痛嘈杂即止,呕吐亦轻;二诊虽改用旋覆代赭汤加味治疗,但此方实则仍含有大半夏汤去蜂蜜之意,而旋覆花、代赭石则加强了重镇降逆的功能,砂仁、陈皮、苏梗更能助其调气降逆之功。

# 二二、大柴胡汤

## 【原文】

1. 按之心下满痛者，此为实也。当下之，宜大柴胡汤。《金匮要略·腹满寒疝宿食病脉证治第十》

2. 太阳病，过经十余日，反二三下之，后四五日，柴胡证仍在者，先与小柴胡汤。呕不止，心下急，郁郁微烦者，为未解也，与大柴胡汤下之则愈。《伤寒论》（103）

3. 伤寒十余日，热结在里，复往来寒热者，与大柴胡汤；但结胸，无大热者，此为水结在胸胁也，但头微汗出者，大陷胸汤主之。《伤寒论》（136）

4. 伤寒发热，汗出不解，心中痞硬，呕吐而下利者，大柴胡汤主之。《伤寒论》（165）

## 【组成与用法】

柴胡半斤　黄芩三两　芍药三两　半夏半升，洗　生姜五两，切　大枣十二枚，擘　大黄二两　枳实四枚，炙

上七味，以水一斗二升，煮取六升，去滓，再煎，温服一升，日三服。

## 【功效】和解少阳，清泻热结。

## 【医案】

### 1. 经前乳房胀痛

林某，42岁。

初诊：2005年12月16日。月经周期25～28天，经量不多，经色紫黯，3～4天净；经后10天出现两侧乳房胀痛已经3个月经周期，伴头痛、恶心呕吐，一直持续至月经来潮方消失。经期并无不适，白带不多，纳可，小便正常，大便秘结。B超检查提示：子宫肌瘤8mm×7mm×9mm，25mm×21mm×25mm。生育史：1-0-3-1。舌淡红，苔薄白，脉细。

西医诊断：经期紧张综合征；多发性子宫肌瘤。

治法：疏肝调气，清热散结。

方药：大柴胡汤合栝楼牡蛎散。

柴胡12g，炒黄芩10g，炒白芍10g，半夏10g，制大黄12g，枳实10g，大枣5枚，生姜4片，天花粉15g，牡蛎20g，浙贝10g，海藻20g，预知子10g，山慈菇12g。7剂。

二诊：2005年12月23日。乳房胀痛减轻，舌脉如上。中药守上方，加刺蒺藜10g，

蔓荆子10g，僵蚕10g，7剂。

三诊：2006年3月16日。服药之后，乳房胀痛消失，随访至今未见复发。

### 2.月经后期

潘某，31岁。

初诊：2007年5月31日。月经3月8日来潮，至今将近3个月未转。乳房发胀6天，伴小腹隐痛，腰部酸楚，带下量多，纳便正常。原有慢性盆腔病史。生育史：1-0-1-1，避孕。妇科检查：外阴无殊，阴道通畅，宫颈轻度柱状上皮外移；宫体后位，正常大小，活动，质中，压痛，两侧附件压痛。舌淡红，苔薄白，脉细。

西医诊断：月经稀发；盆腔炎症性疾病后遗症。

治法：疏肝调气，活血攻下。

方药：大柴胡汤加味。

柴胡10g，黄芩10g，炒白芍10g，半夏9g，生姜3片，大枣5枚，制大黄10g，枳实15g，路路通10g，丹参30g，川牛膝30g，益母草30g，青皮10g。7剂。

二诊：2007年6月7日。月经6月4日来潮，经量中等，舌脉如上。再用大柴胡汤加减调理。

### 3.闭经

周某，38岁。

初诊：2007年2月8日。月经2006年10月7日来潮，至今4个月未转，无不适。平素月经周期45～50天，经量不多，经色鲜红，夹血块，3～4天净；经前乳房发胀，纳可，二便正常。近来常觉面部及全身潮热出汗。B超检查：子宫内膜厚度9mm。生育史：1-0-1-1，放置宫内节育环。妇科检查：外阴无殊，阴道通畅，宫颈轻度柱状上皮外移；宫体后位，正常大小，活动，质中，压痛；两侧附件压痛。舌淡红，苔薄白，脉细。

西医诊断：闭经；盆腔炎症性疾病后遗症。

治法：疏肝调气，活血攻下。

方药：大柴胡汤加味。

柴胡10g，黄芩9g，炒白芍10g，半夏10g，生姜4片，大枣5枚，制大黄10g，枳实10g，牡丹皮10g，丹参15g，川牛膝30g，益母草30g，桃仁10g。4剂。

二诊：2007年2月12日。月经未转，胃脘不适，腰尻下坠感。性激素检测：促黄体生成素13.42mIU/mL，促卵泡生成素4.07mIU/mL，雌二醇287pmol/L。舌脉如上。中药守上方，加香附10g，4剂。

三诊：2007年3月1日。月经2月21日来潮，经量中等，4天净。

### 4.妊娠恶阻

王某，28岁。

初诊：2007年3月2日。妊娠41天，干呕，口苦口干，乏味4天，大便难、3～4天一行，腰酸。舌尖稍红，苔薄腻，脉细。

治法：疏肝清热，和胃益肾。

方药：大柴胡汤加味。

柴胡10g，炒黄芩5g，炒白芍10g，半夏10g，生姜4片，大枣5枚，制大黄3g，枳实3g，桑寄生12g，莲蓬10g。3剂。

二诊：2007年3月5日。干呕消失，口苦已除，腰酸口干减轻，胃纳改善，舌脉如上。

治法：健脾益肾。

方药：参苓白术散加杜仲12g，续断10g，5剂。

### 5.妊娠高胆汁酸血症

毛某，29岁。因"孕60天，发现总胆汁酸升高10余天，住院治疗未愈要求会诊"。

患者孕前胆汁酸升高病史4年余，经过医院检查治疗，最终没有诊断、痊愈。婚前胃痛、嗳气频繁。2月27日总胆汁酸39.1μmol/L（正常范围0～10μmol/L），甘胆酸26.56mg/L（正常值0.00～10.0μg/mL）。3月3日总胆汁酸44.2μmol/L。3月6日总胆汁酸48.5μmol/L，甘胆酸17.3mg/L。3月4日肝胆B超检查：肝区回声偏粗，分布欠均匀，门静脉海绵状变可能。

病房用药：黄体酮注针，地屈孕酮片，强的松片，低分子肝素钙针，碳酸钙D$_3$咀嚼片。

柴胡10g，制大黄6g，炒枳壳5g，黄芩10g，姜半夏9g，生白芍10g，茵陈15g，生栀子10g，平地木15g，鸡骨柴15g，五味子6g。砂仁3g。

[会诊记录]

会诊一：2020年3月9日。病史如上，患者面色晦滞，脘堵，右胁隐痛，大便日解2次、成形，口酸、口糙，喜饮，小便正常。舌边稍红，苔白略腻，脉细涩。

中医诊断：痞证。

西医诊断：妊娠高胆汁酸血症。

治法：疏肝泻热，行气活血。

方药：大柴胡汤加减。

柴胡10g，制大黄10g，炒黄芩9g，枳壳10g，炒白芍10g，金钱草20g，茵陈12g，炒栀子12g，郁金10g，川楝子10g，丹参15g，佛手12g。4剂。

会诊二：2020年3月13日。右上腹隐痛3天，部位移动，矢气后舒。腹部叩诊：结肠肝曲及横结肠呈鼓音。大便成形，纳欠，口酸，总胆汁酸24.3μmol/L，甘胆酸8.4mg/L。舌脉如上。西医诊断：为高胆汁酸血症；结肠肝曲综合征。中药守上方，制大黄改为12g，炒白芍改为15g；加木香10g，大腹皮10g，3剂。

会诊三：2020年3月16日。面部色泽稍光润，口酸减，大便变软，上腹胀痛，嗳气。总胆汁酸35.6μmol/L。舌脉如上。中药守3月9日方，去佛手，制大黄改为15g；加大腹皮15g，槟榔12g，赤小豆30g，降香5g，木香10g。4剂。

会诊四：2020年3月20日。大便成形。古脉如上。

柴胡10g，制大黄20g，枳壳10g，炒白芍10g，炒黄芩10g，川楝子10g，金钱草30g，茵陈15g，郁金12g，丹参20g，木香12g，大腹皮15g，平地木15g。4剂。

会诊五：2020年3月25日。大便稍软，日解1次，右上腹疼痛十去其六，口酸减，嗳气，矢气。3月24日总胆汁酸33μmol/L。舌稍红，苔白腻，稍干，脉细滑。中药守上方，改炒黄芩为生黄芩10g，加生栀子10g，5剂。

会诊六：2020年3月30日。右上腹胀痛，矢气少，痔血，总胆汁酸23.5μmol/L。舌脉如上。中药守3月20日方，加玄明粉（冲）5g，赤小豆30g，4剂。

会诊七：2020年4月3日。大便日解2次，故玄明粉未用，腰酸，右上腹胀，带黄。舌脉如上。中药守3月25日方，加金狗脊12g，4剂。

会诊八：2020年4月9日。大便日解1次，稍软，右上腹胀略减，胃脘胀痛，嗳气多，口酸，舌淡红，苔薄白，脉细。

方药：大柴胡汤合橘皮竹茹汤加减。

柴胡10g，姜半夏9g，炒枳壳10g，制大黄20g，黄芩10g，炒白芍10g，橘皮20g，竹茹10g，炙甘草6g，党参10g，代赭石20g，郁金12g，丹参20g，檀香5g，木香10g。5剂。

会诊九：2020年4月14日。右上腹胀十去其八，胃脘微胀，嗳气少，大便正常。总胆汁酸24.7μmol/L。舌淡红，苔稍厚，干，脉细。中药守上方，加大腹皮10g，14剂。

会诊十：2020年4月28日。右上腹胀除，总胆汁酸13.2μmol/L。舌淡红，苔薄白，脉细。中药守上方，7剂。

会诊十一：2020年5月12日。孕19+5周天，右上腹无不适，左侧上腹（脾曲）稍觉不适，纳可，嗳气，大便日解2次，总胆汁酸13.9μmol/L。舌脉如上。中药守上方，半夏加至12g，7剂。

会诊十二：2020年5月26日。患者上方一剂分成两日服用后，上腹部胀，嗳气，大便稍秘结。5月26日总胆汁酸23.3μmol/L。肝功能正常。自此诊之后，患者每次至产科检查，医师均动员住院，结果拒绝，并亲自签字。舌脉如上。中药守上方，改大腹皮为15g，改木香为15g，14剂。

会诊十三：2020年6月12日。面色转为正常，大便一天解1～2次、成形稍软、易解；左上腹轻微胀痛，偶有两少腹轻微拉扯样痛，休息后可缓解，腰酸。6月12日总胆汁酸5.9μmol/L。舌脉如上。中药守上方，7剂。

会诊十四：2020年6月19日。大便一天1～2次、成形软便，吃不消化食物后两肋部轻微胀痛，带下量多，色黄。6月19日总胆汁酸5.8μmol/L，肝功能余无殊。舌脉如上。中药守上方，14剂。

会诊十五：2020年7月3日。右上腹胀痛，大便软，日解2次，多食骨头汤后总胆汁酸升高，7月3日总胆汁酸18.5μmol/L。舌脉如上。中药守上方，去桑寄生，改大腹皮20g；加青皮10g，麦芽30g，7剂。

会诊十六：2020年7月21日。两胁肋部无胀痛，大便软、日解1～2次。患者中药在外代煎，自觉疗效不佳。7月21日总胆汁酸15.8μmol/L。舌边尖稍红，苔薄腻，脉细涩。中药守3月20日方，加鸡骨柴12g，7剂。

会诊十七：2020年8月14日。孕32+1周。或中上腹或左上腹或右上腹饭后胀闷痛；大便逐渐变难，现日解2次，量少，质软，不尽感。8月6日总胆汁酸18.7μmol/L，8月

14日总胆汁酸23.4μmol/L。中药守3月20日方，加决明子20g，玄明粉（冲）5g，7剂。

会诊十八：2020年9月1日。孕34$^{+3}$周。左肋下抽痛减轻，大便软。9月1日总胆汁酸21.6μmol/L。B超检查：边缘性胎盘脐带入口，胎儿脐带绕颈，可见W切迹，胎心150~180次/分。舌脉如上。中药守上方，制大黄改为12g，丹参改为15g，金钱草改为20g，7剂。

2020年9月9日，患者剖宫产一婴儿，体重2.35kg。

### 6.妊娠合并急性胰腺炎

吴某，31岁。因"胚胎移植术后63天，上腹疼痛，恶心呕吐2周，加重1周"于2020年6月29日入院。6月30日血常规：白细胞数$11.94 \times 10^9$/L↑，中性粒细胞64.5%，中性粒细胞数$7.70 \times 10^9$/L↑；血淀粉酶306U/L↑，尿淀粉酶3850U/L↑；B超检查肝、胆、脾、胰未见明显异常。7月1日血淀粉酶469U/L↑；7月3日尿淀粉酶4336U/L↑；7月4日血淀粉酶663U/L↑；7月6日血淀粉酶723U/L↑。入院后常规予叶酸、胃复安针、葡萄糖、维生素针、复方氯化钠、氯化钾等补液止吐治疗。病症未明显改善，请消化科、外科会诊后，诊断为"妊娠期合并急性胰腺炎"，予"头孢呋辛、醋酸奥曲肽、奥美拉唑、达喜"等对症治疗，患者恶心呕吐、上腹痛症状未见明显好转，再请消化科及外科会诊，均无提出新的治疗方案。

[会诊记录]

会诊一：2020年7月6日。恶心呕吐仍存，上腹轻压痛。舌淡红，苔薄白，脉细。

中医诊断：妊娠呕吐。

西医诊断：妊娠期合并急性胰腺炎。

治法：疏肝理气，通腑泄热。

方药：①大柴胡汤加减。

柴胡10g，炒白芍10g，黄芩10g，制大黄9g，炒枳壳10g，姜半夏9g，川楝子10g，木香10g。3剂。

上药水煎浓缩，插肛管点滴保留灌肠。

②半夏泻心汤。

半夏10g，炒黄芩9g，黄连3g，党参12g，干姜5g，炙甘草6g，大枣5枚。3剂。

上述颗粒剂加少量清水调成糊状外敷脐部。

会诊二：2020年7月9日。血淀粉酶644U/L，尿淀粉酶7133U/L。总胆固醇4.42mmol/L，甘油三酯1.04mmol/L。口水多，舌脉如上。

方药：①中药守上方，加陈皮15g，金钱草15g，青皮6g，4剂。水煎口服。②香砂六君子汤加苏叶10g，香附6g，4剂。上述用颗粒剂加少量清水调成糊状，外敷脐部。

会诊三：2020年7月20日。7月13日血淀粉酶475U/L；7月16日尿酮体（++）；7月17日血淀粉酶527U/L↑；7月17日血淀粉酶527U/L。上腹部压痛消失，嘈杂嗳气，脐周时觉不适，下腹冷，开始进流质食物，4天前排便1次、成形，呕吐胆汁，多唾，口淡。舌淡红，苔薄白，脉细。

方药：半夏泻心汤加味。

半夏10g，炒黄芩6g，黄连3g，干姜5g，炙甘草6g，大枣5枚，党参12g，制大黄6g，苏叶10g，枳壳6g，柴胡9g，炒薏苡仁30g。3剂。

会诊四：2020年7月23日。血淀粉酶527U/L，尿酮体（++++）。食欲明显改善，嘈杂，可吃米面，大便已顺，多唾，口淡，呕吐无胆汁。舌脉如上。中药守上方，制大黄改为8g，加大腹皮12g，4剂。

会诊五：2020年7月27日。7月23日尿酮体（++++）；血淀粉酶527U/L。食欲较前改善，可吃一碗米面，大便日解3~4次、成形。舌淡红，苔薄白，脉细滑。中药守上方，加金钱草12g，木香10g，4剂。

会诊六：2020年7月31日。7月30日血淀粉酶377U/L，尿酮体阴性。食欲佳，腹饱仍频食，大便日解3~4次、成形。舌淡红，苔薄白，脉细滑。中药守上方，加砂仁5g，4剂。

会诊七：2020年8月5日。食欲正常，脘稍馁，嗳气减，大便如上，舌脉如上。中药守上方，加佛手10g，神曲10g，5剂。

会诊八：2020年8月10日。血淀粉酶308U/L。进食糯玉米后脘馁，嗳气难，大便日解2次。舌淡红，苔薄白，脉软。中药守7月27日方，去金钱草；加砂仁5g，檀香5g，降香3g，神曲10g，3剂。

会诊九：2020年8月13日。诸症好转，口水多，舌脉如上。中药守上方，加陈皮15g，3剂。

会诊十：2020年8月17日。血淀粉酶245U/L，纳可，大便成形，日解1~2次。中药守上方，加佛手12g，3剂。

会诊十一：2020年8月24日。孕19+周，纳可，大便日解1次，脘或馁。舌淡红，苔黄腻，脉细滑。

柴胡10g，炒白芍10g，黄芩10g，制大黄9g，炒枳壳10g，姜半夏9g，木香10g，大腹皮12g，神曲10g，金钱草15g，佛手12g，檀香5g。7剂。

会诊十二：2020年8月31日。血淀粉酶194U/L。大便日解1次，顺畅，舌脉如上。中药守上方，加陈皮12g，5剂。

会诊十三：2020年9月7日。孕21$^{+3}$周，无不适，舌脉如上。中药守上方，制大黄改为12g，7剂。

会诊十四：2020年9月14日。孕22$^{+3}$周，血淀粉酶176U/L，大便日解2次、顺畅。舌淡红，苔薄白，脉细。中药守上方，加平地木12g，7剂。

会诊十五：2020年9月28日。孕24$^{+3}$周，血淀粉酶176U/L，大便日解2次。舌红，苔薄白，脉细。中药守上方，加垂盆草15g，7剂。

会诊十六：2020年10月12日。孕26$^{+3}$周，血淀粉酶207U/L，大便溏软，跟痛，舌脉如上。中药守上方，加桑寄生15g，丹参12g，7剂。

会诊十七：2020年10月19日。孕27$^{+3}$周，跟、膝疼痛，活动后减轻，大便软。舌脉如上。中药守8月24日方，加杜仲13g，桑寄生15g，丹参12g，7剂。

会诊十八：2020年10月26日。血淀粉酶230U/L，大便日解3次、质软、膝酸、跟痛。舌淡红，苔薄白，脉细。

柴胡10g，炒白芍10g，黄芩10g，制大黄9g，炒枳壳10g，姜半夏9g，木香10g，大腹皮12g，神曲10g，川楝子10g，桑寄生12g，金钱草15g。7剂。

会诊十九：2020年11月2日。孕29$^{+3}$周，恶心，跟痛，或腰酸，流涕，舌脉如上。中药守上方，加葱白5根，杜仲10g，7剂。

会诊二十：2020年11月9日。孕30$^{+3}$周，血淀粉酶185U/L，跟痛，舌脉如上。中药守10月26日方，加杜仲12g，7剂。

会诊二十一：2020年11月16日。孕31$^{+3}$周，跟痛减轻，舌脉如常。

柴胡10g，炒白芍10g，黄芩10g，制大黄9g，炒枳壳10g，姜半夏9g，金钱草15g，川楝子10g，神曲10g，木香10g，茵陈10g。7剂。

会诊二十二：2020年11月23日。血淀粉酶209U/L，无不适，舌脉如上。中药守11月16日方，加大腹皮15g，平地木12g，7剂。

会诊二十三：2020年11月30日。孕33$^{+3}$周，舌脉如上。中药守11月16日方，加炒栀子10g，7剂。

会诊二十四：2020年12月7日。孕34$^{+}$周，血淀粉酶235U/L，纳便正常，舌脉如上。

柴胡10g，炒白芍10g，黄芩10g，制大黄9g，炒枳壳10g，姜半夏9g，郁金10g，金钱草15g，茵陈10g，垂盆草12g，平地木12g，神曲10g。7剂。

会诊二十五：2020年12月21日。停药一周，血淀粉酶259U/L，无不适，舌脉如上。中药守上方，加鸡骨柴15g、大腹皮12g，7剂。

患者2021年1月17日自然分娩一3.5kg重男婴。分娩之后血淀粉酶立即恢复正常。

### 7.附件炎

夏某，27岁。因右侧少腹针刺样疼痛3年就诊。

初诊：2005年12月12日。经前下腹及右侧乳房胀痛明显，腰坠，带下无殊，胃脘胀痛，纳可，大便秘结、3天一行。B超检查未见异常。月经周期基本规则，经期一周，经量适中，经色黯红，夹血块，无痛经。月经12月2日来潮。生育史：0-0-1-0，目前使用避孕套避孕。妇科检查：外阴无殊，阴道通畅，宫颈肥大，轻度柱状上皮外移；宫体前位，正常大小，质地中等，活动，无压痛；右侧附件压痛，左侧无压痛。舌淡红，苔薄白，脉细。

西医诊断：右侧附件炎；经期紧张综合征。

治法：疏肝通腑，清理湿热。

方药：大柴胡汤合金铃子散加味。

柴胡12g，制大黄12g，枳壳12g，黄芩10g，半夏10g，炒白芍10g，大枣5枚，生姜4片，延胡索10g，川楝子10g，半枝莲15g，白花蛇舌草15g，蒲公英15g，路路通10g。7剂。

二诊：2005年12月19日。大便日解1次，右侧少腹刺痛减轻，胃脘胀，外感流涕，舌脉如上。中药守上方，加大腹皮10g，砂仁（冲）5g，防风10g，7剂。

三诊：2005年12月26日。外感已愈，胃脘舒服，右侧少腹刺痛轻微，舌脉如上。中药守12月12日方，加皂角刺15g，石见穿15g，大腹皮15g，7剂。

四诊：2005年12月31日。经期将近，右侧少腹刺痛消失，右侧乳房胀，舌脉如上。中药守上方，加青皮10g，5剂。

五诊：2006年1月7日。月经1月1日来潮，昨天净，少腹刺痛症状一直未再出现，舌脉如上。中药守12月12日方，加砂仁（冲）5g，7剂。

六诊：2005年1月14日。尿意频，无尿痛，胃脘隐痛。舌淡红，苔薄白，脉细。中药守12月12日方，加甘松10g，佛手10g，九香虫10g，7剂。

七诊：2006年1月21日。上症均除，乳房胀痛及少腹刺痛均未再发生，大便秘结，胃纳正常，舌脉如上。中药守12月12日方，加路路通10g，青皮10g，大血藤15g，14剂。

### 8.盆腔粘连腹痛

张某，25岁。

初诊：2008年9月9日。小腹胀痛反复发作5个月，明显加重3天，痛无定处，以右侧为重，局部触痛，肛门排气困难，大便不顺。2008年6月12日在他院行腹腔镜下探查，术中见右侧输卵管充血、肿胀、扭曲，与右侧卵巢及肠管粘连成团；左侧输卵管无殊。后改为开腹手术，行盆腔粘连松解＋右侧输卵管造口术。术后半月，腹痛复发。2008年8月12日，上海复旦大学妇产科医院B超检查提示：右侧混合性包块35mm×26mm×23mm，卵巢来源，两侧卵巢边界不清。9月6日B超检查提示右侧卵巢囊性厚壁包块4.2cm×3.7cm，腹部平片未见异常。月经8月3日来潮。生育史：0-0-0-0。妇科检查：外阴无殊，阴道通畅，宫颈轻度柱状上皮外移；宫体平位，正常大小，活动度差，质地中等，压痛；两侧附件触及囊性包块，均压痛。舌淡红，苔薄白，脉涩。

西医诊断：盆腔粘连；盆腔炎症性疾病后遗症。

治法：行气通腑，清利湿热。

方药：大柴胡汤加味。

柴胡10g，炒黄芩10g，炒白芍10g，半夏10g，生姜5片，大枣6枚，制大黄10g，炒枳实10g，大腹皮20g，延胡索10g，川楝子10g，乌药10g，槟榔10g，大血藤20g，冬瓜子30g。4剂。

二诊：2008年9月13日。月经9月10日来潮，今量少，下腹痛减，舌脉如上。

方药：四逆清带汤加味（自备方）。

柴胡10g，枳壳10g，白芍10g，败酱草10g，大血藤15g，樗白皮15g，半枝莲15g，土茯苓15g，蒲公英15g，大蓟15g，小蓟15g，萆薢15g，生甘草6g，大腹皮10g，延胡索10g。5剂。

三诊：2009年9月18日。经净3天，腹胀，两侧少腹牵掣感，舌脉如上。大柴胡汤加大腹皮30g，乌药15g，蒲公英15g，大血藤20g，琥珀（分吞）5g。7剂。

四诊：2009年10月6日。两侧少腹隐痛，骶部酸，舌脉如上。大柴胡汤加大腹皮30g，乌药15g，蒲公英20g，大血藤20g，血竭（分吞）5g，延胡索10g。14剂。

五诊：2008年10月20日。小便之后小腹疼痛，舌脉如上。中药守上方，加徐长卿15g，羌活10g，7剂。

六诊：2008年10月27日。月经10月24日来潮，今未净，下腹疼痛减轻，舌脉如上。中药守9月18日方，加炮山甲10g，7剂。

七诊：2008年11月3日。小腹胀痛极其轻微，舌脉如上。中药守10月6日方，7剂。

八诊：2008年11月10日。昨天小腹胀，舌脉如上。中药守10月27日方，7剂。

九诊：2008年11月18日。11月13日大便溏薄，16日好转，近几天来下腹疼痛加剧，脐周及下腹均紧张，右侧尤甚，走路不能挺腰，咳嗽时加剧，推测可能为排卵期出现的症状，今无不适，舌脉如上。中药守10月6日方，加徐长卿15g，7剂。

十诊：2008年11月26日。下腹偶觉隐痛，舌脉如上。中药守9月18日方，加延胡索10g，川楝子10g，7剂。

十一诊：2008年12月4日。月经未转，无不适，舌脉如上。大柴胡汤加大血藤30g，蒲公英15g，败酱草15g，延胡索10g，徐长卿15g，14剂。

十二诊：2008年12月17日。月经12月4日来潮，无痛经，一周净。12月15日右侧少腹隐痛，持续半天，大便稍软，B超检查未见异常。舌脉如上。中药守上方，加神曲10g，炒谷芽10g，炒麦芽10g，7剂。

十三诊：2009年1月6日。12月28日下腹疼痛伴呕吐，一天缓解，舌脉如上。中药守12月4日方，加血竭5g，川楝子10g，7剂。

十四诊：2009年1月14日。月经1月7日来潮，一周净，无腹痛舌脉如上。中药守12月4日方，14剂。

十五诊：2009年2月3日。右侧少腹疼痛半月，泛酸水。舌淡红，苔薄白，脉细。大柴胡汤加制乳香5g，制没药5g，大血藤30g，蒲公英15g，败酱草20g，延胡索10g，大腹皮15g，7剂。

十六诊：2009年2月13日。月经未转，下腹稍胀，大便稍软，舌脉如上。中药守上方，加槟榔10g，神曲10g，6剂。

十七诊：2009年2月28日。月经2月22日来潮，今将净，舌脉如上。中药守2月3日方，7剂。

十八诊：2009年3月14日。经水已净，下腹微痛，舌脉如上。中药守上方，加炒莱菔子10g，14剂。

十九诊：2009年4月22日。下腹疼痛未发生。

二十诊：2009年8月22日。下腹疼痛未再发生，大便秘结如羊矢，舌淡红，苔薄白，脉细。大柴胡汤加蒲公英15g，大血藤15g，败酱草15g，延胡索10g，7剂。

2010年8月28日复诊，盆腔粘连腹痛症状未再发生。

### 9.胆囊结石

王某，30岁。因"胆囊结石上腹疼痛5年"就诊。

初诊：2020年5月25日。患者因胆囊结石伴发胆囊息肉样病变5年，致上腹疼痛，放射至右肩，饥饿时痛剧。纳寐可，二便调。经期7天，周期30～35天，经期腹泻。月经5月21日来潮，经量中等，经色红，有血块。腰酸，乳房胀。经期腹泻。舌淡红，苔薄白，脉细。

中医诊断：腹痛（肝胆湿热）。

西医诊断：胆囊结石；胆囊息肉样病变。

治法：疏肝利胆，泄热通瘀。

方药：大柴胡汤加味。

柴胡 10g，半夏 9g，炒枳壳 10g，制大黄 6g，黄芩 10g，炒白芍 10g，延胡索 10g，川楝子 10g，木香 10g，炒谷芽 10g，炒麦芽 10g。7剂。

二诊：2020年6月1日。上腹放射性疼痛消失，舌脉如上。中药守上方，加陈皮 20g，大腹皮 10g，7剂。

三诊：2020年6月7日。上腹无放射性疼痛，3天前食较多虾后出现胃脘微痛，今已除。大便溏软，日解1次，舌脉如上。中药守上方，加青皮 6g，7剂。

四诊：2020年6月16日。近期上腹放射性疼痛未发作。便溏稀、1天1次，矢气多，舌脉如上。中药守上方，7剂。

五诊：2020年6月23日。上腹放射性疼痛无发作，右肩胛骨内侧隐痛。大便软，不成形，质黏，2天1次，矢气多；月经6月19日来潮，经量中等，无痛经。舌脉如上。中药守上方，加玄明粉（冲服）5g，7剂。

【按语】

大柴胡汤由小柴胡汤与小承气汤合方加减而成，如周禹载所说："大柴胡总以少阳为主治，而复有里者也。外邪未解，即不可治内；而里证已具，复不可专外。故于和之之中，加下药微利之。"可见，该方是和解与通下并行的方剂。

《张仲景方剂实验研究》（彭鑫、王洪蓓主编，中国医药科技出版社2005年出版）认为，大柴胡汤具有抗炎作用。经过加减，该方因可以治疗急性胆囊炎、胰腺炎，缓解疼痛疗效卓著而名噪一时，成为中医治疗急腹症为数不多的代表方剂之一。其实大柴胡汤中既含有四逆散（柴胡、白芍、枳实、炙甘草）以调气止痛，又含有黄芩汤（黄芩、芍药、炙甘草、大枣）以清少阳湿热，还含有小承气汤以攻治下焦胶结之湿热，半夏、姜、枣健脾和中，合而成为调气清泻湿热又能和胃的方剂。通过药理学研究，大柴胡汤对急、慢性炎症模型均具有强烈的抗炎作用。其第一作用点是抑制局部炎症，它可以抑制化学介质的游离。全身作用是通过解除皮质酮-促肾上腺皮质激素分泌的抑制，由此激活垂体-肾上腺的内分泌系统，调节生物功能而呈现抗炎效果。

案1为经前乳房胀痛。经期头痛恶心呕吐，大便秘结，以六经辨治，证近少阳、阳明同病，故以大柴胡汤治疗；合栝楼牡蛎散、浙贝、海藻、预知子、山慈菇以清热疏肝，软坚散结。

案2为月经后期。但患者已出现乳房发胀，小腹隐痛，腰部酸楚等症状，结合有盆腔炎症性疾病后遗症病史，故用大柴胡汤疏肝调气，通下清热；合路路通、丹参、川牛膝、益母草、青皮行气活血攻下。药未尽剂，月经来潮。

案3为闭经4个月，而无所苦。平素月经后期，经前乳房发胀，推断病因，以肝气郁结，瘀血阻滞为多见。由于子宫内膜厚度已经达到9mm，虽有余疾，以末治之。下法对于行经具有高屋建瓴，因势利导的作用，故用大柴胡汤加丹皮、丹参、川牛膝、益母草、桃仁疏调肝气，活血攻下。一诊之后，腰尻下坠感，性激素检测排除卵巢功能衰退可能，继续用上方加香附治疗，经水终潮。

案4为妊娠恶阻。表现为干呕，便难，符合条文中的"呕不止"和"热结在里"。口苦口干，舌红苔腻，亦佐证病在少阳，热结肠腑。故以大柴胡汤加桑寄生、莲蓬益肾安胎。由于方证相符，诸症顿消。值得注意的是，方中大黄用炙，同枳实损其量而用，实是量体裁衣。《素问•刺要论》中有"过之则内伤，不及则生外壅……深浅不得，反为大贼，内动五藏，后生大病"。此虽言针刺，与用药无异！

案5为妊娠高胆汁酸血症。妊娠胆汁酸升高易造成胎儿窘迫、死产、死胎及早产等不良后果。该案婚前总胆汁酸升高（代谢异常），胃痛、嗳气频繁、面色晦滞。孕后出现总胆汁酸逐渐升高，胃脘堵闷，右胁隐痛，大便日解2次，口酸口糙，舌边稍红，苔白略腻，脉细涩，属于肝气不疏，肝火犯胃，脾气不升，胃气不降。虽然我与病房的用方同是大柴胡汤加味，但是病房的用药大黄过少，失清热攻下之力；加收敛的生白芍和五味子，又不利于疏利；更是缺少了疏肝利气和活血化瘀的药物（我加用郁金、川楝子、丹参、佛手）。因为大柴胡汤中的柴胡、枳壳尚不足以解决气滞问题，况且患者气滞日久生瘀，脉象见涩，面色晦滞，没有活血药物，不足以荡涤垢积。随着大黄用量的递增，行气药物的增多，活血药量的增大，患者胁腹胀除，总胆汁酸大幅下降。

案6为妊娠合并急性胰腺炎。表现为上腹疼痛、压痛，治疗使用大柴胡汤是根据条文"按之心下满痛者，此为实也，当下之，宜大柴胡汤"。其实此方早已成为治疗急腹症急性胰腺炎的代表方剂，无奈病房中西医会诊均未选用。经过多次会诊，血淀粉酶从最高的723U/L，降至临产前的血淀粉酶259U/L，使患者安然分娩而无痛苦。

案7为附件炎少腹疼痛。《灵枢•经脉》有"妇人少腹肿"，与附件炎少腹胀痛近似。伴经前乳胀脘痛，以其经脉所过，当属少阳；大便秘结，则属阳明。故用大柴胡汤治疗。半枝莲和白花蛇舌草均有良好的清热解毒作用，与蒲公英配伍以清理湿热，加金铃子散、路路通以和气血止痛。

案8为盆腔粘连小腹胀痛反复发作5个月的患者，临床表现为腹痛和肠腑闭塞。大柴胡汤是疏肝行气通腑的代表方，而被广泛用于多种急腹症，并取得良好的效果。盆腔粘连是极其难愈的疾病，哪怕是缓解症状都不容易。但治疗盆腔炎粘连引起的小腹胀痛，腑气不通，必须以行气通腑为主，所以选用大柴胡汤加大腹皮、延胡索、川楝子、乌药、槟榔、大血藤、冬瓜子，以加强行气清热之功。经过长达半年的治疗，腹痛症状终于消失，一年后随访无复发。现代药理实验表明，徐长卿具有镇痛功效（《现代中药药理与临床》，王本祥主编，天津科技翻译出版公司2004年出版）。

案9为胆囊结石，伴发胆囊息肉患者，具有典型的上腹疼痛，放射至右肩。辨证属于肝胆瘀热，灼炼成石，不通则痛，用大柴胡汤加味治疗，症状控制。

# 二三、大承气汤

## 【原文】

1.痉为病，胸满口噤，卧不着席，脚挛急，必齘齿，可与大承气汤。《金匮要略•痉湿暍病脉证治第二》

2.下利三部脉皆平，按之心下坚者，急下之，宜大承气汤。《金匮要略•呕吐哕下利病脉证治第十七》

3.下利，脉迟而滑者，实也。利未欲止，急下之，宜大承气汤。《金匮要略•呕吐哕下利病脉证治第十七》

4.下利，脉反滑者，当有所去，下乃愈，宜大承气汤。《金匮要略•呕吐哕下利病脉证治第十七》

5.下利已瘥，至其年、月、日、时复发者，以病不尽故也，当下之，宜大承气汤。《金匮要略•呕吐哕下利病脉证治第十七》

6.产后七八日，无太阳症，少腹坚痛，此恶露不尽。不大便，烦躁发热，切脉微实，再倍发热，日晡时烦躁者，不食，食则谵语，至夜即愈，宜大承气汤主之。热在里，结在膀胱也。《金匮要略•妇人产后病脉证治第二十一》

7.阳明病脉迟，虽汗出不恶寒者，其身必重，短气腹满而喘，有潮热者，此外欲解，可攻里也。手足濈然汗出者，此大便已硬也，大承气汤主之；若汗多微发热恶寒者，外未解也，其热不潮，未可与承气汤；若腹大满不通者，可与小承气汤，微和胃气，勿令至大泄下。《伤寒论》（208）

8.阳明病，潮热，大便微硬者，可与大承气汤；不硬者，不可与之。若不大便六七日，恐有燥屎，欲知之法，少与小承气汤。汤入腹中，转矢气者，此有燥屎也，乃可攻之。若不转矢气者，此但初头硬，后必溏，不可攻之，攻之必胀满不能食也，欲饮水者，与水则哕。其后发热者，必大便复硬而少也，以小承气汤和之。不转矢气者，慎不可攻也。《伤寒论》（209）

9.伤寒若吐若下后不解，不大便五六日，上至十余日，日晡所发潮热，不恶寒，独语如见鬼状。若剧者，发则不识人，循衣摸床，惕而不安，微喘直视，脉弦者生，涩者死。微者，但发热谵语者，大承气汤主之。若一服利，则止后服。《伤寒论》（212）

10.阳明病，谵语有潮热，反不能食者，胃中必有燥屎五六枚也；若能食者，但硬耳；宜大承气汤下之。《伤寒论》（215）

11.汗出谵语者，以有燥屎在胃中，此为风也。须下者，过经乃可下之。下之若早，

语言必乱。以表虚里实故也。下之愈，宜大承气汤。《伤寒论》（217）

12.二阳并病，太阳证罢，但发潮热，手足漐漐汗出，大便难而谵语者，下之则愈，宜大承气汤。《伤寒论》（220）

13.阳明病，下之，心中懊侬而烦，胃中有燥屎者，可攻。腹微满，初头硬，后必溏，不可攻之。若有燥屎者，宜大承气汤。《伤寒论》（238）

14.参见桂枝汤条【原文】。《伤寒论》（240）

15.大下后，六七日不大便，烦不解，腹满痛者，此有燥屎也。所以然者，本有宿食故也，宜大承气汤。《伤寒论》（241）

16.病人小便不利，大便乍难乍易，时有微热，喘冒不能卧者，有燥屎也，宜大承气汤。《伤寒论》（242）

17.伤寒六七日，目中不了了，睛不和，无表里证，大便难，身微热者，此为实也，急下之，宜大承气汤。《伤寒论》（252）

18.阳明病，发热汗多者，急下之，宜大承气汤。《伤寒论》（253）

19.发汗不解，腹满痛者，急下之，宜大承气汤。《伤寒论》（254）

20.腹满不减，减不足言，当下之，宜大承气汤。《伤寒论》（255）

21.阳明少阳合病，必下利。其脉不负者，为顺也；负者，失也。互相克贼，名为负也。脉滑而数者，有宿食也，当下之，宜大承气汤。《伤寒论》（256）

22.少阴病，得之二三日，口燥咽干者，急下之，宜大承气汤。《伤寒论》（320）

23.少阴病，自利清水，色纯青，心下必痛，口干燥者，可下之，宜大承气汤。《伤寒论》（321）

24.少阴病，六七日，腹胀，不大便者，急下之，宜大承气汤。《伤寒论》（322）

【组成与用法】

大黄四两，酒洗　厚朴半斤，炙，去皮　枳实五枚，炙　芒硝三合

上四味，以水一升，先煮二物，取五升，去滓；内大黄，更煮取二升，去滓；内芒硝，更上微火一二沸，分温再服，得下余勿服。

【功效】清热通腑导滞。

【医案】

### 1.月经后期

黄某，21岁。

初诊：2018年11月13日。平时月经周期37～60天，经期7天。月经9月12日来潮，经量中等，夹块，痛经，经前乳房胀。绒毛膜促性腺激素＜1.2mIU/mL。纳可，寐安，头晕，乏力；大便干结，羊矢状，3天一行。妇科检查未见明显异常。B超检查：子宫内膜厚度7mm。舌淡红，苔薄白，脉细。

治法：和血通下。

当归12g，川芎12g，熟地黄10g，赤芍10g，炙大黄9g，玄明粉（冲）6g，枳实10g，厚朴10g，益母草30g，香附10g，川牛膝30g。7剂。

二诊：2018年11月20日。月经11月17日来潮，经量不多，未净；大便正常。

## 2.产后腹痛

黄某，30岁。

初诊：2014年5月3日。4月16日剖宫产后，两侧少腹阵发性隐痛，至今不止，排出色粉红血性恶露，腰酸明显；伴口干口苦，时觉乏力头晕，腹胀气，大便难，2天一解，胃纳及夜寐正常。妊娠期曾有血糖升高，产后已正常。生育史：1-0-0-1。目前无哺乳。舌稍黯，苔腻，脉细。

治法：泄热通便，和血止痛。

方药：大承气汤合芍药甘草汤加味。

枳壳10g，玄明粉（冲）6g，厚朴10g，制大黄6g，益母草15g，川芎10g，当归10g，炙甘草6g，炒白芍15g。3剂。

二诊：2014年5月6日。两少腹痛除，阴道出血未净，昨日腹泻3～4次，脐腹隐痛2天，口干，腰酸，局部轻压痛，腹部叩诊呈鼓音，舌脉如上。

治法：行气燥湿。

方药：赤小豆15g，槟榔10g，木香6g，天仙藤10g，炒莱菔子10g，麦芽15g，枳壳6g，乌药5g，神曲10g。3剂。

三诊：2014年5月9日。进药一剂，下腹痛除。昨天下午起小腹隐痛，现痛消，大便正常，矢气，腹部叩诊鼓音已消失，恶露已除。舌脉如上。中药守上方，5剂。四磨汤口服液1盒，每次2支，每日2次，口服。

四诊：2014年5月14日。上症均除，口烦渴，饮而不解，口臭，大便正常。舌淡红，苔薄腻，脉细。

天花粉15g，牡蛎30g，北沙参12g，竹叶10g，竹茹10g，芦根30g。5剂。

## 3.盆腔炎症性疾病后遗症

叶某，42岁。

初诊：2007年6月5日。下腹长期疼痛10多年，经西医反复抗炎治疗，疼痛仅能缓解数日。就诊时，小腹疼痛3天，带下不多，大便偏干；经前乳房发胀，月经周期规则，经量中等，4天净。生育史：2-0-0-2，两侧输卵管已经结扎。妇科检查：外阴无殊，阴道通畅，宫颈光滑；宫体后位，正常大小，活动，质中，压痛；两侧附件压痛。舌淡红，苔薄白，脉细。

西医诊断：盆腔炎症性疾病后遗症。

治法：通腑导滞，清理湿热。

方药：大承气汤合金铃子散加味。

大黄9g，厚朴10g，枳壳10g，玄明粉（冲）5g，大血藤20g，白花蛇舌草20g，蒲公英15g，虎杖20g，延胡索10g，川楝子10g。4剂。

二诊：2007年6月9日。进药1剂，下腹疼痛即觉减轻，药尽痛除，舌脉如上。中药守上方，续进7剂，并嘱坚持治疗1个过程。

三诊：2007年6月15日。无小腹疼痛，带下不多，胃脘不适，舌脉如上。中药守上方，加陈皮10g，7剂。

四诊：2007年6月23日。月经6月11日来潮，5天净，无不适，舌脉如上。中药守上方，续进7剂以善后。

### 4.便秘腹胀

黄某，50岁。

初诊：2016年12月1日。自诉腹胀20天，善食，便秘，大便羊屎状。舌淡红，苔薄白，脉细。

诊断：便秘（热结腑实）。

治法：通下热结。

方药：大承气汤加味。

厚朴15g，枳实10g，制大黄6g，元明粉（冲）6g，赤小豆15g，麦芽30g。7剂。

二诊：2016年12月12日。大便通顺，呈条状便，畅快淋漓至极，腹胀顷刻消除。

### 5.慢性阑尾炎

麻某，35岁。

初诊：2019年10月29日。4天前突发右中下腹部胀痛，矢气多，排气难，曾在当地医院注射硫酸异帕米星针，矢气后腹痛减轻，腹部压痛，大便软，日解1~2次。辅助检查：C-反应蛋白16ng/L，白细胞$5.93 \times 10^9$/L，红细胞$4.5 \times 10^{12}$/L。B超检查：右下中腹腊肠样回声28mm×10mm。诊断：阑尾炎？妇科检查：外阴无殊，阴道通畅，分泌物量中等，轻度宫颈柱状上皮细胞外移；宫体前位，质地中等，正常大小，无压痛；两侧附件无压痛。三合诊：二宫骶韧带触痛。腹诊：右下腹麦氏点轻压痛，无反跳痛，腹软。舌淡红，苔薄白，脉细。

中医诊断：肠痈（湿热气血阻滞）。

西医诊断：慢性阑尾炎（阑尾积粪）。

治法：清热理气活血。

大腹皮20g，枳壳12g，木香10g，槟榔10g，大血藤30g，制大黄10g，乌药10g，青皮10g，制乳香5g，制没药5g，皂角刺10g，六神曲10g，蒲公英30g。3剂。

二诊：2019年11月1日。右中下腹部胀痛消失，无压痛。舌淡红，苔薄白，脉细。

治法：清热导滞，理气活血。

方药：小承气汤加味。

制大黄10g，厚朴10g，枳壳12g，大腹皮20g，木香10g，槟榔10g，大血藤30g，乌药10g，青皮10g，制乳香5g，制没药5g，皂角刺10g，六神曲10g，蒲公英30g。7剂。

三诊：2019年11月8日。右中下腹胀痛未发作。B超检查：右腹部见阑尾样回声，炎症可能，53mm×11mm×12mm呈腊肠样，其壁厚约3.2mm，其管腔内径最宽约2.8mm，舌脉如上。

治法：泻下清热，行气活血。

方药：大承气汤合大黄牡丹汤加味。

制大黄10g，厚朴20g，枳壳30g，玄明粉（冲）9g，牡丹皮10g，桃仁10g，冬瓜仁30g，大腹皮15g，大血藤30g，蒲公英30g，制乳香6g，制没药6g。5剂。

四诊：2019年11月14日。服药期间腹泻，日解3~4次大便；右中下腹胀痛未发作。B超检查：右腹麦氏点腹腔内见一36mm×6mm×7mm腊肠样回声，壁厚约2.3mm。其管腔内径最宽约2.8mm。舌脉如上。中药守上方续进。

制大黄10g，厚朴20g，枳壳30g，玄明粉（冲）9g，桃仁10g，牡丹皮10g，冬瓜仁30g，大腹皮15g，大血藤30g，蒲公英30g，制乳香6g，制没药6g。7剂。

五诊：2019年11月21日。月经11月15日来潮，今已净，大便日解4~5次，或软或如水样，舌脉如上。

方药：小承气汤合大黄牡丹汤加减。

制大黄9g，厚朴20g，枳壳30g，桃仁10g，牡丹皮10g，冬瓜仁30g，大腹皮15g，蒲公英30g，败酱草15g，大血藤20g，制乳香5g，制没药5g。7剂。

六诊：2019年12月18日。月经12月10~15日，右下腹稍胀，大便软。B超检查：右腹部见阑尾样回声长50mm×1.8mm×4.1mm。舌淡红，苔薄白，脉细。

方药：小承气汤加减。

制大黄9g，厚朴20g，枳壳30g，桃仁15g，冬瓜仁30g，大腹皮30g，大血藤30g，制乳香10g，制没药10g，延胡索10g，川楝子10g，蒲公英20g。7剂。

七诊：2019年12月25日。右下腹胀减，大便不畅，舌脉如上。

方药：大承气汤合大黄牡丹汤加减。

制大黄9g，厚朴20g，枳壳30g，玄明粉（冲）10g，桃仁15g，冬瓜仁30g，大腹皮30g，大血藤30g，制乳香10g，制没药10g，延胡索10g，川楝子10g，蒲公英20g，败酱草20g，木香10g。7剂。

八诊：2020年1月2日。右下腹胀消失，B超检查未见异常，舌脉如上。中药守上方，7剂。

2020年7月20日续诊，慢性阑尾炎未再复发。

【按语】

大承气汤是治疗阳明腑证出现痞满燥实诸症的方剂，它非但可以泻下腑热积实，还具有良好的抗感染作用，除了对革兰阴性和阳性细菌有抗菌作用外，对于厌氧菌属，尤其是对大肠中占绝对优势的脆弱拟杆菌属具有强抗菌性，大黄煎剂稀释到1:155时，对96%厌氧菌和98%脆弱拟杆菌有抑制作用（《中医方剂现代研究》，谢鸣主编，学苑出版社1997年出版）。

胞宫是中空的器官，《素问·五脏别论》冠之为"奇恒之府"，是因为胎儿在胞宫内孕育达十月之久，胞宫又具有排泄经血与娩出胎儿作用的缘故，但它的功能更加接近于腑。《素问·五脏别论》还说"六腑者，传化物而不藏"，故除妊娠期间外（临产另当别论），治疗胞宫疾病时，通常从"腑以通为用"的观点来用药。吴鞠通《温病条辨》有

"温热，妊娠七月……大实大热，目突舌烂……用大承气一服，热退胎安"，此为例外。

案1为月经后期案，大便疏秘。经涩不行和腑实闭结，均属于下焦壅堵之疾。高屋建瓴，通下肠腑，是一种很好的治疗方法。《儒门事亲》的玉烛散便是代表方剂，我用大承气汤兑换其中的调胃承气汤，疗效卓然。

案2为剖宫产后少腹阵痛，恶露不绝，腹胀便秘，舌稍黯，苔腻。此为瘀浊内留之象，虽有腰酸、口苦、头晕虚象，可以末治之。大腑秘结者，投以大承气汤，可以通腑祛瘀；瘀血阻滞者，添益母草、佛手散；加芍药甘草汤，则可缓急止痛。后用调理气机方剂善后。清代倪枝维在《产宝》产后总论中说："见三阴里症之多，似可下也。在产后而用承气，则重亡其阴。"告诫产后要注意使用承气汤，以免犯虚虚之戒。

案3为盆腔炎性疾病后遗症，病史10载，伴大便秘结、乳房胀痛，属于湿热壅堵下焦，肝气不能下行之证。虽抗炎药未断，而寒凉消炎更加重湿热互结之势。《灵枢·病本》称："大小便不利，治其标；大小便利，治其本。"当守"腑以通为用"为治法，先借用大承气汤以荡涤蕴结之积热，使邪有去路；加大血藤、白花蛇舌草、蒲公英清理下焦湿热，加虎杖清热活血通下，加延胡索、川楝子疏肝理气止痛。寥寥数药，解困顿于片刻，令患者感慨万千，对中医相见恨晚。

盆腔炎症性疾病后遗症或输卵管炎的治疗，都是一个长期的过程，此案仅仅例举其开局之战，以示用药而已。除了长期正规的治疗之外，生活的调理、保养更为重要。

案4为善食腹胀便秘案，即《素问·气厥论》所述的"大肠移热于胃，善食而瘦入，谓之食亦"。善食者，胃气旺盛，便秘腹胀，大便羊矢状者，肠腑气滞热结。根据"腹满不减，减不足言，当下之，宜大承气汤"之训，一举而厄除，患者喜盈于脸，难以形状。

案5为阑尾积粪引起的慢性炎症，临床表现为右下腹胀痛。《素问·五脏别论》称："夫胃、大肠、小肠、三焦、膀胱，此五者，天气之所生也，其气象天，故泻而不藏。此受五脏浊气，名曰传化之腑，此不能久留，输泻者也。"可见，大小肠只是传化之腑，不能久留。阑尾积粪就是因为粪便留积日久而致病的，除去积粪，是当务之急，治疗当行气通腑，清热活血。以大、小承气汤为主，合大黄牡丹汤加减，待阑尾积粪排尽，终免刀刃之苦。

# 二四、大黄附子汤

【原文】

胁下偏痛，发热，其脉紧弦，此寒也，以温药下之，宜大黄附子汤。《金匮要略·腹满寒疝宿食病脉证治第十》

【组成与用法】

大黄三两　附子三枚，炮　细辛二两

上三味，以水五升，煮取二升，分温三服。若强人，煮取二升半，分温三服。服后如人行四五里，进一服。

【功效】温阳散寒，泻结行滞。

【医案】

## 1.经前口糜

施某，45岁。因"经前口糜5年"就诊。

初诊：2019年11月11日。患者口腔黏膜及舌头溃疡反复发作5年，右颌下淋巴结肿痛，经前加重。曾反复用过意可贴、口服清热药物，症状加重。晨起口苦，口咽干，痰腻，喜热饮，口腔无热灼感；大便秘结，2~3天一解，颗粒状。月经正常，经色鲜红，寐差。既往史：否认肝炎，否认高血压，否认糖尿病；生育史：2-0-0-2；药物过敏史：未发现。舌淡红，苔薄白，脉沉细。

治法：温下滋阴清火。

方药：①大黄附子汤加味。

制大黄10g，制附子3g，细辛2g，石膏12g，牛膝15g，知母10g，生地黄12g，麦冬10g，百合30g，炙甘草6g。7剂。

②细辛28g，研细，调湿，每日敷脐。

二诊：2019年11月18日。口糜尚可，大便每日1次、条状，口苦口干，睡眠正常。舌淡红，苔薄白，脉细。中药守上方，去百合；加珠儿参10g，地龙10g，7剂。

三诊：2019年11月25日。月经11月21日来潮，今已净。口腔糜烂明显好转，大便顺畅，寐佳。舌淡红，苔薄白，脉细。中药守上方，7剂。

四诊：2019年12月2日。口腔溃疡继续好转，现仅留下一处，右颌下淋巴结肿痛消失，口苦除，舌脉如上。中药守上方，7剂。另用细辛15g研细、调湿，每日敷脐。

### 2.盆腔炎症性疾病后遗症

黄某，42岁。

初诊：2006年5月27日。腰部酸痛一年多，反复发作，每晚脐部以下至两腿烧灼难耐，不耐被褥已经一年，面色苍白少华；月经周期基本规则，经量不多，经色紫黯；经前乳房及小腹发胀，经期小腹隐痛，带下量多，寐不安，潮热出汗，纳可，小便正常，大便疏秘甚至7天一行。月经5月10日来潮。生育史：2-0-3-2。妇科检查：外阴无殊，阴道通畅，宫颈中度柱状上皮外移；子宫后位，偏大，质地中等，活动，压痛；两侧附件压痛，两侧子宫骶骨韧带触痛。舌淡红，苔薄白，脉细。

西医诊断：盆腔炎症性疾病后遗症。

治法：温清攻下。

方药：大黄附子汤合大黄牡丹汤加味。

制大黄9g，细辛5g，淡附片6g，丹皮9g，桃仁10g，冬瓜仁30g，玄明粉（冲）5g，大血藤15g，蒲公英15g，野荞麦根20g。3剂。

二诊：2006年5月30日。进药1剂，脐部以下至两脚烧灼感消除，能和被而睡。服药期间大便已解2次，寐已安，腰痛减轻，舌脉如上。中药守上方，加金狗脊10g，4剂。

三诊：2006年6月7日。月经5月31日来潮，经色先黯后红，经量不多，3天净；无腹痛，下腹及两脚烧灼感未再发生，寐安，腰痛，舌脉如上。中药守上方，加续断12g，生黄芪12g，7剂。

### 3.发热腹痛、习惯性便秘

沙某，42岁。因"腹部胀痛两天，发烧一天"就诊。

初诊：2019年4月25日。患者从小学开始，饮食习惯一直正常，但经常排便困难，找不到便秘原因。有时课间突然腹痛，大便塞在肛门口，如厕又不能，难受至极。工作后3~5天解1次，甚至更久，或只能用开塞露。曾经尝试过各种方法，如服牛黄解毒片、排毒养颜胶囊，但都只是暂时缓解，无法根治。患者4月23日晚，在食冰箱中的山竹后出现上腹胀，下腹痛，吐口水，嗳气，服用姜汤无效；次日仍腹胀腹痛，不能直起身体。先后服用一些理气止痛中成药后均无效，不敢进食，食少，偶有矢气，排气后腹部胀痛稍减轻，但仍较剧，呈筋吊感，不敢呼吸。4月25日开始发烧，体温37.8℃，腹部胀痛，进食后胃脘胀，不能多食。生育史：1-0-2-1。查体：腹胀，全腹压痛，脐周及小腹压痛明显；妇检宫体压痛明显；两侧附件压痛。舌淡红，苔薄白，脉细数。

诊断：慢性盆腔炎急性发作。

治法：温中导滞，行气清热。

方药：①厚朴七物汤加味。

厚朴15g，炙甘草6g，桂枝6g，制大黄6g，枳实12g，生姜3片，大枣3枚，大腹皮15g，蒲公英15g，败酱草15g，大血藤20g，延胡索10g。3剂。

②0.9%氯化钠100mL+头孢曲松钠针2.0g，静脉滴注，每日1次；奥硝唑针100mL，静脉滴注，每日2次。

4月26日电话问诊，药后腹胀减轻，腹痛未除，大便未解，体温波动在37.5～38℃。在原方基础上，加砂仁5g，川楝子10g。

4月27日电话问诊，下腹胀痛减轻，纳可，无胃胀不适，发热未退，大便未解。在原方基础上，加吴茱萸3g，制大黄加至10g。

二诊：2019年4月28日。胃纳佳，胃脘转舒，下腹胀痛续减，大便未解，体温37.5℃。查血常规：白细胞4.3×10⁹/L，血红蛋白95g/L。

治法：温通活血清下。

方药：大黄附子汤合大黄牡丹汤加减。

淡附片6g，制大黄10g，牡丹皮10g，大腹皮15g，桃仁10g，冬瓜子20g，玄明粉（冲）10g，厚朴10g，大血藤20g，延胡索10g，枳壳12g。2剂。

当晚，服半剂药后腹胀如鼓，但无便意；继续服用，仍无便意。使用开塞露后，解大便1次，量不多，腹胀减轻。

4月29日电话问诊，上症减轻，晨解少许大便，体温37.4℃。嘱继续服上方。

4月30日晚上电话问诊，体温正常，解大便少许，上证续减，近愈，胃纳正常。

5月2日电话问诊，5月1日开始体温、大便正常，胃纳正常，腹痛除，无不适。

11月11日随访，慢性盆腔炎及便秘均未复发。

### 4.痞证

张某，61岁。因"脘馁不适2个月"前来就诊。

初诊：2020年9月4日。患者47岁绝经，4月查出"左侧颈动脉内一中膜局部增厚，右侧颈动脉分叉处斑块形成"，口服阿司匹林100mg，每日1次。服后1个月出现胃痛，改用培达、胃复春、瑞巴派、伊托必后，胃脘一直不适，脘馁，喜按，泛酸，喜嗳气，干呕，嗳气后症状减轻，腹微胀，矢气后可缓解。夜间涎多，晨起口苦，咽中似有物，咳出少许痰后减轻。大便5～7天1次，干结如羊屎。既往史：高血压10余年（服用降压药）、乳腺腺病、甲状腺结节、肝囊肿、胆囊腺肌增生症。生育史：3-0-1-3（已结扎）。2020年5月26日胃镜检查：贲门下黏膜慢性炎、萎缩（＋）、肠化（＋）；胃窦黏膜慢性炎、萎缩（＋）、肠化（＋＋）。肠镜检查：结肠管状腺瘤（低级别上皮内瘤变）。舌淡红，苔薄白，脉沉硬。

中医诊断：痞证（寒热中阻）。

治法：温里泄热，化痰通便。

方药：大黄附子汤合小陷胸汤、大黄甘草汤加味。

制大黄10g，淡附片5g，细辛3g，川连3g，半夏12g，瓜蒌皮10g，香附10g，陈皮10g，苏梗10g，炙甘草6g，旋覆花10g，代赭石15g。7剂。

二诊：2020年9月11日。上症均明显好转，能略咳出少许白痰，每天解少量大便，成形。舌脉如上。

制大黄10g，淡附片5g，细辛3g，川连3g，半夏12g，瓜蒌皮10g，香附10g，陈皮10g，苏梗10g，炙甘草6g，旋覆花10g，代赭石15g，砂仁5g。7剂。

### 5.慢性食管炎便秘

冯某，48岁。

初诊：2019年1月24日。诊断为慢性食管炎病史1年，胸骨后疼痛，无泛酸，夜间睡觉时常因疼痛而醒，服用雷尼替丁，喝热开水之后可以逐渐缓解。大便干结如羊屎，每日一解。自觉排便通畅时常会出现食管疼痛，缓痛为主，胃纳可，寐欠安，潮热出汗。舌淡红，苔薄白，脉细涩。

中医诊断：胸痹；便秘。

治法：温中通便，开散胸阳。

方药：大黄附子汤加味。

制大黄10g，淡附片10g，细辛3g，丹参12g，炒栀子6g，瓜蒌实20g，薤白10g，枳壳10g。5剂。

二诊：2019年1月29日。大便条状，每日2次，胸骨后疼痛除，易饥，寐浅，舌脉如上。中药守上方，制大黄改为5g，5剂。

三诊：2019年2月3日。胸骨后疼痛未再发生，大便每日一解，成条状，舌脉如上。中药守上方，7剂。

【按语】

大黄附子汤是方剂学中第一张温下的代表方，张锡纯称此方为"开结良方"。方中大黄与附子、细辛同用，存其泻下之功而消其寒性，故可治疗内寒而有积结者。

案1为经前口糜5年未愈案。伴发颌下淋巴结肿大，多法治疗乏效，表明其程度的严重性和顽固性。患者淋巴结肿大，口中苦干，大便秘结，经色鲜红，属胃有热；痰腻，喜热饮，口中无热，舌淡红，苔薄白，脉沉细，属脾有寒。综合诸症，为胃热脾寒证。胃热脾寒用大黄附子汤合玉女煎。珠儿参养阴清热，是治疗口齿热病的要药；地龙更是治疗口腔溃疡的灵丹，《黄绳武妇科经验集》称："地龙咸寒无毒，本草记有治喉痹，缪希雍谓其大寒能祛热邪，除大热，咸能主下走，对口糜兼有咽红喉痛者，用之神妙。"细辛为辛热之品，敷脐者，引热下行。

案2为盆腔炎症性疾病后遗症。临床表现如同《素问·玉机真脏论》所云"少腹冤热而痛，出白"。《灵枢·百病始生》有"（邪）著于伏冲之脉者，揣之应手而动，发手则热气下于两股，如汤沃之状"。伏冲解释有二：《类经》认为"即冲脉之在脊者，以其最深，故曰伏冲"；一说"伏"为"太"之古体字，故"伏冲"即"太冲"。该案病在冲脉，故症见腰痛及脐部以下至两脚烧灼感，均合两意。由于患者病史已久，面色苍白，大便疏秘，舌淡红，苔薄白，脉细，证属积寒沉痼，久而化热。以大黄附子汤温通陈积；以大黄牡丹汤加大血藤、蒲公英、野荞麦根通下湿热。一剂便去热蠲，寐安；三剂腰痛减。野荞麦根味甘、涩、微苦，性凉，具有清热解毒、活血散瘀、祛风湿的作用。《本草从新》称为"开金锁"，用它治疗"手足不遂，筋骨疼痛"，此药在温州又称为"花麦肾"，以其具有益肾作用命名，故方中用野荞麦根者，既可清热解毒，又可补虚益肾，以久病及肾故也。

盆腔炎症性疾病后遗症是一个病程十分长且难以根治的疾病，本书所举的有关盆腔炎症性疾病后遗症的医案，大多是针对其特征性的腹痛、腹胀等临床症状来加以表述的，以症状的减轻或者消失，代表该病的减轻或者好转。诚然，盆腔炎症性疾病后遗症绝非一方几诊能够治愈，但是经方对于该病某些主要症状的改善或消失，具有良好的作用，不容忽视。

案3为慢性盆腔炎急性发作就诊，起病于寒凉食物，经厚朴七物汤温下治疗（方中含有大黄、桂枝），发热渐退，腹痛减轻，但便秘宿疾依旧。改弦易辙，换用大黄附子汤合大黄牡丹汤加减治疗，竟获全功，30多年便秘，消于一时。事后分析患者便秘原因，当属脾胃阳气不足，乏力推送所致。

案4患者年老多病，加患消化系统器质性病变，其痞证起因于服用阿司匹林。大便不通，夜间涎多，晨起口苦，咽中有物，咳少许痰，属于寒热中阻，下不通则上为之痞，当用上病取下之法。选用温下之大黄附子汤治其本，以大黄通下大便，附子、细辛温运肠道；用小陷胸汤消其痞，以治其标。标本同治，取效颇速。

案5为慢性食管炎引发胸骨后疼痛，同时伴有便秘的患者。根据大便秘结时胸痹减轻，大便正常时胸痹反增，以及饮用热水后胸痹缓解为佐证，患者当属胸阳不振引起的胸痹证，和脾阳不足引起的便秘。胸阳不振的胸痹仿枳实薤白桂枝汤，选用瓜蒌实、薤白、枳壳三味；脾阳不足的便秘，选用大黄附子汤；加丹参和血止痛，加少许炒栀，监制热药。

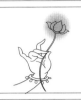

# 二五、大黄甘草汤

## 【原文】

食已即吐者，大黄甘草汤主之。《金匮要略•呕吐哕下利病脉证治第十七》

## 【组成与用法】

大黄四两　甘草一两

上二味，以水三升，煮取一升，分温再服。

## 【功效】清热通腑降逆。

## 【医案】

### 1.经行呕吐

李某，17岁。未婚。因"经行呕吐3个月加重1天"就诊。

初诊：2016年8月24日。患者13岁初潮，平素月经规则，周期32天，量少，5天净；偶伴血块，痛经剧烈1年多，加重4个月，偶有乳胀。2016年6月18日因痛经，腹胀，食即呕吐胃内容物，胃纳差3天不止，于外院急诊治疗，予灭吐灵针10mg肌内注射，耐信针40mg静脉滴注，胃黏膜保护素口服，症状无缓解。6月22日呕吐无法控制，呕吐黄绿色苦水，厌食，以神经性呕吐入住我院消化科检查治疗。住院期间，中药用柿蒂9g，丁香6g，干姜6g，甘草6g，黄芩10g，党参10g，半夏12g，砂仁6g，炒白术10g，紫苏叶15g，柴胡10g，水煎口服。西药用抑酸、补钾、补液及营养支持治疗；情绪焦虑，予黛力新片口服，每次1片，每日2次；腹胀用西甲硅油乳剂及莫沙必利口服，呕吐虽有改善，但未停止。2016年6月27日出院，坐上回家的车，呕吐便停止，此时离发病已经10天。月经8月23日来潮，下腹疼痛，昨日夜间呕吐胃内容物。今仍下腹疼痛较剧，恶心，偶有呕吐，咳嗽，出汗，咽痒，流涕，无恶寒。体检：下腹软，无压痛，麦氏点轻压痛。既往身体健康。舌淡红，苔薄白，脉细。

中医诊断：痛经（气滞血瘀型）；经行呕吐（气机逆乱型）。

治法：温经活血止痛。

①细辛3g，肉桂5g，血竭3g，延胡索10g，干姜5g，威灵仙10g。3剂，研末敷脐。

②月月舒冲剂，每次1包，每日2次，口服。

二诊：2016年8月27日。用药一天痛经止，经量减少，未净。持续呕吐已经5天，无食欲，呕吐食物及胆汁，大便5天未解，口干，求酸冷饮料，家人拒绝，痛苦焦虑，几欲轻生。父母日夜看护，疲惫不堪。想到女儿马上要到昆明就读大学，此般状况，不知如何是好，终日以泪洗面。舌淡红，苔薄白，脉细。

治法：清热通腑，降逆止呕。

方药：大黄甘草汤加味。

大黄6g，甘草1.5g，半夏20g，代赭石15g。3剂，水浓煎，分多次少量口服。

三诊：2016年8月30日。8月28日胃脘转舒，夜寐佳，昨日开始进食，早餐吃粥3匙，结果呕吐。中午吃粥几匙，锅贴6个；下午5时吃猪肝面一碗，均无呕吐。今晨醒后胃脘不适，嗳气难，吃红豆汤，呕吐1次。舌淡红，苔薄白，脉细。中药守上方，加沉香（冲）5g，3剂。

四磨汤口服液，每次2支，每日2次口服。

四诊：2016年9月2日。8月30日晚开始进食，呕吐停止；8月31日起，饮食正常。大便软，舌脉如上。

治法：健脾和胃。

方药：参苓白术散加减。

党参15g，茯苓10g，炙甘草6g，炒山药15g，扁豆15g，焦白术10g，砂仁（冲）5g，薏苡仁20g，桔梗3g，陈皮9g，石斛10g，佛手10g，甘松9g。7剂。

五诊：2016年9月14日。嗳气，纳差。舌脉如上。旋覆代赭汤加沉香（冲）3g，3剂。

此后，患者到昆明读大学，家属未再有诉求。

## 2.妊娠恶阻

李某，25岁。

初诊：2005年7月26日。妊娠44天，进食10分钟后即呕吐食物及酸水已经3天，口淡多涎，纳欠，下腹胀，矢气多。舌淡红，苔薄白，脉细。

治法：清热通腑，温胃降逆。

方药：大黄甘草汤合橘枳姜汤、小半夏加茯苓汤。

制大黄5g，炙甘草5g，陈皮12g，枳实5g，生姜10片，半夏15g，茯苓10g。4剂。

二诊：2005年8月3日。恶阻明显好转，口水减少，口淡，嗳气，矢气多，大便先硬后软，日解1次，舌脉如上。中药守上方，加吴茱萸3g，木香5g，4剂。

## 3.妊娠呕血

金某，24岁。因"停经65天，咳嗽2月，呕血3次"就诊。

初诊：2017年5月4日。患者平素月经规则，月经2017年2月25日，停经30天，自测尿妊娠试验阳性。近2个月常有干咳，伴咽痒不适，无咳痰，未特殊处理，恶心呕吐存，不剧。近三次患者出现呕血，先吐食物，后吐血，色黯红，量中；偶有腹痛，嗳气，纳差，寐可，尿频，大便结、三日一解。舌质红，苔薄白，脉细滑。

中医诊断：妊娠恶阻（肝胃热型）。

西医诊断：妊娠呕血。

治法：清热通腑降逆。

方药：大黄甘草汤加味。

制大黄5g，炙甘草9g，白及10g，百合15g，佛手10g，藕节10g。4剂，少量频服。

二诊：2017年5月8日。服药之后，仅5月5日少量呕血1次。现嗳气难，无呕吐，大便软，舌脉如上。中药守上方，去百合，加甘松，3剂。服法同上。

三诊：2017年5月11日。恶阻偶作，无呕血，易饥，舌脉如上。

制大黄5g，炙甘草6g，佛手10g，甘松10g，苏梗5g。5剂。

【按语】

王肯堂曰："病人欲吐者，不可下之，又用大黄甘草治食已即吐，何也？曰：欲吐者其病在上，因而越之可也，而逆之使下，则必抑塞愤乱而益甚，故禁之。若既已吐矣，吐而不已有升无降，则当逆而折之，引令下行无速于大黄，故取之也。"可见大黄甘草汤能够治疗"食已即吐"，病因火热而见火性急迫上越之象，故《中华本草》（上海科学技术出版社1998年出版）称大黄可治"胃热呕吐"。以余之见，因大黄寒凉导下，使热不上炎，此犹疏通浚下之法以制上溢也。

案1为经行呕吐案。原以为呕吐为痛经引起，故首诊以治痛经为主，以其不能接受饮食，改用外治法。1剂腹痛虽止，然呕吐却不止，当另有他因。见患者呕吐不已，吐食物及胆汁，大便5天未解，口干，欲求冷饮，为肝胃之火上逼，肠腑通导不下之故。改用治疗"食已即吐"的大黄甘草汤，加镇逆止呕的半夏、代赭石，令其浓煎频服，清肝胃之火，降大肠之热，顺气机之逆，一剂见效，二诊进食，3剂如常。神经性呕吐发作时，胃肠处于一种难以抑制的逆蠕动状态，大黄甘草汤可以纠正逆蠕动为正常的蠕动，达到迅捷治愈疾病的目的。

大黄之与妊娠历来有忌，即仲景方书亦未有用之者，恐其攻下有殒胎之虞，即有闭实的候，后人亦未敢擅用。故《本草纲目》有戒："妊娠、产后，并勿轻用。"

案2为妊娠恶阻，症见食后即吐食物、酸水。《素问·至真要大论》有"诸呕吐酸，暴注下迫，皆属于热"之说，然其口淡多涎纳欠属寒，腹胀矢气则属气滞。综合该案，当为寒热错杂兼腑气不通之证，故以大黄甘草汤与橘枳姜汤、小半夏加茯苓汤相伍，以寒热同治，顺调腑气，降逆止呕。然恶阻终非闭实之证，故大黄分量宜少，经制入煎又缓其性，故用无舛错。

案3为妊娠呕血案。患者恶阻，嗳气，呕血，血色黯红，大便硬结，三日一解，舌质红，属于肝气犯胃，阳明腑热。治当清热通腑，调气降逆。方用大黄甘草汤泻热通腑，加白及、百合、藕节柔阴止血，加佛手调理胃气。一诊知，二诊愈。

# 二六、大黄甘遂汤

**【原文】**

妇人少腹满，如敦状，小便微难而不渴，生后者，此为水与血俱结在血室也，大黄甘遂汤主之。《金匮要略·妇人杂病脉证并治二十二》

**【组成与用法】**

大黄四两　甘遂二两　阿胶二两

上三味，以水三升，煮取一开，顿服之，其血当下。

**【功效】**攻逐瘀水，养血扶正。

**【医案】**

### 1.产后宫腔积血

陈某，29岁。因"产后第三天宫腔积血难排"由家属代为就诊。

初诊：2021年10月19日。家属诉患者产程进展慢，静滴缩宫素促进宫缩，产时无痛分娩镇痛，于10月17日凌晨顺产一婴，约3.5kg重，产后恶露少；10月18日B超提示，产后子宫轮廓清晰，宫腔上段分离13mm，内见条索不均回声；宫腔下段见79mm×33mm×45mm强弱不均的团块，团块内未见明显血流信号。予静滴缩宫素针，至今是产后第三天，仍无明显凝血块排出。B超复查，提示产后子宫，宫腔上段分离7mm，内见条索不均回声；宫腔下段见39mm×30mm×42mm强弱不均的团块，团块内未见明显血流信号。再肌注一支缩宫素后，嘱出院观察。若几天后还排不出来，需行清宫术。患者回忆分娩前因甚口渴，约30分钟内饮大量矿泉水约1000mL，"脉动饮料"约1000mL，饮后一直感左侧腹部胀气明显，至今未除。大便难，昨解1次，呈块状，矢气。现耻骨及腰部疼痛较剧，纳呆，口干舌燥，寐浅。电话中让患者自己用手稍重按压腹部，从脐下至耻骨联合逐渐下移按压，诉腹软压痛发胀。生育史：1-0-0-1。否认既往史及过敏史。舌淡红，苔薄黄微腻（照片），脉不详。

中医诊断：水血互结血室。

西医诊断：产后宫腔积血。

治法：破瘀逐水，行气攻积。

方药：大黄甘遂汤加减。

制大黄10g，制甘遂3g，枳壳30g，益母草30g。2剂。

告知患者排血块前可能会有一阵剧烈腹痛，不用太紧张。

二诊：2021年10月21日。家属代诊。药后无明显腹痛，陆续排出一些小血块；昨晚解大便1次，条状，顺畅，耻骨及腰痛缓，小腹及腰骶坠胀，纳可，乳汁量可。

方药：大黄甘遂汤加减。

制大黄10g，制甘遂9g，枳壳30g，益母草30g，川牛膝20g。2剂。

嘱暂停哺乳，忌食姜酒。若阴道出血增多，停服。

三诊：2021年10月23日。本人就诊。产后第6天，大便日解1次，昨溏稀，量多，诉解后腹胀明显减轻；阴道排出稍大血块，有20mm×30mm大小。纳可，矢气多，腰骶坠胀不明显，气短。腹诊：下腹压痛轻，无反跳痛，脐下一指叩诊实音。B超：产后子宫，宫体110mm×61mm×89mm，内膜厚度9mm；宫腔下段及宫颈管内有71mm×26mm×38mm的混合回声（积血可能），内未见血流信号。

方药：大黄甘遂汤加减。

制大黄12g，制甘遂10g，枳壳50g，益母草45g，川牛膝30g。3剂。

四诊电话回访，患者诉10月26日晚腹痛较剧，类似分娩感，便意感强烈，后排出数个稍大血块，均20mm×30mm大小，但并无腹泻，解不成形软便。10月28日复查B超：产后子宫，宫体54mm×69mm×95mm。宫腔上段分离5mm，内见条索不均回声；宫腔下段12mm×13mm×15mm强弱不均的团块，团块内未见明显血流信号。患者诉因服药期间暂停哺乳，致乳房胀痛，又因宫腔积血明显好转，患者恢复哺乳，等待自行排尽。

**2.人工流产后胎物残留**

黄某，27岁。

初诊：2006年2月13日。2006年1月13日行人工流产术，因阴道出血不止，于1月24日再行清宫术，术后阴道仍有少量出血，大便稍结。2月13日B超检查：子宫内膜厚7mm，宫腔内可见14mm×10mm×13mm不规则的稍强回声，边界不清；彩色多普勒检查显示：内无明显血流信号。生育史：1-0-1-1。舌淡红，苔薄白，脉细。

西医诊断：宫内胎物残留。

治法：活血攻下。

方药：大黄甘遂汤合旋覆花汤、失笑散加味。

制大黄9g，甘遂10g，阿胶（烊冲）10g，旋覆花12g，茜草15g，葱14根，蒲黄10g，五灵脂10g，川牛膝30g，益母草30g。3剂。

二诊：2006年2月17日。诸症如上，舌脉如上。中药守上方，加当归9g，川芎9g，枳实15g，3剂。

三诊：2006年2月20日。阴道出血将净，血色鲜红。B超检查：子宫内膜9mm，内见回声不均匀；彩色多普勒检查显示：内无明显血流信号。舌淡红，苔薄白，脉细。

治法：清湿热，止血。

败酱草10g，大血藤15g，椿根皮15g，半枝莲15g，土茯苓15g，蒲公英15g，大蓟15g，小蓟15g，萆薢10g，地榆15g，槐花20g，贯众炭15g，阿胶（烊冲）10g。3剂。药后血止。

【按语】

大黄甘遂汤是治疗分娩后"水与血俱结在血室"的方剂，是治疗水血之病的第一方，没有将这一条文归入《金匮要略·妇人产后病脉证并治第二十一》，而是归入《金匮要略·妇人杂病脉证并治第二十二》中，颇令人费解。尤在泾曰："产后得此乃是水血并结，而病属下焦也。故以大黄下血，甘遂逐水，加阿胶者所以去瘀浊而兼安养也。"病在血室，血室一词首见于仲景之书，血室为何物？历代有争议，至今可以归结为三：其一指冲脉；其二指肝；其三指子宫。但从该条文分析，分娩之后出现"少腹满，如敦状，小便微难而不渴"，并认为系"水与血俱结在血室"所致，此血室当与子宫相近，而症状也与产后的盆腔感染类似。

以大黄甘遂汤治疗胎物残留的报道见于《经方学用解读》（王付编著，2004年人民军医出版社出版）中。此方的具体功效，主要在甘遂一味。经现代药理实验表明，羊膜腔内注射甘遂注射液引产，可能导致损害胎盘，妨碍胎儿循环系统。当蜕膜组织发生变性、坏死时，蜕膜细胞内溶酶体膜受损，释放出前列腺素M和6-酮-前列腺素1a，使前列腺素的合成与释放增加，前列腺素可引起子宫平滑肌收缩而致流产。这大概也是甘遂用于胎物残留的药理依据之一。

案1为产后宫腔积血，耻骨及腰部疼痛较剧。患者曾有多饮历史，分析病史，当为"水与血俱结在血室"之故。虽未至"少腹满，如敦状"的程度，但两者本质无异，故选用大黄甘遂汤加减治疗。药后取效颇佳，足见仲景之言不诬。

案2为人流后宫内胎物残留。《素问·至真要大论》有"留者攻之"之说，况且病位在下。一诊时用大黄和甘遂合用，可以活血通泻，逐下瘀物，攻下作用更强；加阿胶以顾护正气；旋覆花汤本是治疗妇人半产漏下的方剂，曾经被用于胎物残留；益母草、失笑散活血化瘀，牛膝引血下行。二诊根据情况加佛手散、枳实增强活血行气之力。数方合用，治疗胎物残留，便有众人推墙之力。由此案可见，胎物残留患者在使用大黄甘遂汤时，无须等待"少腹满，如敦状"的严重程度，且疗效卓著。

张锡纯称："特是甘遂力甚猛悍，以攻决为用，能下行亦能上达，若无以驾驭，服后恒至吐泻交作。"甘遂服用之后，一些患者确实会出现腹泻、恶心等消化道黏膜刺激的现象，但减量之后可以使症状减轻或消失，必要时应与其他药物配伍，这是需要注意的地方。《素问·五常政大论》说："大毒治病，十去其六；常毒治病，十去其七；小毒治病，十去其八；无毒治病，十去其九。"甘遂属于有毒之品，故在治疗时，应当注意适可而止。

# 二七、大黄牡丹汤

## 【原文】

肠痈者，少腹肿痞，按之即痛如淋，小便自调，时时发热，自汗出，复恶寒；其脉迟紧者，脓未成，可下之，当有血；脉洪数者，脓已成，不可下也。大黄牡丹汤主之。《金匮要略·疮痈肠痈浸淫病脉证并治第十八》

## 【组成与用法】

大黄四两　牡丹一两　桃仁五十个　瓜子半升　芒硝三合

上五味，以水六升，煮取一升，去滓，内芒硝，再煎沸，顿服之，有脓当下，如无脓，当下血。

## 【功效】清热破瘀，散结消肿。

## 【医案】

### 1. 经期过长

黄某，31岁。

初诊：2006年10月16日。停经2个月，经治疗后，月经于9月29日来潮，至今18天未净，经量已少，经色鲜红；伴小腹疼痛，腰部酸痛，乏力。平素月经周期先后不定，经量正常，经期小腹疼痛，5～10天净。带下量多，色微黄，有臭气；纳可，二便正常。生育史：1-0-1-1。曾有子宫肌瘤剥除史。舌淡红，苔薄白，脉细。

治法：清理下焦湿热。

方药：大黄牡丹汤加减。

大黄炭10g，丹皮炭10g，桃仁5g，冬瓜仁30g，阿胶（烊冲）10g，贯众炭30g，地榆20g，槐花20g，蚤休20g。3剂。

二诊：经水将净，经色鲜红，舌脉如上。中药守上方，加茵陈15g，海螵蛸20g，4剂。

三诊：2006年10月30日。药毕经水即净，腰腹疼痛亦减，舌脉如上。妇科检查：外阴无殊，阴道通畅，宫颈轻度柱状上皮外移；子宫后位，大小正常，质地中等，活动，压痛；右侧附件压痛，左侧附件无压痛。

西医诊断：盆腔炎症性疾病后遗症。

大黄10g，牡丹皮10g，桃仁10g，冬瓜仁30g，蒲公英20g，大血藤30g，败酱草20g，延胡索10g，野荞麦根20g。7剂。

### 2.月经过少

赵某，36岁。因"月经量少2个月"就诊。

初诊：2017年11月21日。患者平素月经规则，30天一个周期，每次行经7天，月经10月30日来潮。自诉9月经前饮用冰啤酒后开始经量减少，较前减少超过2/3；当月行经使用护垫即可，色黑，无血块，无痛经；腰酸，偶有经前乳胀，白带正常，大便干，小腹冷。生育史：2-0-1-2（均顺产）。今日B超检查：子宫内膜厚度12mm，宫腔内节育环位置正常。妇科检查：外阴正常，阴道通畅，分泌物量中、色微黄，宫颈轻度柱状上皮细胞外移；宫体后位，质地中等，正常大小，压痛；两侧附件压痛。舌淡红，苔薄白，脉细。

中医诊断：月经量少（湿热瘀阻型）。

治法：清热通腑，活血行经。

方药：大黄牡丹汤合抵当汤加味。

制大黄9g，牡丹皮9g，桃仁10g，玄明粉（冲）5g，虻虫6g，水蛭10g，益母草30g，香附10g，桂枝6g。7剂。

二诊：2017年11月27日。月经11月22日来潮，经量中等，今日量已少。

### 3.盆腔炎症性疾病后遗症

董某，29岁。

初诊：2007年6月14日。4月29日顺产，产后半月发热，5月30日小腹阵痛明显，诊断为急性盆腔炎入院治疗。经抗炎治疗后，腹痛控制，出院10天，小腹疼痛复发，现为小腹疼痛第10天。纳便正常，现为哺乳期间。生育史：2-0-0-2。妇科检查：外阴无殊，阴道通畅，宫颈轻度柱状上皮外移；子宫前位，偏小，质地中等，活动，压痛，两侧附件压痛。舌淡红，苔薄白，脉细。

西医诊断：盆腔炎症性疾病后遗症。

治法：清热通腑。

方药：大黄牡丹汤合金铃子散加味。

制大黄12g，牡丹皮9g，桃仁10g，冬瓜仁30g，玄明粉（冲）10g，败酱草15g，大血藤30g，蒲公英20g，延胡索10g，川楝子10g，大腹皮10g。2剂。

并嘱暂停哺乳。

二诊：2007年6月16日。服药之后，大便稀溏，下腹疼痛明显减轻，舌脉如上。中药守上方，续进5剂。

三诊：2007年6月21日。下腹疼痛消失，舌脉如上。中药守上方，续进7剂以善后。

### 4.亚急性盆腔炎

林某，22岁。

初诊：2003年5月23日。50天前在当地农村行药物流产，阴道出血3天净，术后即出现下腹疼痛，且逐渐加重难耐，疼痛向会阴及下肢放射，伴腰酸痛。曾入住某大医院妇科病房，经腹部B超、腹部摄片、骨盆CT平扫、腰椎核磁共振等检查，均未发现异常。妇科检查：左侧附件压痛，右侧增厚；静脉肾盂造影提示：左侧输尿管下端扩张。请泌尿科医师会诊后，拟诊为左侧输尿管结石。经多方治疗，下腹疼痛未能控制，呻吟号叫，昼夜不已，因疼痛一直未能控制，便自动出院。来诊时，患者痛苦不堪，呻吟不迭，弯腰挽扶。询问平时月经正常，现除腰腹部疼痛之外，手足逆冷，白带不多，大便秘结，胃纳不馨，无发热。妇科检查：外阴无殊，阴道通畅，宫颈光滑；宫体后位，正常大小，活动，质地中等，压痛明显；两侧附件压痛明显。三合诊：两侧子宫骶骨韧带触痛明显。舌淡红，苔厚腻，脉细。

西医诊断：亚急性盆腔炎。

治法：清热活血，通腑导滞。

方药：大黄牡丹汤加味。

制大黄10g，牡丹皮10g，桃仁10g，冬瓜仁30g，玄明粉（冲）10g，延胡索10g，蒲公英20g，大血藤20g，血竭4g。3剂。

活血化瘀灌肠液（医院制剂），每次50mL，每日1次，保留灌肠。

药后大便下如糜粥，下腹疼痛顿除，手足转温。嗣后，再用其他中药调理而安。

### 5.输卵管积脓

胡某，31岁。

初诊：2017年5月15日。4月4日在外院放置宫内避孕环，月经4月19日来潮，行经时腹痛明显，于当地医院门诊抗炎治疗未愈，5月2日转外院住院治疗。B超显示：宫腔内节育环位置正常，两侧卵巢内囊性结构，左附件区条状低回声，盆腔积液。5月8日血常规检查：白细胞计数$6.8×10^9$/L，中性粒细胞61.2%，超敏反应蛋白3.78mg/L。5月9日B超复查：两侧卵巢旁包块，考虑输卵管来源；左卵巢内囊性块（液稠）30mm×22mm×29mm，考虑两侧输卵管积脓。医院予抗炎治疗后3周，疼痛仍未控制，建议行两侧输卵管切除术。患者拒绝治疗，前来就诊。现腹部仍有隐痛，大便软，下腹胀，纳欠。生育史：1-0-3-1。今日B超检查：子宫内膜厚度7mm，子宫小肌瘤14mm×8mm×12mm，内膜回声欠均匀，宫内节育器，两卵巢旁包块，考虑输卵管来源，左侧51mm×14mm，右侧32mm×23mm×27mm；左卵巢内囊性块，内液稠，内见细密光点回声，约30mm×22mm×29mm；左侧卵巢50mm×29mm×38mm，右侧卵巢35mm×18mm×25mm。妇科检查：外阴无殊，阴道通畅，分泌物量较多，微黄透明质粘，宫颈光滑；宫体前位，大小正常，质地中等，活动，压痛；两侧附件压痛。舌稍红，苔薄白，脉细。

中医诊断：内痈。

治法：清热通腑，行气活血。

方药：大黄牡丹汤加味。

制大黄9g，牡丹皮9g，桃仁10g，玄明粉（冲）5g，冬瓜子（鲜）50g，皂角刺15g，大血藤20g，败酱草15g，蒲公英15g，制乳香4g，制没药4g，厚朴10g，延胡索10g。7剂。

二诊：2017年5月22日。腹痛、腹胀消失。舌脉如上。中药守上方，7剂。

活血化瘀灌肠液保留灌肠。

三诊：2017年5月29日。月经5月19日来潮，无不适。舌脉如上。中药守上方，加贯众20g，7剂。活血化瘀灌肠液保留灌肠。

四诊：2017年6月5日。经水方净。B超检查：子宫内膜厚度6mm，宫腔内节育环位置正常，子宫肌瘤12mm×9mm×10mm，右侧卵巢囊肿10mm×9mm；两侧附件区异常回声包块，左侧37mm×12mm×21mm，右侧21mm×12mm×17mm。舌脉如上。中药守5月22日方，7剂。活血化瘀灌肠液保留灌肠。

五诊：2017年6月12日。带黄，舌脉如上。中药守5月15日方，加三棱10g，莪术10g，7剂。活血化瘀灌肠液保留灌肠。

六诊：2017年6月26日。月经6月19日来潮，量多，色鲜。舌脉如上。

水牛角（先煎）30g，生地黄25g，生白芍20g，丹皮炭10g，地榆炭20g，炒槐花20g，侧柏炭10g，海螵蛸20g，荆芥炭10g，贯众炭15g，仙鹤草20g。7剂。

七诊：2017年7月3日。B超检查：子宫内膜厚度5mm，宫腔内节育环位置正常，子宫肌瘤13mm×9mm×11mm，右侧卵巢囊肿8mm×7mm，左侧卵巢异常回声25mm×12mm×15mm，右侧卵巢异常回声26mm×11mm×18mm。舌脉如上。

方药：消癥汤。

白花蛇舌草15g，三棱10g，莪术10g，制没药4g，橘核10g，皂角刺15g，海藻30g，牡蛎30g，石见穿15g，荔枝核10g，制乳香4g，半枝莲15g。21剂。

活血化瘀灌肠液保留灌肠。

### 6.慢性阑尾炎

麻某，35岁。

初诊：2019年10月29日。4天前突发右中下腹部胀痛，矢气多，排气难，曾在当地医院注射硫酸异帕米星针，矢气后腹痛减轻，腹部压痛，大便软，日解1~2次。辅助检查：C-反应蛋白16ng/L，白细胞$5.93×10^9$/L，红细胞$4.5×10^{12}$/L。B超检查：右下中腹腊肠样回声28mm×10mm。诊断：阑尾炎？妇科检查：外阴无殊，阴道通畅，分泌物量中等，轻度宫颈柱状上皮细胞外移；宫体前位，质地中等，正常大小，无压痛，两侧附件无压痛。三合诊：二宫骶韧带触痛。腹诊：右下腹麦氏点轻压痛，无反跳痛，腹软。舌淡红，苔薄白，脉细。

中医诊断：肠痈（湿热气血阻滞）。

西医诊断：慢性阑尾炎？

治法：清热理气活血。

方药：大腹皮20g，枳壳12g，木香10g，槟榔10g，大血藤30g，制大黄10g，乌药10g，青皮10g，制乳香5g，制没药5g，皂角刺10g，六神曲10g，蒲公英30g。3剂。

二诊：2019年11月1日。右中下腹部胀痛消失，无压痛。舌淡红，苔薄白，脉细。

治法：清热导滞，理气活血。

方药：小承气汤加味。

制大黄10g，厚朴10g，枳壳12g，大腹皮20g，木香10g，槟榔10g，大血藤30g，乌药 10g，青皮 10g，制乳香 5g，制没药 5g，皂角刺 10g，六神曲 10g，蒲公英 30g。7剂。

三诊：2019年11月8日。右中下腹胀痛未发作。B超检查：右腹部见阑尾样回声，炎症可能，53mm×11mm×12mm呈腊肠样，其壁厚约3.2mm，其管腔内径最宽约2.8mm，舌脉如上。

西医诊断：慢性阑尾炎（阑尾积粪）。

治法：泻下清热，行气活血。

方药：大黄牡丹汤合大承气汤加味。

制大黄 10g，厚朴 20g，枳壳 30g，玄明粉（冲）9g，牡丹皮 10g，桃仁 10g，冬瓜仁 30g，大腹皮 15g，大血藤 30g，蒲公英 30g，制乳香 6g，制没药 6g。5剂。

四诊：2019年11月14日。服药期间腹泻，日解3~4次大便，右中下腹胀痛未发作。B超检查：右腹麦氏点腹腔内见一36mm×6mm×7mm腊肠样回声，壁厚约2.3mm。其管腔内径最宽约2.8mm。舌脉如上。

方药：中药守上方续进。

制大黄 10g，厚朴 20g，枳壳 30g，玄明粉（冲）9g，桃仁 10g，牡丹皮 10g，冬瓜仁 30g，大腹皮 15g，大血藤 30g，蒲公英 30g，制乳香 6g，制没药 6g。7剂。

五诊：2019年11月21日。末次月经11月15日来潮，今已净。大便日解4~5次，或软或如水样，舌脉如上。

方药：大黄牡丹汤合小承气汤加减。

制大黄 9g，厚朴 20g，枳壳 30g，桃仁 10g，牡丹皮 10g，冬瓜仁 30g，大腹皮 15g，蒲公英 30g，败酱草 15g，大血藤 20g，制乳香 5g，制没药 5g。7剂。

六诊：2019年12月18日。末次月经12月10~15日，右下腹稍胀，大便软。B超检查：右腹部见阑尾样回声长50mm×1.8mm×4.1mm。舌淡红，苔薄白，脉细。

方药：小承气汤加减。

制大黄 9g，厚朴 20g，枳壳 30g，桃仁 15g，冬瓜仁 30g，大腹皮 30g，大血藤 30g，制乳香 10g，制没药 10g，延胡索 10g，川楝子 10g，蒲公英 20g。7剂。

七诊：2019年12月25日。右下腹胀减，大便不畅，舌脉如上。

方药：大黄牡丹汤合大承气汤加减。

制大黄 9g，厚朴 20g，枳壳 30g，玄明粉（冲）10g，桃仁 15g，冬瓜仁 30g，大腹皮 30g，大血藤 30g，制乳香 10g，制没药 10g，延胡索 10g，川楝子 10g，蒲公英 20g，败酱草 20g，木香 10g。7剂。

八诊：2020年1月2日。右下腹胀消失，B超检查未见异常，舌脉如上。中药守上方，7剂。

2020年7月20日续诊，慢性阑尾炎未再复发。

【按语】

大黄牡丹汤是中医一张著名的治疗急腹症阑尾炎的方剂，适用于肠痈未成脓者。方中大黄、芒硝荡涤肠道，泻下热结；丹皮、桃仁活血祛瘀排脓；冬瓜仁清利大肠，排脓解毒。正因为大黄牡丹汤具备如此的功效，故可以治疗尚未成脓的肠痈。其中最值得一提的是大黄，它味苦，性寒，是一味具有抗炎和广谱抗菌功效的药物，敏感的细菌有葡萄球菌（白色、柠檬色、金黄色）、溶血性链球菌、大肠杆菌等。因此，常常用于治疗多种炎症性疾病。

肠痈有急慢性之分，盆腔炎性疾病也有急慢性之别，两者情况十分类似，且均属下焦，形同邻里，甚至还能互相影响（右侧附件与阑尾的炎症可以相互影响），多因湿热作祟，故治疗原则常常相同，用方互通。大黄牡丹汤适用于肠痈急性发作而出现"少腹肿痞，按之即痛如淋，小便自调，时时发热，自汗出，复恶寒"，由于下焦热毒蕴结所致者，所以此方同样可以治疗急性或者亚急性盆腔炎属于下焦热毒蕴结者。如果属于盆腔炎症性疾病后遗症，只要见到下腹疼痛而大便闭结因为湿热者，便可使用。服药之后，务使大便下如糜粥状，方可起到釜底抽薪之功。《素问•至真要大论》"补下治下，制以急"，正此之谓。

案1为经期过长，量少色鲜。小腹腰痛，平素带多色黄臭，系湿热损伤胞络所致。由于大便不结，故以大黄牡丹汤去芒硝，加阿胶、贯众炭、地榆、槐花、蚤休以清理下焦湿热，止血。其中大黄用炭，去其泻下之弊，增其收敛止血之力。一诊知，加茵陈、海螵蛸以增强清热止血之功；二诊血止，妇科检查之后，证实为盆腔炎症性疾病后遗症，仍用大黄牡丹汤加减以治本。

案2为月经过少案，起因于经前饮冷所致。经少色黑，大便干结，带下色黄，妇检提示盆腔炎症性疾病后遗症，属于湿热瘀阻之象；小腹发冷，则属于下焦夹寒。故用大黄牡丹汤合抵当汤通腑活血，清热行经；加益母草、香附和气血，调月经；加桂枝散寒兼顾行经。

案3患者有急性盆腔炎病史，虽经住院治疗，仍转为慢性炎症状态，表现为下腹疼痛，虽无大便秘结现象，但因为下法清除胞宫湿热，取效最捷，故选用大黄牡丹汤加味治疗获愈。

案4为亚急性盆腔炎，症状介于急性与慢性之间。其证可辨之处有腰腹剧痛，大便秘结，苔厚腻。《素问•标本病传论》曰："小大不利治其标；小大利治其本。"此大小者，即大便与小便，故治疗应当先从通下大便入手。由于住院治疗，诸药皆尝，湿邪未去而热势先遏，湿热纽结，而湿胜于热。为使湿热有去路，以大黄牡丹汤加味治疗，便下如粥，腹痛顿除，手足转温，嗣后调理而安。

案5为输卵管积脓，可能由于放置宫内避孕环诱发，属于内痈范畴。由于该痈亦位于下焦，故与肠痈颇多类似之处。除内痈之外，患者尚有子宫肌瘤、子宫内膜囊肿、盆腔炎症性疾病后遗症。归结起来，属于湿热内蕴，瘀血阻滞。治疗仿肠痈之法，采用清热破瘀，散结消肿的大黄牡丹汤治疗。加皂角刺、大血藤、败酱草、蒲公英、制乳香、制没药、厚朴、延胡索，可以增强清热解毒，排脓消肿，活血止痛的效果。

案6拟诊为肠痈。用清热导滞，理气活血的药物治疗，腹痛得到控制。三诊B超发现阑尾积粪，排出阑尾积粪成为解决病痛复发的主要手段，选用治疗肠痈的大黄牡丹汤为主方，配合清利湿热，行气活血的药物，终于使阑尾内积粪排净。

# 二八、大黄䗪虫丸

**【原文】**

五劳虚极羸瘦，腹满，不能饮食，食伤、忧伤、饮伤、房室伤、饥伤、劳伤、经络荣卫气伤，内有干血，肌肤甲错，两目黯黑，缓中补虚，大黄䗪虫丸主之。《金匮要略·血痹虚劳病脉证并治第六》

**【组成与用法】**

大黄十分蒸　黄芩一两　甘草三两　桃仁一升　杏仁一升　芍药四两　干地黄十两　干漆一两　虻虫一升　水蛭百枚　蛴螬一升　䗪虫半升

上十二味，末之，炼蜜和丸小豆大，酒饮服五丸，日三服。

**【功效】** 清热活血祛瘀。

**【医案】**

### 1.癥瘕（子宫肌瘤）

许某，40岁。

初诊：2000年7月7日。B超发现子宫肌瘤3.6cm×2.4cm×3.0cm，小腹疼痛，经量不多。妇科检查：外阴无殊，阴道通畅，子宫颈光滑；宫体后位，略大，活动，质地中等，压痛；两侧附件压痛，两侧宫骶韧带触痛。舌淡红，苔薄白，脉细。

西医诊断：子宫肌瘤；盆腔炎症性疾病后遗症。

治法：清热活血，化痰软坚。

方药：消癥汤（自拟方）。

半枝莲20g，白花蛇舌草20g，夏枯草20g，荔枝核12g，橘核12g，三棱20g，莪术12g，皂角刺15g，石见穿30g，牡蛎30g，海藻30g，制乳香4g，制没药4g。30剂。

大黄䗪虫丸，每次3g，每日3次，吞服。

二诊：2000年10月9日。头晕，胃脘不舒，月经将净，舌淡红，苔薄腻，脉细。

治法：健脾和胃，疏风利头目。

防风10g，党参12g，茯苓10g，白术10g，枳壳8g，陈皮10g，天麻10g，半夏10g，蔻仁（冲）4g，泽泻30g，牛黄芪12g，僵蚕10g。3剂。

三诊：2000年10月16日。B超检查，子宫肌瘤缩小为2.7cm×2.0cm×2.5cm，恶心，舌脉如上。

治法：清热活血，化痰散结。

半夏12g，吴茱萸2g，半枝莲12g，白花蛇舌草12g，牡蛎20g，海藻15g，皂角刺12g，龙葵15g，蔓荆子12g，王不留行50g，苏子20g，石见穿20g。3剂。

大黄䗪虫丸，每次3g，每日3次，吞服。

四诊：2000年10月24日。交接后小腹疼痛，舌脉如上。

治法：清热活血，化痰软坚。

半枝莲15g，白花蛇舌草15g，荔枝核10g，橘核10g，王不留行50g，半夏10g，砂仁（冲）4g，皂角刺15g，石见穿30g，牡蛎30g，海藻15g，延胡索10g。5剂。

大黄䗪虫丸，每次3g，每日3次，吞服。

五诊：2000年12月5日。腰及下腹疼痛2天，右下肢疼痛。月经11月26日～12月3日。舌淡红，苔薄白，脉细。

半枝莲20g，白花蛇舌草20g，三七4g，大血藤30g，莪术10g，三棱10g，延胡索10g，川楝子10g，皂角刺15g，石见穿30g，血竭5g，䗪虫10g。19剂。

大黄䗪虫丸每次3g，每日3次，吞服。

六诊：2001年3月13日。腰痛，小腹疼痛，月经3月4日来潮，今见赤带，舌脉如上。

半枝莲15g，白花蛇舌草15g，贯众15g，龟甲胶（烊冲）10g，野荞麦根20g，仙鹤草20g，鸡冠花20g，萆薢10g，旱莲草15g，川楝子10g，海螵蛸30g，蔓茎老鼠尾草（荔枝肾）15g。5剂。

大黄䗪虫丸，每次3g，每日3次，吞服。

七诊：2001年3月20日。腰痛好转，小腹隐痛。舌脉如上。

半枝莲20g，白花蛇舌草20g，夏枯草15g，紫草12g，荔枝核12g，橘核12g，三棱12g，莪术12g，皂角刺12g，牡蛎15g，海藻15g，制乳香4g，制没药4g，三七4g，延胡索10g。3剂。

大黄䗪虫丸，每次3g，每日3次，吞服。

八诊：2001年4月4日。腰痛，月经3月28日来潮，今未净，口苦，舌脉如上。

贯众炭15g，萆薢12g，海螵蛸20g，茜草炭12g，地榆20g，槐花20g，椿根皮15g，阿胶（烊冲）10g，茵陈12g，鸡冠花20g，土茯苓15g，白头翁10g。3剂。

九诊：2001年4月16日。B超复查，子宫肌瘤已经消失，左少腹疼痛，左乳房疼痛。舌脉如上。

## 2.子宫内膜异位症

田某，28岁。

初诊：2002年12月6日。13岁初潮，经行下腹疼痛剧烈8年；伴出冷汗，面色苍白，恶心呕吐。月经周期定，经量正常，有血块，3～4天净；经前乳胀，带下不多，色黄。结婚6个月，未避孕3个月未孕，月经11月28日来潮。生育史0-0-0-0。妇科检查：外阴无殊，阴道通畅，宫颈轻度柱状上皮外移；宫体前位偏右，活动，质地中等，无压痛；两侧附件无压痛。三合诊：右侧子宫骶骨韧带触及痛性结节。舌淡红，苔薄白，脉细。

西医诊断：子宫内膜异位症。

治法：清热解毒，活血散结。

方药：消癥汤（经验方）。

半枝莲15g，白花蛇舌草15g，制乳香4g，制没药4g，皂角刺15g，石见穿15g，荔枝核12g，橘核12g，牡蛎20g，海藻20g，三棱10g，莪术10g。6剂。

大黄䗪虫丸，每次3g，每日3次，吞服。

二诊：2002年12月12日。适值月经中期，腰酸痛。舌脉如上。

治法：温补肾阳。

方药：助孕汤（经验方）。

菟丝子15g，枸杞子15g，覆盆子15g，巴戟天12g，淫羊藿12g，鹿角片10g，续断10g，杜仲10g，何首乌12g，当归8g，紫石英20g，熟地黄12g。6剂。

胚宝胶囊，每次2片，每日3次，吞服。

三诊：2003年3月8日。月经2月28日来潮，痛经缓解，舌脉如上。

治法：理气活血，清热散结。

方药：消癥汤，3剂。

大黄䗪虫丸，每次3g，每日3次，吞服。

四诊：2003年3月11日。无不适，B超检测：子宫内膜1.1cm，左卵泡3.3cm×2.3cm，舌脉如上。

治法：活血化瘀。

方药：血府逐瘀汤加味。

桃仁10g，红花5g，生地黄12g，当归9g，川芎9g，桔梗6g，川牛膝20g，柴胡10g，枳壳10g，赤芍10g，丹参15g，泽兰10g。4剂。

复方丹参针16mL加入5%葡萄糖注射液500mL中静脉点滴，同时用绒毛膜促性腺激素10000U肌内注射。观察排卵情况，连续用药3天。

五诊：2003年3月14日。B超检查：子宫内膜厚度1.1cm，左侧卵泡4.1cm×3.6cm，舌脉如上。消癥汤续进3剂。大黄䗪虫丸，每次3g，每日3次，吞服。

六诊：2003年4月3日。月经3月24日来潮，无痛经。B超检查：子宫内膜厚度0.4cm，左侧卵泡1.8cm×1.5cm。舌脉如上。助孕汤续进9剂。

阿司匹林片，每次0.3g，每日3次，口服；同时用绒毛膜促性腺激素1000U肌内注射，观察卵泡发育情况，连续用药4天。

七诊：2003年4月11日。B超检查：子宫内膜厚度1.0cm，右侧卵泡2.1cm×2.1cm。舌脉如上。血府逐瘀汤续进3剂。大黄䗪虫丸，每次3g，每日3次。西药用法同3月11日。

八诊：2003年4月14日。卵泡已经排出，舌脉如上。

治法：补益肾阴肾阳。

方药：固冲汤（经验方）。

旱莲草15g，女贞子10g，菟丝子10g，枸杞子15g，覆盆子15g，巴戟天12g，淫羊藿10g，何首乌15g，熟地黄15g，桑椹子15g，鹿角片10g，续断10g。8剂。

胚宝胶囊，每次2片，每日3次，吞服。

九诊：2003年4月29日。月经4月27日来潮，无痛经，经量不多，今未净，舌脉如上。消癥汤加减10剂。大黄䗪虫丸，每次3g，每日3次，吞服。

十诊：2003年5月10日。助孕汤加减6剂。

十一诊：2003年5月29日。月经5月25日来潮，无痛经，今未净。舌脉如上。助孕汤加减，15剂。胚宝胶囊，每次2片，一日3次。

十二诊：2003年6月20日。经期将近，无不适。舌脉如上。固冲汤续进8剂。

十三诊：2003年6月25日。月经6月25日来潮，已经连续4个月无痛经。妇科检查：右宫骶韧带结节消失。

【按语】

大黄䗪虫丸是治疗诸伤而"内有干血"的方剂，虽称其能"缓中补虚"，终究为一色活血之品。程云来说得明白："与大黄䗪虫丸以下干血，干血去则邪除正王矣。是以谓之缓中补虚，非大黄䗪虫丸能缓中补虚也。"

《中医方剂现代研究》（谢鸣主编，学苑出版社1997年出版）记载，大黄䗪虫丸能明显抑制大鼠的实验性血栓形成和血小板聚集功能。由于该方具有良好的活血化瘀作用，而被广泛运用于妇科肿瘤的治疗。大黄䗪虫丸在服用过程之中，一些对大黄敏感的患者，可能会出现腹痛腹泻，对干漆过敏的患者还可能出现荨麻疹，从而影响了治疗。近来生产的中成药制剂"宫瘤清"即脱胎于大黄䗪虫丸。

案1为子宫肌瘤，属于中医癥瘕的范畴。《灵枢•水胀》云："石瘕生于胞中，寒气客于子门，子门闭塞，气不得通，恶血当泻不泻，衃以留止，日以益大，状如怀子，月事不以时下。皆生于女子，可导而下。"后人认为，石瘕即当今的子宫肌瘤。许多子宫肌瘤患者是没有临床症状的，但是归结其病因，由于瘀热、痰湿凝滞所致。因此，其治疗大法，当遵《素问•至真要大论》"坚者削之"之训。常用之法为清热活血，化痰软坚。以自拟之消癥汤合大黄䗪虫丸为主，是我治疗子宫肌瘤的主要方法。

案2为子宫内膜异位症。该病的主要临床表现为进行性痛经加剧和不孕，其成因与子宫肌瘤近似，故治疗原则和使用方药大体相同。部分子宫内膜异位症患者，经过正规治疗，可以使得子宫内膜异位症结节消失，痛经控制。由于患者除了治疗痛经之外，还有助孕的要求，故在治疗过程之中，穿插益肾方剂以帮助卵泡发育，在卵泡发育成熟时，又采用活血化瘀方剂促使卵泡排出，这是该案与案1的不同之处。

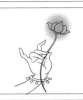

# 二九、大建中汤

【原文】

心胸中大寒痛，呕不能饮食，腹中寒，上冲皮起，出见有头足，上下痛而不可触近，大建中汤主之。《金匮要略·腹满寒疝宿食病脉证治第十》

【组成与用法】

蜀椒二合，炒去汗　干姜四两　人参二两

上三味，以水四升，煮取二升，去滓，内胶饴一升，微火煎取一升半，分温再服。如一炊顷，可饮粥二升，后更服。当一日食糜，温复之。

【功效】温中补虚，降逆止痛。

【医案】

### 1.痛经

参见"乌头汤"条医案。

### 2.妊娠胃痛恶阻

徐某，30岁。

初诊：2006年1月19日。妊娠60天，恶心呕吐频繁7天，呕吐食物及胃液，嗳气难，纳减，口微苦，倦怠喜卧，寐欠安，腰背酸楚，尿频，大便正常。2005年12月31日，因先兆流产入院保胎治疗。生育史：1-0-2-0。检测β-绒毛膜促性腺激素、孕酮均在正常范围。舌淡红，苔薄腻，脉细。

治法：温胃和中，调气降逆。

方药：茯苓甘草汤合小半夏汤、橘皮汤加味。

茯苓10g，桂枝6g，生姜5片，甘草5g，半夏15g，陈皮10g，竹茹10g，佛手10g，砂仁（冲）5g。4剂。

二诊：2006年1月23日。呕吐减为每晚1次，吐出食物，口臭，昨起胃脘隐痛，今大便溏频，嗳气。舌淡红，苔薄白，脉细。

治法：温胃清肝。

方药：半夏泻心汤加味。

半夏12g，炒黄芩10g，黄连5g，干姜5g，炙甘草5g，大枣6枚，党参12g，砂仁（冲）5g，陈皮10g，炒粳米30g。3剂。

三诊：2006年1月27日。呕吐消失，大便成形，口淡恶心，胃脘隐痛，嗳气、矢气困难。舌淡红，苔薄白，脉细滑。

治法：温中散寒，缓中补虚。

方药：大建中汤合芍药甘草附子汤加味。

川椒3g，干姜5g，党参15g，饴糖（冲）30g，炒白芍10g，炙甘草6g，淡附片6g，佛手10g，甘松10g。6剂。

四诊：2006年2月7日。胃脘隐痛减轻，偶有呕吐，嗳气、矢气难，舌脉如上。

治法：温中补虚，调气止痛。

方药：大建中汤合半夏干姜散、橘皮汤加味。

川椒3g，干姜5g，党参15g，饴糖（冲）30g，半夏10g，陈皮10g，苏梗10g，砂仁（冲）5g。5剂。

五诊：2006年2月14日。呕吐未发生，胃脘仍隐痛。经过仔细询问发现，患者为了丰富膳食营养，未曾中断过水果。立即要求禁食一切水果及生冷饮食，继续治疗，舌脉如上。

治法：温中补虚，调气止痛。

方药：大建中汤合半夏干姜散加味。

川椒3g，干姜5g，党参15g，饴糖（冲）30g，半夏10g，砂仁（冲）5g，肉桂4g，甘松10g，苏梗10g。4剂。

六诊：2006年2月18日。胃脘疼痛已除，矢气嗳气已顺，舌脉如上。

治法：调气宽中。

方药：香苏散加味。

香附5g，苏梗10g，炙甘草5g，陈皮10g，甘松10g，佛手10g，砂仁（冲）5g。4剂。

### 3.妊娠胃痛

张某，33岁。

初诊：2012年11月12日。妊娠15周，9月28日因"妊娠剧吐"住院一周后出院。现夜间胃脘饥饿性疼痛一月，偶有恶心呕吐，出冷汗，纳差，喜热食，夜寐欠佳，二便正常，近二日心慌。10月12日B超检查提示：宫内早孕10周，可见胎心管搏动。舌淡红，苔薄白，脉滑。

治法：温中补虚，降逆止痛。

方药：大建中汤加味。

党参15g，川椒3g，干姜5g，饴糖（冲）30g，乌药9g，半夏10g，百合30g，甘松10g。7剂。

二诊：2012年11月20日。夜间胃痛已除，嗳气，恶心呕吐，口淡，多涎，舌脉如上。

干姜5g，党参12g，半夏12g，砂仁（后下）5g，檀香3g，甘松10g，苏梗10g，陈皮6g。6剂。

【方剂比较】

大半夏汤与大建中汤的比较（表2）

表2　大半夏汤与大建中汤的比较

| 方剂 | 药物组成 | | | | | |
|------|------|------|------|------|------|------|
| 大半夏汤 | 半夏 | 人参 | 蜂蜜 | | | |
| 大建中汤 | | 人参 | | 胶饴 | 蜀椒 | 干姜 |

此两方均具有温补脾胃的作用，前方是用人参配伍蜂蜜，后方是用人参配伍胶饴；蜂蜜与胶饴两性相近，均有甘滋补虚、缓中止痛的作用。前方用半夏以治胃反呕吐；后方用蜀椒、干姜散寒止痛，也可以疗呕。一重于降逆止呕，一重于温中止痛，这是两方有别的地方。

【按语】

陈修园《金匮要略浅注》称："此言心胃受寒，引动下焦之阴气上逆而痛甚也。方中姜参饴糖，创建中气，而椒性下行者，温起下焦之阳，以胜上弥之阴也。"大建中汤治疗"心胸中大寒痛""腹中寒"，又见"上冲皮起，出见有头足，上下痛而不可触近"，当是实寒之证。所用之药，又有人参、胶饴，当有虚象，所以为虚中夹实之证，类似于现代医学中的胃肠痉挛。

案1患者痛经3年，发病时恶心、腹泻、出冷汗，下腹喜温喜按，舌淡红，苔薄白，脉细。证属冲任寒冷，虚实夹杂。故以大建中汤合乌头桂枝汤治疗，使痛经缓解，最后以乌头汤收功。

案2诊为胃寒气阻之妊娠恶阻证，经用茯苓甘草汤合小半夏汤、橘皮汤治疗之后，恶阻减轻；二诊时因腹泻胃痛，呕吐嗳气，改用半夏泻心汤温胃清肝；三诊呕吐、腹泻均除，胃脘隐痛，嗳气、矢气难，易方为大建中汤合芍药甘草附子汤加味，温中补虚调气止痛；四诊因症情未见明显改善，转用大建中汤加味治疗；五诊发现胃脘隐痛一直未愈的癥结所在，是治疗期间患者认为多吃水果对胎儿有好处，未曾中止。在停止一切生冷饮食之后，继续用大建中汤为主治疗，胃痛即除。《素问·脏气法时论》说："毒药攻邪，五谷为养，五果为助，五畜为益，五菜为充，气味合而服之，以补精益气。"妊娠期间确实需要食物营养补充，但是在补益食物时，一定要讲究"气味合"，如胃寒而食生冷，胃热而食炙煿，气味不合，便适得其反，治疗也事倍功半。

案3为妊娠剧吐。经治后出现夜间胃脘饥饿性疼痛。所谓饥饿性胃痛，是指饿痛饱不痛的现象，属于脾胃虚证。根据患者喜热食，当属脾胃虚寒，又因发病总在夜间，又夹些许胃阴不足。故用大建中汤温中补虚，用百合乌药散养胃阴理气，加半夏、甘松和胃止呕。

# 三〇、大青龙汤

**【原文】**

1.病溢饮者，当发其汗，大青龙汤主之，小青龙汤亦主之。《金匮要略·痰饮咳嗽病脉证并治第十二》

2.太阳中风，脉浮紧，发热恶寒，身疼痛，不汗出而烦躁者，大青龙汤主之。若脉微弱，汗出恶风者，不可服之；服之则厥逆，筋惕肉瞤，此为逆也。(《伤寒论》)（38）

3.伤寒脉浮缓，身不疼，但重，乍有轻时，无少阴证者，大青龙汤发之。(《伤寒论》)（39）

**【组成与用法】**

麻黄六两，去节　桂枝二两，去皮　甘草二两，炙　杏仁四十个，去皮尖　生姜三两　大枣十二枚　石膏如鸡子大，碎

上七味，以水九升，先煮麻黄，减二升，去上沫，纳诸药；煮取三升，去滓，温服一升，取微似汗，汗多者温粉粉之。

**【功效】**散风寒，清内热。

**【医案】**

### 1.外感发热

梁某，58岁。

初诊：2018年3月7日。因"高热咳嗽3天"就诊。患者3天前无明显诱因下出现发热，最高体温39℃；咳嗽剧，有痰，量少，色白；咽痛，恶寒明显，无汗，偶有烦躁不适。曾服中药银翘散后，体温38℃，后体温一直波动在38～38.8℃。现体温38.8℃。胃纳欠佳，夜寐差，二便调。查血常规及血沉均无殊。舌质红，苔薄白，脉浮数。

中医诊断：感冒（风寒化热型）。

治法：辛温解表，兼清肺热。

方药：大青龙汤加味。

炙麻黄6g，桂枝6g，杏仁10g，炙甘草6g，石膏30g，生姜5片，大枣4枚，桔梗9g，薄荷（后入）10g，寒水石30g。2剂。

二诊：2018年3月9日。3月8日体温开始下降，晚上降至37℃，咽痛除；咳嗽痰咳难咯，量少，色微黄；倦怠，身痛。舌淡红，苔薄白，脉细。

方药：麻杏甘石汤加味。

炙麻黄6g，杏仁10g，石膏15g，炙甘草5g，竹茹10g，瓜蒌皮10g，桔梗5g，丝瓜络10g，羌活6g。3剂。

### 2.妊娠咳嗽

竺某，31岁。

初诊：2006年5月16日。妊娠7个月，咳嗽4天，有痰、色淡黄或夹血丝，流涕，大便秘结，时觉胃脘隐痛，平时忌冷食。舌淡红，苔薄白，脉细滑。

治法：疏风解表清热。

方药：大青龙汤加味。

炙麻黄5g，桂枝3g，杏仁10g，炙甘草5g，石膏12g，生姜3片，大枣5枚，竹茹10g，牛蒡子12g，桔梗5g。4剂。

二诊：2006年5月20日。进药3剂，咳痰、流涕诸症蠲除。

【按语】

大青龙汤是治疗"太阳中风，脉浮紧，发热恶寒，身疼痛，不汗出而烦躁"的方剂，该方由麻黄汤加生石膏、姜、枣而成。由于该方为发汗峻剂，故麻黄的用量是麻黄汤的一倍。方中麻黄汤发汗解表，石膏清里热，生姜助麻黄汤发汗，甘、枣和中，资助汗源，以表里双解。

其实，从药物组成来分析，该方也可以分解为清宣肺热的麻黄杏仁甘草石膏汤和温胃和中的桂枝及姜、枣。

案1为外感发热案。患者高热恶寒，咳嗽无汗，分明是风寒外感的麻黄汤证；又见咽痛、烦躁、舌质红，内热之象已露。风寒外束，内有郁热，正是大青龙汤证，故选用大青龙汤，一剂热除。二诊咳痰难，色微黄，已属肺热，改用麻杏甘石汤加味以收尾。

案2为妊娠流涕咳嗽，痰黄夹血，大便秘结。此为风热束肺，移热于大肠可知。本就可用麻黄杏仁甘草石膏汤来治疗，但患者适值妊娠，胃脘寒痛，若径用麻黄杏仁甘草石膏汤，则投鼠忌器。此时，佐以桂、姜、枣温中和胃，最为合拍。由于患者邪轻，无须强行发汗解表，故麻黄损其剂，加竹茹、牛蒡子、桔梗以解表清化痰热。

# 三一、当归贝母苦参丸

【原文】

妊娠，小便难，饮食如故，当归贝母苦参丸主之。《金匮要略·妇人妊娠病脉证并治第二十》

【组成与用法】

当归　贝母　苦参各四两

上三味，末之，炼蜜丸，如小豆大，饮服三丸，加至十丸。

【功效】和血开郁，清泄湿热。

【医案】

### 1. 经后淋证

陈某，39岁。

初诊：2005年7月25日。半年来不明原因出现月经过后小便时尿道灼痛，性生活后偶见外阴痛。平素月经周期基本规则，经量中等，经色鲜红，无夹块；经前乳头疼痛，枕部或头顶痛；带下量中等，色淡黄，无异味；纳可，寐安，二便正常。月经7月12日来潮。尿液常规镜检：白细胞2～6/HP，电脑检查：白细胞100/μL。生育史：1-0-2-1，用安全套避孕。妇科检查：外阴无殊，阴道通畅，宫颈中度柱状上皮外移；子宫后位，正常大小，质地中等，活动度可，无压痛；两侧附件压痛。舌淡红，苔薄白，脉细。

西医诊断：尿感？两侧附件炎。

治法：清理湿热。

方药：当归贝母苦参丸合葵子茯苓散、猪苓汤加味。

当归6g，浙贝10g，苦参15g，葵子15g，茯苓30g，猪苓10g，阿胶（烊冲）10g，泽泻10g，六一散30g，车前子10g，石韦20g。4剂。

二诊：2005年8月1日。尿道灼热感减轻。尿液常规镜检：白细胞0～1/HP；尿干化学检查：白细胞0/μL，舌脉如上。中药守上方，加鲜海金沙草30g，5剂。

三诊：2005年8月6日。尿道灼热感消失。尿液常规镜检：白细胞4～5/HP；电脑检查：白细胞25/μL。舌脉如上。中药守上方，加金银花12g，7剂。

四诊：2005年8月19日。小便时尿道疼痛一直未发作，舌脉如上。中药守上方，续进7剂。

### 2.子淋

王某，29岁。因"孕19$^{+4}$周，宫颈环扎术后36天，下腹隐痛1天"，于2020年11月19日收住某院保胎治疗。

患者既往月经周期规律，末次月经2020年7月8日，既往因"多囊卵巢综合征、男方畸精症"行辅助生殖；2018年行体外受精—胚胎移植术后，因"宫颈机能不全"，于孕19周时自然流产。此次为第二次体外受精—胚胎移植术，患者于孕14周时行宫颈环扎术。住院期间予以地屈孕酮片、间苯三酚针静滴对症治疗，患者孕前及早孕期小便正常，自11月初开始无明显诱因出现尿频、尿不尽，无尿痛，每日1小时左右需排尿1次，每次尿量100~150mL，每日总尿量2000mL左右。纳可，无多饮，无口干，大便正常。平素无腹痛及腰痛不适，素体怕热，无出汗。2020年12月2日尿常规检查：pH7.5↑，尿比重1.021，蛋白质（＋），尿白细胞（＋）；高倍视野：红细胞17.7↑，白细胞9.8↑。12月7日尿培养未见细菌生长。舌淡红，苔薄白，脉细。

初诊：2020年12月3日。症状同上。

茯苓皮10g，冬葵子10g，金钱草15g，地肤子15g，藕节15g，白茅根15g，绵萆薢10g，石韦10g，杜仲10g，桑寄生15g，甘草6g。3剂。

二诊：2020年12月5日。服药后，症状未见改善，请本科上级医师治疗。

桑螵蛸10g，金樱子10g，芡实10g，乌药6g，益智仁10g，桑寄生15g，杜仲10g，菟丝子15g，藕节15g，旱莲草15g，生地黄15g，山茱萸15g，冬葵子10g，茯苓10g，甘草5g。5剂。

服药后，临床症状仍未见改善，遂请泌尿科会诊，考虑尿路感染，予以头孢西丁钠针2g，每12小时静脉滴注抗感染治疗7天。

静滴抗生素期间，患者症状仍未见改善。12月12日复查尿常规：pH6.5，尿比重1.013，蛋白质（－），尿白细胞（＋＋＋）；高倍视野：红细胞1.2，白细胞38.7↑；镜检：红细胞0~1/HP，白细胞（＋）。

泌尿科再次会诊，建议换抗生素。患者拒绝再次抗生素治疗，于2020年12月21日要求会诊。

初诊：2020年12月21日。患者孕24$^{+1}$周，尿频、尿不尽1个月，症状明显，白天1小时1次，夜间1~1.5小时1次，尿色略黄，无尿痛，每次尿量100~150mL，每日24小时总尿量2000mL左右；面部少许痤疮，大便正常，略怕热出汗。舌淡红，苔薄白，脉细。

治法：滋肾清理湿热。

方药：当归贝母苦参丸加味。

当归6g，浙贝母10g，苦参15g，冬葵子20g，茯苓皮20g，焦栀子15g，黄柏10g，炙甘草6g，地肤子30g，金银花12g。3剂。

知柏地黄丸，每次8粒，每日3次，吞服。

二诊：2020年12月28日。孕25$^{+1}$周，尿频、尿急症状改善，夜尿减至2次，近2日2小时左右排尿1次。12月23日B超检查提示：中期妊娠（孕约24$^{+6}$周），臀位，胎儿脐带绕颈一周；胎盘胎儿面血池形成，约100mm×18mm。未及时复诊，停药2天。12月24日分泌物培养：衣原体、淋球菌、无乳链球菌均阴性，解脲支原体<$10^4$cfu/mL。12月26日复查尿常规，pH6.5，蛋白质（-），白细胞（-）；高倍视野：红细胞0.7，白细胞0.5。舌脉如上。

当归6g，浙贝母10g，苦参15g，冬葵子20g，茯苓皮20g，焦栀子15g，黄柏10g，炙甘草6g，地肤子30g，金银花12g，莲须12g，龟甲20g。4剂。

水煎服。

知柏地黄丸继续服用。

三诊：2020年12月31日。孕25$^{+4}$周，尿频尿急症状明显改善，白天小便2~3小时1次，夜间小便次数仅1~2次。尿常规检查：同12月26日，白细胞、红细胞均阴性。

治法：益肾收敛。

熟地黄15g，泽泻10g，茯苓10g，山萸肉10g，山药15g，丹皮9g，龟甲20g，莲须15g，桑螵蛸15g，沙苑子12g，芡实30g，鸡内金10g。7剂。

### 3.产后淋证

陈某，31岁。

初诊：2006年3月22日。产后5个多月，腰部酸痛，小便频急不适。寐欠安多梦，纳可，大便正常。小便常规检查：白细胞（+++）。妇科检查：外阴无殊，阴道通畅，宫颈重度柱状上皮外移；宫体后位，正常大小，质地中等，活动，压痛；两侧附件压痛。舌淡红，苔薄白，脉细。

西医诊断：尿路感染；盆腔炎症性疾病后遗症。

治法：清理湿热。

方药：当归贝母苦参丸合葵子茯苓散、栀子柏皮汤加味。

当归5g，浙贝10g，苦参10g，葵子20g，茯苓皮30g，炒栀12g，炒黄柏10g，金银花15g。5剂。

二诊：2006年3月28日。小便常规检查：红细胞0~1/HP，白细胞0~2/HP，胃脘不适，舌脉如上。中药守上方，加蔻仁（冲）4g，陈皮10g，4剂。

【按语】

当归贝母苦参丸何以能治"妊娠，小便难"？三味药物之中，与清利小便相关者，仅苦参一味，骤观方药，颇感费解。赵以德曰："小便难者膀胱热郁，气结成燥……用当归和血润燥，本草贝母治热淋，以仲景陷胸汤观之，乃治肺金燥郁之剂。肺是肾水之母，水之燥郁由母气不化也。贝母非治热，郁解则热散，非淡渗利水也，其结通则水行。苦参长于治热利窍逐水，佐贝母入行膀胱以除热结也。"此说颇中肯綮，能解困惑。由于妊娠胎儿逐渐长大，气机日益阻隘，气阻则易化热，阴血滋胎，膀胱失养，故出现妊娠小便难的现象。由于药证相符，故当归贝母苦参丸确能解"妊娠小便难"。

案1为经后淋证，小便时尿道灼热疼痛；案2为子淋；案3为产后淋证，小便不适。诸案的临床表现与《素问·痹论》中的"胞痹者，少腹膀胱按之内痛，若沃以汤，涩于小便"者相似。妇女出现小便不利淋痛的概率要比男性高出许多，而经后出现的淋证、

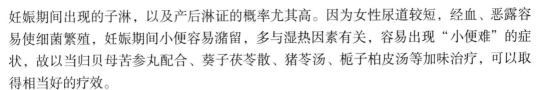

妊娠期间出现的子淋，以及产后淋证的概率尤其高。因为女性尿道较短，经血、恶露容易使细菌繁殖，妊娠期间小便容易潴留，多与湿热因素有关，容易出现"小便难"的症状，故以当归贝母苦参丸配合、葵子茯苓散、猪苓汤、栀子柏皮汤等加味治疗，可以取得相当好的疗效。

当归贝母苦参丸虽方意难解而卓有疗效，尝一脔而知一镬之味，仲师制方之妙可见一斑。

# 三二、当归散

【原文】

妇人妊娠，宜常服当归散主之。《金匮要略·妇人妊娠病脉证并治第二十》

【组成与用法】

当归 黄芩 白芍 川芎各一斤 白术半斤

上五味，杵为散，酒饮服方寸匕，日再服，妊娠常服即易产，胎无苦疾，产后百病悉主之。

【功效】养血和血，健脾清热。

【医案】

### 1.崩漏

章某，28岁。

初诊：2006年4月26日。上次月经2月21日来潮，4月15日阴道少量出血，色黯，至今12天未净，小腹及腰胀痛。平时月经周期延后，45～60天一潮，经量中等，经色黯，夹血块，7天净；伴腰腹坠胀，经前乳房胀明显，带下不多，纳欠佳，寐不安，二便正常。今日尿妊娠试验阴性。生育史：0-0-1-0，系自然流产之后再行清宫术。舌淡红，苔薄白，脉细。

治法：和血清热调经。

方药：当归散加味。

当归9g，黄芩10g，赤芍10g，川芎9g，白术10g，益母草20g，香附10g，茜草12g，蒲黄10g。3剂。

二诊：2006年4月29日。药后经量一度转多，今量少将净，咖啡色；腰尻及腿酸痛，纳欠，舌脉如上。

治法：和血清热，健脾止血。

方药：当归散加味。

当归6g，白芍10g，川芎3g，白术10g，黄芩炭10g，薏苡仁20g，阿胶（烊）10g，贯众炭15g，地榆15g。5剂。

三诊：2006年5月4日。进药2剂，阴道出血净，纳可，腰尻酸痛除，下肢酸，嗳气，矢气，带下色黄。妇科检查：外阴无殊，阴道通畅，宫颈光滑；宫体后位，正常大小，质地中等，活动，压痛；两侧附件压痛。舌脉如上。

西医诊断：盆腔炎症性疾病后遗症。

治法：调胃气，清湿热。

方药：半夏厚朴汤合四逆散加味。

半夏10g，厚朴10g，苏梗10g，茯苓10g，生姜4片，柴胡10g，炒白芍10g，枳壳10g，炙甘草6g，大血藤15g，蒲公英15g。7剂。

### 2.妊娠腹痛

周某，25岁。

初诊：2005年4月14日。子宫偏小，三径之和为11.9cm。经过益肾之类药物治疗之后，已经妊娠40天，出现左侧少腹抽痛，纳便均正常。舌稍红，苔薄白，脉细。

治法：和气血，健脾益肾，清热安胎。

方药：当归散合寿胎丸加减。

当归6g，白芍15g，川芎5g，黄芩9g，白术12g，杜仲12g，续断12g，桑寄生15g，菟丝子15g，野苎麻根15g，竹茹10g。4剂。

二诊：2005年4月18日。腹痛减轻，近日鼻衄，大便少，测β-绒毛膜促性腺激素1019mIU/mL，孕酮106.75nmol/L，舌脉如上。中药守上方，加生地黄10g，白茅根15g。4剂。

服药之后，腹痛、鼻衄均消失，随访1个多月未复发。

### 3.妊娠宫腔积液

林某，28岁。住院患者，因"胚胎移植术后宫腔积血增多"会诊。

会诊一：2021年9月17日。2021年9月17日B超示：子宫增大，宫内见一胎儿，胎心率170次/分；胎儿双顶径：22mm，头臀长59mm，股骨长8mm，羊水中等量，胎盘附着于子宫前壁，成熟度0级，其下缘距宫颈内口17mm。胎儿颈项透明层厚度（NT）1.3mm；宫腔下段可见范围约70mm×22mm×52mm无回声，内透声差，可见点状中等回声漂浮及分隔。母体宫颈管长度约38mm，内口闭合。子宫彩色血流正常。子宫动脉阻力指数：左子宫动脉峰值流速68cm/s，RI0.73，PI1.41，S/D3.76。右子宫动脉峰值流速127cm/s，RI0.55，PI0.89，S/D2.21。今觉口苦、口臭，左少腹或胀，大便硬或呈颗粒状，寐浅。舌淡红，苔薄白，脉细滑。

中医诊断：妊娠腹胀；妊娠便秘。

西医诊断：早孕；宫腔积血。

治法：活血清热安胎。

方药：当归散加减。

当归6g，川芎6g，生白术15g，炒黄芩9g，炒白芍12g，大黄炭6g。3剂。

会诊二：2021年9月20日。症如前，矢气稍多，舌脉同前。中药守上方，大黄炭改为制大黄10g，加枳壳6g，2剂。

会诊三：2021年9月22日。大便已顺，左少腹胀缓解，矢气减少，舌脉同前。中药守上方，加莲蓬10g，5剂。

会诊四：2021年9月27日。腹胀明显减少，大便顺畅，舌糜。B超见19mm×9mm×30mm血窦，舌脉如上。中药守上方，3剂。建议出院。

【方剂比较】

当归散与白术散两方所治相近，程云来曰："瘦而多火者，宜用当归散，肥而有寒者，宜用白术散，不可混施。"可谓金玉良言。

【按语】

当归散是妊娠期间"宜常服"的方剂，因为服用之后阴阳调和，气血流通，常服用者"易产，胎无苦疾""产后百病悉主之"。总结该方作用是预防难产，预防妊娠期间其他疾病的发生，还能够治疗产后诸多疾病。

对于当归散，赵以德有一段非常精辟的见解："《内经》云'阴搏阳别谓之有子'。尺脉搏击者，由子宫之气血相搏而形于脉也。精留血裹，阴阳纽合也。动搏则变化，而变化生于动。若静而不动则不生不化，是以妊娠之血不可以静，静则凝，凝则泣，泣则亏少而虚，皆不得与化胎之火相合。要其胎孕生化必动搏，故调之者，先和阴阳，利其气血。"

案1为崩漏。月经过期而至，少而不绝，色黯，腰腹胀痛，此经隧当开而未开，流当畅而不畅。若不治疗，可以延绵数月不止，或转为崩淋。治疗之法，先通经隧，续以塞流止血。一诊用当归散加活血行经的益母草、香附、茜草、蒲黄，而且当归散中的归、芎用量加大，芍药改用赤芍，意在使经量转多；二诊虽然仍用当归散，但因其流已畅，故归、芎损其量，芍药仍用白芍，黄芩也改成芩炭，加以健脾止血的薏苡仁、阿胶、贯众炭、地榆，2剂经水即止。从上案可见，一方可治截然不同的两种病证，此亦为异病同治。

案2为妊娠少腹抽痛。舌稍红，其苔不腻，故用当归散配伍益肾药物之外，另加清热安胎的野苎麻根、竹茹。其中值得一提的是，竹茹一味，味甘、性微寒，常人均为痰病所用，然此药是清热止血安胎之良药，《本草正》称其"治妇人血热崩淋"，《本草纲目》称其可治"妇人胎动"，唐代《经效产宝》更将竹茹作为一味妊娠病的常用良药，且少寒凉之弊，我用于妇人血证累累矣！

案3为胚胎移植术后宫腔积血案，同时伴有便秘。离经之血即为瘀血，故应该选用活血化瘀的药物治疗；由于患者口苦、口臭，又属内热，故应用活血清热的当归散为主方治疗。便秘的存在不利于宫腔瘀血的消除，大便努责常使宫腔积血增多，故加用清热化瘀通便的大黄炭，可获得非凡疗效。

当归散中有黄芩、白术二味，后世所谓的"芩术安胎"并非出于丹溪，实发轫于此。

仲景说："妇人妊娠，宜常服当归散。"从当今的角度看，妊娠期间设若无疾，则勿须用药。正如王孟英所说："药之治病，犹兵之戡乱也。所谓用药如用兵，无病而药是黩武也。"

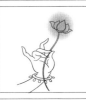

# 三三、当归芍药散

【原文】

1.妇人怀娠腹中疞痛，当归芍药散主之。《金匮要略·妇人妊娠病脉证并治第二十》

2.妇人腹中诸疾痛，当归芍药散主之。《金匮要略·妇人杂病脉证并治第二十二》

【组成与用法】

当归三两　芍药一斤　茯苓四两　白术四两　泽泻半斤　芎䓖半斤（一作三两）

上六味，杵为散，取方寸匕，酒和，日三服。

【功效】养血健脾，缓急止痛。

【医案】

**1.痛经**

田某，21岁。

初诊：2005年8月22日。痛经进行性加剧近3年，经前2天开始小腹疼痛剧烈，持续至经净为止；伴恶心呕吐食物，出冷汗，两足酸软。每次需用西药止痛。月经周期基本规则，经量可，色淡红，经前乳房胀痛；带下不多，纳便正常。月经8月5日来潮。生育史：0-0-1-0。妇科检查：外阴无殊，阴道通畅，宫颈光滑；宫体后位，正常大小，质地中等，活动度可，压痛；右侧附件压痛，左侧无压痛，右侧子宫骶骨韧带触及泥沙样痛性结节。舌红，苔薄白，脉细。

西医诊断：子宫内膜异位症；盆腔炎症性疾病后遗症。

治法：活血，健脾，清湿热。

方药：当归芍药散合薏苡附子败酱散加味。

当归9g，川芎6g，白芍12g，白术12g，茯苓10g，泽泻10g，薏苡仁20g，淡附片6g，败酱草30g，三棱10g，莪术10g，蒲公英20g，大血藤30g。5剂。

活血化瘀灌肠液（院内制剂），每日50mL，保留灌肠。

二诊：2005年8月27日。月经8月26日来潮，痛经消失，右侧少腹尚胀，舌脉如上。中药守上方，去三棱、莪术；加大腹皮15g，丹参12g。5剂。

三诊：2005年9月3日。经行7天净，经后小腹隐痛，舌脉如上。

当归9g，川芎6g，白芍12g，白术12g，茯苓10g，泽泻10g，薏苡仁20g，淡附片6g，败酱草30g，蒲公英20g，益母草15g，延胡索10g，川楝子10g。5剂。

四诊：2005年9月9日。小腹隐痛，带下不多，舌脉如上。

方药：当归芍药散合桂枝茯苓丸、薏苡附子败酱散加味。

当归9g，川芎6g，白芍12g，白术12g，茯苓10g，泽泻10g，薏苡仁20g，淡附片6g，败酱草30g，桂枝6g，茯苓10g，牡丹皮10g，桃仁10g，蒲公英20g，大血藤20g，延胡索10g。14剂。

五诊：2005年9月29日。月经未转，舌脉如上。中药守8月22日方，加益母草20g，延胡索10g。7剂。

六诊：2005年10月7日。月经10月3日来潮，无痛经。

### 2. 经量过少

叶某，32岁。因"经量过少1年"就诊。

初诊：2005年12月27日。经量是以往的1/4，月经周期规则，经色紫，夹小血块，4～5天净，经期无腰腹疼痛，经前无乳房胀痛，带下不多，纳可，大便秘结，小便正常。月经12月20日来潮。生育史：1-0-3-1，使用避孕套避孕。妇科检查：外阴无殊，阴道通畅，宫颈光滑；宫体前位，正常大小，活动，质地中等，压痛；两侧附件压痛。舌淡红，苔薄白，脉细。

西医诊断：盆腔炎症性疾病后遗症；月经异常。

治法：调气，清理湿热。

方药：四逆散加味。

柴胡10g，枳壳10g，白芍10g，败酱草10g，大血藤15g，椿根皮15g，半枝莲15g，土茯苓15g，蒲公英15g，大蓟15g，小蓟15g，草薢15g，生甘草6g。7剂。

二诊：2006年2月23日。月经今日来潮，经量过少，无痛经。舌淡红，苔薄白，脉细。

治法：调和气血，活血行经。

方药：当归芍药散合旋覆花汤加味。

当归12g，赤芍10g，川芎12g，白术10g，茯苓10g，泽泻10g，旋覆花12g，茜草20g，葱14根，益母草30g，丹参15g，桃仁10g，丹皮10g。4剂。

三诊：2006年2月27日。2月23～24日经量增多，已达正常经量，今将净，大便疏，舌脉如上。治以调气，清理湿热。中药守12月27日方，加郁李仁10g，决明子12g。4剂。

四诊：2006年3月15日。经行5天净，带多色黄，寐难，舌脉如上。中药守12月27日方，加酸枣仁20g，夜交藤20g，合欢皮15g。14剂。

### 3. 闭经

姜某，26岁。

初诊：2004年12月16日。16岁初潮，月经素来不定，40～60天一潮，7天净，经量可，色鲜，有血块，无痛经；无乳房胀痛，带黄，倦怠。口服避孕药3年，停服一年。月经9月8日来潮，否认妊娠可能。生育史：0-0-0-0。B超检查：子宫三径之和11.2cm，子宫内膜厚度7mm。舌淡红，苔薄白，脉细。妇科检查：外阴无殊，阴道通畅，宫颈中度柱状上皮外移；宫体前位，略小，活动，质地中等，压痛；两侧附件压痛。

西医诊断：闭经；盆腔炎症性疾病后遗症；子宫偏小。

治法：活血行气，健脾利湿。

方药：当归芍药散加味。

当归9g，川芎9g，白芍10g，泽泻10g，白术10g，茯苓10g，大腹皮10g，䗪虫10g，丹参15g，泽兰10g，香附10g，茺蔚子10g。4剂。

二诊：2004年12月20日。乳胀，腰酸。性激素检测：雌二醇、泌乳素、孕酮、睾酮均在正常范围，舌脉如上。中药守上方，加郁金10g，预知子10g。4剂。

三诊：2004年12月30日。月经于12月25日来潮，经量中等，今量已少；下腹微痛，大便秘结。月经周期第三天检测促卵泡生成素、促黄体生成素在正常范围。舌淡红，苔薄白，脉细涩。治以补气血，益肝肾。十全大补汤加香附10g，何首乌30g。7剂。

### 4.崩漏

应某，31岁。

初诊：2006年2月14日。2005年11月2日人工流产之后，月经1月10日来潮，经行3天净，1月20日阴道少量出血，至今26天未净，色鲜红，或夹血块；偶伴腰背酸痛、小腹胀。平时月经周期30～40天，经量不多，4天净。B超检查提示：宫腔底部左侧可见11mm×6mm×9mm不规则稍强回声，边界不清；彩色多普勒显示，内有少量血流回声。生育史：1-0-2-1。舌淡红，苔薄白，脉细。

西医诊断：功能性子宫出血；子宫内膜息肉。

治法：和血止血。

方药：当归芍药散加味。

当归6g，炒白芍12g，川芎3g，白术12g，茯苓12g，泽泻10g，阿胶（烊冲）10g，仙鹤草20g，贯众炭30g，茜草炭10g，侧柏叶10g。3剂。

二诊：2006年2月17日。阴道出血明显减少，色淡红，头痛，舌脉如上。中药守上方，加乌梅炭9g，荆芥炭10g，3剂。

三诊：2006年2月20日。经水将净，色淡，舌脉如上。

当归3g，生白芍10g，川芎3g，茯苓10g，白术10g，泽泻10g，阿胶（烊冲）10g，仙鹤草30g，荆芥炭10g，海螵蛸30g。3剂。

四诊：2006年2月23日。阴道出血净已2天，无不适，舌脉如上。妇科检查：外阴无殊，阴道通畅，宫颈中度柱状上皮外移；宫体后位，正常大小，质地中等，活动度可，无压痛；两侧附件压痛。

西医诊断：两侧附件炎。

治法：调气清湿热。

方药：四逆散加味。

柴胡10g，枳壳10g，白芍10g，败酱草10g，大血藤15g，椿根皮15g，半枝莲15g，土茯苓15g，蒲公英15g，大蓟15g，小蓟15g，萆薢15g，乌梅12g，白芷10g，僵蚕10g，生甘草6g。7剂。

### 5.经行腿痛

陈某，29岁。

初诊：2013年1月23日。月经2012年1月15日来潮，量、色、质如常，无痛经史；自诉经期右侧臀部筋掣痛并向下肢放射1年余。舌淡红，苔薄白，脉细。

治法：养血活血，利湿通络。

方药：当归芍药散合芍药甘草汤加味。

当归9g，川芎9g，炒白芍50g，白术10g，茯苓10g，泽泻10g，络石藤15g，桑寄生15g，丝瓜络15g，鸡血藤30g，炙甘草10g。7剂。

二诊：2013年2月20日。月经2月8日来潮，7天净，右下腿筋掣疼痛未再出现。中药守上方，炒白芍减为30g，7剂。

### 6.妊娠腹痛（会诊医案）

患者陈某，29岁。FET术（冻融胚胎移植）后14$^{+3}$周，腰酸半天。生育史：0-0-1-0。2015年孕2月余，因胚胎停育行清宫术1次。2018年1月3日B超提示：妊娠（中孕），宫腔内见一胎儿回声，可见胃泡，可见膀胱，可见脊柱及四肢长骨，可见羊水，最深前后径约49mm，胎盘附着于子宫前壁，成熟度0级，其下缘距宫颈内口＞30mm。胎儿颈背部皮缘处未见明显压迹。脐带检查：内可见一条脐静脉和两条脐动脉，脐动脉S/D=3.56，宫颈管长约35mm，宫颈内窦可能。结论：妊娠中孕，宫内单胎存活（约19周）。2018年1月3日影像表现：子宫动脉血流正常。2018年1月4日血常规：白细胞7.04×10$^9$/L，红细胞3.46×10$^{12}$/L，C-反应蛋白＜1mg/L；降钙素原定量检测0.028ng/mL；B超检查：双肾形态大小正常，皮质回声均匀，皮髓分界清晰，两肾集合系统均分离约8mm，左肾中下极集合系统见一颗3mm的强回声光点，无声影。双侧输尿管可见，并未见明显扩张。膀胱充盈可，壁光整，内透声佳，内未见明显异常回声团。结论：两肾集合系统分离，左肾小结石。患者目前脐周偏左隐痛；伴腰痛，偶有下腹紧缩感，胃纳尚可，夜寐安，二便调。结合上述情况，不排除泌尿系统结石，肠道感染等可能。予以间苯三酚针、6-542针、头孢曲松针、硫酸镁针等对症治疗，腹痛仍未见好转。

病房处方：2018年1月4日。腹痛。

菟丝子15g，续断15g，槲寄生20g，生白芍20g，甘草5g，龙骨30g，牡蛎30g，当归3g，佛手12g，太子参15g，茯苓15g，麸白术15g，砂仁3g。3剂。

2018年1月5日。外感加腰痛。

荆芥12g，防风10g，甘草3g，茯苓15g，柴胡10g，羌活10g，前胡10g，萹蓄10g，瞿麦10g，金钱草10g，鸡内金10g，桔梗12g。4剂。

首次会诊：2018年1月8日。脐周偏左隐痛5天，伴腰痛，偶有下腹紧缩感，肠鸣不明显，胃纳尚可，夜寐安，便软成形，两侧肾区叩击痛阴性。舌淡红，苔薄白，脉细滑。

治法：调和气血安胎。

方药：当归芍药散合四逆散加减。

当归6g，炒白芍30g，炒白术10g，川芎6g，茯苓10g，泽泻10g，柴胡10g，枳壳6g，炙甘草6g，薤白10g。3剂。

二次会诊：进药1剂，腹痛消失，大便稍干，肛门出血，脘顶。舌淡红，苔薄白，脉细滑。中药守上方，改炒白术为生白术30g，加佛手10g，4剂。

### 7.妊娠宫腔积血

石某，27岁。

初诊：2016年10月29日。8月27日患者孕34天，晕倒仆跌后查B超，发现宫腔积血，怀疑宫角妊娠，入住某院。10月12日复查B超示：宫腔积血26mm×32mm×52mm。口服地屈孕酮片并卧床休息。10月28日B超示复查示：单胎存活，宫腔积血36mm×48mm×78mm，子宫肌瘤11mm×12mm×13mm。现仍住某院，要求中药保胎。无阴道出血，偶有头晕，纳差，寐可，二便调。生育史：0-0-1-0（生化妊娠）。10月27日辅助检查：D-二聚体0.84mg/L，血小板聚集功能ADP88.8%，AA90.4%。舌淡红，质胖，苔薄白，脉细软。

中医诊断：胎动不安（外伤型）。

西医诊断：早孕；宫腔积血。

治法：活血止血，益气安胎。

方药：当归芍药散加味。

当归5g，川芎5g，白芍10g，泽泻10g，茯苓10g，白术10g，三七（调冲）3g，白及10g，大黄炭6g，太子参15g，莲蓬10g。3剂。

铁皮枫斗精，每次4包，每日2次，冲服。

二诊：2016年11月1日。腹胀，舌脉如上。中药守上方，加丹参炭10g，赤小豆15g，4剂。铁皮枫斗精服法同上。

三诊：2016年11月5日。无腹胀，大便稍干，舌脉如上。中药守10月29日方，大黄炭改为9g，丹参10g，7剂。

四诊：2016年11月12日。11月8日查B超示：双顶径30mm，股骨长15mm，胎心搏动正常，胎心171次/分，宫腔积血24mm×51mm×74mm。中药守上方加佛手10g。7剂。

五诊：2016年11月19日。胃隐痛，舌脉如上。中药守上方，加甘松10g，7剂。

六诊：2016年11月26日。无不适，舌脉如上。中药守上方，7剂。

七诊：2016年12月3日。孕19周。B超复查：胎儿约孕18周，双顶径41mm，股骨长24mm，胎心胎动可见，宫腔积血未见。

### 8.胚胎移植术后胎漏

陈某，30岁。因"FET术后8天，腰酸半天"，5月17日因"丈夫无精症"于某生殖中心行FET术（供精），移植入2枚D3冻胚，术程顺利，术后及入院保胎期间均予以相应积极治疗。入院后反复阴道出血半月余，量少，色黯，偶有鲜红色，无明显腹痛不适。生育史：0-0-0-0。2020年5月胚胎移植术后，14天生化妊娠1次。2021年2月9日抗核抗体：弱阳性；主要核型：核颗粒型；主要核型滴度1：100；次要核型：核仁型；次要核型滴度：1：100；磷脂抗体：抗心磷脂抗体IgA2.886，抗心磷脂抗体IgM8.232；狼疮抗凝物

1.37mg/L；免疫球蛋白五项：未见异常。2021年4月6日狼疮抗凝物0.82；磷脂抗体：阴性；自然杀伤细胞20.84%。2021年5月6日狼疮抗凝物1.26；自然杀伤细胞17.6%。2021年6月3日，性激素选项：绒毛膜促性腺激素39090.0mIU/mL，雌二醇1279pmol/L，孕酮108.0nmol/L；2021年6月7日性激素选项：绒毛膜促性腺激素69020.0mIU/mL，雌二醇1181pmol/L，孕酮124.0nmol/L。2021年5月26日B超：子宫前位，形态尚规则，子宫内膜厚度10mm；宫腔内可见两个相邻的囊样回声，大小分别4mm×2mm×4mm、3mm×2mm×2mm，壁尚清，规则；囊内透声欠佳，两侧卵巢显示大小正常，附件区未见明显异常回声。子宫动脉血流阻力指数：左侧子宫动脉舒张期小切迹，动脉峰值流速81cm/s，RI0.80，PI2.24，S/D5.08。右侧子宫动脉舒张期小切迹，动脉峰值流速87cm/s，RI0.85，PI3.13，S/D6.45。检查结果：宫内囊样回声，与妊娠相关可能。2021年6月7日B超检查：左侧子宫动脉峰值流速：44cm/s，RI0.89，PI2.88，S/D8.95；右侧子宫动脉峰值流速32cm/s，RI舒张末期血流信号缺失。子宫前位，形态尚规则，宫腔内可见两枚妊娠囊回声，大小28mm×20mm×23mm、14mm×8mm×15mm，壁清，规则；囊内均可见胚芽回声，长约5mm、4mm，均可见原始心管搏动。两侧卵巢显示清晰，大小正常，未见明显异常回声。检查结果：宫内早孕，双胎。

会诊一：2021年6月10日。病史如上，减胎术后，双胎妊娠，阴道出血。舌淡红，苔薄白，脉细。

方药：加味当归芍药散加味。

炒白芍10g，当归10g，川芎6g，茯苓10g，泽泻10g，牡丹皮10g，炒白术10g，莲房10g，三七10g，益母草12g，丹参12g。5剂。

会诊二：2021年6月15日。6月11～13日，阴道出血净。今极少许出血，干咳。舌脉如上。守上方，加仙鹤草15g，6剂。

会诊三：2021年6月21日。B超：胚胎停育一个。今无阴道出血，昨晚春梦1次，轻微咳嗽，口酸。舌脉如上。加味当归芍药散加竹茹10g，芦根15g，黄芩炭6g。3剂。

会诊四：2021年6月23日。6月21日阴道少许出血即净。便秘，咳嗽，流涕。舌脉如上。加味当归芍药散加瓜蒌皮10g，牛蒡子10g。4剂。

会诊五：2021年6月28日。6月25日绒毛膜促性腺激素180248mIU/mL。阴道少许出血，咳嗽。舌脉如上。加味当归芍药散加桔梗6g，牛蒡子10g，浙贝10g，芦根15g。4剂。

会诊六：2021年7月2日。阴道少许出血，咳嗽，大便正常。舌脉如上。加味当归芍药散加芦根15g，杏仁10g，瓜蒌皮10g。4剂。

会诊七：2021年7月6日。阴道出血净3天。昨天少许出血，今无出血。咽干，呛咳。舌脉如上。加味当归芍药散加川贝（吞服）3g，木蝴蝶5g，桔梗6g。3剂。

会诊八：2021年7月9日。此后阴道未再出血。

### 9.胎儿宫内生长迟缓

陈某，35岁。

初诊：2020年1月17日。患者未曾生育过。因先天性子宫发育不良，宫腔狭小，于

2019年8月14日在宫腔镜下行子宫内膜病损切除术+子宫内膜息肉切除术+宫腔扩容术+宫内避孕装置放置术。2019年10月31日，第二次宫腔镜手术中发现宫腔左右两侧壁见纵行肌性粘连带，呈"竖琴"状，两侧输卵管开口清晰可见，行宫腔镜下子宫病损电切术+子宫内膜粘连松解术+宫内避孕装置去除术。2019年12月31日在某医院生殖中心移植第5天冻胚一枚，绒毛膜促性腺激素上升欠佳。近半月来，每天夜里自觉宫缩3次，每次约10秒钟，次日全天小腹胀痛，无阴道出血，无腹痛。生殖中心用药：黄体酮针、绒毛膜促性腺激素针、达肝素钠针、黄体酮胶囊、环孢素片、芬吗通片、强的松片、阿司匹林片，曾用中西医结合方法保胎治疗，后以失败告终。1月24日自然流产，1月31日B超提示宫腔胎物残留，服用生化汤后，2月19日复查B超，宫腔内未见异常。生殖中心现存冻胚6枚。当前先调养身体，准备7月再行胚胎移植术。由于移植之前患者精神紧张，经常出现寐差，纳减，胃脘部隐痛，恶心，反酸，大便软黏不成形。根据辨证论治，分别给予十全大补汤加减、四物汤加减、八珍汤加减、十味温胆汤加减、平胃散加减、四逆散加减、小建中汤加减、固冲汤、助孕汤等方药。

二诊：2020年6月23日。今日移植冻胚两枚，寐差，精神紧张，胃脘不适较前减轻。舌淡红，苔薄白，脉细。

治法：温肾安胎。

方药：鹿角片10g，菟丝子15g，桑寄生15g，续断10g，杜仲10g，仙鹤草20g，淫羊藿15g，巴戟肉12g，炒山药15g，莲蓬10g，荆芥炭10g，阿胶（烊冲）10g，夜交藤20g，合欢花10g。7剂。

三诊：2020年7月2日。小腹坠微痛，无阴道出血，无腰酸，纳可，大便软不成形，质黏，小便正常，寐差，晨起口苦。7月1日测绒毛膜促性腺激素99.2mIU/mL。生殖中心用药：强的松片5mg，每日1次；芬吗通片，早上黄1片、中午红1片、晚上黄1片；地屈孕酮片10mg，每日3次，口服。黄体酮软胶囊，早上0.2g，口服；晚上0.2g，塞阴道。依诺肝素针6000U，皮下注射，每日1次。

鹿角片10g，菟丝子15g，桑寄生15g，续断10g，杜仲10g，仙鹤草20g，淫羊藿15g，巴戟肉12g，炒山药15g，莲蓬10g，炒白术10g，炒黄芩10g，炒谷芽10g，炒麦芽10g，神曲10g。4剂。

固肾安胎丸，1包，每日3次，口服。

四诊：2020年7月6日。7月3日测绒毛膜促性腺激素198.3mIU/mL，D-二聚体0.21mg/L，血小板最大聚集率38.3%，孕酮45.82nmol/L，雌二醇396pmol/L，促甲状腺素3.22mmIU/mL，血清游离甲状腺素18.4pmol/L，甲状腺球蛋白抗体<10IU/mL，抗甲状腺过氧化酶抗体27.84IU/mL。7月6日测绒毛膜促性腺激素644mIU/mL，D-二聚体0.22μg/mL，血小板最大聚集率38.3%，孕酮>60ng/mL，雌二醇111.85pg/mL。中药守上方，4剂。

西药同上，改依诺肝素针为达肝素钠针5000U，皮下注射，每日1次；加阿司匹林片25mg，每日3次，口服。

五诊：2020年7月9日。测绒毛膜促性腺激素2839mIU/mL，孕酮46.56nmol/L，雌二醇495pmol/L，血小板最大聚集率6.0%。寐浅，多梦，入睡困难，一夜睡眠4~5小时；大便次数多，一天3次，量少，软黏，矢气多；胃胀痛，嗳气不多。舌脉如上。中药守上方，去谷麦芽、神曲，3剂。西药用法同上。

六诊：2020年7月13日。测绒毛膜促性腺激素8945mIU/mL，孕酮53.78nmol/L，雌二醇506pmol/L，血小板最大聚集率5.5%。带下量多色黄，有点异味，小腹胀痛，大便一天1～2次。舌脉如上。

治法：活血利水。

方药：当归芍药散加味。

当归6g，炒白芍10g，泽泻10g，炒白术10g，茯苓10g，川芎6g，丹参10g，牡丹皮9g，益母草10g，莲蓬10g。4剂。

固肾安胎丸，1包，每日3次，口服。

西药同上，改达肝素钠针5000U，每日2次，皮下注射；加硝苯地平片10mg，每日2次，口服；西地那非片25mg，塞阴道，每日晚上使用1次。

七诊：2020年7月16日。测绒毛膜促性腺激素15567mIU/mL，孕酮109.8nmol/L，雌二醇573pmol/L，血小板最大聚集率6.1%。近三日失眠，一夜仅睡1～3小时；手心发热，舌脉如上。当归芍药散加味加夜交藤20g，合欢花12g，4剂。固肾安胎丸1包，每日3次，口服。西药同上，加羟氯喹片0.1g，每日2次，口服。

八诊：2020年7月20日。测绒毛膜促性腺激素22622mIU/mL，孕酮37.56nmol/L，雌二醇403.62pmol/L，D-二聚体0.22μg/mL。B超检查：宫内早孕40⁻天，孕囊17mm×8mm×15mm；其内见胚芽，头臀长4mm，可见原始心管搏动；宫腔内局限性液暗区6mm×5mm×6mm，宫腔积液8mm×4mm。阴道出血两天，少量咖啡色，小腹坠痛。舌脉如上。中药守上方，3剂。西药同上。

九诊：2020年7月23日。测绒毛膜促性腺激素32813mIU/mL，孕酮26.42nmol/L，雌二醇841pmol/L，血小板最大聚集率6.1%。阴道出血未净，少量咖啡色，寐欠。舌脉如上。

治法：温肾安胎。

方药：鹿角片10g，菟丝子15g，桑寄生15g，续断10g，杜仲10g，仙鹤草20g，淫羊藿15g，巴戟肉12g，炒山药15g，莲蓬10g，荆芥炭10g，阿胶（烊冲）10g。4剂。

西药同上，加黄体酮针40mg，肌内注射，每日1次。

十诊：2020年7月27日。阴道出血净。测绒毛膜促性腺激素49335mIU/mL，孕酮78.43nmol/L，雌二醇1287pmol/L，血小板最大聚集率6.0%，丙氨酸氨基转移酶67U/L，谷草转氨酶31U/L，γ-谷氨酰转移酶113U/L。B超检查：宫内早孕（双胎可能，其一7⁺周，另一个未见胚芽）。子宫动脉血流阻力指数：左侧47cm/s，RI0.88，S/D8.7；右侧40cm/s，RI0.89，S/D9.0。胃脘不适，舌脉如上。

治法：活血利水。

方药：当归芍药散加味。

当归6g，炒白芍10g，泽泻10g，炒白术10g，茯苓10g，川芎6g，丹参10g，牡丹皮9g，益母草10g，莲蓬10g，半夏10g，陈皮10g。3剂。

西药同上，改磺达肝癸钠针2.5mg，皮下注射，每日1次。

十一诊：2020年7月30日。测绒毛膜促性腺激素56105mIU/mL，孕酮58.1nmol/L，雌二醇1268pmol/L，血小板最大聚集率6.9%。B超检查：宫内早孕约55天，孕囊20mm×8mm×20mm，头臀长15mm，可见心搏。阴道出血未净，少许淡咖啡色，空调房怕冷，鼻塞。舌脉如上。

治法：温肾安胎。

鹿角片10g，菟丝子15g，桑寄生15g，续断10g，杜仲10g，仙鹤草20g，淫羊藿15g，巴戟肉12g，炒山药15g，莲蓬10g，荆芥炭10g，阿胶（烊冲）10g。4剂。

西药同上。

十二诊：2020年8月3日。测绒毛膜促性腺激素73508mIU/mL，孕酮66.7nmol/L，雌二醇2059pmol/L，血小板最大聚集率6.8%，丙氨酸氨基转移酶23U/L，谷草转氨酶39U/L，γ-谷氨酰转移酶109U/L。中药守上方，4剂。西药同上。

十三诊：2020年8月7日。测绒毛膜促性腺激素69554mIU/mL，孕酮＞60ng/mL，雌二醇668.88pg/mL。B超检查：宫内早孕（双胎可能，其一7$^+$周，另一个未见胚芽）。子宫动脉血流阻力指数：左侧47cm/s，RI0.88，S/D8.7；右侧40cm/s，RI0.89，S/D9.0。

治法：活血利水。

方药：当归芍药散加味。

当归6g，炒白芍10g，泽泻10g，炒白术10g，茯苓10g，川芎6g，丹参10g，丹皮9g，益母草10g，莲蓬10g。3剂。

西药：黄体酮针20mg，肌肉注射，每日1次；磺达肝癸钠针2.5mg，皮下注射，每日1次；强的松片5mg，口服，每日1次；芬吗通早上1片黄、中午1片红、晚上1片黄，口服；地屈孕酮片10mg，口服，每日2次；阿司匹林片25mg，口服，每日3次；硝苯地平片10mg，口服，每日2次；西地那非片25mg，塞阴道，每晚1次；羟氯喹片0.1mg，口服，每日2次。

十四诊：2020年8月10日。测绒毛膜促性腺激素77599mIU/mL，孕酮75.3nmol/L，雌二醇2871pmol/L，血小板最大聚集率10.1%。B超检查：宫内早孕（双胎可能，其一9周，另一个未见胚芽）子宫动脉血流阻力指数：左侧87cm/s，RI0.77，S/D4.33；右侧65cm/s，RI0.74，S/D3.79。睡眠不佳，舌脉如上。中药守上方，加酸枣仁15g，4剂。西药同上，去黄体酮针、西地那非片。

十五诊：2020年8月14日。测绒毛膜促性腺激素82573mIU/mL，孕酮52.7nmol/L，雌二醇3973pmol/L，血小板最大聚集率7.6%。阴道出血未净，咖啡色，今稍减少，寐差，脐周隐痛，大便一天1~2次、质软黏。舌脉如上。

方药：当归芍药散加味。

当归6g，炒白芍10g，泽泻10g，炒白术10g，茯苓10g，川芎6g，丹参10g，丹皮9g，益母草10g，莲蓬10g，酸枣仁15g。4剂。

西药同上。

十六诊：2020年8月18日。测绒毛膜促性腺激素83873mIU/mL，孕酮29nmol/L，雌二醇4941pmol/L，血小板最大聚集率8.1%。舌脉如上。中药守上方，去酸枣仁，6剂。西药同上。

十七诊：2020年8月24日。孕11$^{+5}$周。测绒毛膜促性腺激素92818mIU/mL，孕酮44.3nmol/L，雌二醇6832pmol/L，血小板最大聚集率7.2%。B超检查：宫内早孕（11周），孕囊37mm×28mm×44mm，头臀长42mm，胎心搏动规则，宫腔积液12mm×6mm×10mm，子宫动脉血流阻力指数：左侧85cm/s，RI0.81，S/D5.22；右侧89cm/s，RI0.75，S/D4.0。外感两天，鼻塞清涕晨微黄，咽不痛，无咳嗽，无怕冷，纳差口苦。舌淡红，苔薄白，脉细。诊断为胎儿宫内发育迟缓可能。中药守8月18日方，6剂。西药同上。

十八诊：2020年9月1日。孕12$^{+6}$周。测绒毛膜促性腺激素92962mIU/mL，孕酮64.3nmol/L，雌二醇9833pmol/L。B超检查：宫内早孕（约12周），NT1.3mm，头臀长52mm，双顶径19mm，股骨长7mm，胎心搏动规则，羊水暗区24mm，胎盘后方液暗区（考虑血池）32mm×12mm×25mm。舌脉如上。中药守上方，6剂。西药同上，改硝苯地平片10mg，口服，每日1次。

十九诊：2020年9月8日。孕13$^{+6}$周。测绒毛膜促性腺激素76165mIU/mL，孕酮78.6nmol/L，雌二醇＞11010pmol/L，血小板最大聚集率6.3%。舌脉如上。中药守上方，6剂。西药：强的松片5mg，口服，每日1次；阿司匹林片25mg，口服，每日3次；磺达肝癸钠针2.5mg，皮下注射，隔日1次；硝苯地平片10mg，口服，每日1次。

二十诊：2020年9月15日。孕14$^{+6}$周，久坐腰痛，大便一天1次，软黏不成形。血小板最大聚集率7.0%。B超检查：宫内单胎存活（约14周），子宫动脉血流阻力指数：左侧138cm/s，RI0.6，S/D2.5；右侧144cm/s，RI0.58，S/D2.38。舌脉如上。中药守上方，6剂。西药：强的松5mg，口服，每日1次；阿司匹林片25mg，口服，每日3次；硝苯地平片10mg，口服，每日1次。

二十一诊：2020年9月22日。孕15$^{+6}$周，恶心，大便一天1~2次，软黏不成形。B超检查：宫内单胎存活，双顶径30mm，股骨长14mm，胎心153次/分，羊水暗区30mm，胎盘下缘边缘液暗区29mm×18mm×32mm。舌脉如上。

治法：益气养阴。

生黄芪15g，北沙参15g，麦冬12g，山药15g，炒白术10g，黄精15g，玉竹15g，知母10g，当归9g，天花粉10g。4剂。

西药同上。

二十二诊：2020年9月26日。孕16$^{+3}$周，妊娠呕吐除，口渴，大便一天1次，色黄，较前正常。舌脉如上。中药守上方，加葛根15g，太子参15g，14剂。西药：强的松片5mg，口服，每日1次；阿司匹林片25mg，口服，每日3次。

二十三诊：2020年9月28日。孕16$^{+5}$周，阴道少许出血2天、咖啡色，小腹酸痛，恶心，大便溏，一天1~2次。舌脉如上。中药守上方，加阿胶（烊冲）10g，仙鹤草15g，旱莲草15g，5剂。西药同上。

二十四诊：2020年10月10日。孕18$^{+3}$周，阴道出血净。10月6日胎儿染色体非整倍体检测：低风险。舌脉如上。中药守上方，7剂。西药同上。

二十五诊：2020年10月17日。孕19$^{+3}$周，口干，小腹痛，位置不定，矢气多，大便一天4~5次，少量，不成形。B超检查：宫内单胎存活（胎儿17$^{+4}$周），胎心胎动可见，胎心146次/分，胎盘下缘达宫颈内口（胎盘低置状态），帆状胎盘或球拍状胎盘可能，单脐动脉可能，宫颈管长度35mm。舌脉如上。治法：益气养阴活血。中药守9月22日方，加石斛12g，丹参15g，川芎9g，7剂。西药同上。

二十六诊：2020年10月22日。孕20<sup>+1</sup>周，大便一天1~2次，成形，腹胀，寐差。B超检查：宫内单胎存活，胎盘下缘覆盖宫颈内口，胎盘实质内多处液暗区（血池可能），单脐动脉可能，脐带横切面呈"吕"型。宫颈管长度35mm。舌脉如上。

治法：活血利水，益气安神。

方药：当归芍药散加味。

当归6g，炒白术10g，炒白芍10g，川芎6g，茯苓10g，泽泻10g，生黄芪30g，黄精20g，炒扁豆20g，酸枣仁20g，夜交藤15g，杜仲12g，丹参12g，鲤鱼（煎，代水）一条。7剂。

西药同上。

二十七诊：2020年11月4日。孕22周，入住某医院产科，予葡萄糖、氨基酸补液治疗。B超检查：宫内单胎存活，双顶径44mm，股骨长29mm，股骨长29mm，腹围143mm，胎心156次/分，羊水中等，胎盘下缘覆盖宫腔最低点宫颈内口，血池20mm×36mm×48mm，单脐动脉。B超医师认为胎儿宫内发育迟缓，比正常妊娠小3周；住院医师认为有胎停危险。恶心，纳欠，大便一天1~2次，软不成形，寐差。舌脉如上。

方药：当归芍药散加味。

当归6g，炒白术10g，炒白芍10g，川芎6g，茯苓10g，泽泻10g，生黄芪30g，黄精20g，炒扁豆20g，酸枣仁20g，夜交藤15g，杜仲12g，丹参12g，合欢花12g，龙齿20g，鲤鱼（煎，代水）一条。7剂。

西药：强的松片5mg，口服，每日1次；达肝素钠针5000U，皮下注射，每日1次；阿司匹林片25mg，口服，每日3次；地屈孕酮片，口服，每次1片，每日2次。

二十八诊：2020年11月23日。孕24<sup>+5</sup>周。11月11日B超检查：宫内单胎存活，孕约21周，双顶径50mm，头围190mm，股骨长33mm，肱骨长30mm，腹围162mm，胎心153次/分，羊水指数90，脐动脉S/D2.17；脐带插入口异常：球拍状胎盘可能，帆状胎盘不排除，胎盘前置状态，下缘达宫颈内口。11月23日B超：宫内单胎存活，孕约22周，双顶径52mm，股骨长37mm，四腔心可见，胃泡可见，双肾及膀胱见，羊水最深前后径约53mm，胎心150次/分，脐动脉S/D2.1，胎盘附着于子宫后壁，成熟度Ⅰ<sup>+</sup>度，其下缘距宫颈内口，胎儿脐带绕颈一周可能。每次住院医师查房，都提出有胎停危险。寐差，多梦，昨彻夜难眠，夜尿4~5次，输液后踝部水肿，少痰。舌脉如上。

方药：当归芍药散加味。

当归6g，炒白术10g，炒白芍10g，川芎6g，茯苓10g，泽泻10g，生黄芪30g，黄精20g，炒扁豆20g，酸枣仁20g，夜交藤15g，杜仲12g，丹参12g，太子参15g，牡蛎20g，鲤鱼（煎，代水）一条。7剂。

西药同上。

二十九诊：2020年12月4日。孕26<sup>+4</sup>周，输液后踝部水肿明显减轻，晨起恶心不适，妊娠糖尿病（现饮食控制），空腹血糖5.2mmol/L，餐后1小时10.67mmol/L，餐后2小时

11.1mmol/L。胎心检测一过性心动过缓，60～147bpm。舌淡红，苔薄白，脉细。

治法：活血利水益气。

方药：当归芍药散加味。

当归6g，炒白术10g，炒白芍10g，川芎6g，茯苓10g，泽泻10g，生黄芪30g，黄精20g，玉竹15g，丹参20g，菟丝子15g。7剂。

西药：强的松片5mg，口服，每日1次；达肝素钠针5000U，皮下注射，每日1次；阿司匹林片25mg，口服，每日3次。

三十诊：2020年12月11日。孕27$^{+4}$周。B超检查：宫内单胎存活，双顶径55mm，股骨长40mm，胎心139次/分，羊水指数105，脐动脉S/D2.29，单脐动脉；球拍状胎盘可能，帆状胎盘不排除，胎盘前置状态，胎盘内血窦形成可能。胎儿核磁共振检查：孕25+周，双顶径61mm。舌脉如上。

方药：当归芍药散加味。

当归6g，炒白术10g，炒白芍10g，川芎6g，茯苓10g，泽泻10g，生黄芪30g，黄精20g，玉竹15g，丹参20g，菟丝子15g，杜仲12g，续断12g。7剂。

西药同上。

三十一诊：2020年12月18日。孕28$^{+4}$周。B超检查：宫内单胎存活，24$^{+5}$周，胎心137bpm，羊水指数105，脐动脉S/D1.82，单脐动脉；球拍状胎盘可能，帆状胎盘不排除，胎盘Ⅰ级，距宫颈内口约20mm，胎盘内血窦39mm×20mm×28mm。在家属的强烈要求下，医师查房时不再说胎停之类的话。舌脉如上。

治法：活血利水，益气补肾。

方药：当归芍药散加味。

当归6g，炒白术10g，炒白芍10g，川芎6g，茯苓10g，泽泻10g，生黄芪30g，黄精20g，玉竹15g，丹参20g，菟丝子15g，杜仲12g，续断12g，神曲10g，佛手10g。7剂。

西药同上。

三十二诊：2021年1月8日。孕31$^{+4}$周。B超检查：宫内单胎存活，双顶径67mm，股骨长48mm，胎心120bpm，羊水指数100，脐动脉S/D1.78，单脐动脉；胎盘实质内多处液暗区，胎盘内血池形成可能，大者约51mm×26mm×38mm，球拍状胎盘可能，帆状胎盘不排除，距宫颈内口约25mm。空腹血糖6.42mmol/L，D-二聚体0.83mg/L。睡眠多梦，醒后难再入睡，大便一天3次、稍黏。舌脉如上。

治法：活血利水益气。

方药：当归芍药散加味。

当归6g，炒白术10g，炒白芍10g，川芎6g，茯苓10g，泽泻10g，生黄芪30g，黄精15g，丹参15g，菟丝子15g，益母草12g，党参15g。7剂。

西药同上。

三十三诊：2021年1月15日。孕32$^{+4}$周。B超检查：宫内单胎存活，双顶径71mm，股骨长51mm，胎心139bpm，脐动脉S/D1.89，单脐动脉，球拍状胎盘可能，帆状胎盘不排除。血糖控制尚可，大便黏，一天1～2次，轻微鼻塞，咽中有痰，或黄。舌脉如上。

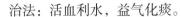

治法：活血利水，益气化痰。

方药：当归芍药散加味。

当归6g，炒白术10g，炒白芍10g，川芎6g，茯苓10g，泽泻10g，生黄芪30g，黄精15g，丹参15g，菟丝子15g，益母草12g，党参15g，竹茹10g，芦根12g，7剂

西药同上。

三十四诊：2021年1月21日。孕34⁺⁶周，2月8日剖宫产得一3.5kg重的男婴，身体健康。术中发现球拍状胎盘，发育差，只有普通妊娠6个月胎盘大小，单脐动脉，脐带扭曲十分明显。现产后43天，婴儿体重已增至6kg。

### 10.慢性高血压并发子痫前期

经产妇汪某，32岁。1-0-1-1，有妊娠高血压病史。现有高血压病史10余年，左腹股沟疝术后6年病史。因"孕32⁺³周，头晕大便难1周"前来求治。

初诊：2021年10月23日。汪某平素月经规律，月经2021年3月10日来潮，停经30余天，自测尿妊娠试验阳性，预产期2021年12月17日。孕早期有阴道出血及宫腔积血，行保胎治疗，孕3+月因"咳嗽呼吸困难"在医学院某附属医院住院治疗。因有慢性高血压病史，孕早期至今口服阿司匹林片。孕12周开始发现血压升高，给予拉贝洛尔片100mg口服，一日2次；孕20周后改为拉贝洛尔片200mg口服，一日2次，监测血压。孕30周因"阴道出血，于2021年10月6日在某医院产科住院至今，给予摘除宫颈息肉治疗，住院期间血压较难控制，胎心监护基线较平直。目前予拉贝洛尔片200mg，每6小时服一次；硝苯地平控释片30mg，每12小时服用一次联合降压；依诺肝素针0.4mL皮下注射，每日1次；同时给予复方氨基酸针，改善胎盘微循环，帮助胎儿发育，予以吸氧和胎心监测等措施。辅助检查：2021年10月7日心电图检查：正常范围心电图；2021年10月15日心超检查：少量心包积液；2021年10月15日胎儿B超检查：双顶径75mm；2021年10月21日胎儿B超检查：双顶径76mm，头围280mm，腹围268mm，股骨长58mm，羊水指数90mm，脐动脉S/D：3.1；2021年10月20日肝肾功能检查：谷丙转氨酶40U/L，谷草转氨酶37U/L，白蛋白34.2g/L，肌酐76μmol/L，乳酸脱氢酶161U/L，尿酸444μmol/L；2021年10月22日尿蛋白定量（24小时）0.21g/24h。

近1周血压波动在（145～150）/（98～115）mmHg，昨日24小时尿量1800mL，今日血压148/98mmHg，胎心140次/分左右。孕妇精神可，轻度贫血貌，双下肢水肿（+）。诉近1周时有头晕头痛，稍动即气喘不适，下腹饱胀，宫缩少，无眼花、视物模糊、头疼症状，无发热、胸痛、咳嗽，无下腹坠痛及阴道出血。胃纳欠佳，大便难，4～5日1次，便干如羊屎，矢气多，夜尿2～3次，夜寐欠佳，孕期体重共增加5kg。舌淡红，稍胖，苔薄白，舌下偏滞，脉涩。

西医诊断：慢性高血压并发子痫前期；胎儿宫内生长受限？心包积液；G3P1，孕32⁺³周；高危妊娠监督。

中医诊断：子晕（血瘀水停，脾虚肝旺型）。

治法：活血利水，健脾平肝。

方药：当归芍药散加味。

当归12g，赤芍15g，川芎9g，茯苓皮45g，白术12g，泽泻15g，防己15g，豨莶草10g，丹参15g，制大黄10g，大腹皮12g，羚羊角（调冲）3g，葶苈子10g，大枣10枚。3剂。

二诊：2021年10月25日。孕32⁺⁶周。昨晚6时排便1次呈团块状，10时测血压115/84mmHg，今日血压118/85mmHg。目前头晕有好转，胎动不多，胎心音约145次/分。舌脉如上。

当归15g，赤芍15g，川芎12g，茯苓皮45g，白术10g，泽泻20g，防己15g，豨莶草15g，丹参25g，制大黄15g，大腹皮15g，羚羊角（调冲）3g，葶苈子12g，大枣10枚，决明子20g。3剂。

指导患者自制蜜导煎塞肛，润肠通便，今日患者住院部出院，嘱计胎动，自行监测血压，定期产检。

三诊：2021年10月28日。孕33⁺²周。因近日出院后因"胎动偏少"，居家精神压力较大，夜寐欠安，近3日血压波动于115~143/77~102mmHg。10月26日使用蜜煎导后，排出较多宿便；10月27日排便1次，量少。今诉头疼不适，血压125/100mmHg，大便未解，矢气多。辅助检查，2021年10月26日胎儿头颅MRI1.5T。结果诊断：宫内孕"32⁺⁶周"；子宫内见胎儿影，头位，胎盘主要位于子宫体前壁，厚约26mm；胎儿双顶径约81mm；胎儿颅脑纵裂池及侧裂池结构存在，大脑皮层结构发育，两侧颞极蛛网膜下腔最宽径约5.0mm（右侧）、6.8mm（左侧），胎儿两侧脑室形态可；胼胝体及小脑蚓部结构存在，胎儿后颅窝蛛网膜下腔最宽径约7.7mm，所见脑实质未见明确异常信号，中线结构居中。舌淡红，苔薄白，脉涩。中药守10月25日方，决明子加至25g；加金蝉花10g，酸枣仁20g，3剂。

四诊：2021年11月1日。孕33⁺⁶周。今日上午再次入住外院产科，晨测血压124/94mmHg，心率90次/分。头晕头痛除，夜间睡眠佳，但步行后气喘频发，大便日解1~2次。今肝功能检查：谷丙转氨酶29U/L，谷草转氨酶37U/L；尿蛋白阴性；心肌酶谱：肌酸激酶600U/L（正常26~140U/L），CK-Mb肌酸激酶同工酶：4.09mg/mL（正常0~3.61mg/mL）；纤维蛋白原4.45g/L（正常2~4g/L）；血红蛋白103g/L。辅助检查NST：基础胎心140次/分，变异加速小，胎动少。中药守10月28日方，去酸枣仁；加太子参15g，大枣10枚；改川芎18g，制大黄20g，葶苈子18g，丹参30g，3剂。

五诊：2021年11月4日。孕34⁺²周。昨晚在病房睡眠差，大便难。今日血压125/88mmHg，上午自觉胎动偏少。2021年1月4日急诊胎儿B超：宫内单胎妊娠，头位，双顶径82mm，头围297mm，腹围273mm，股骨长62mm，胎心音131次/分，胎动可及，脐动脉S/D3.0，羊水指数78mm，胎儿颈部见U型压迹。2021年11月3日24小时尿蛋白定量：0.28g/24h；2021年11月2日肌酸激酶260U/L；尿酸430μmol/L；总胆固醇8.38mmol/L；甘油三酯14.63mmol/L；谷丙转氨酶26U/L，谷草转氨酶28U/L。舌淡红，苔薄白，脉涩。中药守2021年11月1日方，去大枣；改川芎为20g，当归20g，白术30g，4剂。

六诊：2021年11月8日。孕34⁺⁶周天。昨日大便一解。今日胃脘不适，血压131/92mmHg。

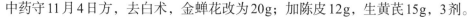

中药守11月4日方，去白术，金蝉花改为20g；加陈皮12g，生黄芪15g，3剂。

七诊：2021年11月11日。孕35<sup>+2</sup>周。在病房睡眠欠佳、头胀痛，今晨起血压153/107mmHg，昨日大便稀，痔疮脱出有疼痛感。今中午血压123/88mmHg，胎动不多，鼻衄1次，脘腹部胀气、口干、恶心。产科治疗：2021年11月10日晚开始地塞米松针6mg肌注，每12小时1次，促使胎肺成熟。2021年11月10日胎儿B超：宫内单活胎，头位，脐动脉S/D3.2，双顶径83mm，羊水指数82mm，脐带绕颈一周。2021年11月9日查血红蛋白102g/L；纤维蛋白原4.02g/L；D-二聚体0.44mg/L；尿酸480μmol/L；2021年11月10日24小时尿蛋白定量0.24g/24h。舌脉如上。

方药：中药守2021年11月4日方加减。

当归20g，赤芍15g，川芎20g，茯苓皮45g，泽泻20g，防己15g，豨莶草15g，丹参30g，制大黄（另包）20g，大腹皮15g，决明子25g，金蝉花20g，太子参15g，生黄芪15g，白茅根30g，地榆15g。5剂。

后续随访：孕妇五诊后，诉痔疮肿痛等诸症好转，血压平稳。2021年11月17日复查胎儿B超：宫内单活胎，头位，双顶径84mm，股骨长64mm，脐动脉S/D3.5，羊水指数58mm。2021年11月18日因"羊水偏少，慢性高血压并发子痫前期，胎儿宫内生长受限？G3P1孕36<sup>+3</sup>周LOA高危妊娠监督"行子宫下段剖宫产，术中孕妇因精神紧张，出现高血压危象，经有效干预，剖宫产顺利助娩一男婴，体重3.6kg，术中见脐带细长，脐带直径0.5cm（正常值1~1.5cm）。考虑"早产儿、低体重儿"送新生儿科室诊疗观察，情况良好。产妇术后情况稳定，子宫复旧佳，血压平稳。

### 11.妊娠头痛

阮某，35岁。

初诊：2017年6月19日。妊娠2月余，近10天从22：00开始出现右侧头部空痛，持续至次日上午，严重时可放射至同侧颈部，伴头晕，影响睡眠。无阴道出血，无腰腹疼痛，纳便可。测D-二聚体0.55mg/L。B超检查：宫内早孕9<sup>+</sup>周，胎心搏动规则，左侧子宫动脉阻力指数0.91，右侧子宫动脉阻力指数0.92。生育史：1-0-1-1（顺产，药流）。舌淡红，苔薄白，脉细滑。

中医诊断：妊娠头痛。

治法：活血安胎，平肝潜阳。

方药：当归芍药散合寿胎丸加味。

当归6g，川芎6g，炒白术10g，炒白芍20g，茯苓10g，泽泻10g，桑寄生15g，杜仲10g，续断10g，菟丝子10g，菊花10g，蔓荆子10g，白蒺藜10g。4剂。

二诊：2017年6月23日。右侧头痛、颈项痛已愈。

当归6g，川芎6g，炒白术10g，炒白芍20g，茯苓10g，泽泻10g，桑寄生15g，杜仲10g，续断10g，菟丝子10g，葛根10g，菊花10g。3剂。

### 12.妊娠胎心率过速

罗某，29岁。

初诊：2021年9月20日。患者因先兆流产、易栓症就诊于门诊。现孕11<sup>+</sup>周。B超：

宫内妊娠、单活胎（孕11⁺周），胎心率178次/分，胎儿颈项透明层厚度（NT）1.3。子宫动脉血流阻力指数：左侧80cm/s，RI0.77，S/D4.4；右侧88cm/s，RI0.79，S/D4.7。舌淡红，苔薄白，脉细。

方药：当归芍药散加味。

川芎3g，炒白术10g，泽泻10g，茯苓10g，炒白芍15g，当归6g，丹参10g，琥珀（吞服）3g，龙齿20g，柏子仁10g。2剂。

二诊：2021年9月22日。孕12周，无明显不适。B超检查：胎心率165次/分。舌脉如上。

方药：当归芍药散加味。

川芎3g，炒白术10g，泽泻10g，茯苓10g，炒白芍15g，当归6g，丹参12g，龙齿20g，柏子仁10g。5剂。

### 13.产后腹痛

参见"黄芪桂枝五物汤"条第3案。

### 14.不孕

罗某，25岁。

初诊：2019年10月9日。因丈夫属于少精症，行体外授精-胚胎移植术，连续失败2次，均显示孕卵未着床，现存冻胚2个。平素月经规则，周期29～30天，经期6天。月经2019年10月9日来潮，经量中等，色红，有血块，无痛经；伴腰酸，无乳胀，无白带，纳可，大便偏干、1～2天1次，小便正常。既往史：过敏性鼻炎、过敏性哮喘。婚育史：0-0-0-0。妇科检查：暂缓。2019年8月1日，某医院B超检测子宫动脉血流：左侧RI0.92，S/D12.17；右侧RI0.89，S/D9.17，予口服西地那非片50mg、环孢素片100mg，每日一次；硝苯地平片10mg，每日2～3次；硫酸羟氯喹片0.2g、强的松片5～10mg，每日一次；皮下注射速碧林针1支，每日一次。2019年9月27日，B超复查子宫动脉血流：左侧子宫动脉峰值流速34cm/s，RI1.0；右侧子宫动脉峰值流速41cm/s，RI1.0，子宫动脉舒张期血流消失。2019年7月5日检查ACA：IgM21.988MPL；2019年8月1日复查ACA：IgM27.758MPL；ANA（-）；NK9.6Y；2019年9月27日检测封闭抗体（+），AeAb（-），AoAb（-），EmAb（-），HCY12μmol/L。舌淡红，苔薄白，脉细。

诊断：磷脂抗体综合征。

由于患者要求首先中药调理，之后择期行IVF-ET术，故停用一切西药，改用中药治疗。暂时采取避孕措施。

治法：活血利水化瘀。

方药：加味当归芍药散。

当归6g，炒白芍10g，茯苓10g，川芎6g，泽泻10g，炒白术10g，牡丹皮9g，丹参10g，莲房10g，益母草10g。7剂。

二诊：2019年10月16日。症如上，胃脘不适，舌脉如上。中药守上方，加半夏10g，陈皮10g，7剂。

三诊：2019年10月23日。症如上。中药守上方，加制乳香、制没药各5g，7剂。

四诊：2019年10月30日。月经2019年10月9日来潮。中药守10月9日方，加三七10g，大腹皮15g，制乳香、制没药各5g，7剂。

五诊：2019年11月6日。月经2019年11月6日来潮，经量不多，舌脉如上。中药守上方，去制乳香、制没药，7剂。

六诊：2019年11月13日。经净，舌脉如上。

当归6g，炒白芍10g，茯苓10g，川芎6g，泽泻10g，炒白术10g，莲房10g，益母草10g，丹参10g，三七12g，牡丹皮9g，制乳香6g，制没药6g。7剂。

七诊：2019年11月20日。无不适。舌脉如上。中药守上方，加䗪虫10g，7剂。

八诊：2019年11月27日。恶心，舌脉如上。

当归6g，炒白芍10g，茯苓10g，川芎6g，泽泻10g，炒白术10g，莲房10g，牡丹皮9g，丹参10g，益母草10g，三七12g，延胡索10g，半夏12g，䗪虫10g。7剂。

九诊：2019年12月4日。无不适，月经2019年12月3日来潮，舌脉如上。

当归6g，炒白芍10g，茯苓10g，川芎6g，泽泻10g，炒白术10g，莲房10g，牡丹皮9g，丹参10g，益母草10g，三七12g，䗪虫10g。7剂。

十诊：2019年12月11日。经行5天净，无不适，舌脉如上。中药守上方，7剂。

十一诊：2019年12月28日。B超检查：左侧子宫动脉峰值流速38cm/s，RI舒张早期见反向血流信号；右侧子宫动脉峰值流速35cm/s，RI0.88，S/D8.15。舌脉如上。

益母草50g，丹参30g，䗪虫10g，制乳香10g，制没药10g，枳壳15g，大腹皮30g，桃仁15g，红花15g，水蛭10g，当归20g，川芎20g，虻虫6g。7剂。

另外，生木耳水浸泡洗净后，每日取适量加调味品生吃。

十二诊：2019年12月25日。症如上，月经2019年12月3日来潮，舌脉如上。中药守上方，加香附10g，7剂。

十三诊：2020年1月2日。尿妊娠试验阳性，绒毛膜促性腺激素2189mIU/mL。ACA（－），$\beta_2$糖蛋白（－），D-2 0.28mg/L，$E_2$ 1447pmol/L，P 86.79mmol/L，Torch IgM（－），TSH 1.42nmol/L，FT4 16pmol/L，ATG、ATPO均正常。HCY 9.8μmol/L。

当归6g，炒白芍10g，茯苓10g，川芎6g，泽泻10g，炒白术10g，莲房10g，牡丹皮9g，三七15g，益母草20g，丹参20g。24剂。

西药：达肝素钠针5000U，皮下注射，每日2次；阿司匹林片50mg，口服，每日2次；硝苯地平片10mg，口服，每日2次；西地那非片50mg，阴道用药，每日1次；复合维生素E，口服，每次1片，每日1次。

十四诊：2020年1月6日。绒毛膜促性腺激素 10512mIU/mL，$E_2$ 2060pmol/L，P 90.45mmol/L，AA 15.9%，ADP 69.5%。无不适，舌脉如上。中药守上方，4剂。西药用法同上。

十五诊：2020年1月10日。绒毛膜促性腺激素 28484mIU/mL，$E_2$ 2375pmol/L，P 90.110mmol/L，AA 1.4%，无不适，舌脉如上。中药守上方，5剂。西药用法同上。

十六诊：2020年1月15日。绒毛膜促性腺激素 62821mIU/mL，$E_2$ 2809pmol/L，P 80.88nmol/L。B超 宫内早孕（6$^+$周）。妊娠囊27mm×10mm×31mm，可见胚芽回声，长约5mm，可见心管搏动。子宫动脉阻力：左57cm/s，RI0.82，PI2.33，S/D5.55；右

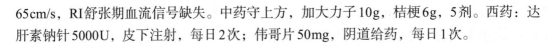

65cm/s，RI舒张期血流信号缺失。中药守上方，加大力子10g，桔梗6g，5剂。西药：达肝素钠针5000U，皮下注射，每日2次；伟哥片50mg，阴道给药，每日1次。

### 15.输卵管积水

朱某，34岁。

初诊：2008年8月29日。输卵管结扎术后10年，5月10日和6月5日两次B超检查都发现右侧输卵管积水，约39mm×13mm。小腹及腰骶部时常疼痛，大便秘结。妇科检查：外阴无殊，阴道通畅，宫颈轻度柱状上皮外移；子宫前位，大小正常，质地中等，活动，压痛，两侧附件压痛。舌淡红，苔薄白，脉细。

西医诊断：慢性盆腔炎；右侧输卵管积水。

方药：①仙方活命饮，28剂。②清热解毒灌肠液，12包。

二诊：2008年9月25日。胃脘不适，舌脉如上。当归芍药散加味，加陈皮10g，大腹皮10g，14剂。活血化瘀灌肠液，12包。

三诊：2008年10月14日。B超检查，右侧输卵管积水，内径约9mm。中药守上方加葶苈子12g，28剂。活血化瘀灌肠液，24包。

四诊：2008年12月2日。B超复查，右侧输卵管积水已经消失。

### 16.宫腔积液

彭某，37岁。因"宫腔积液半年，准备试管移植"就诊。

初诊：2021年9月8日。患者于2021年3月发现宫腔积液，4月宫腔镜发现宫腔粘连并行分离术；5月宫腔镜下取环发现，子宫内膜息肉并摘除，之后定期复查B超反复有宫腔积液，曾宫腔抽液两次，均未除积液。平素月经规律，月经周期30天，行5~6日净，量中、无痛经。末次月经2021年9月6日，量中、色鲜。生育史：1-0-4-1（2005年剖宫产1次，后人流2次，清宫2次）。辅助检查：2021年7月8日，于某大学附属医院查磷脂抗体组合，检查结果无殊。舌淡红，苔薄白，脉细。

诊断：胞宫积水。

治法：调气清热，活血行水。

方药：当归芍药散加味。

炒白芍10g，川芎9g，当归15g，茯苓10g，泽泻10g，炒白术10g，柴胡10g，枳壳10g，大血藤20g，蒲公英15g，枳壳6g，贯众15g，白花蛇舌草30g，延胡索10g。7剂。

二诊：2021年9月17日。症如上。末次月经9月6~11日。舌脉如上。

方药：①当归芍药散加味。

炒白芍10g，川芎9g，当归15g，茯苓10g，泽泻10g，炒白术10g，柴胡10g，枳壳10g，大血藤20g，蒲公英15g，枳壳12g，贯众30g，白花蛇舌草30g，延胡索10g，制乳香6g，制没药6g。7剂。

②妇乐片一日2次，一次5片。

三诊：2021年9月27日。便秘。舌脉如上。中药守上方，加虎杖20g，7剂。

四诊：2021年10月6日。末次月经10月5日，量可。舌脉如上。

方药：①当归芍药散合小承气汤加味。

当归6g，炒白芍30g，泽泻10g，炒白术10g，茯苓10g，川芎3g，制大黄9g，厚朴10g，枳壳10g，大腹皮15g，延胡索10g，川楝子10g。7剂。

②妇乐片，一日2次，一次5片。

五诊：2021年10月15日。子宫肌瘤15mm×13mm×15mm。宫体14.7mm，未见积液。舌脉如上。当归芍药散加制大黄6g，六神曲10g，炒谷芽10g，炒麦芽10g，7剂。

妇乐片一日2次，一次5片。

六诊：2021年10月21日。大便4日未解，针灸辅助排便。纳可，无腹胀。10月18日、10月20日B超提示有宫腔积液，大小2mm。舌脉如上。中药守10月6日方，7剂。

七诊：2021年11月11日。胚胎移植第17日，曾阴道出血1次。今日B超示宫内早孕（未见胚芽），孕囊及宫壁间暗区大小15mm×5mm。孕囊8mm×5mm×7mm，未见卵黄囊及胚芽。子宫动脉阻力指数：左侧RI0.86，S/D7.01；右侧RI0.85，S/D6.58。11月1日，查HCG34.5mIU/mL；11月3日，查HCG141.5mIU/mL；11月5日，查HCG340mIU/mL；11月8日，查HCG1605.3mIU/mL；11月10日，查HCG3809.7mIU/mL。生殖中心予针对性保胎针、药。舌脉如上。安胎汤加太子参15g，7剂。

### 17.高同型半胱氨酸血症

冉某，31岁。

初诊：2016年7月18日。2年内不良妊娠2次，48天前孕前检查，发现同型半胱氨酸增高，达11.8mmol/L（正常值＜10mmol/L），D-二聚体0.45mmol/L（正常），其余检查如夫妻双方染色体、封闭抗体、抗子宫内膜抗体、抗核抗体等正常。平素月经规律，周期30天，经期5天，月经2016年7月9日来潮。生育史：0-0-3-0。舌淡红，苔薄白，脉细。

中医辨证：血瘀证。

治法：活血化瘀。

方药：当归芍药散加味。

当归15g，川芎9g，炒白术10g，茯苓10g，泽泻10g，赤芍30g，牡丹皮12g，泽兰15g，丹参30g，桃仁10g，益母草30g，炒留行子30g。14剂。

二诊：2016年8月10日。月经2016年7月9日来潮。无不适，舌脉如上。当归芍药散加味，14剂。

三诊：2016年9月2日。无不适，舌脉如上。当归芍药散加味，14剂。

四诊：2016年9月20日。月经2016年9月8日来潮。无不适，舌脉如上。当归芍药散加味，14剂。

五诊：2016年10月7日。D-二聚体0.45mmol/L。舌脉如上。当归芍药散加味，7剂。

六诊：2016年10月14日。同型半胱氨酸10.7mmol/L。舌脉如上。当归芍药散加味，7剂。

七诊：2016年10月24日。无不适，舌脉如上。当归芍药散加味，14剂。

八诊：2016年11月9日。无不适，舌脉如上。当归芍药散加味，7剂。

九诊：2016年11月18日。无不适，月经2016年11月12日来潮，同型半胱氨酸8.7mmol/L。当归芍药散加味，5剂。

### 18.蛔虫性腹痛

章某，18岁。未婚。因月经后期、痛经就诊。

初诊：2008年8月19日。月经8月3日来潮，已净。脐下阵发性疼痛一周未愈，眼结膜发现虫斑。舌淡红，苔薄白，脉细。

治法：健脾和血安蛔。

方药：当归芍药散加味。

当归9g，川芎6g，炒白芍15g，茯苓10g，泽泻10g，炒白术10g，生地黄15g，白薇12g，川楝子10g。7剂。

二诊：2008年8月26日。腹痛已愈。

【方剂比较】

当归散与当归芍药散的比较（表3）

**表3　当归散与当归芍药散的比较**

| 方剂 | 药物组成 | | | | | | |
|---|---|---|---|---|---|---|---|
| 当归散 | 当归 | 白芍 | 川芎 | 白术 | 黄芩 | | |
| 当归芍药散 | 当归 | 白芍 | 川芎 | 白术 | | 茯苓 | 泽泻 |

两方药物组成相近，前方有黄芩，更适宜于有内热者；后者有苓、泽，更适宜于脾虚有湿者。

【按语】

魏念庭曰："妊娠腹中疞痛，血气虚阻，主以当归芍药散。归芍以生血，芎劳以行血，茯苓、泽泻渗湿利便，白术固中补气，方与胶艾汤同义，以酒和代干姜，无非温经补气，使行阻滞之血也。血流通而痛不作，胎斯安矣。"实验表明，当归芍药散煎剂$1 \times 10^{-3}$g/mL（生药剂量）对正常离体大鼠子宫有松弛作用，并能明显对抗催产素所致的子宫收缩（《中医方剂现代研究》，谢鸣主编，学苑出版社1997年出版）。全方以气血不和、脾虚有湿为用药依据，加酒则取其能引药入血。值得注意的是，原方中药物的比率为归∶芍∶苓∶术∶泻∶芎=3∶16∶4∶4∶8∶8（或作3），我则倾向于芎用3，与当归等量；白芍与归芎之比大于5倍以上，以其大剂量的白芍和小剂量的归、芎配伍，既可养血止痛，又可防归、芎动血。当然，根据临证，药物的比率可以变化。

当归芍药散非但可以安胎，还因其具有和血健脾利湿之功，可以配合其他药物治疗痛经和闭经等症。当归芍药散治疗腹痛的适应证是什么？这需要从它所治疾病的症状中分析。其一是"怀娠腹中疞痛"，所谓的"疞痛"，属于绵绵而痛，性质偏于虚；其二是"腹中诸疾痛"，是各种各样的腹痛，也就是虚实皆可的腹痛。

当归芍药散治疗腹痛的适应证还可以从药物的组成来分析。方中的药物通常可以分为两组：一组是当归、芍药、川芎，是血分药物；一组是茯苓、白术、泽泻，是水分药物。其实，白芍既是血分药，也是水分药（《本经》称"主邪气腹痛，除血痹，破坚积……利小便，益气"）。由此可见，该方应该是一张由利水、活血药物组成的治疗水血同病的方剂。

　　为何妇女会出现水血为病的腹痛呢？这需要从胞宫的生理谈起。胞宫在人体的下方，所以宋代《博济方》称之为"下脏"。《灵枢·五音五味》称"冲脉、任脉，皆起于胞中"，胞宫是经血下流汇聚之处，经血由是产生，所以宋代《产育宝庆集》称为"血脏"。可见，胞宫是一个多血脏器。通常，女子从初潮开始，就会出现生理性白带，即清代沈又彭《沈氏女科辑要》所云："带下，女子生而即有，津津常润，本非病也。"胞宫又是胎儿孕育之处，所以汉代《神农本草经》称之为"子脏"。妊娠之后，胎儿就养育在胎水之中，分娩之时，大量的胎水帮助胎儿的娩出，可见胞宫还是一个多水之地。既为血多水多之地，又有经行经止、胎孕胎娩之变，故易有水血为患，从而导致腹痛也就顺理成章了。

　　当归芍药散见于汉代，具有养血活血利水之功，广泛用于妇人腹痛，所以说该方是妇科领域水血同治第一方。

　　案1为痛经，呈进行性加剧，并在子宫骶骨韧带触及泥沙样痛性结节。《灵枢·百病始生》中有"（邪）留而不去，传舍于肠胃之外，募原之间，留著于脉，稽留而不去，息而成积"的描述，正此之谓。根据临床表现和舌象，辨证为瘀热纽结阻滞。留则去之，故用当归芍药散加棱、术活血健脾渗湿，薏苡附子败酱散加蒲公英、大血藤以清理湿热，其中淡附片以防用药过凉之弊。3年痛疾，终得以控制。

　　案2为经量过少，经色紫，夹小血块，瘀血之征明显。经量过少一般并非疾病之本，而是疾病之标。究其根本，或为虚，或为实。治疗步骤亦当分为二：非经期治病之本，经期治病之标。该案通过妇科检查，有湿热内阻之征，故经前用四逆散加味调气清湿热，分清胶结之邪；经期则用当归芍药散合治疗瘀血内结而成"肝着"和"半产漏下"的旋覆花汤，以及益母草、丹参、桃仁、丹皮活血化瘀行经。由于病因明确，治疗步骤得当，故疗效卓然。

　　案3为闭经，即《灵枢·邪气脏腑病形》所谓的"不月"。闭经可分有证可辨与无证可辨两种，前者可以辨证论治，而后者无所苦痛。如果子宫内膜厚度已经达到7~8mm时，也可以首先运用活血调经的方剂治疗，当归芍药散就是其中比较平和的方剂。该案配以大腹皮、香附以行气，加以䗪虫、丹参、泽兰、茺蔚子以活血，气行血运，经水自行。

　　案4崩漏发生于人工流产之后，阴道少量出血并夹血块。检查时发现子宫内膜息肉，根据该病的前因后果，判定为胞宫受创，瘀血内结所致。本着《灵枢·小针解》"宛陈则除之者，去血脉"之旨，用当归芍药散以畅其流，用阿胶、仙鹤草、贯众炭、茜草炭、侧柏叶以塞其流。一疏一塞，厥疾即愈。

　　案5为经行自臀部向下肢放射疼痛。此为血不养筋，水湿停留之象；治当养血渗湿通络。加大当归芍药散中的芍药分量，添炙甘草，便化生出养血柔筋的芍药甘草汤；络石藤、桑寄生、丝瓜络、鸡血藤，均为养血通络之品。诸药合用，疗效神奇。

　　案6为妊娠腹痛。辨证属于气血不和，湿阻下焦。用当归芍药散和血渗湿，用四逆散理气。

　　案7为妊娠外伤引起的宫腔积血，加上宿有宫内癥瘕，其病因属于血瘀阻结已无疑义。当归芍药散是一张治疗"妇人怀娠腹中疼痛"的活血与健脾渗湿结合的方剂，活血药物仅有两味，健脾药物亦有两味，我将归、芍药量减少，加大苓、术用量，又有白芍收敛之性，全方有活血消积之功，绝无破血殒胎之虞；加三七、大黄炭、莲蓬、白及，既行又止；加太子参扶正益气以养母。宫腔积血只要没有突发进展现象，是无须急取，可以缓图的。此案便是证例。

案8为胚胎移植术后胎漏。通常胚胎移植术容易引起出血，减胎术后尤其如此。这些出血的原因，可以归结为创伤导致的血瘀出血，所以选用和血安胎的当归芍药散加味来治疗。

案9为胎儿宫内生长迟缓。该病是指胎儿体重低于同龄平均体重的两个标准差，或是同龄体重的第10百分位以下，体重小于2500g。胎儿宫内生长迟缓儿的围产期发病率和死亡率比正常儿高6～8倍。患者先天性子宫发育不良，宫腔狭小，子宫内膜息肉，子宫内膜粘连，曾做过宫腔镜手术。由于宫腔内环境不佳，导致第一次胚胎移植失败。经过半年的调理，第二次胚胎移植终于成功。但在胚胎移植的第20天，发现绒毛膜促性腺激素上升的幅度减缓，配合西药抗凝、抗血栓药物，中药改用活血利水的当归芍药散加味治疗。随着胎儿的发育，发现原来双胎妊娠已经停育一胎；至孕11周时，发现宫内胎儿发育迟缓倾向；至孕16周时，出现羊水过少；至孕19周时，胎儿已经小于实际胎龄2周，发现胎盘低置，帆状胎盘或球拍状胎盘可能，单脐动脉可能；至孕22周时，胎儿小于实际胎龄3周；至孕28周时，胎儿小于实际胎龄4周。治疗的整个目的，就是保全胎儿的生命，避免胎死宫内。改善胎儿的血供情况，成为治疗的关键。虽然住院医师对于保全胎儿生命不抱乐观态度，但在中西医的努力下，终于获得成功，其中中医水血学说的运用，起到关键的作用。

案10为慢性高血压并发子痫前期，是妊娠期高血压疾病中一种，严重危害母婴健康，主要病理、生理变化是全身小血管痉挛，血管内皮损伤及局部缺血。患者第一胎即有妊娠期高血压病史，长期的高血压使得患者出现血管和血运的病理性改变，这便是患者隐在的"血病"；双下肢水肿，头晕，动即气喘，心包积液，这是"水病"。又由于妊娠晚期，阴血荫胎，肝阴不足，肝阳上亢，出现头痛；肠道不润，出现便秘。该案辨证为血瘀水停，脾虚肝旺型，采用活血利水、健脾平肝的方法。当归芍药散是水血同治的第一选方，加丹参活血化瘀；加防己、葶苈子利水泻肺气；加大黄、大腹皮行气通便；加羚羊角、豨莶草平肝降压；加金蝉花以控制蛋白；加太子参、生黄芪以养心气；加大枣，合成葶苈大枣泻肺汤；加大当归、川芎用量，成为佛手散，促使胎儿活动。总而言之，一切都是为了缓解病情，延期胎儿分娩时间，达到宫内成熟。虽然剖宫产后发现胎儿脐带发育细长，但是由于中医的介入，还是分娩一个健康的婴儿。

案11为妊娠头痛案。根据患者头部空痛，或呈放射状，伴头晕，属于肾虚肝热并存。补肾宜用寿胎丸，清肝止痛则加菊花、蔓荆子、白蒺藜。由于B超检查发现患者两侧子宫动脉阻力指数增高，虽无症状，但属瘀血阻滞前兆，任其发展，常常导致胎儿停止发育，甚至胎死，决不能小觑。选用当归芍药散以活血健脾渗湿，就是一种未雨绸缪的预防性治疗。

案12为妊娠胎心率过速。由于患者为先兆流产、易栓症，故选用和血利水安胎的当归芍药散为基本方，并加用丹参；心率过速，加用龙齿和柏子仁。用中药治疗胎儿心率异常的报道不曾见到，这属于昝殷《经效产宝》中的胎病治胎的发挥。

案14为不孕症案，患者体外授精-胚胎移植术两次失败，均是受精卵没有着床。而受精卵不着床，并非由于磷脂抗体综合征，而是子宫动脉血流阻力过高引起的子宫内环境不良所致。因此，降低子宫动脉血流阻力，是治疗的重点。加味当归芍药散是一张活血利水的方剂，由于发现该方对于患者的子宫动脉血流阻力过高改善不明显，从而换成重剂的活血化瘀方剂，加用黑木耳食用。在王本祥的《现代中医药理与临床》中认为，木耳具有抗血小板功能活性的作用。在使用了70剂加味当归芍药散和14剂重剂活血化瘀药，辅佐黑木耳食用，竟然使患者成功妊娠。由于已经证实妊娠，抗凝西药已经使用。遵照《素问·五常政大论》之训："大毒治病，十去其六；常毒治病，十去其七；小毒治病，十去其八；无毒治病，十去其九。"当损其剂，用加味当归芍药散略增分量以善后。清代王清任的《医林改错》誉活血化瘀的少腹逐瘀汤"此方去疾，种子，安胎，尽善尽美，真良善方也"，信而不诬也。

案15为输卵管积水。病起于结扎术，属于外因所伤。输卵管结扎术常常引起经脉气血损伤，阻滞不通，瘀血是最常见的现象；后发现输卵管积水，小腹、腰骶部疼痛。前者为因，后者为果，在瘀血积聚的基础上，出现积水，形成了水血学说中的水血同病，治疗时必须水血同治。先用仙方活命饮清热活血，解决腰腹疼痛；继用水血同治的当归芍药散加陈皮、大腹皮、葶苈子以活血、行气、利水，佐以活血化瘀灌肠液清热活血散瘀。用药70剂，输卵管积水告愈。

案16为宫腔反复积液，以致影响胚胎移植。运用水血学说的理念，选用当归芍药散加味，终于消除宫腔积液，使胚胎移植获得成功。

案17为高同型半胱氨酸血症，被认为与多种先天性代谢缺陷疾病有关。同型半胱氨酸是一种酸性物质，通过产生超氧化物及过氧化物，对于血管内皮造成损伤。同型半胱氨酸的活化形式可促使血小板聚集，并可与载脂蛋白B形成致密的复合物，易于被血管壁巨噬细胞吞噬，引起血管壁脂肪堆积。血浆中同型半胱氨酸水平升高，引发胎盘血管系统损伤和氧气运输受阻，导致复发性流产。当归芍药散具有健脾利水活血功效，是治疗妊娠腹痛的方剂。我将赤芍取代白芍，加丹皮、泽兰、丹参、桃仁、益母草、留行子，以增强活血化瘀作用。该案的治疗是一种逆向思维——运用活血化瘀法治疗可能导致血小板聚集、血管壁损伤、脂肪堆积的疾病，最后获得成功。

案18脐下阵发性疼痛拟诊为虫痛，即《灵枢·五癃津液别》"中热则胃中消谷，消谷则虫上下作"者。蛔虫引起的腹痛，人们首先想到的是乌梅丸。乌梅丸通常用于蛔厥的吐蛔，也就是说，"蛔上入其膈"者。以乌梅三百枚，又以苦酒渍乌梅一宿，实是以酸制蛔之法，故取名为乌梅丸。后人循此思路，发现一味醋亦有此等功效。然而蛔痛发生于脐下者，用乌梅丸又有鞭长莫及之憾，改用当归芍药散理血健脾，加川楝子杀虫，而生地黄配合白薇有清热安蛔作用。由于诊断明确，一诊痛瘥。

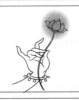

# 三四、当归生姜羊肉汤

【原文】

1.寒疝，腹中痛及胁痛里急者，当归生姜羊肉汤主之。《金匮要略·腹满寒疝宿食病脉证治第十》

2.产后腹中疞痛，当归生姜羊肉汤主之。并治腹中寒疝，虚劳不足。《金匮要略·妇人产后病脉证并治二十一》

【组成与用法】

当归三两　生姜五两　羊肉一斤

上三味，以水八升，煮取三升，温服七合，日三服。若寒多者，加生姜成一斤；痛多而呕者，加橘皮二两，白术一两；加生姜者，亦加水五升，煮取三升二合，服之。

【功效】温肝养血，散寒止痛。

【医案】

**1.痛经**

郑某，24岁。未婚。

初诊：2006年1月20日。素有痛经病史，呈间断性发作。自2005年3月至今，每来月经的第一天，小腹及腰部疼痛较极，须口服止痛片，小腹喜温喜按；伴恶心呕吐，大便次数增多，偶出冷汗。平时月经周期正常，经量中等，经色鲜红，无血块，5～6天净；经前无乳胀，带下不多，纳可。月经12月15日来潮。舌淡红，苔薄白，脉细软。

治法：温经养血，活血止痛。

方药：当归生姜羊肉汤加味。

当归9g，生姜20片，羊肉（煎汤代水）30g，益母草30g，延胡索10g，川芎9g，小茴香4g，吴茱萸4g，九香虫10g。4剂。

二诊：2006年1月24日。月经未潮，舌脉如上。中药守上方，加红糖（冲）30g，7剂。

三诊：2006年2月18日。月经1月25日来潮，无痛经。现为经前一周，腰痛，舌脉如上。中药守上方，加续断12g，7剂。

四诊：2006年3月3日。月经2月26日来潮，无痛经，今已净。舌淡红，苔薄白，脉细。中药守1月24日方，续进7剂。

五诊：2006年3月22日。经期将近，舌脉如上。中药守1月24日方，续进7剂。

六诊：2006年4月24日。月经3月29日来潮，已经连续3个月经周期无痛经，舌脉如上。中药守上方，续进7剂。

## 2.经期过长

林某，42岁。

初诊：2021年3月18日。月经3月3日来潮，3月5日刮宫术后，放置曼月乐环，阴道出血，量中等，色黯红，无痛经，腰酸，持续至今未净。口服优思明。患者现乏力，嗜睡，多梦，身冷，手冰，面色少华，胃纳可，二便调。舌淡红，苔薄白，脉软。生育史：1-0-0-1；2月18日B超检查：子宫内膜6mm，前壁见大小38mm×30mm×40mm低回声结节，部分凸向宫腔。3月4日血常规：血红蛋白100g/L，红细胞3.08×10$^{12}$/L，锌3.4↓，铜157.3↑，铁258.5↓。

中医诊断：经期过长。

治则：温经益气止血。

方药：当归生姜羊肉汤加减。

当归9g，炮姜6g，羊肉（煎汤代水）50g，黄芪20g，仙鹤草30g，阿胶（烊冲）10g。4剂。

二诊：2021年3月22日。身冷手冰好转，经水已净，小腹微胀，腰酸，无腹痛。

方药：归芍地黄汤加减。

熟地黄15g，山萸肉10g，炒山药15g，牡丹皮9g，茯苓10g，泽泻10g，当归9g，炒白芍10g，仙鹤草30g，阿胶（烊冲）10g，杜仲12g，桑寄生15g，地榆12g。7剂。

乌鸡白凤丸。

## 3.血虚

黄某，42岁。

初诊：2007年10月26日。月经周期25天，经量过多已经2年，7天净。平时倦怠乏力，面色无华。经前、经期无不适，带下不多，纳便正常。月经10月11日来潮。曾诊断为子宫腺肌症。生育史：1-0-1-1。妇科检查：外阴无殊，阴道通畅，宫颈光滑；子宫后位，大小正常，质地中等，活动，轻压痛；两侧附件压痛。血常规检查：血红蛋白58g/L（正常值110～150g/L）。舌淡红，苔薄白，脉细。

中医诊断：经量过多。

西医诊断：子宫腺肌症？失血性贫血。

治法：补益气血。

方药：当归生姜羊肉汤合当归补血汤加味。

当归15g，生姜5片，羊肉（水煎，代汤）100g，炙黄芪20g，党参20g，炒白术10g，桂圆10个，红糖2匙。7剂。

二诊：2007年11月5日。精神好转，血红蛋白90g/L。舌脉如上。中药守上方，续进5剂。

三诊：2007年11月9日。月经11月9日来潮，经量不多，舌脉如上。

治法：益气摄血。

炙黄芪20g，党参30g，炒白术20g，阿胶（烊冲）20g，仙鹤草30g，荆芥炭10g，山茱萸20g，三七末（吞）3g，益母草12g，海螵蛸30g。3剂。

### 4.产后身腹痛

吴某，32岁。

初诊：2021年3月22日。剖宫产后7个月，3月8日孕47天，行无痛人流术，术后7天内出血已净。现术后14天，下腹隐痛，喜按，腰尾痛，下肢酸痛，乏力。生育史：1-0-1-1（剖宫产）。舌淡红，苔薄白，脉细。

治法：温气血，补肝肾。

方药：当归生姜羊肉汤加味。

当归9g，生姜10片，羊肉（煎汤代水）50g，红糖（冲）30g，生黄芪15g，党参15g，杜仲12g，桑寄生15g。5剂。

二诊：2021年3月27日。进药半剂，精神状态、乏力情况明显好转，腰痛，下肢酸痛，足跟痛，小腹隐痛，纳便调，腰冷，干咳，两侧颞部轻微抽痛。舌脉如上。中药守上方，生芪加至15g，党参加至20g，5剂。

### 5.人流后脐腹痛

王某，23岁。

初诊：2010年11月13日。11月2日人工流产后阴道出血6天净。脐中及脐上绵绵疼痛一周，按之痛除。带下不多，大便疏，有矢气。舌稍淡，苔薄白，脉细稍数。

治法：温补气血，调理冲任。

方药：当归生姜羊肉汤合黄芪建中汤加味。

炙黄芪15g，桂枝6g，炒白芍12g，炙甘草6g，生姜5片，大枣6枚，饴糖（冲）30g，当归9g，羊肉（煎汤代水）30g，小茴香6g。5剂。

二诊：2010年11月22日。脐腹部疼痛除，舌脉如上。理中汤加陈皮10g，枳壳10g，5剂。

【按语】

《素问·阴阳应象大论》有云："形不足者，温之以气；精不足者，补之以味。"当归生姜羊肉汤便是这样一张既温又补的方剂。尤在泾称此方为"治寒多而血虚者之法"。方中仅有当归、生姜、羊肉三味，用药简单。其中的生姜、羊肉就是日常馔肴。因此，该方还是一张食疗方，具有温养补血的功效。原方治疗"寒疝，腹中痛及胁痛里急"和"产后腹中痛"，以此方可以温养气血，从而达到和血止痛之效。

案1为痛经。痛经有寒热虚实之分，若腹痛喜温喜按，其意则与《素问·举痛论》中的"得炅则痛立止"相同，经来无块、脉细软，属胞中虚寒。由于胞宫失养，寒易凝滞，致虚中有实。故以当归生姜羊肉汤加益母草、延胡索、川芎、九香虫以温养活血畅流，加小茴香、吴茱萸以疏散肝经寒气。方中生姜味辛，性温，通常作为散寒解表，降逆止呕药，但民间常用该药治疗寒凝痛经，《常见病验方研究参考资料》（中医研究院编，人民卫生出版社1970年出版）中用鲜姜五钱，红糖一两煎服。九香虫味咸，性温，具有行气止痛、温肾壮阳的功效，通常用于"膈脘滞气"之疼痛（《本草纲目》），然用于痛经也有卓效；二诊加红糖一味入药，红糖的药用价值颇高，含有多种微量元素，除了具有补血、散瘀、暖肝、祛寒等功效外，还有甘缓止痛的作用，尤其适用于产妇，可祛风散寒，江南至今仍有产后服食红糖的风俗，亦可治疗失血过多的虚证。《素问·至真要大论》称："佐以所利，资以所生，是谓得气。"正此之谓也。

案2属于冲任虚损引起的经期过长，就诊时腰背酸痛，乏力，平时也常出现肝肾不足，气血虚损之象。在《本草纲目》主治第四卷"崩中漏下"的"调营清热"条下，分别列出当归、生地黄、羊肉等药，可见此三味均被李时珍视为具有调营或清热可以治疗崩中漏下的药物。在"羊肉"之下有"崩中垂死，煮归、芐（即地黄）、干姜服"。此方与当归生姜羊肉汤十分近似，仅生姜易为干姜，多了一味地黄而已。故该案以当归生姜羊肉汤治疗经期过长，即本于此，加仙鹤草、炙黄芪、党参、荆芥炭、阿胶，以补气血，益肝肾，止血。仙鹤草味苦、涩，性平，通常用于收敛止血，也具补虚功效，民间有称之为"脱力草"者，用来治疗"脱力劳伤"，与猪瘦肉同炖服食。《滇南本草》称其能疗"腰痛"，《植物名实图考》谓："治风痰、腰痛。"故吾乡迳称其为"肾草"。

案3为血虚，起因于经量过多已经2年，属于《灵枢·五禁》中的"大夺血之后"，并见《素问·汤液醪醴论》中的"形弊血尽"之状。《素问·阴阳应象大论》称："阳为气，阴为味。味归形，形归气，气归精，精归化，精食气，形食味，化生精，气生形。"此语意为人体的功能属阳，饮食物属阴。饮食物可以滋养形体，形体的生成又依赖气化的功能，功能是由于精来产生的，就是精可以化生功能，而精又是由于气化而产生的，所以形体的滋养全靠食物，饮食物经过生化作用而产生精，再经过气化作用滋养形体。由此可知，要补养身体，还须从饮食入手。唐代昝殷的《经效产宝》中有一张治疗"产后大虚，心腹急痛，血气上抢，心气息乏"的"补益方"，也是由当归生姜羊肉汤合黄芪、白术、人参、炙甘草而成，可见该方确有较好的补益作用。本案使用气味具厚的当归生姜羊肉汤合黄芪、党参、白术、桂圆、红糖以温补气血，一诊见效。经潮时，改用益气摄血调经之方，以免亡羊补牢。

案4为产后身腹疼痛案，案5为人流后脐腹痛。两者均腹痛绵绵，按之痛释，舌淡红，脉细，诊断为冲任虚寒所致，遵"产后腹中疙痛，当归生姜羊肉汤主之"之嘱，用该方为主方加味治疗，其效如响。

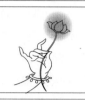

# 三五、抵当汤

## 【原文】

1.妇人经水不利下，抵当汤主之。亦治男子膀胱满急有瘀血者。《金匮要略•妇人杂病脉证并治第二十二》

2.太阳病六七日，表证仍在，脉微而沉，反不结胸，其人发狂者，以热在下焦，少腹当硬满，小便自利者，下血乃愈。所以然者，以太阳随经，瘀热在里故也，抵当汤主之。《伤寒论》（124）

3.太阳病身黄，脉沉结，少腹硬，小便不利者，为无血也。小便自利，其人如狂者，血证谛也，抵当汤主之。《伤寒论》（125）

4.伤寒有热，少腹满，应小便不利，今反利者，为有血也。当下之，不可余药，宜抵当丸。《伤寒论》（126）

5.病人无表里证，发热七八日，虽脉浮数者，可下之。假令已下，脉数不解，合热则消谷喜饥，至六七日不大便者，有瘀血，宜抵当汤。《伤寒论》（257）

## 【组成与用法】

### 1.抵当汤

水蛭三十个，熬　虻虫三十枚，熬，去翅足　桃仁二十个，去皮尖　大黄三两，酒洗
上四味，为末，以水五升，煮取三升，去滓，温服一升。

### 2.抵当丸

水蛭二十个，熬　虻虫二十枚，去翅足，熬　桃仁二十五个，去皮尖　大黄三两
上四味，捣分四丸。以水一升煮一丸，取七合服之。晬时当下血，若不下者，更服。

## 【功效】破血逐瘀。

## 【医案】

### 1.月经后期

姜某，26岁。

初诊：2005年2月22日。月经2004年12月25日来潮，至今近60天未潮。心烦，小腹胀，面部痤疮增多，大便秘结，口臭，带下量中等。舌淡红，苔薄白，脉细。

治法：活血破瘀。

方药：抵当汤合下瘀血汤加味。

水蛭10g，虻虫5g，桃仁10g，制大黄10g，䗪虫10g，川牛膝30g，芫蔚子10g，大腹皮20g，丹皮15g。3剂

服药完毕，月经来潮，经量先多后少，有血块，6天净；心烦腹胀、便秘、痤疮诸症均消。再用其他调经药物善后。

### 2.经量过少

黄某，22岁，未婚。

初诊：2006年6月27日。月经6月24日来潮，经量过少，一天即净；今晨又见少量出血，经色鲜红，大便秘结，3天一解。舌淡红，苔薄白，脉细。

治法：活血攻下行经。

方药：抵当汤合下瘀血汤加味。

水蛭10g，虻虫5g，桃仁10g，制大黄10g，䗪虫10g，益母草30g，川牛膝30g，丹参20g。3剂。

二诊：2006年7月1日。经行4天，经量仍少，大便秘结。舌稍红，苔薄白，脉细。中药守上方，加大腹皮20g，3剂。

三诊：2006年7月8日。进药2剂，经量转多，已经达到正常经量，经水昨天净。

### 3.盆腔淤血综合征

参见"下瘀血汤"条第2案。

### 4.输卵管阻塞

吴某，35岁。

初诊：2006年8月2日。因继发不孕2年就诊，月经周期规则，经量中等，5天净。月经7月24日来潮。生育史：0-0-1-0。输卵管碘油造影提示：右侧阻塞，左侧通而不畅。妇科检查：外阴无殊，阴道通畅，宫颈轻度柱状上皮外移；宫体后位，正常大小，活动，质地中等，轻压痛；两侧附件压痛。舌淡红，苔薄白，脉细。

西医诊断：继发不孕；右侧输卵管阻塞，左侧输卵管欠通；盆腔炎症性疾病后遗症。

治法：活血化瘀，清热理湿。

方药：三七红藤汤（经验方）合抵当汤。

三七4g，大血藤30g，莪术12g，三棱12g，皂角刺15g，制乳香5g，制没药5g，蒲公英20g，败酱草20g，丹参15g，石见穿30g，路路通12g，水蛭10g，虻虫5g，桃仁10g，制大黄10g。7剂。

活血化瘀灌肠液，每日50mL保留灌肠。

二诊：2006年8月7日。阴道少量出血，舌脉如上。

治法：清湿热止血。

败酱草10g，大血藤15g，椿根皮15g，半枝莲15g，土茯苓15g，蒲公英15g，大蓟15g，小蓟15g，萆薢10g，地榆20g，槐花20g，贯众炭15g，阿胶（烊冲）10g。6剂。

三诊：2006年8月22日。月经8月18日来潮，今已净，舌脉如上。

治法：活血化瘀，清热理湿。

方药：三七红藤汤（经验方）合抵当汤。

三七4g，大血藤30g，莪术12g，三棱12g，皂角刺15g，制乳香5g，制没药5g，蒲公英20g，败酱草20g，丹参15g，石见穿30g，路路通12g，水蛭10g，虻虫5g，桃仁10g，制大黄10g。21剂。

活血化瘀灌肠液，每日50mL保留灌肠。

四诊：2006年9月15日。经期将近，舌脉如上。

治法：活血化瘀，清热理湿。

方药：三七红藤汤（经验方）合抵当汤。

三七4g，大血藤30g，莪术12g，三棱12g，皂角刺15g，制乳香5g，制没药5g，蒲公英20g，败酱草20g，丹参15g，石见穿30g，路路通12g，水蛭10g，虻虫5g，桃仁10g，制大黄10g。7剂。

活血化瘀灌肠液，每日50mL保留灌肠。

五诊：2006年11月6日。月经10月23日来潮，5天净，舌脉如上。

治法：活血化瘀，清热理湿。

方药：三七红藤汤（经验方）合抵当汤。

三七4g，大血藤30g，莪术12g，三棱12g，皂角刺15g，制乳香5g，制没药5g，蒲公英20g，败酱草20g，丹参15g，石见穿30g，路路通12g，水蛭10g，虻虫5g，桃仁10g，制大黄10g。21剂。

活血化瘀灌肠液，每日50mL保留灌肠。

六诊：2006年12月9日。月经11月23日来潮，腰胀，舌脉如上。妇科检查：外阴无殊，阴道通畅，宫颈中度柱状上皮外移；宫体后位，正常大小，活动，质地中等，压痛，两侧附件无压痛。

治法：活血化瘀，清热理湿。

方药：三七红藤汤（经验方）合抵当汤。

三七4g，大血藤30g，莪术12g，三棱12g，皂角刺15g，制乳香5g，制没药5g，蒲公英20g，败酱草20g，丹参15g，石见穿30g，路路通12g，水蛭10g，虻虫5g，桃仁10g，制大黄10g。14剂。

活血化瘀灌肠液，每日50mL保留灌肠。

七诊：2007年1月10日。月经12月23日来潮，6天净，舌脉如上。

治法：活血化瘀，清热理湿。

方药：三七红藤汤（经验方）合抵当汤。

三七4g，大血藤30g，莪术12g，三棱12g，皂角刺15g，制乳香5g，制没药5g，蒲公英20g，败酱草20g，丹参15g，石见穿30g，路路通12g，水蛭10g，虻虫5g，桃仁10g，制大黄10g。7剂。

活血化瘀灌肠液，每日50mL保留灌肠。

八诊：2007年1月26日。月经1月25日来潮，舌脉如上。

治法：调气，清湿热。

方药：四逆散加味。

柴胡10g，枳壳10g，白芍10g，败酱草10g，大血藤15g，椿根皮15g，半枝莲15g，土茯苓15g，蒲公英15g，大蓟15g，小蓟15g，草薢15g，生甘草6g。7剂。

九诊：2007年2月3日。月经净后第3天，输卵管碘油造影显示：两侧输卵管通畅，各段规则，造影剂弥散良好。

【按语】

抵当汤是治疗"蓄血证"和"妇人经水不利下"的方剂。所谓"经水不利下"，即经水虽下而不畅也。尤在泾说："然必审其脉证并实者而后用之。不然，妇人经闭多有血枯脉绝者矣，虽养冲任犹恐不至，而可强责之哉？"可见此方仅适用于闭经之实证。若证虚用之，即如《灵枢·终始》所说："虚而泻之，是谓重虚，重虚病益甚。"

方中水蛭味咸、苦，性平，虻虫味苦、微咸，性凉，均为生而嗜血，僵而活血之猛药，桃仁、大黄也是攻下逐瘀之品，故该方属于活血破瘀之猛剂，对于经水下而不利的实证患者，轻剂能下者，即不用此牛刀，以免峻攻过伐。验之于临床，若闭经日久，B超检查子宫内膜厚度已逾8mm，并出现乳房发胀，小腹下坠，大便偏结，而其他活血方剂若隔靴搔痒时，便可使用该方。在使用过程中也要注意经量的变化，适可而止，以免经血暴下过多，伤及气血。

案1为经水不行而腑气不通，口臭痤疮，大有瘀血积结，火热燔灼之势，故以抵当汤合治疗"干血着脐下"的下瘀血汤、引血下行的川牛膝治疗，加茺蔚子、丹皮、大腹皮则增其活血行气之力。火随血泻，诸症冰释。

案2为经量过少，涩行不畅，大便秘结。证属胞脉受阻，治当活血攻下，以抵当汤合下瘀血汤活血攻下行经，加益母草、川牛膝、丹参增强活血之力。二诊时，经量并未增多，考虑活血已备，唯欠行气，以气行则血行，加大腹皮20g，经水增多如初。

案4为输卵管阻塞，该病大都起于炎症，是导致不孕症的重要原因之一。从中医角度看，属于湿热瘀阻。以往我常用经验方三七红藤汤配合中药保留灌、物理治疗，可以取得比较满意的疗效。后来发现，在口服中药中加上抵当汤，可以使疗效大大提高。究其原因，便是加大了活血化瘀的作用，使不通者通。由于输卵管阻塞是炎症引起的慢性病变，因此治疗的时间相对较长，一般在3个月治疗后，再作输卵管碘油造影，以判定疗效。

# 三六、矾石汤

**【原文】**

矾石汤，治脚气冲心。《金匮要略·中风历节病脉证治第五》

**【组成与用法】**

矾石二两

上一味，以浆水一斗五升，煎三五沸，浸脚，良。

**【功效】** 收敛除湿。

**【医案】**

## 1.带下

周某，39岁。

初诊：2006年5月29日。带下量多已经一年，如水样阵下5天，外阴潮湿，难以终日，纳可，二便正常，月经周期30～40天一潮，经量正常，经色鲜红，7～10天净，经前乳房胀痛。B超检查提示：子宫三径之和16.9cm，未发现输卵管积水现象。曾以脾肾阳虚辨证治疗，投以真武汤合五苓散5剂无效。月经4月23日来潮，5月20日净。妇科检查：外阴无殊，阴道通畅，宫颈轻炎，子宫后位，略大，质地中等，活动，无压痛；两侧附件无压痛。舌淡红，苔薄白，脉细。

西医诊断：子宫肥大症。

治法：温经燥湿止带。

方药：温经汤合矾石汤。

桂枝5g，吴茱萸3g，川芎5g，当归6g，炒白芍10g，牡丹皮10g，炮姜5g，半夏10g，麦冬10g，党参12g，炙甘草5g，阿胶（烊冲）10g，苍术12g。5剂。

明矾粉每日30g，加水适量浸洗外阴。

二诊：2006年6月2日。带下已除，外阴潮湿已消，舌脉如上。中药守上方，续进7剂。明矾外洗如上。

三诊：2006年6月10日。带下不多，外阴潮湿未再发生，舌脉如上。中药守上方，续进7剂。

## 2.子气

谷某，25岁。妊娠7个月，两下肢轻微水肿一周，每趾缝渗水瘙痒不堪，局部皮色变白。

厚朴60g，苍术60g，加水煎两次，合药液约1000mL；再加枯矾一匙，搅匀待药液凉后浸两足，5剂。

用药2剂，两足瘙痒、渗液即愈。

【按语】

矾石汤是治疗"脚气冲心"的外洗方剂。程云来以为该方系宋人所录，《医宗金鉴》不录，曹颖甫《金匮发微》认为"此方即仲景书"。矾石即明矾，味涩、酸，性寒，有小毒，其功效之一是燥湿收敛，因此张仲景用它与杏仁相合研而为矾石丸，纳入阴道治疗"妇人经水闭不利，脏坚癖不止，中有干血，下白物"，此"下白物"，即是带下；《本草经疏》称矾石治疗"妇人白沃多由虚脱"者，此"白沃"也即带下。前为丸药塞阴道，后为内服，殊途同归。

案1为带下案。带下《素问•痿论》称之为"白淫"。该案带下清稀如水，阵阵而下而无臭，并非湿热可知，原以为从脾肾阳虚论治可愈，竟无寸功。改用温经汤加苍术水煎口服，配合矾石汤外洗治疗，获得成功。该案使用温经汤者，以《产宝诸方》有"温经汤治女人曾经小产成带"之说。曾经阅读过用明矾与葛根配伍水煎泡脚，可以治疗脚汗症的报道，我用明矾外洗治疗外阴潮湿，即受此启发。

案2为子气案。宋代陈自明《妇人大全良方》引唐代杨归厚《产乳集验方》："妊娠自三月成胎之后，两足自脚面渐肿腿膝以来，行步艰辛，以至喘闷，饮食不美，似水气状。至于脚指间有黄水出者，谓之子气，直至分娩方消。"辨证为水湿下注，治当燥湿。病位在足趾，内服药恐成强弩之末，难以到达，又是重身，投鼠忌器，改用外治之法，以苍、朴燥湿，矾石收敛。明矾为含水硫酸铝钾，如果将明矾火煅，脱去其结晶水之后外用，便称为枯矾，其燥湿的功效明显加强，故外用时多取枯矾。不意立竿见影，效如桴鼓。

# 三七、防己地黄汤

【原文】

治病如狂状妄行，独语不休，无寒热，其脉浮。《金匮要略·中风历节病脉症并治第五》

【组成与用法】

防己一钱　桂枝三钱　防风三钱　甘草一钱

上四味，以酒一杯，渍之一宿，绞取汁，生地黄二斤，㕮咀，蒸之如斗米饭久，以铜器盛其汁，更绞地黄汁，和分再服。

【功效】清热，凉血，息风。

【医案】

## 1.经行烦躁

刘某，33岁。

初诊：2006年3月2日。经前一周乳房胀痛，小腹下坠，手心发热，前额疼痛，心烦易躁，动辄暴发，难以控制，发而后快，至经净后症状消失，如此罹疾已经3年。月经周期规则，经期怕冷，伴下腹胀、腰部酸痛；经量先多后少，7～12天净，经色先紫黯，后鲜红，夹血块。平时耳鸣，偶有盗汗，纳可寐安，二便正常。月经2月26日来潮，今经量方转多。B超检查，未有异常发现。生育史：1-1-1-1。舌稍红，苔薄白，脉细弦。

西医诊断：经期紧张综合征。

治法：凉血清热，疏肝调气。

方药：防己地黄汤合小柴胡汤加味。

防己10g，桂枝6g，防风10g，生地黄15g，柴胡9g，半夏10g，炒黄芩9g，党参12g，炙甘草5g，生姜4片，大枣5枚，益母草12g，香附炭9g。4剂。

二诊：2006年3月6日。服药之后，心情顿刻舒畅，经量减少已3天，头痛亦除，寐可。舌稍红，苔薄白，脉细。

治法：清热养阴，疏肝调气。

方药：百合知母汤合百合地黄汤、小柴胡汤。

百合15g，知母10g，生地黄15g，柴胡9g，半夏10g，炒黄芩9g，党参12g，炙甘草5g，生姜4片，大枣5枚。5剂。

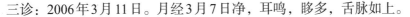

三诊：2006年3月11日。月经3月7日净，耳鸣，眵多，舌脉如上。

治法：疏肝，凉血，滋肾。

方药：防己地黄汤合知柏地黄汤加味。

防己10g，桂枝6g，防风10g，生地黄15g，知母10g，炒黄柏10g，山茱萸10g，怀山药15g，茯苓10g，牡丹皮10g，泽泻10g，旱莲草20g。7剂。

四诊：2006年3月16日。左侧少腹隐痛，倦怠，胃脘不适，右侧耳鸣，眵多，舌脉如上。妇科检查：外阴无殊，阴道通畅，宫颈光滑；宫体后位，正常大小，活动，质地中等，无压痛；两侧附件无压痛。

治法：清热疏肝和胃。

方药：小柴胡汤加味。

柴胡10g，半夏10g，炒黄芩9g，党参12g，炙甘草6g，生姜5片，大枣6枚，陈皮10g，川楝子10g，怀山药15g，磁石10g。7剂。

五诊：2006年3月29日。中间自行停止服药，3月25日下腹隐痛，月经3月28日来潮，经量少，经色黯黑；心烦4天，乳房胀痛明显，舌脉如上。中药守3月2日方，加丹参15g，益母草加至30g，3剂。

六诊：2006年4月1日。心烦、乳胀均减轻，经量仍少，舌脉如上。中药守上方，加桃仁10g，莪术10g，5剂。

七诊：2006年4月5日。4月3～4日经量转多，经色鲜红，伴下腹疼痛。今天经量已少，心烦、乳胀均未发生，仍倦怠、耳鸣。舌淡红，苔薄白，脉细。

治法：清热疏肝安神。

方药：小柴胡汤合小半夏加茯苓汤加味。

柴胡10g，半夏10g，炒黄芩9g，党参12g，炙甘草6g，生姜5片，大枣6枚，茯苓12g，磁石15g，菖蒲5g。4剂。

**2.经前烦躁经后失眠**

潘某，30岁。

初诊：2006年9月19日。经前一周心烦易躁，难以入寐，面部痤疮明显增多；月经周期26～28天，经量正常，经色鲜红，偶夹血块，5天净；经期乏力，经后时常失眠，持续至下一月经周期。带下有异味，色微黄，纳可，二便正常。月经9月12日来潮。生育史：0-0-3-0。妇科检查：外阴无殊，阴道通畅，宫颈光滑；宫体后位，正常大小，活动，质中，轻度压痛；两侧附件压痛。舌淡红，苔薄白，脉细。

西医诊断：经期紧张综合征；盆腔炎症性疾病后遗症。

治法：凉血疏肝，养心安神。

方药：防己地黄汤合甘麦大枣汤、栀子豉汤加味。

防己10g，生地黄20g，桂枝3g，防风10g，甘草5g，小麦30g，大枣5枚，炒栀子10g，淡豆豉10g，夜交藤30g，合欢皮10g。7剂。

二诊：2006年10月31日。月经于10月12日来潮，经前诸症减轻，日来寐差，舌脉如上。中药守上方，7剂。

三诊：2006年11月16日。月经11月9日来潮，4天净，寐安，经前诸症已不明显，舌脉如上。中药守上方，7剂。

### 3.脏躁

陈某，42岁。

初诊：2010年11月10日。5年前诊断为抑郁症，心烦性躁，欲哭半月，嚰泪就诊。月经9月1日来潮。舌淡红，苔薄白，脉细。

治法：清热疏肝，养心安神。

方药：防己地黄汤合甘麦大枣汤、栀子豉汤加味。

防己10g，生地黄15g，桂枝3g，防风10g，甘草5g，小麦30g，大枣6枚，炒栀子10g，淡豆豉10g，连翘10g。7剂。

二诊：2010年11月24日。药后上症均除。

### 4.围绝经期综合征（潮热出汗烦躁）

蒋某，50岁。

初诊：2006年11月16日。停经半年未转，潮热出汗，烦躁不安，口干燥，不欲饮，性冷淡，纳欠，寐不宁，二便正常。妇科检查：外阴无殊，阴道通畅，宫颈光滑，宫体后位，正常大小，活动，质地中等，无压痛；两侧附件无压痛。舌淡红，苔薄腻，脉细。

西医诊断：围绝经期综合征。

治法：凉血疏肝敛汗。

方药：防己地黄汤合百合地黄汤加味。

防己10g，桂枝3g，防风10g，甘草5g，百合15g，生地黄20g，牡丹皮10g，白薇10g，糯稻根20g，夜交藤20g，薏苡仁20g，龙骨20g，牡蛎20g。5剂。

二诊：2006年11月22日。症如上，性激素检测：促黄体生成素39.35mIU/mL，促卵泡生成素73.24mIU/mL，雌二醇83pmol/L。舌淡红，苔薄腻，脉细。中药守上方，去丹皮；加茯苓12g，佩兰6g，7剂。

三诊：2006年11月30日。潮热出汗，烦躁，口干，舌脉如上。

治法：凉血疏肝，养阴敛汗。

方药：防己地黄汤加味。

防己10g，桂枝3g，防风10g，甘草5g，生地黄20g，龟甲胶（烊冲）10g，鳖甲12g，川石斛15g，麦冬10g，天冬10g，知母10g，糯稻根30g，浮小麦30g。7剂

四诊：2006年12月9日。潮热出汗减轻，烦躁亦轻，寐浅，舌脉如上。中药守上方，加夜交藤20g，酸枣仁30g，7剂。

五诊：2006年12月19日。潮热出汗烦躁续见减轻，小腹胀，带下略多，色白，舌脉如上。中药守上方，加赤小豆20g，芡实30g，7剂。

六诊：2006年12月28日。潮热出汗烦躁等症状完全消失，胃脘不适，乳头触痛，舌脉如上。治以疏肝理气开郁。逍遥散加预知子10g，香附10g，婆罗子10g，刺蒺藜10g，郁金10g，7剂。

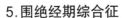

### 5.围绝经期综合征

陈某，52岁。因"反复失眠2年多，烦躁3天"就诊。

初诊：2021年5月7日。月经2020年5月来潮，现绝经1年，近两年多反复失眠，入睡困难；伴眼花，腰酸腿痛。平素性急，近3天自觉心情烦躁，轻微口苦，口臭。无心慌及胸闷，食纳可，二便调。舌稍红，苔薄，脉浮。

中医诊断：不寐。

治法：凉血疏肝，养心安神。

方药：防己地黄汤加减。

防己10g，桂枝6g，甘草6g，防风10g，生地黄15g，钩藤12g，菊花10g，合欢皮15g，夜交藤20g，墨旱莲20g。7剂。

二诊：2021年5月14日。睡眠明显好转，自觉乏力，仍有心烦。舌脉如上。

防己10g，桂枝6g，甘草6g，防风10g，生地黄15g，钩藤12g，菊花10g，合欢皮15g，夜交藤20g，墨旱莲20g，八月札10g。7剂。

另：逍遥丸一次9g，一日2次。

三诊：2021年5月21日。睡眠已经正常，仍自觉心烦，舌脉如上。

防己10g，桂枝6g，甘草6g，防风10g，生地黄15g，钩藤12g，菊花10g，合欢皮15g，夜交藤20g，炒栀子10g，淡豆豉10g，绿梅花9g。7剂。

### 6.药物引起潮热畏寒

叶某，23岁。

初诊：2015年3月2日。2014年12月4日行腹腔镜下左子宫内膜囊肿剥除术，术后予醋酸曲普瑞林针注射对症治疗。末次注射时间为2月1日，月经为11月。半夜自觉潮热畏寒已1周，下腹坠胀，纳可，夜寐一般，小便调，大便不畅。舌稍红，苔薄白，脉细。

治法：燮理阴阳。

方药：温经汤加减。

吴茱萸3g，当归6g，半夏10g，麦冬9g，炒白芍10g，川芎5g，桂枝6g，党参12g，牡丹皮9g，炙甘草6g，鳖甲胶（烊冲）10g，龟甲胶（烊冲）10g。7剂。

二诊：2015年3月27日。畏寒已除，潮热频繁，心慌。舌脉如上。

治法：凉血疏肝，安神。

方药：防己地黄汤加味。

防风10g，桂枝3g，生地黄15g，防己10g，炙甘草6g，炒枣仁20g，青蒿10g。7剂。

三诊：2015年5月22日。潮热已除，心悸。舌淡红，苔薄白，脉细。

治法：宁心安神。

方药：安神定志汤加减。

远志6g，石菖蒲5g，茯苓15g，龙齿（先煎）25g，党参9g。7剂。

【按语】

陈修园《金匮要略浅注》称："治风进入心，风乘火势，火藉风威。其病如狂状，妄行，独语不休。热迸于内，而外反无热。浮为风之本脉，而风火交煽，其脉益浮。此亦风迸入心之治法也。徐灵胎云：此方他药轻而生地黄独重，乃治血中之风也。此等法最宜细玩。"

防己地黄汤是治疗心火热盛，精神狂躁，引起内风的第一方。方中生地黄量大蒸后取汁，以凉血息内风；防己、桂枝、防风、甘草量极少，又渍取清汁，以疏泻外风；甘草和中。

《素问·至真要大论》有"诸躁狂越，皆属于火"之说，《素问·宣明五气》有五邪所乱，"阴出之阳则怒"是其中之一乱，意为病邪由阴而出于阳则怒。故大凡精神烦躁者，亦多依火论治。

案1为经前乳胀腹坠，手热心烦，头额疼痛，心烦易躁，动辄暴发，经色紫黯，舌红脉弦，一派肝经火郁燔灼之象。以防己地黄汤凉血息风，小柴胡汤疏肝和胃清热。服药之后，症状迅速得到控制。经后用百合知母汤合百合地黄汤、小柴胡汤，或防己地黄汤合知柏地黄汤以疏肝清火，滋阴凉血，巩固疗效。最后以防己地黄汤合小柴胡汤经前用药，终使症状不再发生。小柴胡汤治疗火郁之证，在薛己的验案中颇多。余试之于临床，多验。

案2为经前烦躁，经后失眠，痤疮增多，经色鲜红，带下臭黄，一派心肝火热之象。《素问·逆调论》说："阴气少而阳气胜，故热而烦满也。"用防己地黄汤合栀子豉汤疏肝开郁，凉血息风；用甘麦大枣汤加夜交藤、合欢皮养心阴安神。尽管患者未能及时就诊治疗，但一经治疗，疗效卓然。

案3为脏躁案。烦躁喜哭半月，用防己地黄汤合栀子豉汤清肝疏肝宣郁，用甘麦大枣汤养心宁神，一箭中的。

案4为围绝经期综合征。除了潮热出汗之外，还出现烦躁不安、口干不欲饮的症状。《素问·宣明五气》曰"邪入于阳则狂"，指邪入于阳分，则阳气偏胜，发为狂病。躁与狂只是程度上的差别，故烦躁为阳气心火偏盛所致，常夹肝气郁结之象。故以防己地黄汤中的防己、桂枝（少少与之）、防风开疏肝郁；生地黄配丹皮、白薇，凉血清心火；汗为心之液，故加百合、糯稻根、夜交藤、薏苡仁、龙牡养心安神敛汗。二诊后潮热出汗、烦躁、口干未见寸功，知其阴虚已深，实非上药所能愈，改用防己地黄汤加滋阴沉潜的龟甲胶、鳖甲和养阴生津的川石斛、天麦冬、知母，以及敛汗的糯稻根、浮小麦治疗，诸症向愈。防风味辛、甘，性温，取其疏散之功可以疏肝理气。痛泻要方中的防风，即寓此意。桂枝味辛、甘，性温，少少用之可以疏理肝气，大量使用则温中散寒，此一物两用，全在分量变化之中。《素问·六元正纪大论》有"木郁达之，火郁发之"之说，案中防己地黄汤使用少量桂枝，即是利用其辛散通达之性，使肝木之屈得以伸，内郁之火得以发，与生地黄凉血清火药物同用，起到事半功倍的熄火作用。

案5为围绝经期综合征引起的失寐案。在与失寐同时出现的症状中，还有性急烦躁、口苦口臭等一系列阳盛火旺的症状。防己地黄汤的选方思路与案4相同，用来凉血疏肝、养心安神。佐钩藤、菊花，清热平肝；用墨旱莲，滋补肝肾；遣合欢皮、夜交藤，安神助眠。

案6是子宫内膜囊肿剥除术后注射醋酸曲普瑞林针引起的卵巢功能抑制症状，与围绝经期综合征机理无殊。先用温经汤加滋阴药物，仅除畏寒，潮热依旧，改用防己地黄汤加味，余候遂消。

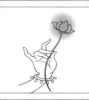

# 三八、防己茯苓汤

## 【原文】

皮水为病，四肢肿，水气在皮肤中，四肢聂聂动者，防己茯苓汤主之。《金匮要略·水气病脉症并治第十四》

## 【组成与用法】

防己三两　黄芪三两　桂枝三两　茯苓六两　甘草二两

上五味，以水六升，煮取二升，分温三服。

## 【功效】益气祛风，温脾利水。

## 【医案】

### 1.预防卵巢过度刺激综合征

刘某，34岁。

初诊：2005年12月26日。因宫外孕保守治疗之后未避孕未孕3年就诊。腹腔镜检查两侧输卵管通畅，妇科检查提示盆腔炎症性疾病后遗症、子宫偏小（子宫三径之和10.8cm）。月经12月4日来潮，12月16日B超检查子宫内膜厚度6mm，左右侧多个卵泡发育，最大卵泡15mm×12mm。经口服益肾中药、阿司匹林片（每次0.3g，每日3次）、肌内注射尿促性素针（每日75U，连续3天）之后，12月19日B超复查：子宫内膜厚度7mm，左右侧多个卵泡发育，最大卵泡18mm×14mm。改服益肾中药、倍美力片（每日1.25mg），肌内注射尿促性素针（每次75U，每日2次），连续2天之后，于12月23日B超复查：子宫内膜厚度7mm，左右侧多个卵泡发育，最大卵泡26mm×17mm。当天给予活血化瘀中药、针刺加电刺激、静脉滴注复方丹参针、肌内注射绒毛膜促性腺激素针10000U，以促使卵泡排出。12月24日B超复查：子宫内膜厚度7mm，左右侧卵巢多个卵泡发育，最大卵泡25mm×18mm，再次重复使用12月23日方法。12月26日B超复查：子宫内膜厚度7mm，左右侧多个卵泡发育，最大卵泡29mm×22mm，子宫直肠窝见前后径16mm的液性暗区。小腹微胀，腰部胀坠感。针刺、静脉滴注方法同上，肌内注射绒毛膜促性腺激素针5000U。舌淡红，苔薄白，脉细。

治法：温阳行气，健脾利水。

方药：防己茯苓汤合五皮散加减。

防己10g，黄芪12g，桂枝6g，茯苓皮30g，甘草5g，陈皮12g，大腹皮15g，桑白皮12g，赤小豆30g，天仙藤12g。1剂。

二诊：2005年12月27日。B超复查：子宫内膜7mm，虽右侧卵泡持续增大至39mm×27mm，21mm×12mm，子宫直肠窝仍见前后径12mm液性暗区，但小腹及腰部胀坠感减轻，舌脉如上。

继续使用上方治疗3日，症状消失。

### 2.全身虫行感

王某，44岁。

初诊：2015年6月30日。半年前患者无明显诱因下出现全身虫行感，伴双下肢水肿，无潮热盗汗，脸上痤疮较多。纳可寐差，二便正常。既往5次顺产，1次人流，两侧输卵管已结扎。月经规则，周期30～35天，经期7天，量中等，色红，无痛经，腰酸，无经前乳胀。月经5月27日来潮，7天净。带下无殊。妇科检查：外阴无殊，阴道通畅，分泌物黯红色、量少、无异味，宫颈光滑；宫体前位，质地中等，偏大，活动，无压痛，左侧附件压痛。舌淡红，苔薄白，脉细。

中医诊断：身如虫行（风郁）；水肿（水湿浸渍）。

治法：健脾除湿，解表散邪。

方药：防己茯苓汤合麻黄连轺赤小豆汤加味。

防己10g，生黄芪15g，桂枝6g，茯苓皮30g，炙麻黄6g，杏仁10g，连翘10g，桑白皮10g，赤小豆30g，炙甘草6g，生姜3片，大枣4枚，冬瓜皮30g，蚕沙10g。7剂。

二诊：2015年7月6日。月经7月6日来潮，下肢水肿消失，仅面部、外阴及双下肢有虫行感。中药守上方，加益母草20g，泽兰10g，7剂。

三诊：2015年7月14日。经净3天，外阴及双下肢虫行感较前明显减轻。中药守6月30日方，去冬瓜皮、茯苓皮；加苍耳子10g，蛇床子10g。7剂。

四诊：2015年7月21日。面部、外阴及双下肢虫行感续见减轻。带下色白，量多，无异味。

方药：中药守6月30日方加白芷10g，益母草20g，7剂。

五诊：2015年8月21日。全身虫行感消失。

### 【按语】

沈明宗说："此邪在皮肤而肿也。"防己茯苓汤是一张治疗皮水的方剂，以防己、茯苓除湿而利水，黄芪补卫而实表，甘草安土以制水，桂枝和荣卫行阳化气，使风从外出，水从内泄。然而，由于桂枝与诸益气利水药物配合，此方更是一张温阳健脾、益气利水的方剂，可以治疗脾阳不振，水湿内停之症。此治外者亦可以治诸于内也。

案1系超促排卵药物引起的卵巢刺激症状。虽尚未达到卵巢过度刺激综合征的程度（临床表现见"防己黄芪汤""五苓散"条按语），但已经出现卵泡过大、盆腔积液、小腹腰胀等前期症状，已具山雨欲来之势。为杜渐防微，未雨绸缪，以温阳健脾利水的防己茯苓汤合健脾行气渗湿的五皮散治疗。由于预防在先，使得症状很快得到控制。卵巢过度刺激综合征属于一种可以预知的疾病，因此，对该病的预防十分重要。《灵枢·官能》有"上工之取气，乃救其萌芽；下工守其已成，因败其形"。救其萌芽，就是一种预防的方法。方中加赤小豆、天仙藤者，取其行气利湿之功。

案2为全身虫行感半年者。其状犹如《灵枢·刺节真邪》的"虚邪之中人也……气往来行，则为痒"。防己茯苓汤除了治疗"皮水为病，四肢肿，水气在皮肤中"之外，还可治疗"四肢聂聂动者"。何谓聂?《康熙字典》[注]："木叶动貌。"聂聂：就是形容树叶微动的样子。沈明宗称之为"聂聂眴动"，即四肢肌肉的眴动。这种眴动类似于肌肤的虫行感。麻黄连轺赤小豆汤原是《伤寒论》治疗"伤寒瘀热在里，身必黄"的方剂，又被广泛用来治疗湿热郁于肌肤引起的瘙痒症。故两方合用，既可治"全身虫行感"，又可疗"下肢水肿"。半载之疾，五诊即瘥。

# 三九、防己黄芪汤

**【原文】**

1.风湿脉浮，身重，汗出恶风者，防己黄芪汤主之。《金匮要略·痉湿暍病脉证治第二》

2.风水，脉浮身重，汗出恶风者，防己黄芪汤主之，腹痛者加芍药。《金匮要略·水气病脉症并治第十四》

**【组成与用法】**

防己一两　黄芪一两一分　白术三分　甘草半两，炙

上锉，每服五钱匕，生姜四片，枣一枚，水盏半，煎取八分，去滓温服，良久再服。

**【功效】** 益气祛风，健脾利水。

**【医案】**

## 1.痛经水肿

蒋某，39岁。因"发现子宫腺肌症7年余"就诊。

初诊：2018年11月11日。患者月经周期30天，经期5～6天，末次月经11月1～8日，量多，夹大血块，腹痛明显，持续半个月左右，需服止痛药止痛。11月服用散结镇痛胶囊无明显改善，无乳胀，腰骶酸，白带无异常，大便软。既往体健。2016年放置曼月乐环，自行脱出。生育史：3-0-4-3。B超检查：子宫内膜厚度3mm，宫体三径之和22.6cm，子宫增大伴肌层回声改变（肌腺症伴肌腺瘤形成可能）；血常规：血红蛋白68g/L。舌淡红，苔薄白，脉细。

中医诊断：痛经（痰热瘀结）。

西医诊断：子宫腺肌症；失血性贫血。

治法：理气活血，清热散结。

方药：消癥汤（自拟方）加味。

三棱10g，莪术10g，没药4g，乳香4g，橘核10g，皂角刺15g，海藻30g，牡蛎30g，石见穿15g，荔枝核10g，半枝莲15g，贯众20g，椿根皮20g，当归9g，生黄芪20g。7剂。

散结镇痛胶囊、力蜚能片。

二诊：2018年11月15日。腹痛，舌脉如上。

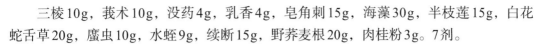

三棱 10g，莪术 10g，没药 4g，乳香 4g，皂角刺 15g，海藻 30g，半枝莲 15g，白花蛇舌草 20g，䗪虫 10g，水蛭 9g，续断 15g，野荞麦根 20g，肉桂粉 3g。7剂。

散结镇痛胶囊。

三诊：2018年11月28日。子宫腺肌症，经期下腹疼痛伴两小腿阳明经酸痛，约持续半月，劳累时亦痛5年，久坐下肢发硬、水肿3年，大便溏软，小便清长。舌淡红，苔薄白，脉细。

方药：防己黄芪汤加味。

防己 10g，黄芪 15g，炙甘草 6g，白术 12g，薏苡仁 50g，赤小豆 30g，桑寄生 15g，丝瓜络 10g，苍术 10g，怀牛膝 20g，益母草 20g，生姜 3片，大枣 5枚。7剂。

四诊：2018年12月3日。经净3天，量较前明显减少，大便日解 1～2次。痛经及小腿阳明经痛3天，较前减轻；下肢水肿消失，大便软，带下色黄。舌脉如上。

方药：防己黄芪汤加味。

防己 10g，黄芪 15g，炙甘草 6g，白术 12g，生姜 3片，大枣 5枚，苍术 10g，薏苡仁 30g，怀牛膝 15g，炒黄柏 5g。7剂。

五诊：2018年12月13日。无不适，腹胀，便软。防己黄芪汤加厚朴 10g，枳壳 10g，赤小豆 30g，7剂。

六诊：2018年12月29日。末次月经12月28日来潮，小腹隐痛，两小腿阳明经酸痛已除，下肢无水肿。舌脉如上。中药守12月3日方，去牛膝、黄柏；加益母草 20g，香附 10g，7剂。

### 2.妊娠水肿

周某，33岁。

初诊：2007年9月6日。妊娠29周，下肢肿胀明显，皮肤薄而光泽，按之没指，深凹不起，直至膝部。外阴部极度水肿，两侧大阴唇极度肿大，透亮如注水，犹两瓣柚子，是正常的十数倍，以致步履蹒跚，难以下坐，痛苦异常，数处求医无效。血总蛋白 49.6g/L（正常值 60～80g/L），白蛋白 26.9g/L（正常值 40～55g/L），白球比 1.19（正常值 1.5～2.5），尿酸，尿常规：蛋白 0.3/L（＋）。既往无妊娠水肿病史。生育史：1-0-2-1。舌淡红，苔薄白，脉细。

治法：健脾益气，利水渗湿。

方药：防己黄芪汤加味。

防己 10g，生黄芪 30g，炒白术 20g，炙甘草 5g，大枣 5枚，生姜 5片，薏苡仁 30g，茯苓皮 20g，冬瓜皮 30g。3剂。

嘱服食鲤鱼，喝豆浆。

每日甘松 100g，水煎浸洗双脚及外阴；用玄明粉 100g，化水湿敷外阴。

二诊：2007年9月9日。用药之后，外阴水肿减退，以左侧为著，舌脉如上。自诉外阴水肿以甘松外洗、湿敷效果明显，故玄明粉仅使用1次，未再使用。舌脉如上。中药守上方，去玄明粉，续进3剂。

三诊：2007年9月12日。两侧大阴唇水肿消退明显，左侧水肿已经消退一半，皮肤渐起皱，步履起坐方便，舌脉如上。中药守上方，续进5剂而安。

### 3.淋证水肿

秦某，50岁。

初诊：2005年8月16日。月经已不定期，经量过多。B超发现子宫前壁子宫肌瘤12mm×15mm×18mm，之后口服米非司酮片治疗。月经7月22日来潮，经量不多，3天净，头痛，眼睑水肿伴下肢凹陷性水肿半月，小便频急疼痛。尿常规检查：白细胞（+++）。舌淡红，苔薄白，脉细。

西医诊断：围绝经期；子宫肌瘤；尿路感染；功能性水肿。

治法：清理湿热，益气利水。

方药：防己黄芪汤合当归贝母苦参丸、葵子茯苓散加减。

防己10g，黄芪15g，白术12g，炙甘草5g，大枣6枚，当归5g，浙贝10g，苦参15g，葵子15g，茯苓皮20g，金银花20g，蒲公英20g。3剂。

二诊：2005年8月22日。小便疼痛已除，次数正常，下肢水肿减轻。尿常规检查：白细胞（+），胸闷，舌脉如上。中药守上方，加赤小豆30g，7剂。

三诊：2005年9月7日。小便常规检查已经正常，下肢水肿已经消退，心中莫名烦恼，寐难。舌淡红，苔薄白，脉细。

治法：滋阴清热，养心安神。

方药：百合鸡子汤合栀子豉汤、酸枣汤、甘草小麦大枣汤加味。

百合20g，鸡子黄（打冲）1枚，炒栀子10g，淡豆豉10g，酸枣仁20g，炙甘草9g，知母10g，茯苓10g，川芎6g，小麦30g，大枣5枚，合欢花12g，夜交藤20g。7剂。

服药之后，上述症状消失。

### 4.卵巢过度刺激综合征

李某，28岁。

初诊：2005年12月10日。因原发不孕4年就诊，经检查发现两侧输卵管炎、排卵期子宫出血、卵泡发育不良，月经11月17日来潮。在治疗过程中口服益肾中药加肌内注射尿促性素针至12月10日。B超发现：子宫内膜厚度7mm；左侧卵巢77mm×48mm，内见多个囊性暗区，最大的20mm×18mm；右侧卵巢60mm×45mm，内见多个囊性暗区，最大的20mm×18mm；子宫直肠窝见前后径17mm的液性暗区。下腹胀，恶心2天，两侧少腹隐痛，右侧尤甚。舌稍红，苔薄白，脉细。

西医诊断：卵巢过度刺激综合征。

治法：健脾渗湿，行气利水。

方药：防己黄芪汤合五皮散、赤小豆当归散加味。

防己10g，生黄芪15g，白术20g，生甘草5g，生姜5片，大枣6枚，桑白皮10g，陈皮12g，大腹皮15g，茯苓皮30g，赤小豆45g，当归9g，天仙藤9g，乌药9g。3剂。

四磨汤口服液，每次1支，每日2次，口服。

二诊：2005年12月12日。恶心减轻，余候依旧。B超复查：两侧卵巢增大，左侧最

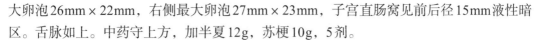

大卵泡26mm×22mm，右侧最大卵泡27mm×23mm，子宫直肠窝见前后径15mm液性暗区。舌脉如上。中药守上方，加半夏12g，苏梗10g，5剂。

三诊：2005年12月19日。服药完毕，所有症状均消失。

### 5.宫颈鳞癌术后下肢静脉炎、激光性皮炎

罗某，60岁。

初诊：2012年7月25日。2012年3月4日因宫颈鳞癌Ⅱb1期在全麻下行"腹腔镜下子宫广泛性切除术＋双侧附件切除术＋盆腔淋巴结清扫术"。3月12日病理报告：宫颈浸润型中分化鳞癌（2cm），浸润子宫颈壁深层3/4，老年性宫内膜，淋巴结未见癌转移。术后行放射治疗25次。术后两下肢酸麻无力，左下肢凹陷性水肿，两侧臀部皮肤充血剥落。纳欠，寐佳，尿频尿急，大便日解4～5次、先干后软。原患糖尿病、高血压（药物控制）。舌淡红，苔薄白，脉细。

拟诊：左下肢静脉炎、激光性皮炎。

治法：健脾行气，清热利水。

方药：防己黄芪汤加味。

防己10g，生黄芪15g，炒白术10g，炙甘草5g，大枣5枚，生姜5片，玉米须30g，炒黄柏5g，苍术10g，牛膝15g，赤小豆30g，大腹皮15g，冬瓜皮30g。7剂。

黄柏100g，水煎，每日局部湿敷。

二诊：2012年9月5日。下肢水肿明显减退。中药守上方，加薏苡仁30g，7剂。

三诊：2012年9月14日。臀部皮肤痊愈，左下肢仍水肿。防己黄芪汤加冬瓜皮30g，蟅虫10g，水蛭10g，虻虫5g，丹参10g，赤小豆30g，7剂。

【方剂比较】

防己茯苓汤与防己黄芪汤的比较（表4）

表4　防己茯苓汤与防己黄芪汤的比较

| 方剂 | 药物组成 | | | | | | | |
|---|---|---|---|---|---|---|---|---|
| 防己茯苓汤 | 防己 | 黄芪 | 桂枝 | 茯苓 | 甘草 | | | |
| 防己黄芪汤 | 防己 | 黄芪 | | | | 炙甘草 | 白术 | 生姜 | 大枣 |

两方均含有防己、黄芪、甘草，因此益气祛风是其共性。防己茯苓汤另有桂枝和茯苓，如徐可忠所说的"以苓协桂渗周身之湿"，而成为一张温阳健脾利水的方剂；而防己黄芪汤则有白术和姜枣以培土和中，健脾运湿而无温阳作用。

【按语】

防己黄芪汤是治疗风湿或风水身重的方剂。方中防己祛风利水，黄芪益气固表，白术、甘草健脾和中，生姜、大枣调和营卫。然而，此方后世更多用于脾气虚的水肿症，方中芪、术、草健脾益气利水，防己利水消肿。日本大塚敬节《金匮要略研究》说："防己黄芪汤顺应证患者的特征：皮肤松弛、不紧凑，水湿肥胖的感觉，肤色白，有肥满倾向，易生疲怠。"该方是后世治疗表虚自汗玉屏风散的祖方（原方没有水肿，故去防己、

生姜)。

黄芪味甘，微温，在防己黄芪汤中虽解释为益气固表之用，而现代药理研究表明，黄芪对动物或人均可以产生显著的利尿作用。此外，防己黄芪汤也具有明显的利尿消肿功效，被广泛运用于心性、肾性、营养不良性、功能性等水肿。(《现代中药药理与临床》，王本祥主编，天津科技翻译出版公司2004年出版)

案1为痛经水肿。防己黄芪汤能够祛风湿、止痹痛、利水消肿。对于该案，此方消肿有余，除痛不足，故除了加用赤小豆、薏苡仁、苍术利水消肿之外，大剂量的薏苡仁具有良好的止痛功效；加桑寄生、丝瓜络、牛膝、益母草，更加相得益彰。

案2为妊娠晚期，水肿直至膝下。如《素问·至真要大论》所云"其病体重，胕肿"，加之小便频数、大便软，为脾虚不运可知。而防己黄芪汤正是一张健脾利水的方剂，故治疗上十分合拍；加天仙藤、炒薏苡仁，加强健脾和行气利水的作用。《妇人良方》的天仙藤散，就是以天仙藤为主药治疗妊娠水肿的名方。鲤鱼对脾虚引起的水肿有很好的疗效。食药相合，药到病除。案2比案1肿势尤甚，故除了内服中药外，附加中药外治。《本草求真》对甘松有如下的记载："若脚气膝肿，煎汤淋洗。"玄明粉的主要成分为无水硫酸钠，故外用的机理与西医使用硫酸镁湿敷消肿相同。

案3为湿热脾虚引起的淋证兼水肿。这与《灵枢·邪气脏腑病形》中描述的"三焦病者，腹气满，小腹尤坚，不得小便，窘急，溢则水，留即为胀"相似。遵《素问·六元正纪大论》"水郁折之"之旨，以防己黄芪汤健脾化气利水，用当归贝母苦参丸、葵子茯苓散加减清热通淋，待淋证控制，水肿消退，则易方治疗余疾。

案4为卵巢过度刺激综合征。该病往往出现在超促排卵过程中，B超检查发现两侧卵巢明显增大、有较多过大的卵泡，出现腹水，甚至胸水。临床常常表现为体重腹围迅速增长、下腹胀痛、恶心呕吐、腹泻、少尿或无尿等一派脾虚不运，水湿内停，气阻湿滞的现象。这些症状与《灵枢·邪气脏腑病形》中的"起脐已下至小腹腄腄然(胀满下坠)，上至胃脘，死不治"的石水相近。治疗时必须健运脾胃，行气化湿。案中用防己黄芪汤合五皮散、赤小豆当归散加天仙藤、乌药，以健脾益气，行气渗湿；用赤小豆当归散而不单用赤小豆者，以活血有利于行水之故。

案5为年迈宫颈鳞癌术后下肢静脉炎、激光性皮炎患者，表现为两下肢酸麻无力，左下肢凹陷性水肿，两侧臀部皮肤充血剥落。至于尿频尿急、大便频软与放疗有关，也与糖尿病有关。从中医的角度讲，属脾虚气阻，湿热留滞。用防己黄芪汤加赤小豆、玉米须、冬瓜皮健脾利水。其中玉米须还有降低血糖作用；加大腹皮行气利水；黄柏、苍术、牛膝组成三妙丸，清利下部湿热。另外，用黄柏水煎湿敷，治疗激光性皮炎。一诊肿减，二诊皮炎消失，三诊左下肢仍肿。《素问·汤液醪醴论》记述治疗水肿病，除了"开鬼门，洁净府"外，还有"去宛陈莝"。宛，通郁，即郁结；陈莝，是指陈旧的铡碎的草，去宛陈莝即驱除郁积于体内的水液废物。从中医妇科水血学说的角度出发，应该加用活血化瘀的药物以增强疗效，这便是我防己黄芪汤加用䗪虫、水蛭、虻虫、丹参的理论基础。

# 四〇、风引汤

【原文】

寸口脉迟而缓，迟则为寒，缓则为虚。荣缓则为亡血，卫缓则为中风。邪气中经，则身痒而瘾疹；心气不足，邪气入中，则胸满而短气。风引汤除热瘫痫。《金匮要略•中风历节病脉证并治第五》

【组成与用法】

大黄　干姜　龙骨各四两　桂枝三两　甘草　牡蛎各二两　寒水石　滑石　赤石脂　白石脂　紫石英　石膏各六两

上十二味，杵，粗筛，以韦囊盛之。取三指撮，井花水三升，煮三沸，温服一升。

【功效】清热息风镇潜。

【医案】

### 1.经行头痛

朱某，45岁。因"经期头痛20年，月经量少1年"就诊。

初诊：2022年10月31日。患者20年前出现经行头痛，或全头痛或颠顶痛，以胀痛或抽痛为主，伴恶心呕吐、吐后减轻，常服用感冒药来缓解。头颅核磁共振检查未见异常。平素月经规律，周期24～26天，经期2天；月经量少，使用护垫即可；经色黯黑，有血块；伴腰酸、乳胀，无痛经，无白带。末次月经10月28日来潮，近半月夜寐欠安，入睡较为困难，二便调。生育史：2-0-2-2。舌稍红，有齿痕，苔薄白，脉细。

西医诊断：经期紧张综合征。

中医诊断：经行头痛（肝风）。

治法：清热息风潜镇。

方药：风引汤加味。

熟大黄6g，干姜3g，龙骨30g，牡蛎30g，寒水石10g，滑石粉15g，赤石脂15g，紫石英15g，生石膏15g，桂枝3g，炙甘草6g，蔓荆子10g，珍珠母20g。7剂。

二诊：2022年11月7日。患者无不适，舌脉同上。

方药：风引汤加味。

熟大黄6g，干姜3g，龙骨30g，牡蛎30g，寒水石10g，滑石粉15g，赤石脂15g，紫石英15g，生石膏15g，桂枝3g，炙甘草6g，茺蔚子10g。7剂。

三诊：2022年12月2日。月经2022年11月24日来潮，无头痛，经水5天净。

方药：风引汤。

熟大黄6g，干姜3g，龙骨30g，牡蛎30g，寒水石10g，滑石粉15g，赤石脂15g，紫石英15g，生石膏15g，桂枝3g，炙甘草6g。7剂。

### 2.妊娠合并癫痫

李某，24岁。

初诊：2006年12月26日。妊娠6个月，有癫痫病史已10年，一直在服用丙戊酸钠片。近3个月来，病情发作频繁，一周发作2～3次，每次发作持续1分钟，不省人事，昏仆在地，全身抽搐，口出白沫，喉中痰鸣，记忆力逐渐下降，反应迟钝，纳差，寐欠安，二便正常。生育史：0-0-1-0。舌淡红，苔薄白，脉细。

西医诊断：癫痫；中期妊娠。

治法：平肝息风，清化痰热。

方药：风引汤加减。

制大黄5g，干姜3g，龙骨20g，桂枝3g，甘草5g，牡蛎20g，寒水石20g，滑石10g，赤石脂15g，紫石英20g，石膏20g，半夏10g，天竺黄5g，茯苓10g，7剂

2007年1月17日电话随访，由于患者身处僻壤，路途遥远，无人陪诊，更由于病情稳定，癫痫未再发作，故未续诊。

### 3.围绝经期综合征（潮热出汗）

蔡某，40岁。

初诊：2006年5月23日。3月14日因多发性子宫肌瘤行双侧子宫动脉介入疗法，月经2月26日来潮，现停经近3个月未转。性激素检测：促黄体生成素131.38mIU/mL，促卵泡生成素53.67mIU/mL，雌二醇25.0pmol/L。B超检查提示，最大肌瘤29mm×30mm×31mm，子宫内膜厚度3mm。1个多月来，面部及上半身经常感到潮热出汗，夜间尤甚，盗汗，寐欠安，纳可。生育史：1-0-0-1。舌淡红，苔薄白，脉细。

西医诊断：围绝经期综合征；多发性子宫肌瘤。

治法：平肝潜阳，养阴止汗。

方药：风引汤加减。

干姜3g，龙骨15g，桂枝3g，甘草6g，牡蛎15g，寒水石15g，滑石15g，赤石脂15g，紫石英15g，石膏10g，制大黄9g，鳖甲12g，龟甲胶（烊冲）10g，糯稻根20g，白薇12g。7剂。

二诊：2006年5月29日。潮热次数减少，程度明显减轻，仅局限在面部，出汗减少，寐佳，舌脉如上。中药守上方，续进7剂。

三诊：2006年6月5日。潮热消失，无不适，舌脉如上。中药守上方，续进7剂。

### 4.胚胎移植后精神紧张烦躁不安

项某，33岁。未避孕未孕5年。

初诊：2012年7月24日。2012年1月、4月、6月连续三次体外受精-胚胎移植移植

均失败，事后精神紧张，烦躁不安，已4~5个月。舌淡红，苔薄白，脉细。

治法：镇心清热安神。

方药：风引汤加减。

制大黄6g，龙骨20g，牡蛎20g，桂枝3g，甘草6g，寒水石20g，赤石脂10g，紫石英30g，石膏10g，酸枣仁30g。7剂。

二诊：2012年8月2日。精神紧张，烦躁不安消失，自觉气短。

治法：益气血，补肝肾。

方药：八珍汤加味。

党参15g，炒白术10g，茯苓10g，炙甘草6g，熟地黄12g，炒白芍10g，当归6g，川芎5g，枸杞子20g，菟丝子15g，巴戟肉12g，阿胶（烊冲）10g，炙黄芪15g。7剂。

三诊：2012年8月23日。月经今日来潮，量可，色红；精神紧张、烦躁不安均未再现。

治法：养血健脾，疏肝清热。丹栀逍遥散加益母草10g，生地黄15g，7剂。

### 5.瘾疹

单某，25岁。因"慢性荨麻疹发作1个月"就诊。

初诊：2018年10月19日。患慢性荨麻疹10多年，发作1个月，服用氯雷他定片、左西替利嗪片未改善。荨麻疹呈片状，色红。舌淡红，苔薄白，脉细。

中医诊断：瘾疹（风热犯表）。

治法：疏风清热。

方药：风引汤加味。

制大黄3g，干姜3g，龙骨20g，牡蛎20g，滑石粉15g，赤石脂15g，紫石英15g，石膏15g，桂枝6g，炙甘草6g，蚕沙12g。7剂。

二诊：2018年10月26日。荨麻疹已十之去七八。舌脉如上。中药守上方，7剂。

三诊：2018年11月2日。荨麻疹近愈，水泻3天，嗳气。舌脉如上。中药守上方，加神曲10g，木香10g，7剂。

四诊：2018年11月9日。荨麻疹未复发，干咳，嗳气。舌脉如上。风引汤加百部10g，紫苏梗10g，款冬花10g，7剂。

【按语】

《中风斠诠》曰："此方以石药六者为主，而合之龙牡，明明专治内热生风，风火上升之病，清热镇重，收摄浮阳，其意极显。"可见，风引汤是一张清热息风镇潜的方剂。当然，此风系内风而非外风，与《素问·至真要大论》中的"诸暴强直，皆属于风"者同。

为何称为风引汤？以风胜则动，牵引抽掣故也。

案1为经期紧张综合征，表现为全头痛或颠顶痛，以胀痛或抽痛为主，伴恶心呕吐。此即《素问·方盛衰论》"气上不下，头痛颠疾"之症。此方的特点是石类药物居多，方中寒水石味辛、咸，性寒，具有清热降火利窍的作用；滑石味甘、淡，性寒，《药性论》称其可"除烦热心躁"；赤石脂味甘、涩、酸，性温，《日华子》称其可"疗惊悸"；紫石英味甘、辛，性温，《药性论》称其"治惊痫"；石膏味辛、甘，性寒，《日华子》称其可治"心烦躁"，诸药共奏清热镇降息风之效。龙、牡介类潜纳，大黄、菊花、蔓荆子清火平肝利头目，甘草调和诸药；加蔓荆子、珍珠母，平肝利头目；加茺蔚子，活血利头目。廿载顽疾，去如风卷残云。

案2为妊娠合并癫痫，虽然病史10载，服用丙戊酸钠片未曾停辍，但随着妊娠月份增大，气机逐渐不利，痰气易塞，致使病情发作频繁。《素问·六元正纪大论》称"风胜则动"，根据患者发病时昏仆抽搐，口出白沫，喉中痰鸣，此为风痰裹热，清窍蒙蔽所致。风引汤正为"除热瘫痫"而设，故此方加半夏、天竺黄、茯苓平肝息风，清化痰热，一诊而安。虽对患者病情叨念不绝，并勉其续诊，但终因恐其路途劳顿，再因病情稳定，未能续诊，殊为可惜。因治疗有效，仍录之，以资参考。后读大塚敬节的《金匮要略研究》，在该方的《解读》中称"《幼幼新书》中瘫作癫，宜从之而改作癫"。在《应用》中称："我曾一度制作该药于治疗难治性癫痫，很有效，感到惊奇。"印证我遣该方于癫痫，并非谬误。

案3为早发更年期，因多发性子宫肌瘤行双侧子宫动脉介入疗法之后，诱发卵巢功能减退所致，并经性激素定量检测确诊。患者面部、上半身潮热出汗，夜间尤甚，盗汗，与《灵枢·厥病》中的"厥头痛，头痛甚，耳前后脉涌有热"的描述近似，属阴虚内热、肝阳上亢之征，故以风引汤平肝潜阳。由于阴虚较重，故以鳖甲、龟甲胶、糯稻根、白薇滋阴潜阳，清热敛汗。总而言之，风引汤平肝潜阳有余，而滋阴润燥不足，治疗经期头痛，加菊花、蔓荆、僵蚕之属可矣。治疗围绝经期综合征，必佐以鳖甲、龟甲、白薇之类方可，以水盛方能涵木也。

案4是一位体外受精-胚胎移植屡试屡败者。败则伤心，精神紧张，故惕惕然；败则气馁，馁则肝郁，肝气不伸，久而化火，故烦躁不安。风引汤中龙骨、牡蛎、寒水石、赤石脂、紫石英、石膏，均属介石之类重镇潜降药物，尤其龙、牡可以潜降肝阳，寒水石、石膏、大黄可以清热泻火，成为该案中的主药。桂枝、甘草二味，组成了桂枝甘草汤，是治疗"发汗过多，其人叉手自冒心，心下悸欲得按者"，也是宁心安神的方剂。其中桂枝用量少，具有疏肝之功，而无助炎之害。一诊而症除，渐现不足之象，予八珍汤加味益气血，补肝肾。三诊适值经期，用丹栀逍遥散加益母草、生地黄养血健脾，疏肝清热。

案5是慢性荨麻疹10多年，发作一个月患者，经抗过敏西医治疗乏效，改用风引汤获痊。秉用此方的依据，是风引汤方剂之前有一段议论的话，其中有"邪气中经，则身痒而瘾疹"。清代陈修园《金匮要略浅注》接此话后称："徐忠可云：此节下即以风引汤攻之，疑系此证之方。余甚服其识。"徐忠可认为，风引汤就是用来治疗前面提及疾病的，其中就包括了瘾疹。紧接风引汤之后，出现"除热瘫痫"，故大多数人均认为风引汤只是为"除热瘫痫"而设，与前段议论并无瓜葛。分析风引汤，集中了大队矿石、化石、贝壳类药物，有寒水石、滑石、石膏、赤石脂、白石脂、紫石英、龙骨、牡蛎。此外，还有大黄、干姜、桂枝、甘草。这些药物在历代本草之中并非治疗瘾疹的药物，所谓可以去风者，也仅桂枝一味。不用风药，而以矿石、化石、贝壳类为主疗瘾疹，则难以理喻。荨麻疹（瘾疹）的常见原因主要有：食物及食物添加剂；吸入物；感染；药物；物理因素如机械刺激、冷热、日光等；昆虫叮咬；精神因素和内分泌改变；遗传因素等。如果瘾疹的发生不因冷热引起，也不同于斑块蜂起顿消，带有明显风邪的性质，不使用风药，抑或可以理解。该例顽固性瘾疹案例，一诊大效，二诊近愈，三诊而康，足以证明徐忠可之风引汤可以治疗瘾疹之说。其所以能够愈疾者，内中必有至理。

喻嘉言称："侯氏黑散专主补虚以息其风，此方（风引汤）兼主清热火湿以除其风也。"这是仲景治疗风邪两张方剂的不同之处。

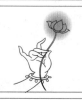

# 四一、茯苓桂枝甘草大枣汤

【原文】

发汗后，脐下悸者，欲作奔豚，茯苓桂枝甘草大枣汤主之。《金匮要略·奔豚气病脉证治第八》

【组成与用法】

茯苓半斤　甘草二两，炙　大枣十五枚　桂枝四两

上四味，以甘澜水一斗，先煮茯苓，减二升，内诸药，煮取三升，去滓，温服一升，日三服。

【功效】温通心阳，化气行水。

【医案】

**围绝经期综合征（潮热出汗怕冷）**

黄某，42岁。

初诊：2005年8月25日。患者因闭经3个月，脸面烘热，出汗，怕冷，夜寐欠安多梦，外阴瘙痒，先在其他医院就诊。性激素检测：促黄体生成素52.2mIU/mL，促卵泡生成素54.58mIU/mL，雌二醇123pmol/mL；B超测子宫内膜厚度6mm。诊断为围绝经期综合征，使用"松奇"外贴皮肤治疗后，月经于7月16日来潮。经潮之后即停用"松奇"，继而又出现潮热出汗5天；汗后怕冷头晕，倦怠，寐不安，多梦，纳欠，矢气多。舌淡红，苔薄白，脉细。

治法：调燮心阴心阳。

方药：茯苓桂枝甘草大枣汤合酸枣汤、甘草小麦大枣汤加味。

茯苓12g，桂枝5g，炙甘草6g，大枣6枚，生姜4片，酸枣仁20g，川芎5g，知母10g，小麦30g，佛手10g。7剂。

二诊：2005年9月1日。夜寐已佳，潮热出汗减轻，舌脉如上。中药守上方，加百合20g，五味子5g，7剂。

三诊：2005年9月22日。停药之后，再次出现寐浅，潮热出汗，头晕，腰痛，纳欠，大便软、日解1~2次。舌稍红，苔薄白，脉细。

治法：养心安神。

方药：茯苓桂枝甘草大枣汤合酸枣汤、甘草小麦大枣汤、百合知母汤加味。

茯苓12g，桂枝5g，炙甘草6g，大枣6枚，酸枣仁20g，川芎5g，知母10g，小麦30g，百合15g，龙骨20g，牡蛎20g，薤白10g。7剂。

四诊：2005年9月30日。夜寐正常，潮热出汗、头晕均减轻，纳可，大便正常，下肢无力，舌脉如上。中药守上方，去薤白，加鳖甲15g，7剂。

【按语】

茯苓桂枝甘草大枣汤是治疗"发汗后，其人脐下悸者，欲作奔豚"的方剂。所谓奔豚，是指气从少腹上冲至胸咽的疾病，属于现代医学的胃肠神经官能症。《得配本草》认为，桂枝"得茯苓，御水气之上犯以保心"。《伤寒贯珠集》说："桂枝、甘草，辛甘相合，乃升阳化气之良剂也。"故桂枝、茯苓、甘草三味相合，具有温阳化气、安神利水的作用。

围绝经期综合征，临床治疗常常从肾入手，将其分为肾阴虚和肾阳虚两型，而实际临床可以看到以心病为主的案例，如出汗、多梦、心悸等。如属心阳不足者，伴见怕冷等症状，即可用茯苓甘草汤或茯苓桂枝甘草大枣汤治疗；如属心阴虚者，表现为心中烦躁、炽热，可用黄连阿胶汤治疗。无论是从肾论治还是从心论治，都离不开对阴阳的判定，故《素问•四气调神大论》说："故阴阳四时者，万物之终始也，死生之本也。逆之则灾害生，从之则苛疾不起，是谓得道。"分析该案属于心阴心阳不足，故用茯苓桂枝甘草大枣汤以温补心阳，用酸枣汤、甘草小麦大枣汤以滋补心阴，经过治疗，症状控制。停药后症状复发，再次调治，症状控制。

# 四二、茯苓戎盐汤

## 【原文】

小便不利，蒲灰散主之，滑石白鱼散、茯苓戎盐汤并主之。《金匮要略·消渴小便利淋病脉证并治第十三》

## 【组成与用法】

茯苓半斤　白术二两　戎盐弹丸大一枚

上三味，先将茯苓、白术煎成，入戎盐再煎，分温三服。

## 【功效】健脾渗湿。

## 【医案】

### 小便频数

胡某，32岁。因小腹胀痛、阴道不适6个月前来就诊。

初诊：2005年11月3日。小腹胀痛、阴道不适6个月，服用抗生素之后曾一度好转，但一直未能根治。平时白带较多，无异味。生育史：2-0-1-2，宫内节育环已经取出。妇科检查：除子宫颈有轻度柱状上皮外移、两侧子宫骶骨韧带触痛之外，未发现异常。一周来下腹发胀，小便次数明显增多，清长，无不适。尿常规检查未见异常。舌淡红，苔薄白，脉细。

治法：温肾化气，健脾缩尿。

方药：茯苓戎盐汤合栝楼瞿麦丸加味。

茯苓10g，白术12g，食盐10g，天花粉12g，怀山药15g，淡附片6g，瞿麦10g，槟榔10g，乌药6g。5剂。

二诊：2005年11月5日。小便次数明显减少，胃脘不适，白带检验未见异常，舌脉如上。中药守上方，加半夏10g，肉桂3g，7剂。

三诊：2005年11月18日。小便次数已经恢复正常。

## 【按语】

茯苓戎盐汤是治疗"小便不利"的方剂。小便不利，实即小便出而不爽。由于出而不爽，积尿亦多，故常与小便频数同时存在。小便所以能出者，膀胱气化也；滴沥不快者，气化不足而不摄也。《素问·脉要精微论》有"水泉不止者，是膀胱不藏也"，正此之谓。方中茯苓、白术健脾渗湿，戎盐味咸，导诸药入肾。戎盐又名大青盐或青盐，为卤化物类矿物石盐Halite的结晶，主产青海。主含氯化钠，有时含钙、镁、硫酸盐、铁和微量砷等杂质。《本草纲目》称其"功同食盐"，故可用食盐取代。

该案小便频数清长、下腹发胀，是由于脾肾阳虚，气化不足所致，属于《灵枢·经脉》中的"小便遗数"。用茯苓戎盐汤健脾渗湿，再用栝楼瞿麦丸中的怀山药健脾益肾，天花粉《别录》称能"止小便利"，瞿麦渗湿，附片温肾阳，另加槟榔、乌药以助气化。众药共奏健脾缩尿，温肾化气之功。二诊加半夏和肉桂者，一以和胃，一以增强温阳化气，仿五苓散之意。究茯苓戎盐汤和栝楼瞿麦丸，原均为治疗小便不利者设，今略加变通，以利止利，反其意而用之，竟获全功。《素问·标本病传论》中说："有逆取而得者，有从取而得者。"此案之反治，即属后者。

仲景以茯苓戎盐汤治疗小便不利，而《圣惠方》有戎盐散（药有甘草、蒲黄、白矾、龙骨、鹿角胶）治疗遗尿。由此可见，戎盐与不同的药物配伍，就可以发挥通利小便或固涩小便的不同功用。

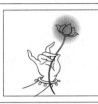

# 四三、茯苓杏仁甘草汤

**【原文】**

胸痹，胸中气塞、短气，茯苓杏仁甘草汤主之；橘枳姜汤亦主之。《金匮要略·胸痹心痛短气病脉证治第九》

**【组成与用法】**

茯苓三两　杏仁五十个　甘草一两

上三味，以水一斗，煮取五升，温服一升，日三服。不瘥更服。

**【功效】** 化痰利肺气。

**【医案】**

### 妊娠咳嗽

练某，30岁。

初诊：2017年5月10日。孕17周，妊娠后咳嗽不止已住院3个月，时轻时重，以夜间为甚，咳痰白色不多如唾沫，咳嗽时目花；咽痒，纳可，大便可，口淡不渴，腰酸。喜咸味菜蔬。舌尖稍红，苔薄白，脉细滑。

诊断：子嗽。

前五诊先予三子养亲汤加二陈汤加减3剂，未效；续以止嗽散加味3剂，咳嗽好转，痰不多，守上方加前胡10g，再进4剂，咳嗽反而较前明显，以夜间为重，痰少，口水多，偶恶心呕吐，大便干结、二日一行；再用温胆汤合三子养亲汤加减5剂，呛咳，痰不多，痰黄，以睡时为著，口苦或淡。舌稍红，苔薄白，脉弦。改用黛蛤散加味3剂，仍然无效。

六诊：2017年5月27日。咳嗽未愈，大便溏一天，腰酸。舌脉如上。

治法：化痰止咳，清肺降气。

方药：茯苓杏仁甘草汤加味。

茯苓10g，杏仁10g，炙甘草6g，前胡10g，金沸草10g，炒黄芩10g，神曲10g。5剂。

七诊：2017年6月1日。咳嗽愈2天，下腹有坠感。中药守上方，6剂。

八诊：2017年6月7日。咳嗽已愈。

【按语】

茯苓杏仁甘草汤是治疗"胸痹，胸中气塞，短气"的方剂。分析茯苓杏仁甘草汤和橘枳姜汤时，尤在泾说："二方皆下气散结之剂，而有甘淡苦辛之异，亦在酌其强弱而用之。"茯苓杏仁甘草汤甘淡而治气塞之弱者，橘枳姜汤苦辛而治其气塞之强者。茯苓杏仁甘草汤仅三味药物，茯苓化痰，杏仁下气止咳，甘草和中，药味简而平和，除治疗胸痹之外，对于妊娠期间的痰咳之症，亦可以放心使用，疗效佳而无后顾之忧。

上案为妊娠久咳不止的住院病案，如此顽固，比较少见。其间多用清肺方剂，而肺气不得清肃。肺为娇脏，不容纤疴，故民间有"医药先生最怕嗽"之说。我二旬易六方，方见进益，而三子养亲汤、二陈汤、温胆汤、黛蛤散均无力挽局，唯茯苓杏仁甘草汤加味，才见功力，症情扭转，得以康复。茯苓杏仁甘草汤实为治疗咳嗽之名方。

# 四四、茯苓泽泻汤

**【原文】**

胃反，吐而渴，欲饮水者，茯苓泽泻汤主之。《金匮要略·呕吐哕下利病脉证治第十七》

**【组成与用法】**

茯苓半斤　泽泻四两　甘草一两　桂枝二两　白术三两　生姜四两

上六味，以水一斗，煮取三升，内泽泻，再煮取二升半，温服八合，日三服。

**【功效】**温胃化饮，散水降逆。

**【医案】**

### 妊娠恶阻

林某，24岁。

初诊：2005年8月11日。妊娠近3个月，恶心呕吐1个多月，呕吐涎水、食物或胆汁，偶有冷汗出，口苦口干，饮入不舒，纳减，手足不温，腰酸，大便2~3天一解。尿常规检查：尿酮体(++)。舌淡红，苔腻滑润，脉细软。

西医诊断：妊娠剧吐。

治法：温胃清肝，化饮降逆。

方药：茯苓泽泻汤合黄芩加半夏生姜汤。

茯苓10g，泽泻6g，甘草5g，桂枝5g，炒白术10g，生姜10片，炒黄芩6g，炒白芍10g，半夏15g。2剂。

二诊：2005年9月3日。服药期间恶阻好转，现纳欠3天，口淡，涎多，偶有呕吐涎沫或胆汁，咳嗽一周有痰。尿常规检查：尿酮体(+)。舌稍红，苔薄白，脉细。中药守上方，改生姜减4片；加杏仁10g，陈皮10g，3剂。

三诊：2005年9月6日。每餐能进食一小碗，恶阻继续减轻，口淡，咳嗽减轻。尿常规检查：尿酮体阴性。舌稍红，苔薄白，脉细滑。

方药：茯苓泽泻汤合半夏散及汤。

茯苓10g，泽泻6g，炙甘草5g，桂枝6g，炒白术10g，生姜8片，半夏12g。3剂。

四诊：2005年9月24日。恶阻消失，纳可，外感3天，体温37.3℃，舌脉如上。

治法：调气解表。

方药：香苏散加减。

藿香6g，苏梗10g，炙甘草6g，陈皮10g，佩兰6g，荆芥6g，蝉蜕5g，3剂

【方剂比较】

茯苓甘草汤与茯苓桂枝甘草大枣汤、茯苓泽泻汤的比较（表5）

表5　茯苓甘草汤与茯苓桂枝甘草大枣汤、茯苓泽泻汤的比较

| 方剂 | 药物组成 | | | | | |
| :---: | :---: | :---: | :---: | :---: | :---: | :---: |
| 茯苓甘草汤 | 茯苓 | 桂枝 | 甘草 | 生姜 | | |
| 茯苓桂枝甘草大枣汤 | 茯苓 | 桂枝 | 甘草 | | 大枣 | |
| 茯苓泽泻汤 | 茯苓 | 桂枝 | 甘草 | 生姜 | | 泽泻 | 白术 |

茯苓甘草汤与茯苓桂枝甘草大枣汤相比较，仅有姜枣之别。前方有生姜温胃宣散水气，后者有大枣以健脾。故前者治疗胃阳不足，水饮内停的"不渴"和水饮内停胸阳被遏的"心下悸"；后者治疗心阳虚水饮内停的"脐下悸""欲作奔豚"。茯苓甘草汤与茯苓泽泻汤比较，后方多了泽泻和白术，化饮散水之力更强；茯苓桂枝甘草大枣汤与茯苓泽泻汤比较，两方除了有姜、枣之别外，后方还是多了泽泻和白术，化饮散水之力也更强，故可以治疗"胃反，吐而渴，欲饮水者"。

【按语】

茯苓泽泻汤是治疗"胃反，吐而渴欲饮水者"的方剂，其胃反系饮邪内停所致，虽吐而停饮未除，津不上承，故仍渴而欲饮，水入胃阳又被遏，故复吐。用茯苓泽泻汤温阳以化饮，饮去则吐可止。徐灵胎曰："此治蓄饮之吐。"方中茯苓之淡行其上，泽泻之咸行其下，白术、甘草之甘和其中，桂枝、生姜之辛通其气。

此案为妊娠恶阻，呕吐月余未愈。《素问•平人气象论》说"人以水谷为本"，本去则胎虞。症由饮停日久化热所致，故除用茯苓泽泻汤蠲饮之外，配黄芩加半夏生姜汤平调寒热，以降冲逆。三诊时饮邪渐减，热象已消，故去黄芩加半夏生姜汤，易茯苓泽泻汤合半夏散及汤，恶阻治愈。在整个治疗过程中，生姜虽为辅药，但亦不可或缺，且其用量也每每随证而有所增损出入，以合症情，此即所谓丝丝入扣也。四诊用香苏散，既可解表，又可调气和胃；加蝉蜕者，以其味甘、咸，性凉，可以疏风，还能治疗恶阻。《常见病验方研究参考资料》（中医研究院革命委员会编，人民卫生出版社1970年出版）中用蝉蜕3g烧灰，调开水服。

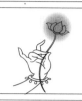

# 四五、附子粳米汤

**【原文】**

腹中寒气，雷鸣切痛，胸胁逆满，呕吐，附子粳米汤主之。《金匮要略·腹满寒疝宿食病脉证治第十》

**【组成与用法】**

附子一枚，炮　半夏半升　甘草一两　大枣十枚　粳米半升

上五味，以水八升，煮米熟，汤成，去滓，温服一升，日三服。

**【功效】**温中散寒，和胃降逆。

**【医案】**

**妊娠恶阻**

吴某，26岁。

初诊：2005年6月11日。妊娠67天，嗜食酸物，时值杨梅上市，连啖10天，出现饥不欲食，口淡多唾，嗳气频繁，胃脘烧灼感，肠鸣大便、溏软2天。舌稍红，苔薄白，脉细。

治法：温中行气，清肝和胃。

方药：附子粳米汤合橘枳姜汤加味。

淡附片5g，炒粳米30g，半夏12g，炙甘草5g，大枣5枚，陈皮10g，枳壳5g，生姜6片，炒川连5g，煅瓦楞子30g。3剂。

二诊：2005年6月16日。胃脘烧灼感已经消除，纳可，嗳气减少，口淡好转，腰痛，大便软。舌淡红，苔薄白，脉细滑。治以健脾和胃益肾。参苓白术散加杜仲12g，5剂。

**【按语】**

陈修园《金匮要略浅注》说："此言寒气之自下而上僭，中上之阳必虚。惟恐胃阳随其呕吐而脱，故于温暖胃阳方中，而兼补肾阳也。"其中附子温中散寒，半夏降逆除满，甘草、大枣、粳米健脾和中，五味药组成了温脾胃降逆的方剂。温补脾胃，和胃降逆，正是治疗妊娠恶阻的大法，故该方适用于妊娠恶阻而见脾胃虚寒者。一般将方中的甘草改为炙甘草；粳米炒后使用，更能增强其温中和胃的功效。

该恶阻由于过食生冷水果，伤及脾胃阳气，气机受阻被遏所致。《灵枢·九针》称"口嗜而欲食之，不可多也，必自裁也"，患者正犯此戒。症见不食口淡，多唾嗳气，胃脘烧灼，肠鸣便溏。其状和《素问·至真要大论》之"唾出清水，及为哕噎"者近。案中附子粳米汤、橘枳姜汤两方组合，前方偏于温中，后方偏于调气，治疗胃寒气阻的恶阻，十分妥帖，加川连者，仿附子泻心汤意，可清肝以消热痞，配瓦楞子可抑酸。《灵枢·师传》有语："食饮者，热无灼灼，寒无沧沧。寒温中适，故气将持，乃不致邪僻也。"妊娠尤必至此。

# 四六、附子汤

**【原文】**

1.妇人怀娠六七月,脉弦,发热,其胎愈胀,腹痛,恶寒者,少腹如扇。所以然者,子脏开故也,当以附子汤温其脏。（文中未见方,后人认为此附子汤即《伤寒论》中的附子汤）《金匮要略•妇人妊娠病脉证并治第二十》

2.少阴病,得之一二日,口中和,其背恶寒者,当灸之,附子汤主之。《伤寒论》（304）

3.少阴病,身体痛,手足寒,骨节痛,脉沉者,附子汤主之。《伤寒论》（305）

**【组成与用法】**

附子二枚,炮,去皮,破八片　茯苓三两　人参二两　白术四两　芍药三两

上五味,以水八升,煮取三升,去滓,温服一升,日三服。

**【功效】** 温经助阳,祛寒化湿。

**【医案】**

**1.崩漏**

钱某,19岁。未婚。

初诊:2005年7月27日。上次月经7月3日来潮,此次月经7月18日来潮,至今10天未净,经量多,色鲜红,夹血块,身倦乏力,腰腿酸软,嗜睡,下腹坠,空虚感。平素月经周期15～30天,经期7天,偶尔经期延长至30天方净。带下量多,色淡黄,稍有异味,纳可,寐安,小便正常;近因空调受寒,大便溏薄。舌质偏淡,苔薄白,脉细。

西医诊断:青春期功能性子宫出血。

治法:温阳益气,健脾止血。

方药:附子汤合理中汤加味。

淡附片5g,茯苓10g,党参20g,炒白术10g,炒白芍10g,炮姜6g,炙甘草6g,仙鹤草30g,荆芥炭10g,海螵蛸20g,艾炭5g。3剂。

二诊:2005年7月30日。经水将净,色鲜红,大便改善,精神倦怠,舌脉如上。中药守上方,党参改为30g,加炙黄芪12g,3剂。

三诊:2005年8月3日。月经7月31日净,B超检查:子宫内膜厚度11mm,倦怠乏力头晕。舌淡红,苔薄白,脉细。黑归脾丸加阿胶（烊冲）10g,仙鹤草30g,7剂。

### 2.腹冷

朱某，39岁。

初诊：2022年12月2日。要求助孕生四胎，未避孕未孕一年余，性生活正常，丈夫未精检。平素月经周期33～34天，经期12天。末次月经11月29日来潮，经量中等，色黯黑，有血块，有痛经、腰酸痛；伴经前乳胀，白带正常。平素纳可，大便溏软，日解2～6次已一年余，肠鸣，便前腹痛。脐腹甚冷，连及下肢，喜热饮，冬季手足不温，需用热水袋方可缓解。口烦渴，每日饮水1500～1600mL。生育史：3-0-2-3（剖），其中有一无痛人流，2011年早孕3月，胎停人流。既往史：子宫切口憩室。过敏史：否认过敏史。妇科检查：外阴无殊，阴道通畅，分泌物量中、微黄，宫颈光滑；宫体前位，质地中等，正常大小；两侧附件均压痛。白带常规：清洁度Ⅱ度。舌偏红，苔薄白，脉细。

中医诊断：腹冷（宫寒）；腹泻（脾阳虚）。

辨证：脾肾阳虚。

治法：温补脾肾。

方药：附子汤加味。

淡附子10g，茯苓10g，党参12g，炒白芍10g，川椒3g，川连3g，乌梅10g，神曲10g，艾叶6g。7剂。

二诊：2022年12月9日。脐腹冷除，无须热水袋便可自暖。大便改善、日解2次，口糜，阴道少许出血5日、色紫或淡红，阴痒，舌脉如上。中药守上方，加鹿角胶（烊冲）10g，黄连改为5g，7剂。

### 3.人工流产后身冷

温某，37岁。

初诊：2023年3月27日。2023年1月，因妊娠2个月剧吐而行人工流产手术。现流产后2个月余，身冷，手足与腰骶部明显怕冷（自觉手足僵冷，腰骶冷甚），较常人多添衣被方缓一二。平素月经周期30天，经期7天。此次月经3月25日来潮，量中等，色红，有血块，无痛经，有腰酸及经前乳胀。平素寐安，纳可，二便调，嗜食冷饮，食粥后易反酸，口渴，日饮水2000mL。生育史：2-0-3-2。舌淡红，苔薄白，脉细。

辨证：阳虚寒凝。

治法：温阳散寒，益气补血。

方药：附子汤加减合阳和汤。

淡附片6g，茯苓10g，党参10g，炒白术10g，炒白芍10g，熟地黄12g，鹿角胶（烊冲）10g，炮姜5g，肉桂3g，炙麻黄6g，炒芥子5g，炙甘草6g。7剂。

肾气丸，每服20粒，一日2次。

二诊：2023年4月3日。身冷已除，腹微胀，矢气多。舌脉如上。中药守上方，加大腹皮15g，荔枝核15g，7剂。肾气丸，每服20粒，一日2次。

### 4.恶寒

王某，22岁。因"常年畏风怕冷"就诊。

初诊：2022年10月29日。患者平素月经规律，周期25～28天，经期5～6天，末次月经2022年10月17日，量中，色鲜，少许血块，无痛经；轻微乳胀，腰酸明显，带下如豆渣、色白1个月，无外阴瘙痒。平素全身怕冷畏风，易外感，冬季明显。纳呆，晨起反酸或胃痛，寐可，二便调。身高158cm，体重45kg。生育史：已婚未育，避孕。舌淡红，苔薄白，脉细。

诊断：恶寒。

治法：温阳驱寒，健脾祛湿，行气止痛。

方药：附子汤合丹参饮。

附片6g，茯苓10g，党参15g，炒白术12g，炒白芍10g，砂仁（杵冲）5g，丹参10g，檀香3g。5剂。

二诊：2022年11月3日。饥饿时胃痛，轻微烧灼感，无反酸。晨起干呕，口微苦，大便日解1次、成形。舌淡红，苔薄白，脉细。

方药：中药守上方加减。

淡附片6g，党参15g，炒白术12g，炒白芍12g，桂枝6g，干姜6g，炙甘草5g，黄连2g，姜半夏10g，九香虫10g，甘松10g。4剂。

三诊：2022年11月12日。胃痛除，干呕减轻。走路时后背出汗，畏风怕冷减轻。舌淡红，苔薄白，脉细。中药守上方，去黄连、姜半夏；加续断12g，杜仲12g，7剂。

【方剂比较】

茯苓四逆汤与附子汤的比较（表6）

表6　茯苓四逆汤与附子汤的比较

| 方剂 | 药物组成 | | | | | | |
|------|------|------|------|------|------|------|------|
| 茯苓四逆汤 | 茯苓 | 人参 | 附子 | 炙甘草 | 干姜 | | |
| 附子汤 | 茯苓 | 人参 | 附子 | | | 白术 | 芍药 |
| 真武汤 | | | 附子 | | 干姜 | 白术 | 芍药 |

茯苓四逆汤与附子汤均含有茯苓、人参、附子。而前方还有炙甘草、干姜，和附子组成了四逆汤，故温阳回阳之力更宏；后方则有白术、白芍健脾燥湿，养血和营之效尤佳。附子汤与真武汤组成十分近似，附子汤有人参一味，益气力大；真武汤有生姜一味，可以温阳利水。

【按语】

附子汤原本是治疗少阴病出现"其背恶寒""身体痛，手足寒，骨节痛，脉沉者"的方剂，具有温阳健脾、逐散寒湿的功效。此外，该方用于孕妇"腹痛，恶寒者，少腹如扇"者，也是取其温散寒湿、健脾和营之功。

《张氏医通》曰："世人皆以附子为堕胎百药长。仲景独以为安胎圣药，非神而明之莫敢轻试也。"余每于孕妇见有中寒者，使用附子，亦未因之偾事者。

案1为崩漏。经多困顿，腰腿酸疲，下腹空虚，大便溏薄，舌淡脉细，一派脾阳虚损之象。但患者并无手足逆冷，故首选附子汤而非茯苓四逆汤。附子汤配合理中汤，温脾作用增强，干姜易为炮姜，温经固涩作用更彰。治崩之步法虽分为三，而次递又不可拘一。案中一、二诊塞流、端本同用，末以澄源，此又不可不知也。由于附子汤与茯苓四逆汤的组成大体相同，故两方均可以治疗脾气虚弱，阳气不足的崩淋之症。

案2为"腹痛，恶寒者，少腹如扇"。腹泻，责之子脏受寒；脾阳不振，用附子汤加艾叶、川椒温暖胞宫；用川连、川椒、乌梅、神曲调理脾胃，其效彰彰。

案3为人工流产后身冷。附子汤所治"恶寒者，少腹如扇""其背恶寒""手足寒"，均属少阴病，一个"寒"字。人工流产后身冷，损伤了一身的冲和阳气，故可以选用益气温阳的附子汤来治疗。合阳和汤者，非但可以温阳，还可以养血，使血液活动起来（麻黄、白芥子）。药方二诊，其病若失。

案4为常年全身怕冷畏风，易外感，冬季明显；腰酸明显，体重轻，故绝非一时外感，乃少阴体质素体阳虚所致。附子汤是治疗少阴病出现"其背恶寒""手足寒，骨节痛，脉沉者"，非常合拍，故用之取效。

# 四七、干姜人参半夏丸

【原文】

妊娠呕吐不止，干姜人参半夏丸主之。《金匮要略·妇人妊娠病脉证并治第二十》

【组成与用法】

干姜一两　人参一两　半夏二两

上三味，末之，以生姜汁糊为丸，如梧子大，饮服十丸，日三服。

【功效】温中补虚，降逆止呕。

【医案】

### 妊娠恶阻

叶某，31岁。

初诊：2005年2月12日。妊娠48天，恶心呕吐4天，嗳气，口淡，头痛，大便正常。舌淡红，苔薄白，脉细。

治法：温胃清肝，益气降逆。

方药：干姜人参半夏丸合吴茱萸汤、左金丸。

干姜5g，党参12g，半夏12g，吴茱萸2g，川连2g，苏梗8g，藿梗8g，砂仁（冲）5g，大枣5枚。4剂。

二诊：2005年2月16日。恶心呕吐消失，嗳气头痛，纳欠，舌脉如上。香砂六君子汤加川连2g，苏梗6g，藿梗6g，炒谷芽、炒麦芽各10g，4剂。

【方剂比较】

半夏干姜散与干姜人参半夏丸的比较（表7）

表7　半夏干姜散与干姜人参半夏丸的比较

| 方剂 | 药物组成 | | | |
|---|---|---|---|---|
| 半夏干姜散 | 半夏 | 干姜 | | |
| 干姜人参半夏丸 | 半夏 | 干姜 | 人参 | 生姜汁 |

干姜人参半夏丸是在半夏干姜散的基础上加人参，并以前三味用生姜汁糊为丸而成。两方相比，均有温中降逆的作用，而干姜人参半夏丸又有健脾益气的功效。

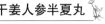

【按语】

魏念庭称此方为"用治虚寒之妊娠家至善之法也"。方中干姜温胃，人参补虚，半夏合生姜汁燥痰降逆、温中健脾、化痰降逆方义了然。对于气滞患者加用砂仁、苏梗、藿梗等温中调气降逆药物，更能增强临床疗效。

在仲景时代，并没有明确提出妊娠禁忌的药物，而在以后的《品汇精要》中，称半夏"妊娠不可服"，《本草求真》亦称"孕妇并禁用"。近人何时希在《妊娠识要》一书中对24种记载妊娠忌用药物的书籍进行统计，其中有18种书籍提及半夏，可见半夏是历代妊娠忌用药物中比较集中提及的。因此，后人曾对半夏的毒性进行研究，而其结果亦迥然有别。根据本人经验，临床常规用量，对于胚胎并无不良影响。

该案为妊娠恶阻见嗳气、口淡、头痛，属于脾胃虚寒，肝热气阻，故以干姜人参半夏丸合吴茱萸汤健脾暖胃；用左金丸清泻肝火，以制诸药之燥热。

# 四八、甘草粉蜜汤

**【原文】**

蛔虫之为病，令人吐涎，心痛发作有时，毒药不止，甘草粉蜜汤主之。《金匮要略·跌蹶手指臂肿转筋阴狐疝蛔虫病脉证治第十九》

**【组成与用法】**

甘草二两　粉一两重　蜜

上三味，以水三升，先煮甘草，取二升，去滓，纳粉、蜜，搅令和，煎如薄粥，温服一升，瘥即止。

**【功效】**安蛔止痛。

**蛔虫性腹痛**

1974～1977年，我曾在农村公社卫生所上班，当地百姓患蛔虫病者甚多。以阵发性腹部钻顶样疼痛为主要表现，严重者在腹壁可以触及条索状内容物的肠形。治疗上必须先安蛔，再驱虫。先予甘草粉蜜汤。

甘草30g，米粉30g，蜂蜜50g。

先煎甘草，取汁；加米粉、蜂蜜煮令熟，如薄粥。服下，顷刻腹痛便止，再服驱虫剂四咪唑片。驱虫多者达数十至百条。

**【按语】**此方系安蛔之剂，并非驱虫之剂，故腹痛止后，仍须用驱虫剂。

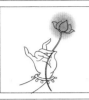

# 四九、甘草附子汤

**【原文】**

风湿相搏，骨节疼烦，掣痛不得屈伸，近之则痛剧，汗出短气，小便不利，恶风不欲去衣，或身微肿者，甘草附子汤主之。《金匮要略·痉湿暍病脉证治第二》

**【组成与用法】**

甘草二两，炙　附子二枚，炮、去皮、破　白术二两　桂枝四两，去皮

上四味，以水六升，煮取三升，去滓，温服一升，日三服。初服得微汗则解，能食汗止复烦者，将服五合，恐一升多者，宜服六七合为始。

**【功效】**温阳散湿，祛湿止痛。

**【医案】**

### 1.妊娠恶阻

潘某，18岁。

初诊：2006年1月3日。妊娠36天，口淡，恶心，嗳气，纳欠，身冷，腰酸。舌淡红，苔薄白，脉细。

治法：温中降逆，益肾安胎。

方药：甘草附子汤合半夏干姜散、橘皮汤加味。

炙甘草6g，淡附片6g，炒白术10g，桂枝6g，半夏12g，干姜6g，陈皮12g，生姜5片，杜仲12g，续断12g。7剂。

二诊：2006年2月14日。服药之后，诸症悉消。下腹疼痛一周，咽痛。舌淡红，苔薄白，脉细。

治法：清热和血，益肾安胎。

方药：当归散合桔梗汤加味。

当归5g，川芎3g，炒白芍15g，白术12g，炒黄芩10g，桔梗6g，生甘草5g，桑寄生15g，杜仲12g，野苎麻根12g，莲蓬10g。4剂。

### 2.产后小腿冷痛

厉某，33岁。因"小腿冷痛2年，加重1年"就诊。

初诊：2018年9月1日。患者自2年前顺产一男婴后，开始出现双下肢冷痛，晚上影响睡眠，寐浅，双小腿需裹保暖物，平时易疲倦，进冰冷食物易腹泻。舌淡红，苔薄白，脉细。

中医诊断：痹证（脾肾阳虚型）。

治法：温补脾肾。

方药：甘草附子汤合八味肾气丸。

桂枝6g，淡附片3g，炒白术10g，炙甘草6g，山茱萸10g，熟地黄15g，炒山药15g，泽泻10g，茯苓10g，牡丹皮9g，炮姜5g。4剂。

二诊：2018年9月5日。小腿冷痛减轻，已不影响睡眠，舌脉如上。中药守上方，加鹿茸（调冲）2g，5剂。

三诊：2018年9月10日。小腿冷痛消失，睡眠正常，舌脉如上。中药守上方5剂。

【按语】

甘草附子汤是治疗阳气和正气俱虚的风湿病的方剂。以炙甘草、白术益气健脾，附子、桂枝扶阳驱风湿。然而将方中的附子、桂枝作为温中药解读，该方便是一张名副其实的健脾温中方剂。以此方为基础，或加以降逆之品，或佐以调气之剂，用于脾胃虚寒的妊娠恶阻便是十分妥帖的。

案1为恶阻兼见身冷，用甘草附子汤既治恶阻，又疗"恶风不欲去衣"，更合半夏干姜散、橘皮汤，既益温中之效，又添行气降逆之功。药证相符，诸候顿消。又因腹痛、咽中热痛，用当归散合桔梗汤加味治疗。

案2为产后小腿冷痛2年案。产后身冷身痛发病率甚高，这与分娩时产房室温过低，产程过长，硬膜外麻醉，剖宫产失血，产后出汗太多有关。通常上半身疼痛者，多为风寒所致；下半身疼痛者，常为脾肾阳虚之故。患者双下肢冷痛，冷食易致腹泻，当为脾肾阳虚无疑。脾阳虚者，用甘草附子汤；肾阳虚者，用肾气丸。两方相合，温补脾肾而散寒气，一诊即知。加鹿茸者，借其血肉有情，为温补脾肾上品，竟取立竿见影之效。

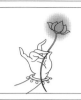

# 五〇、甘草干姜汤

## 【原文】

1.肺痿吐涎沫而不咳者，其人不渴，必遗尿、小便数。所以然者，以上虚不能制下故也。此为肺中冷，必眩、多涎唾，甘草干姜汤以温之；若服汤已渴者，属消渴。《金匮要略·肺痿肺痈咳嗽上气病脉证治第七》

2.伤寒脉浮，自汗出，小便数，心烦，微恶寒，脚挛急，反与桂枝，欲攻其表，此误也。得之便厥，咽中干，烦躁吐逆者，作甘草干姜汤与之，以复其阳；若厥愈足温者，更作芍药甘草汤与之，其脚即伸；若胃气不和，谵语者，少与调胃承气汤；若重发汗，复加烧针者，四逆汤主之。《伤寒论》(29)

3.问曰：证象阳旦，按法治之而增剧，厥逆，咽中干，两胫拘急而谵语。……厥逆咽中干，烦躁，阳明内结，谵语烦乱，更饮甘草干姜汤。《伤寒论》(30)

## 【组成与用法】

甘草四两，炙　干姜二两，炮

上㕮咀，以水三升，煮取一升五合，去滓，分温再服。

## 【功效】温肺益气。

## 【医案】

### 妊娠恶阻

钱某，25岁。

初诊：2017年11月30日。孕13⁺周，吐口水一周，口干，不欲饮，恶心呕吐。舌淡红，苔薄白，脉细。

方药：甘草干姜汤加味。

炙甘草10g，干姜5g，半夏10g，紫苏梗10g。5剂。

二诊：2017年12月7日。不吐口水，日饮开水2杯，恶心呕吐轻微。舌脉如上。守上方续进3剂。

## 【按语】

甘草干姜汤在《伤寒论》中是伤寒误治出现阳虚时恢复阳气所用的方剂，出现的"烦躁吐逆"，也系阳虚阴逆之兆，《金匮要略》则以此方治疗"肺痿吐涎沫而不咳者"。肺痿者，其病貌似在肺，其责却在脾，脾为生痰之源，肺为贮痰之器，脾寒不能摄涎，故"吐涎沫而不咳","其人不渴，必遗尿、小便数"也。复阳者必遣温剂，土能生金，脾暖肺必温，因此甘草干姜汤是温脾而暖肺之剂。

该案为妊娠恶阻吐涎案，所用之方为甘草干姜汤。在《金匮要略·肺痿肺痈咳嗽上气病脉证治并治第七》中称："肺痿吐涎沫而不咳者，其人不渴，必遗尿、小便数。"其实，肺痿者不仅肺病，其脾亦必病，是子母同病。脾寒亦多吐涎，在《素问·宣明五气》中称："五脏化液：心为汗，肺为涕，肝为泪，脾为涎，肾为唾，是为五液。"故历代临证多用温脾法以摄涎。因甘草干姜汤就是一张温脾之方，故其效如响。

# 五一、甘草泻心汤

## 【原文】

1.狐惑之为病，状如伤寒，默默欲眠，目不得闭，卧起不安。蚀于喉为惑，蚀于阴为狐，不欲饮食，恶闻食臭，其面目乍赤乍黑乍白；蚀于上部则声喝（一作嗄），甘草泻心汤主之。《金匮要略•百合狐惑阴阳毒病脉证治第三》

2.伤寒中风，医反下之，其人下利日数十行，谷不化，腹中雷鸣，心下痞硬而满，干呕心烦不得安。医见心下痞，谓病不尽，复下之，其痞益甚。此非结热，但以胃中虚，客气上逆，故使硬也，甘草泻心汤主之。《伤寒论》（163）

## 【组成与用法】

甘草四两，炙　黄芩　人参　干姜各三两　黄连一两　大枣十二枚，擘　半夏半升

上七味，水一斗，煮取六升，去渣再煎，温服一升，日三服。

## 【功效】①益气和胃，消痞止呕（《伤寒论》）。②清热燥湿解毒（《金匮要略》）。

## 【医案】

### 1.妊娠恶阻

陈某，30岁。

初诊：2006年6月7日。妊娠2个月，恶心呕吐半个月，每次进食10分钟之后即呕吐食物，多涎，口不渴，嗳气少，纳差。初诊投小半夏加茯苓汤合橘皮汤、苏梗5剂，服药期间呕吐已止，停药2天，症状加重，食后即吐胆汁，每日10次左右，多涎，口不渴，嗳气少，纳略减，晨起口苦，胃脘不适，喜温喜按，倦怠，大便溏软。舌淡红，苔薄微腻，脉细滑。

西医诊断：妊娠剧吐。

治法：益气和胃，消痞止呕。

方药：甘草泻心汤合左金丸加味。

炙甘草9g，半夏10g，炒黄芩6g，黄连3g，干姜3g，大枣5枚，党参12g，吴茱萸4g，炒粳米30g。3剂。

二诊：2006年6月10日。恶心呕吐明显减轻，已不呕吐胆汁，每日仅呕吐1次。舌淡红，苔薄白，脉细滑。中药守上方，以巩固疗效，7剂。

### 2.乳头、阴部瘙痒

应某，45岁。

初诊：2005年3月19日。乳头瘙痒6年，时发时止，痒剧难耐时常常搔抓至破，外阴毛际瘙痒10多年。月经正常，带下不多，色白，无异味。生育史：2-0-0-2。乳头检查未发现异常，妇科检查仅发现阴道内有少许糊状分泌物。舌淡红，苔薄白，脉细。

治法：清热燥湿解毒。

方药：甘草泻心汤加味。

生甘草9g，炒黄芩10g，党参12g，干姜3g，炒黄连5g，大枣6枚，半夏10g，白鲜皮12g，地肤子10g，苦参10g。5剂。

二诊：2005年3月23日。外阴毛际瘙痒，乳头瘙痒，带下如豆腐渣，舌脉如上。

生甘草9g，炒黄芩10g，党参12g，干姜3g，炒黄连5g，大枣6枚，半夏10g，白鲜皮15g，炒黄柏10g，苦参12g，龙胆草5g，土茯苓15g，蛇床子12g。5剂

制霉菌素栓，每日1粒，阴道内置药。克霉唑软膏局部外抹。

三诊：2005年3月28日。乳头、毛际瘙痒明显减轻，带下除，时觉胃脘不舒，舌脉如上。中药守上方，加砂仁（冲）5g，5剂。

四诊：2005年4月1日。乳头瘙痒未再发生，外阴毛际部偶尔发痒，舌脉如上。

生甘草9g，炒黄芩10g，党参12g，干姜3g，炒黄连5g，大枣6枚，半夏10g，白鲜皮15g，炒黄柏10g，苦参12g，龙胆草6g，蛇床子12g。5剂。

五诊：2005年4月6日。乳头、外阴毛际瘙痒均未再发生。

### 3.乳头湿疹

周某，31岁。

2010年6月22日。左侧乳头瘙痒渗水1个月，局部可见粟粒大小丘疹状病变。舌淡红，苔薄白，脉细。

治法：清热解毒燥湿。

方药：甘草泻心汤，7剂。

丁香10g，研极细末，局部外涂。

二诊：2010年6月30日。乳头瘙痒渗水消失。

2010年9月8日随访，乳头湿疹未再发生。

### 4.外阴肛周湿疹溃疡

鲁某，38岁。

初诊：2006年6月9日。端午节生产队里组织划龙舟之后，外阴痒痛至今未愈。妇科检查：外阴连及肛周湿疹，并见一2cm×1cm的溃疡面，局部色红。舌淡红，苔薄白，脉细。

治法：清热解毒燥湿。

方药：甘草泻心汤加味。

生甘草9g，黄芩10g，党参10g，干姜3g，黄连5g，大枣6枚，半夏9g，龙胆草5g，苍术10g。4剂。

黄连粉局部用药。

二诊：2006年6月15日。用药2次，肛周湿疹消失，溃疡面缩小，舌脉如上。中药守上方，续进4剂。

药后皮损愈合。

### 5.阴疮

陈某，49岁。

初诊：2005年4月11日。绝经8年多，性生活后，外阴疼痛伴渗出少量血性分泌物10天，步履维艰。妇科检查：左侧大阴唇见6个3mm×5mm大小的溃疡面，阴道充血，宫颈充血；宫体后位，活动，质地中等，无压痛；两侧附件无压痛。舌红，苔薄白，脉细。

西医诊断：外阴溃疡。

治法：清热燥湿解毒。

方药：甘草泻心汤加味。

生甘草9g，炒黄芩10g，党参10g，干姜5g，炒黄连3g，大枣6枚，半夏9g，白鲜皮10g，苦参12g。4剂。

锡类散外用。

二诊：2005年4月18日。阴痛全消。妇科检查时发现，所有的外阴溃疡面均已愈合。中药守上方，续进4剂，以巩固疗效。

### 6.外阴单纯疱疹感染

冯某，22岁。

初诊：2005年9月14日。外阴疼痛8天，触痛明显，白带增多。生育史：1-0-0-1，放置宫内节育环。妇科检查：两侧大阴唇红肿溃疡，附有较多脓性分泌物。某医院生物学报告：单纯疱疹病毒Ⅱ型$1.1×10^5$/mL。舌边尖红，苔薄白，脉细。

西医诊断：外阴单纯疱疹感染。

治法：清热解毒。

方药：甘草泻心汤加三妙丸加味。

生甘草9g，黄芩10g，党参10g，干姜5g，黄连5g，大枣6枚，半夏9g，苍术10g，黄柏10g，川牛膝10g，苦参15g。4剂。

洁阴灵液阴部外洗后，局部锡类散外用。

二诊：2005年9月20日。经水已转，经量较多，外阴疼痛减轻，舌脉如上。妇科检查，两侧阴唇溃疡好转，红肿已退。中药守上方，加贯众炭20g，侧柏叶10g，5剂。

三诊：2005年9月26日。经水已净，外阴疼痛消失，舌脉如上。妇科检查，两侧阴唇溃疡已经愈合。

### 7.干燥综合征

孙某，35岁。2006年6月27日就诊。

西班牙华侨，因经行口糜、口唇干燥脱皮20多年，曾于2004年11月16日返里就诊，当时作为顽固性口腔炎给予细辛研成细末，用水调湿外敷脐部，治疗无效；再予玉女煎加味治疗，口唇干燥好转出国；2004年12月27日再次就诊，投用甘草泻心汤加味（生甘草9g，黄芩10g，党参10g，干姜3g，黄连5g，大枣6枚，半夏6g，升麻12g，枇杷叶15g，石膏12g），连续服用35剂后出国；2005年7月27日返里就诊，除了经行口糜明显之外，口、鼻、咽喉均干燥，口唇脱皮，还出现阴道分泌物减少，干燥，性生活困难，连续服用甘草泻心汤加味28剂出国。此次返乡就诊，口唇干燥脱皮现象已经消失，口糜偶尔发生，口、鼻、咽喉干燥已不明显，阴道分泌物增多，能够过正常的性生活。现出现两内眦发痒1.5年，舌淡红，苔薄白，脉细，再给予甘草泻心汤加味继续治疗。

### 8. 痞证

柯某，27岁。因"胃脘胀痛1个月就诊"。

初诊：2021年4月8日。患者胃脘饱胀、疼痛明显1个月，嗳气难，恶心，无泛酸。习惯性迟寐。腹诊：心下（胃脘部）柔软，不拒按，按之觉心下痞闷感。既往史：胃镜检查有胃糜烂。舌稍红，苔薄白，脉细弦。

诊断：痞证。

治法：益气和中，降逆消痞。

方药：甘草泻心汤。

炙甘草9g，黄连3g，炒黄芩5g，姜半夏6g，党参12g，干姜5g，大枣5枚。7剂。

二诊：2021年4月15日。上症已除，纳可，二便调。舌淡红，苔薄白，脉细。

【按语】

甘草泻心汤在《伤寒论》中是治疗伤寒中风误下后心下痞硬而满的方剂，在《金匮要略》中是治疗狐惑的方剂。该方在《伤寒论》中取其益气和胃，消痞止呕作用；在《金匮要略》中则取其清热燥湿解毒作用，一方两用，何其妙也。

案1为妊娠恶阻。初诊以痰饮论治，服药之后呕吐已经控制；二诊时病情发生变化，吐胆汁频繁，口苦，胃脘不适、喜温喜按，倦怠，大便溏软。甘草泻心汤本治"心下痞硬而满，干呕心烦不得安"，而痞硬、干呕症状与恶阻类似，"但以胃中虚，客气上逆"，便可使用。该案为胆火上逆，脾胃虚弱，故用甘草泻心汤合吴茱萸汤加味，以芩、连、吴萸清肝胆之火，以参、草、夏、姜、枣、粳米健脾和胃。

案2为乳头及外阴瘙痒。《金匮要略》称"狐惑之为病……蚀于阴为狐"，可见该病发于阴部，且与热毒有关。《素问·至真要大论》曰："诸痛痒疮，皆属于心。"此言痒与疮均发于心火过盛，而痒常为疮之始者，故痒之所治，亦当清热泻火。甘草泻心汤既可益胃气，又可清热燥湿解毒。乳头、阴部为肝经之所过，故用甘草泻心汤清热燥湿解毒，加白鲜皮、地肤子、苦参、黄柏、龙胆草、土茯苓、蛇床子等药，以增强清湿热、杀虫止痒的作用。

案3为乳头湿疹瘙痒渗水。同样用甘草泻心汤口服，配合丁香末局部外敷。丁香末外用，对于乳头皲裂有良效，对于乳头湿疹照样高效。

案4为外阴肛周湿疹溃疡。病起于水渍磨损，并发展至溃疡，外阴连及肛周色红痒痛，《素问·五常政大论》有"温热者疮"之说，意为在温热的地方容易生疮。该案系湿热为患，以黄连粉局部外用清热燥湿收敛治其外，以甘草泻心汤加龙胆草、苍术清热解毒燥湿治其内。内外合治，取效迅捷。

案5为阴疮，案6为外阴单纯疱疹感染，二病相类，属于《素问·至真要大论》中的"阴中乃疡"，尤近"狐惑"，属于《素问·五常政大论》中的"疮疡燔灼"。案5发病于地道不通接内之时，此类疾病并非罕见，因外阴溃疡疼痛又有渗出，用甘草泻心汤加白鲜皮、苦参以清热燥湿解毒；案6症情较重，局部已肿痛溃脓，时天气炎热，正合《素问·气交变大论》的"炎暑流火……病寒热，疮疡，痱胗，痈痤"。用甘草泻心汤与三妙丸、苦参合用。两案均用锡类散外用，因该药功能清热解毒、祛腐生肌，在促使黏膜溃疡愈合方面，卓有成效。

《素问·六元正纪大论》根据某年六气所致，提出"宜以苦燥之、温之，甚者发之、泄之"，可以预防"湿气外溢，肉溃皮拆，而水血交流"的疾病，而甘草泻心汤本身就是一张"以苦燥之、温之"的方剂，以这样的方剂作为基本方，治疗湿热引起的溃疡流脓性疾病，当然有效。

案7为干燥综合征。该综合征是一个主要累及外分泌腺体的慢性炎症性自身免疫病。由于其免疫性炎症反应主要表现在外分泌腺体的上皮细胞，故又名自身免疫性外分泌腺体上皮细胞炎或自身免疫性外分泌病。本症多侵犯成人女性，口、眼、鼻、咽、喉、呼吸道和生殖道黏膜均可出现干燥的一系列症状。临床除有唾液腺和泪腺受损，功能下降而出现口干、多发性龋齿、腮腺炎等症状，因泪腺受累使泪腺分泌的黏蛋白减少，从而出现眼干涩痒等症状。该病的某些表现类似于《素问·气交变大论》中的"口疮""口疡"和《素问·五常政大论》中的"嗌干，善渴"。用甘草泻心汤治疗干燥综合征受启发于该方能够治疗白塞综合征，虽偏于辨病治疗，但也能取得不错的疗效。

案8为痞证，以胃脘饱胀疼痛，嗳气难，恶心为表现。视证似实，但腹诊心下柔软，不拒按，按之觉心下痞闷感，则虚多于实，故以益气和中、降逆消痞的甘草泻心汤治疗。一月之疾，一诊而愈。

狐惑为何病？经过后人研究考证，发现现代的白塞综合征（反复发作的虹膜睫状体炎、滤泡性口腔炎、反复性口疮、急性女阴痛性溃疡为主要特征的综合征）与之相似。狐惑属肝经之疾，《灵枢·经脉》曰"肝足厥阴之脉……循股阴入毛中，过阴器，抵小腹……布胁肋，循喉咙之后，上入颃颡，连目系"，而乳头则分属肝经。甘草泻心汤可以清泻肝经湿热之毒，这就是我运用该方治疗乳头瘙痒、阴部毛际瘙痒、外阴溃疡、外阴单纯疱疹感染、外阴肛周湿疹溃疡、干燥综合征的依据。

# 五二、甘姜苓术汤
# （又名甘草干姜茯苓白术汤）

【原文】

肾着之病，其人身体重，腰中冷，如坐水中，形如水状，反不渴，小便自利，饮食如故，病属下焦，身劳汗出。衣（一作表）里冷湿，久久得之，腰以下冷痛，腹重如带五千钱，甘姜苓术汤主之。《金匮要略·五脏风寒积聚病脉证并治第十一》

【组成与用法】

甘草二两　白术二两　干姜四两　茯苓四两

上四味，以水五升，煮取三升，分温三服，腰中即温。

【功效】温脾胜湿。

【医案】

1. 带下

项某，33岁。

初诊：2006年10月30日。带下量多如水，色微黄，反复发作5个月。月经周期基本规则，经量正常，5天净，经期无不适；纳佳，二便正常，性冷淡。生育史：1-0-0-1。月经10月11日来潮。妇科检查：外阴无殊，阴道通畅，宫颈轻度柱状上皮外移；宫体后位，正常大小，活动，质地中等，压痛；两侧附件压痛。舌偏红，苔薄腻，脉细。

西医诊断：盆腔炎症性疾病后遗症。

治法：温补脾肾，清热燥湿。

方药：甘姜苓术汤合薏苡附子败酱散加味。

甘草6g，炒白术12g，干姜5g，茯苓10g，薏苡仁30g，淡附片6g，败酱草15g，白芷10g，防风10g，半夏10g。5剂。

二诊：2006年11月6日。带下减少，质转稠，色白，舌脉如上。中药守上方，续进7剂。

三诊：2006年11月15日。带下已除，月经11月12日来潮，经量正常，有血块，今未净，舌脉如上。

治法：温补脾肾，清热燥湿。

方药：薏苡附子败酱散合肾气丸。

薏苡仁30g，淡附片6g，败酱草15g，淡附片3g，桂枝3g，熟地黄12g，山茱萸10g，怀山药15g，茯苓12g，泽泻10g，牡丹皮10g。7剂。

四诊：2006年11月24日。带下未再增多。

### 2.妊娠恶阻

厉某，25岁。

初诊：2006年10月21日。妊娠45天，恶心2天，多涎，泛酸，小腹隐痛，二便正常。舌稍红，苔薄腻，脉细。

治法：温胃和中降逆。

方药：桂枝汤加味。

桂枝6g，炒白芍6g，炙甘草6g，生姜5片，大枣6枚，半夏10g，陈皮10g，煅瓦楞子30g。4剂。

二诊：2006年10月25日。症状未减轻，舌脉如上。

治法：温中健脾，和胃降逆。

方药：甘姜苓术汤加味。

炙甘草6g，干姜6g，茯苓10g，炒白术10g，半夏12g，陈皮10g，煅瓦楞子30g。3剂。

三诊：2006年11月7日。恶心减轻，口水不多，泛酸消失，纳欠。舌淡红，苔薄腻，脉细。中药守上方，去煅瓦楞子，加炒谷芽、炒麦芽各10g，4剂。

药后恶阻消失。

### 3.妊娠身冷

参见"桂枝汤"条第2案。

### 4.产后身冷痛

王某，36岁。因"产后身冷痛一周"就诊。

初诊：2019年3月19日。患者于2019年2月19日顺产一女婴，产后20天无明显诱因下出现手臂发冷，自觉皮肤温度低，无出汗，肩颈部及腰骶部发冷，酸痛，热敷方缓解。现母乳喂养，寐安，纳便可。生育史：2-0-0-2。舌淡红，苔薄白，脉濡。

治法：温阳散寒祛湿。

方药：甘姜苓术汤合苓桂术甘汤加味。

茯苓10g，干姜9g，炒白术10g，炙甘草9g，桂枝12g，葛根15g。4剂。

二诊：2019年3月23日。药后症状有所缓解，天暖时好些。天冷时，双手臂湿冷感严重，两侧腰肌酸痛明显，舌脉如上。中药守上方，干姜加至12g，桂枝加至15g，5剂。

三诊：2019年3月28日。昨发吐泻，今水泻1次。现无恶心呕吐，无腹痛，两手臂湿冷感好转，两肩关节及上臂常有不适，两侧腰酸痛明显。舌淡红，苔薄白，脉细。中药守上方，加肉豆蔻10g，藿香10g，佩兰10g，5剂。

四诊：2019年4月1日。手臂寒冷近愈，无呕吐，大便偏稀，日解1次，矢气多，两侧腰肌酸痛明显，肩关节及上臂不适好转。舌淡红，苔薄白，脉缓。

方药：苓桂术甘汤合理中汤加味。

茯苓10g，桂枝12g，炒白术10g，炙甘草9g，党参10g，炮姜9g，鹿角霜10g。4剂。

### 5.排卵期后腰部寒冷

陈某，27岁。

初诊：2005年12月10日。因自然流产之后未避孕未孕11个月于12月1日开始就诊，月经正常。妇科检查提示：子宫颈轻度柱状上皮外移、盆腔炎症性疾病后遗症。经过中药治疗，12月8日子宫内膜厚度8mm，左侧卵泡26mm×20mm，给予中药排卵汤剂口服、绒毛膜促性腺激素针肌内注射，以及针刺促排卵。今日B超监测提示已经排卵，但觉腰部寒冷。舌淡红，苔薄白，脉细。

治法：温脾胜湿，和血清热。

方药：甘姜苓术汤合仙方活命饮加减。

甘草6g，干姜5g，茯苓10g，白术12g，防风10g，白芷10g，当归6g，陈皮10g，炒白芍10g，天花粉10g，制乳香4g，制没药4g，金银花12g，皂角刺12g。7剂。

二诊：2005年12月17日。药毕，腰冷即除。

### 6.人工流产后身冷痛

杜某，35岁。

初诊：2019年4月13日。药流后58天，1个月前出现手、膝关节及足跟冷痛；伴汗多身冷，神倦乏力。舌稍淡，苔薄白，脉细。

中医诊断：流产后身冷痛。

治法：散寒除湿，固涩止汗。

方剂：甘姜苓术汤合桂枝加龙骨牡蛎汤。

炙甘草6g，茯苓10g，干姜6g，炒白术10g，桂枝6g，炒白芍6g，煅龙骨20g，煅牡蛎20g，生黄芪15g。7剂。

二诊：2019年4月20日。手、膝关节及足跟冷痛减轻，出汗减少，仍身冷。舌脉如上。

方剂：桂枝加附子汤合甘姜苓术汤加味。

炙甘草6g，茯苓10g，干姜9g，炒白术10g，桂枝15g，炒白芍6g，淡附片12g，煅龙骨20g，煅牡蛎20g，红枣5枚。7剂。

三诊：2019年4月27日。已无明显手、膝关节及足跟冷痛，出汗显著减少，身冷明显改善。风疹病毒IGM1.3；巨细胞病毒IgG64.11；ACA（－）；β-GP2（－）。舌淡红，苔薄白，脉细。中药守上方，桂枝加至18g，淡附片加至15g，干姜加至10g，7剂。

四诊：2019年5月7日。身冷及出汗继续改善，无手、膝关节及足跟冷痛，晨起腹部冰冷，精神佳。舌淡红，苔薄白，脉细。中药守上方加生黄芪15g，7剂。

五诊：2019年5月14日。无出汗，腹部仍冷，舌脉如上。中药守上方，7剂。

六诊：2019年5月23日。无出汗，腹冷好转，舌脉如上。中药守上方，桂枝加至20g，淡附片加至18g，干姜加至12g，7剂。

### 7.肾着病

陈某，43岁。

初诊：2004年11月23日。患多发性子宫肌瘤（最大肌瘤50mm×56mm×46mm）、子宫内膜息肉（7mm×11mm×22mm）、子宫内膜异位症，腰部冷重5年。舌淡红，苔薄白，脉细。

治法：温中利湿，活血化瘀。

方药：甘姜苓术汤合桂枝茯苓丸加味。

甘草6g，干姜5g，茯苓10g，白术12g，桂枝6g，牡丹皮10g，桃仁10g，白芍10g，三棱10g，莪术10g，血竭4g。7剂。

二诊：2004年12月2日。药后腰部冷已好转，但仍有重感，右足活动不利，舌脉如上。

治法：温中利湿，活血散结。

方药：甘姜苓术汤加味。

甘草6g，干姜5g，茯苓10g，白术10g，三棱12g，莪术12g，皂角刺15g，石见穿15g，白花蛇舌草15g，半枝莲15g，制乳香4g，制没药4g，牡蛎20g，海藻20g，荔枝核10g，橘核10g。7剂。

三诊：2004年12月10日。服药后，腰部冷重明显好转，昨负重后症状复发，舌脉如上。中药守11月23日方，加益智仁10g，三棱10g，莪术10g，7剂。

药毕，腰部冷重已除，再用上方加减治疗子宫肌瘤。

【按语】

此方又名甘草干姜茯苓白术汤。尤在泾称肾着病之治法"不在温肾以散寒，而在燠土以胜水"。可见，甘草干姜茯苓白术汤是一张暖脾胃、除寒湿的方剂。

案1为带下。其特征为带多如水，色微黄，性冷淡，舌红，苔腻。《素问•至真要大论》曰："诸病水液，澄澈清冷，皆属于寒。"此案为脾肾阳虚，水湿下流，夹有湿热所致。而阳虚与湿热比较，则以阳虚为尤，故用甘姜苓术汤合薏苡附子败酱散温补脾肾，清热燥湿，加白芷、防风升阳燥湿，加半夏化胃中痰湿，以肃带之上源。带下除后，再用薏苡附子败酱散合肾气丸健脾清热，益肾阳，巩固疗效。

案2为妊娠恶阻。症见恶心多涎，泛酸，小腹隐痛，舌稍红，苔薄腻，脉细。先以桂枝汤加半夏、陈皮、煅瓦楞子以温中和胃降逆，治而无功，改为甘姜苓术汤，一诊知，二诊愈。究其原因，甘姜苓术汤更适合于脾胃偏虚者，两方虽皆为温中，亦同中有异。

案3妊娠"卧地而睡"得病，有违《素问•脏气法时论》"湿地濡衣"之禁，而出现《素问•逆调论》所描述的"阳气少，阴气多，故身寒如从水中出"。其症与寒湿的肾着病极为相似，故亦用甘姜苓术汤合桂枝汤合苓桂术甘汤以调和营卫，散寒利湿而愈。

案4系产后身冷痛案。因为产后，正气不足，时值春寒，故觉肩颈、腰骶冷痛。以甘姜苓术汤疗溶溶如坐水中，以温阳化饮散寒的苓桂术甘汤加葛根治肩颈发冷。一诊症状略减，知热力不足，遂增姜桂，腹泻加肉豆蔻、藿、佩。四诊身冷近愈，改苓桂术甘汤合理中汤加味以善后。

案5为排卵期后腰部寒冷，属于《素问•脉要精微论》中的"腰足清"者。此为宿有湿热之邪，又为寒湿所侵，故用甘姜苓术汤除寒湿以治其标，用仙方活命饮清理湿热以治其本，标本同治，而不掣肘。

案6为人工流产后身冷痛，督脉起于胞宫，由于流产，损伤胞宫，亦伤及阳气。加之春寒未尽，卫气不充，故手足冷痛、汗多身冷、神疲。先用桂枝加龙骨牡蛎汤合甘姜苓术汤（肾着汤）；症略减，换温阳之力较强之桂枝加附子汤合肾着汤加味，连进五周，寒除病愈。

案7为肾着病，虽该病为内科疾病，也经常与妇科其他疾病同时存在。如下焦寒湿引起的不孕、痛经、子宫内膜异位症等，在治疗的过程中最好同时兼顾，不要偏废，以免顾此失彼。

# 五三、甘麦大枣汤
# （又名甘草小麦大枣汤）

【原文】

妇人脏躁，喜悲伤欲哭，象如神灵所作，数欠伸，甘麦大枣汤主之。《金匮要略·妇人杂病脉证并治第二十二》

【组成与用法】

甘草三两　小麦一升　大枣十枚

上三味，以水六升，煮取三升，温分三服，亦补脾气。

【功效】养心安神，和中缓急。

【医案】

### 1.经期过长

李某，18岁，未婚。

初诊：2006年3月30日。月经13岁初潮，周期15天～3个月，经期经常过长，7天～3个月不等已经3年多。上次月经2005年12月15日来潮，至2月8日净。此次月经3月4日来潮，至今27天未净，经量先多渐少，经色先鲜红渐淡，心烦。3月25日B超检查子宫内膜厚15mm，性激素测定：促黄体生成素、促卵泡生成素、睾酮、泌乳素均在正常范围。经前、经期无不适，带下不多，纳便正常。舌淡红，苔薄白，脉细。

西医诊断：青春期功能性子宫出血。

治法：补养心脾，缓急止血。

方药：甘草小麦大枣汤加味。

炙甘草9g，小麦30g，大枣10枚，仙鹤草20g，荆芥炭10g，侧柏叶10g，海螵蛸30g。5剂。

二诊：2006年4月5日。进药4剂，阴道出血已净，心烦亦除，舌淡红，苔薄白，脉细。归脾汤加何首乌12g，菟丝子12g，7剂。

### 2.漏下

陈某，35岁，归国华侨。

初诊：2008年4月10日。月经3月5日来潮，8天净。3月20日，阴道出血，至今22天未净，血量不多，先红后紫，小腹及腰酸痛，倦怠乏力。失眠已经10余年，每晚需要服用安定片。现已连续8天未曾合睡。纳欠，二便正常。月经史：15岁初潮，周期

18～20天，经期8～10天。生育史：2-0-0-2。舌淡红，苔薄白，脉细。

治法：养心安神，止血。

方药：甘草小麦大枣汤合百合地黄汤加味。

炙甘草6g，小麦30g，大枣10枚，百合20g，生地黄15g，夜交藤20g，侧柏叶20g，柏子仁20g。4剂。

二诊：2008年4月14日。进药3剂，阴道出血即净，昨晚已能入睡2个小时，纳谷不香。舌脉如上。中药守上方，去生地黄，夜交藤加至50g；加茯苓12g，鸡内金6g，炒谷芽10g。3剂。

三诊：2008年4月17日。夜寐仍差。妇科检查：外阴无殊，阴道通畅，宫颈光滑；子宫后位，大小正常，质地中等，活动，压痛；右侧附件压痛，左侧无压痛。舌脉如上。

治法：交通心肾，安神宁心。

方药：交泰丸半夏汤加味。

肉桂3g，黄连3g，半夏20g，秫米20g，磁石20g，茯苓10g，石菖蒲9g，远志10g，琥珀（睡前吞服）5g。4剂。

### 3.子烦

黄某，25岁。

初诊：2004年3月17日。妊娠3个月，心烦易怒欲哭半个月，头晕胸闷，疲乏多寐，口淡纳可，食后恶心，常有便意，无下腹疼痛，无阴道出血，白带量多有臭味。舌淡红，苔薄腻，脉细软。

治法：养心清肝，调气化痰除烦。

方药：甘草小麦大枣汤合枳实栀子豉汤、温胆汤。

生甘草5g，小麦30g，大枣6枚，枳壳5g，炒栀子10g，淡豆豉10g，半夏10g，陈皮10g，茯苓10g，竹茹10g，甘松12g。3剂。

二诊：2004年3月20日。除头晕恶心之外，其余症状均消失，腰痛，舌脉如上。

生甘草5g，小麦30g，大枣6枚，半夏10g，陈皮10g，茯苓10g，竹茹10g，枳壳5g，菖蒲6g，太子参12g，藿香5g，甘松12g。7剂。

### 4.妊娠心悸

陈某，27岁。

初诊：2010年4月28日。妊娠3个月，阵发胸闷心悸3天，头晕，大便一周方解，小腹或痛。舌淡红，苔薄白，脉滑。

治法：养心安神，调气润便。

方药：甘草小麦大枣汤加味。

炙甘草6g，小麦60g，大枣10枚，佛手10g，甘松10g，茯苓10g，桑椹30g，苏梗10g。5剂。

二诊：2010年6月5日。上症悉除。

### 5.妊娠便秘腹胀

朱某，27岁。

初诊：2005年2月17日。孕近3个月，小腹胀痛明显4天，矢气下则宽，大便秘结、数日一行，唯以进食大量香蕉来通利大便，致使胃腹不舒。舌淡红，苔薄白，脉细。

治法：健脾润燥，调气运便。

方药：甘草小麦大枣汤加味。

小麦60g，生甘草6g，大枣5枚，生白术30g，火麻仁10g，怀山药15g，槟榔5g，木香5g，天仙藤10g。4剂。

二诊：2005年2月21日。大便已顺，腹胀明显减轻，嘈杂易肌，有痰。舌脉如上。中药守上方，加扁豆20g，薏苡仁20g，4剂。

### 6.妊娠便秘

徐某，28岁。

初诊：2005年6月2日。妊娠3.5个月，便秘加重3个月。服用中药或使用开塞露后，大便3~4天一解，先硬后溏；胃脘或觉隐痛泛酸，嗳气，口干而淡，纳欠。就诊时，大便3天未解。舌淡红，苔薄白，脉细滑。

治法：健脾养血，润燥运便。

方药：甘草小麦大枣汤加味。

炙甘草8g，小麦60g，大枣10枚，甘松10g，佛手8g，炒白芍12g，桑椹子20g，何首乌20g，生白术45g。4剂。

二诊：2005年6月7日。服药1剂，大便即正常，每日一解，质中；其余症状也随之消失，舌脉如上。中药守上方，续进5剂，以巩固疗效。

### 7.胎动不安

张某，28岁。

初诊：2005年3月14日。妊娠7个多月，近来大便秘结，努责后，阴道2次出血、量少、色鲜红；伴腰部酸痛，小腿转筋，纳可，夜寐欠安。舌淡红，苔薄白，脉细。

治法：健脾养血润燥。

方药：甘草小麦大枣汤合芍药甘草汤加味。

生甘草6g，小麦60g，大枣6枚，白芍20g，桑椹子20g，何首乌15g，熟地黄12g，怀山药30g，生白术20g。3剂。

二诊：2005年3月21日。大便正常，阴道出血未再出现，寐差，舌脉如上。

治法：养心安神。

方药：甘草小麦大枣汤合酸枣汤、芍药甘草汤加味。

生甘草6g，小麦60g，大枣6枚，酸枣仁20g，川芎5g，知母10g，茯苓10g，夜交藤20g，怀山药30g，白芍20g。5剂。

### 8.产后脏躁

朱某，29岁。

初诊：2015年10月22日。顺产后63天，已回乳。月经10月19日来潮，经量多，腰酸。悲伤哭泣，情绪抑郁10天，纳寐尚可。舌淡红，苔薄白，脉细。

治法：养心安神，疏肝益肾。

方药：甘草小麦大枣汤加味。

炙甘草10g，小麦30g，大枣10枚，绿梅花5g，甘松10g，旱莲草20g，桑椹10g，桂圆10个。5剂。

二诊：2015年10月27日。情绪恢复正常，就诊时乐观开朗。经水今净，稍倦。舌淡红，苔薄白，脉细。归脾汤，6剂。

### 9.脏躁

孟某，40岁。

初诊：1998年2月18日。1995年因子宫肌瘤行子宫次切术后已经绝经，近来心烦欲哭，寐差头胀，眼球疼痛，恶心纳欠，口苦，面部阵阵潮红，盗汗。促黄体生成素5.24mIU/mL，促卵泡生成素4.81mIU/mL，雌二醇122.5ng/L。舌淡红，苔薄白，脉细。

治法：清肝和胃，养心安神。

方药：甘草小麦大枣汤合黄连温胆汤加味。

生甘草5g，小麦30g，红枣5枚，黄连3g，半夏10g，茯苓10g，枳壳8g，竹茹10g，陈皮8g，合欢花10g，酸枣仁10g，甘松10g，龙齿15g，鸡子黄（冲）1枚。3剂。

灵芝胶囊，每次2粒，每日3次，吞服。

二诊：1998年3月13日。服药之后，上述症状悉数消失，至今未再复发。

### 10.围绝经期综合征（潮热出汗）

林某，45岁。

初诊：2005年3月3日。潮热盗汗，蒸蒸汗出已数月，情绪波动明显，睡眠差，夜间尿频，大便秘结。舌淡红，苔薄白，脉细。

治法：养心安神，平肝潜阳。

方药：甘草小麦大枣汤合镇肝息风汤加减。

甘草9g，小麦30g，大枣6枚，龙骨20g，牡蛎20g，龟甲胶（烊冲）10g，怀牛膝12g，代赭石12g，天冬12g，玄参10g，白芍12g，青蒿10g，白薇10g，鳖甲15g。5剂。

五倍子20g，研极细，水调敷脐。

二诊：2005年3月12日。用药之后，上述一切症状均消失。

### 11.术后紧张烦躁

徐某，39岁。

初诊：2008年4月17日。因多发性子宫肌瘤于2008年4月1日在法国行子宫全切术，术后情绪紧张，心烦易躁，倦怠乏力，腰部酸痛，纳便正常。寐难易醒已经2年。舌淡红，苔薄白，脉细。

治法：养心安神。

方药：甘草小麦大枣汤加味。

小麦30g，炙甘草5g，大枣10枚，甘松15g，石菖蒲10g，夜交藤30g，败酱草30g，柏子仁20g，酸枣仁20g。5剂。

二诊：2008年4月22日。进药1剂，自觉情绪放松，夜寐转佳，心烦，舌脉如上。中药守上方，加连翘10g，5剂。

三诊：2008年4月28日。夜寐已佳，心烦亦除，舌脉如上。中药守4月17日方，续进6剂。

### 12.郁证

刘某，29岁。因"焦虑抑郁3年，产后2个月"就诊。

初诊：2021年1月7日。患者自2018年婚后出现情绪抑郁，心烦，爱吵架。2019年底，自觉舌边生一核状突起，疼痛。患者现产后2个月，哺乳中，乳汁少，150mL/d。自妊娠以来，自觉心慌，胸闷，嗳气，欲哭，哭后觉舒，咽喉刺痛有痰，伴双侧腋下及手臂刺痛。纳差，感口苦或口淡，夜寐尚可，大便日1次、不成形。心率80次/分，律齐。既往有妊娠糖尿病病史；现服用蒲地兰消炎片，西青果颗粒。生育史：1-0-0-1。2019年9月5日，查甲状腺B超提示甲状腺右叶实质占位，5mm×4mm大小，不排除甲状腺恶性肿瘤；2020年11月16日乳腺B超检查提示哺乳期乳腺，左乳小囊肿（4mm×2mm），考虑积乳。舌淡红，苔薄腻，脉细。

诊断：郁证。

治则：清肝和胃，养心安神。

方药：甘麦大枣汤合半夏厚朴汤、栀子豉汤、百合鸡子汤。

炙甘草12g，淮小麦30g，大枣5枚，半夏12g，厚朴10g，茯苓10g，生姜5片，苏叶6g，炒栀子10g，淡豆豉9g，百合15g，鸡子黄（冲）1枚。7剂。

二诊：2021年1月14日。药后心烦除，不吵架，情绪佳，舌痛除，右上臂内缘筋掣痛1个多月。舌脉如上。中药守上方，加竹茹10g，7剂。

【按语】

甘草小麦大枣汤由甘草、小麦、大枣三味甘药组成，药味极简，是一张味甘的食疗方。《素问·脏气法时论》称："肝苦急，急食甘以缓之。"甘草、大枣味甘能补脾胃缓诸急，《灵枢·五味》有"心病者，宜食麦"之谓，小麦养心肝而止躁，诸药皆取其甘能缓，以缓心肝之急。

案1为经期过长。此病是因为学习压力过重引起，故有心情烦躁的临床表现。《素问·评热病论》曰："胞脉者，属心而络于胞中。今气上迫肺，心气不得下通，故月事不来也。"故心病可以影响月经，出现月经延期或闭经；同样，心病也可以导致崩漏或者经期过长。该案由心病引起的经期过长，故当从心论治。通过甘草小麦大枣汤的养心缓急法，使经血迅速得到控制。

案2为漏下案。从心论治崩漏，未见文献报道。《素问·评热病论》称："月事不来者，胞脉闭也。胞脉者，属心而络于胞中。今气上迫肺，心气不得下通，故月事不来也。"《素问·举痛论》称："思则心有所存，神有所归，正气留而不行，故气结矣。"《素问·痿论》："悲哀太甚，则胞络绝，胞络绝则阳气内动，发则心下崩数溲血也。"以上条文说明闭经与崩漏两种截然不同的疾病都与心关系密切。患者长年创业打拼国外，心力交瘁，失寐十载，心阴潜耗，归途劳顿，八夜未寐，以致心火偏盛，阳气内动，发为"心下崩"。甘麦大枣汤是《金匮要略》养心安神治疗脏躁的方剂；百合地黄汤虽然治疗百合病，但具有滋心阴、清心火之功，全方仅一味侧柏叶止血。一张平和养心之方，貌与止血少涉，因正中肯綮，三剂竟收全功。

案3为子烦。证由阴血荫胎，血不养心，心阴不足，肝气阻滞，肝火上炽所致。《诸病源候论》称此病为"脏虚而热，气乘于心……停痰积饮"之故，故以甘草小麦大枣汤养心阴，枳实栀子豉汤合温胆汤以调气化痰宣膈、清热安神。

案4为妊娠心悸呈阵发性，伴胸闷、头晕、便秘、小腹或痛。此由心阴不足，气机阻滞所致。用甘草小麦大枣汤重用小麦，加茯苓、桑椹以养心润便，加佛手、甘松、苏梗以调气宽胸。调气药物的使用，非常重要，可起舟楫作用。其中的甘松和缬草同属一科，具有镇静和稳定情绪的作用。

案5、案6为妊娠便秘。妊娠便秘用甘草小麦大枣汤可获明显疗效，此为临床一得。妊娠阴血养胎，肠失濡润；或胎儿渐大，气机不利，推动无力，致使大便秘结，甚者因努责过甚而致出血胎堕。然此便秘者，非承气类实热可比，故张从正对此提出"以食疗之，用花碱煮菠菱葵菜，以车前子苗作茹杂，猪羊血作羹"，足见攻下派代表对此症用心之良苦。我则用甘草小麦大枣汤这一食疗方补脾胃，润肠燥。《本草纲目》小麦条称"生食利大肠"，表明小麦具有润肠功效，其实小麦熟食同样可以润便。对于肠虚燥秘者，余于处方中每以小麦佐之，屡试不爽，但用量宜重。案3因同时有气机阻滞的现象，故除加用火麻仁、怀山药通润大便之外，还用槟榔、木香、天仙藤调理和胃。

案7虽为胎动不安，但咎由便秘所致，故此时止血并非治本，只要大便顺畅，出血自然而止。故仅用甘草小麦大枣汤加白芍、桑椹子、何首乌、熟地黄、怀山药、生白术，使便润自下即可。这就是遵奉《素问·阴阳应象大论》的"治病必求于本"之旨。

案8为产后脏躁。由于分娩失血亡液，心牵婴儿，孩子性别影响情绪，夜寐不安，心阴潜耗，故发脏躁。以甘麦大枣汤合桑椹、桂圆养心安神，加绿梅花、甘松疏肝调气，加旱莲草益肾。

案9为脏躁，伴有寐差头胀，眼球疼痛，恶心口苦，面红出汗等症。除心阴不足外，还有肝火上炎，肝胃不和现象。故以甘麦大枣汤合黄连温胆汤治疗，加合欢花、酸枣仁、甘松、龙齿、鸡子黄安神定志。方中黄连合鸡子黄，寓黄连阿胶汤之意，以此方能治"心中烦，不得卧"也。妊娠脏躁出自清代徐大椿《女科指要》，称"妊娠脏躁，悲伤无端欲哭。"

案10为围绝经期综合征。该病在老年妇女中十分普遍，多由阴分不足，不能镇摄浮阳之故。用甘麦大枣汤养心阴，镇肝息风汤加白薇、鳖甲凉血养阴潜阳。五倍子味酸、涩，性寒，具收敛止汗作用，《本草纲目》引《集灵方》有五倍子研末津调填脐中，治自汗、盗汗，并称"甚妙"，该案之用即本于此。

案11系术后紧张烦躁，精神受到手术刺激，心阴受损，导致情绪紧张，心烦易躁，倦怠乏力，寐难易醒。用甘麦大枣汤养心阴，甘松、石菖蒲安心神，夜交藤、败酱草、柏子仁、酸枣仁安神助眠。

案12为郁症，表现为心慌，胸闷，嗳气，欲哭，咽喉刺痛有痰，与脏躁或梅核气类似，故用甘麦大枣汤与半夏厚朴汤养心化痰利气，栀子豉汤清心疏郁，百合鸡子汤养阴宁心。众方合奏，具有养心开郁、清热宁心的作用。

关于甘草小麦大枣汤，有人作了实验，通过观察雌性小鼠子宫重量及去卵巢小鼠阴道角化细胞，未发现本方对实验动物性腺有影响，提示本方没有雌激素活性。而对女性患者进行阴道细胞学检查，结果表明本方有雌性激素样作用，能改善下丘脑—垂体—卵巢轴功能，对更年期妇女因雌激素分泌不足所致的烘热出汗等症状有控制作用。还有实验表明，复方甘麦大枣汤能明显增加雌性小鼠的子宫重量。对于此类迥然不同的实验结果，临床工作者还应本着重视临床疗效，不依赖实验室结果而开展临床工作。

# 五四、甘遂半夏汤

【原文】

病者脉伏，其人欲自利，利反快，虽利，心下续坚满，此为留饮欲去故也，甘遂半夏汤主之。《金匮要略·痰饮咳嗽病脉证并治第十二》

【组成与用法】

甘遂大者三枚　半夏十二枚，以水一升，煮取半升，去滓　芍药五枚　甘草如指大一枚，炙

上四味，以水二升，煮取半升，去滓，以蜜半升和药汁，煎取八合，顿服之。

【功效】攻逐水饮，洁净肠腑。

【医案】

## 1.人工流产后胎物残留

韩某，29岁。

初诊：2006年1月19日。人工流产后17天，阴道仍有咖啡色带下渗出，右侧少腹隐痛，大便正常，咽痛4天、咽峡充血。B超发现，宫腔内偏右侧宫角处有一15mm×8mm×13mm不规则絮状回声。舌淡红，苔薄白，脉细。

治法：攻下瘀血，清利咽喉。

方药：大黄甘遂汤合旋覆花汤加味。

制大黄9g，甘遂10g，阿胶（烊冲）10g，旋覆花10g，葱14根，茜草12g，川牛膝30g，桔梗12g，射干5g。5剂。

二诊：2006年1月25日。服药一剂后，腹泻较剧，将甘遂减量，服后胃脘不适，恶露未净。B超显示宫腔内偏右侧宫角处有一强弱不匀团块，大小约9mm×10mm×12mm，右侧少腹隐痛，咽痛已除。舌淡红，苔薄腻，脉细。

治法：攻下瘀血，和胃。

方药：甘遂半夏汤合旋覆花汤、赤小豆当归散加味。

甘遂10g，半夏12g，炒白芍12g，炙甘草6g，旋覆花12g，茜草12g，葱14根，赤小豆30g，当归10g，川牛膝30g，大腹皮15g，益母草30g。3剂。

三诊：2006年2月8日。服药完毕，恶露即净，带白，无腹痛。B超检查：宫壁回声正常，宫腔内未见异常回声，子宫内膜厚约8mm。舌脉如上。

治法：和血清湿热。

方药：当归芍药散加味。

当归6g，川芎6g，炒白芍10g，茯苓12g，白术10g，泽泻12g，贯众20g，椿根皮15g，草薢12g，益母草12g。5剂。

**2.盆腔炎症性疾病后遗症**

田某，22岁。因"反复下腹疼痛将近1年"就诊。

初诊：2005年12月16日。平时月经周期规则，经量中等，经色鲜红，有血块。近1年来，性生活后次日下腹便出现阵发性疼痛，几个月来疼痛逐渐频繁、加重，经前也出现下腹疼痛。月经11月29日来潮。今头晕，晨起恶心，大便干结、两天一行，带下腻、有异味。生育史：1-0-1-1。妇科检查：外阴无殊，阴道通畅，宫颈重度柱状上皮外移；宫体前位，正常大小，质地中等，活动度可，压痛；两侧附件压痛。舌淡红，苔薄白，脉细。

西医诊断：盆腔炎症性疾病后遗症。

治法：通腑导滞，化痰清热。

方药：甘遂半夏汤加味。

甘遂5g，半夏10g，炒白芍15g，炙甘草6g，大血藤20g，蒲公英15g，枳壳10g，延胡索10g，川楝子10g，徐长卿15g，神曲10g，生甘草6g。4剂。

二诊：2005年12月21日。头晕及晨起恶心消失，大便已顺、日解1次，下腹疼痛未发生，舌脉如上。中药守上方，加陈皮10g，7剂。

三诊：2005年12月28日。大便正常，经期将近，无腹痛，舌脉如上。中药守12月16日方，加益母草15g，香附10g，7剂。

四诊：2006年1月7日。月经12月29日来潮，5天净，至今未出现下腹疼痛症状。舌淡红，苔薄白，脉细。中药守12月16日方，续进7剂，以巩固疗效。

【按语】

陈修园《金匮要略浅注》说："此言留饮有欲去之势，因出其乘势利导之方也。"

案1为人工流产后胎物残留。《素问•阴阳应象大论》有"其下者，引而竭之"之说，张景岳解："竭，祛除也。谓涤荡之，疏利之。"运用甘遂半夏汤来治疗的机理与大黄甘遂汤相同。因服大黄甘遂汤后，许多患者会出现较剧烈的腹痛、腹泻、呕吐症状，而难以接受继续治疗，如果改为甘遂半夏汤则非常合适。方中除甘遂之外，没有大黄，所以泻下作用已减弱；半夏止呕，芍药甘草汤止痛。旋覆花汤本来就是治疗"妇人半产"的方剂，赤小豆当归散原为治疗狐惑病而设，因二药均有活血作用，而《经效产宝》径用赤小豆配伍黄明胶治疗难产；再配以川牛膝、大腹皮、益母草以行气活血，促使胎物脱落。

案2为盆腔炎症性疾病后遗症。甘遂半夏汤本与反复下腹疼痛的盆腔炎症性疾病后遗症无涉，而起用此方缘于王付君所著《经方学用解读》一书。在大黄甘遂汤效用中提到"本方可以治疗……急性盆腔炎，附件炎等病证"。初读屡思而不得其解，揣摩日久，终略有所悟，以大黄、甘遂所能治者，无非因饮留而致闭肉者。由于甘遂服用后常出现腹痛、腹泻和比较明显的恶心，因此认为甘遂半夏汤比大黄甘遂汤更加适合治疗盆腔炎。

盆腔炎的表现虽以腹痛为主，但也同中有异，如患者除了缠绵反复的下腹疼痛外，经血有块，带下腻臭，大便干结，头晕恶心，系瘀浊湿热痰饮为患，便可选用甘遂半夏汤加味来治疗。随着饮去便通热清，腹痛症状顷刻消除，其效之迅捷，犹鼓之应桴。方中加大血藤、蒲公英、枳壳、延胡索、川楝子、徐长卿以加强清热行气止痛的作用，加神曲、甘草以和胃。

历来有甘遂反甘草之说，最早见于《本草经集注》。古今对此见解不同，甚至现代实验结果也不尽一致。有实验认为，这两种药物同用，会使得甘遂的毒性增强，且其毒性随着甘草剂量的增加而增加；也有实验认为，此两种药物同用，并不会引起甘遂毒性的增强，姑且存疑。尤在泾曰："甘草与甘遂相反而同用之者，盖欲其一战而留饮尽去。"但在此方中甘草以缓甘遂泻下之力，则不容忽视。

# 五五、葛根汤

【原文】

1.太阳病，无汗而小便反少，气上冲胸，口噤不得语，欲作刚痉（一作痓），葛根汤主之。《金匮要略·痉（一作痓）湿暍病脉证第二》

2.太阳病，项背强几几，无汗恶风，葛根汤主之。《伤寒论》(31)

【组成与用法】

葛根四两　麻黄三两，去节　桂枝二两，去皮　生姜三两，切　甘草二两，炙　芍药二两　大枣十二枚，擘

上七味，以水一斗，先煮麻黄、葛根减六升，去白沫，内诸药，煮取三升，去滓，温服一升。覆取微汗。余如桂枝法将息及禁忌。

【功效】发汗解表，升津液，舒经脉。

【医案】

### 1.经行颈头疼痛

许某，40岁。

初诊：2014年10月31日。经期颈痛剧烈近10个月，经后稍缓解，经期全头疼痛剧烈近2个月。平素月经周期30天，经期7天，量多，夹血块，痛经轻；腰酸，经前乳胀胸痛剧烈，无白带。月经10月17日来潮。寐难多梦易醒，纳便正常。诊治过程中发现，第6、7颈椎突出10个月，右侧卵巢畸胎瘤15cm已7年。生育史：2-0-0-1（剖宫产）。妇科检查：外阴无殊，阴道通畅，分泌物量多，透明，子宫颈光滑；宫体前位，质地中等，正常大小，活动，无压痛；两侧附件无压痛。舌淡红，苔薄白，脉细。

治法：疏风养津舒络。

方药：葛根汤加味。

葛根20g，炙甘草6g，炙麻黄6g，羌活10g，桂枝6g，炒白芍15g，生姜4片，大枣5枚，丝瓜络10g，天麻10g，酒地龙10g。7剂。

二诊：2014年12月30日。月经12月13日来潮，头痛、颈痛均除。小便频数4天，无灼热通。舌淡红，苔薄白，脉细。治以清热通淋。当归贝母苦参丸加赤小豆20g，槟榔10g，5剂。

### 2.经行瘾疹

颜某，43岁。

初诊：2014年3月14日。经期全身出现荨麻疹近2年，瘙痒难当，时隐时现。白带不多，无异味，胃纳可，夜寐安，二便正常。患者平素月经规则，周期28天，经期14天。月经3月14日来潮，经量中等，第1~5天呈黯红色，后转咖啡色，偶有血块；无痛经，无乳胀，偶有腰酸。舌淡红，苔薄白，脉细。

治法：疏风解肌，舒筋活络。

方药：葛根汤加味。

葛根12g，炙麻黄6g，桂枝6g，生姜5片，炙甘草6g，炒芍药6g，大枣5枚，苍耳子10g，蕲蛇10g，僵蚕10g。7剂。

二诊：2014年4月2日。荨麻疹减轻，妇科检查无殊。舌脉如上。中药守上方，加金钱草15g，木香10g，川楝子10g，7剂。

三诊：2014年4月11日。荨麻疹夜晚发作，但程度减轻。中药守上方，7剂。

四诊：2014年6月14日。其间经行两次，经行荨麻疹已愈。

### 3.妊娠瘾疹

周某，25岁。

初诊：2006年11月28日。妊娠41天，全身出现荨麻疹已经半月，以躯体、四肢为主，瘙痒难受，时隐时现。舌淡红，苔薄白，脉细滑。

治法：疏风解肌和营。

方药：葛根汤。

葛根12g，炙麻黄5g，桂枝5g，生姜4片，炙甘草5g，炒芍药6g，大枣10枚。3剂。

二诊：2006年12月1日。荨麻疹时轻时重，恶心，舌脉如上。

治法：疏风解肌，和营降逆。

方药：葛根加半夏汤加味。

葛根12g，炙麻黄5g，桂枝5g，生姜4片，炙甘草5g，炒芍药6g，大枣10枚，蝉蜕5g，刺蒺藜10g，防风10g。5剂。

三诊：2006年12月6日。服药期间荨麻疹逐日好转，今日已经完全消退，恶心口淡，多唾，舌脉如上。

治法：疏风和胃降逆。

方药：香苏散加味。

香附6g，苏梗10g，炙甘草5g，陈皮10g，砂仁（冲）5g，佛手6g，防风6g，半夏10g。5剂。

四诊：2006年12月17日。荨麻疹未再复发。

### 4.人流后头冷痛

刘某，38岁。

初诊：2014年3月17日。2014年1月17日于某医院行无痛人流术，术后出现头部冷痛，伴有头晕、腰酸症状；夜寐多梦，忽冷忽热，以畏寒怕冷为主；夜尿2次，全身无力，纳可，大便秘结。既往体健。生育史：1-0-3-1，1次顺产，3次人流。月经2014年3月7日来潮。舌淡红，苔薄白，脉细。

治法：疏风解肌，调和营卫。

方药：葛根汤加味。

葛根15g，桂枝6g，麻黄5g，炒白芍10g，炙甘草6g，生姜4片，大枣6枚，荆芥10g，防风10g，乌药10g，天麻10g。7剂。

二诊：2014年3月24日。头部症状减轻，舌脉如上。中药守上方，加川芎12g，7剂。

三诊：2014年4月14日。头冷畏风症状基本消失。葛根汤加荆芥10g，防风10g，天麻10g，7剂。

### 5.缺乳

魏某，30岁。

初诊：2007年2月26日。剖宫产后第12天，经过数天抗炎治疗，乳汁过少，每天仅能挤出120mL乳汁，无乳房发胀感，盗汗，纳可。舌淡红，苔薄白，脉细。

治法：疏通乳络，生乳。

方药：葛根汤加味。

葛根10g，麻黄6g，桂枝6g，炙甘草6g，炒白芍10g，生姜5片，大枣6枚，炮山甲10g，通草4g，薏苡仁20g。5剂。

二诊：2007年3月10日。盗汗消失，乳汁增加至每天可以挤出280mL，由于无法前来，停药8天，舌脉如上。中药守上方，加生黄芪12g，王不留行10g，7剂。

三诊：2007年3月17日。乳汁量增加至每日380mL，舌脉如上。中药守上方，续进7剂。

2007年4月30日随访，自从末次治疗之后，每日乳汁量已经增加至1000mL。由于患者心满意足，故未再就诊。

### 6.外感发热

谢某，31岁。因"子宫颈中度柱状上皮外移、盆腔炎症性疾病后遗症、经前紧张综合征"就诊。

初诊：2006年5月12日。平时腰部酸痛，头颞疼痛，晨起手脚麻木，胃寒纳差，二便正常。生育史：1-0-1-1，放置宫内节育器。经过治疗之后，上述一些症状已经减轻。现发热3天，体温37.3℃，身冷，头颞及后枕部疼痛；偶有喷嚏，咳嗽有痰，胃隐痛，小腹下坠。舌淡红，苔薄白，脉浮略数。

治法：发汗解表，升津液，舒经脉。

方药：葛根汤。

葛根10g，麻黄6g，桂枝6g，炙甘草6g，炒白芍10g，生姜5片，大枣6枚。4剂。

二诊：2006年5月16日。发热身冷、咳嗽喷嚏、头颞后枕疼痛均除，胃脘隐痛，带下。舌淡红，苔薄白，脉细。继续对症治疗。

### 7.痹证

张某，女，51岁。因"左肩胛痛伴左手麻木20天"就诊。

初诊：2023年4月21日。左肩胛痛伴左手麻木20天，舌淡红，苔薄白，脉细。

治法：疏风散寒，舒筋通络。

方药：葛根汤加味。

葛根20g，桂枝6g，炒白芍6g，炙麻黄6g，地龙10g，丝瓜络15g，桑枝15g，伸筋草15g，羌活10g，生姜5片，大枣5枚，黄酒（冲）30g。7剂。

小活络丹，每次1丸，每日2次。

二诊：2023年4月28日。左肩胛痛除，左手麻木减。舌脉如上。中药守上方，加全蝎10g，7剂。

三诊：2023年6月16日。左肩胛痛及手麻全消。

【按语】

葛根汤是治疗刚痉将成的方剂。

案1为经行头项疼痛。由于患者并无发热等表证，故非"邪客于足太阳之络，令人头项肩痛"（《素问·缪刺论》）可知。由于经量过多，第6、7颈椎突出，颈部经脉失养，故在经期经血下行之际发生头项疼痛。故以葛根汤疏风养津舒太阳经脉，加丝瓜络、天麻、地龙增加疗效，一诊见效。

案2为经行瘾疹。证属风伤营分，故以葛根汤加白蒺藜、僵蚕、蚕沙以调和营卫，疏解肌表。其中白蒺藜味苦、辛，性平，《别录》称其主"身体风痒"；僵蚕味辛、咸，性平，《玉楸药解》称治"隐疹风瘙"；蚕沙味甘、辛，性温，《别录》称其主"瘾疹"。三味药物与葛根汤合用，可以增强其疗效。有人对葛根汤的抗过敏作用做了研究，证明葛根汤能显著抑制小鼠耳异种被动皮肤过敏反应及小鼠同种被动皮肤过敏反应，阻止大鼠肥大细胞及颅骨骨膜肥大细胞膜颗粒，并能拮抗组胺对豚鼠离体回肠的收缩反应。这是葛根汤治疗荨麻疹的药理依据。

案3为妊娠瘾疹，全身瘙痒难耐。此为风客营卫，以葛根汤疏风解肌和营，三剂后症状略减；二诊时，因患者出现恶阻现象，改为葛根加半夏汤加蝉蜕、白蒺藜、防风，5剂而安。

案4为产后头冷痛，腰酸，身上冷热。证属风寒外束太阳经脉，故使用疏通太阳病项背强的葛根汤加味治疗。

案5为产后缺乳，使用葛根汤治疗缺乳，是根据日本学者铃木邦彦和野尚吾的研究结果试用的。他们以正常产褥期妇女40例为研究对象，分为葛根汤组和对照组各20例，给药组从分娩第1天开始给予葛根汤提取剂每日7.5g，两组观察乳汁分泌量、激素值的变化。结果：葛根汤组初产妇分娩第3天乳汁量为50.2mL，分娩第5天为388mL，经产妇分娩第3天为52.1mL，第5天为442mL；对照组第3天乳汁量137.9mL，第5天为271.7mL。葛根汤组分娩第5天与分娩前的泌乳素比值为2.24，对照组的比值为0.98；葛根汤组分娩第5天与分娩前的硫酸脱氢表雄酮比值为0.93，对照组为1.44。结果表明：葛根汤对正常产褥期妇女有增加乳汁量的倾向，而且有使泌乳素增加、硫酸脱氢表雄酮减少的倾向。另有人认为，根据葛根汤的组成分析方义，该方只能用于乳络不通患者。经查阅，葛根汤对于乳腺发育良好，但奶水却淤滞流不出来，并感觉肩背酸痛者有助益。本案虽为剖宫产，属于乳汁缺少，并非郁乳无法排出，但是运用葛根汤后还是有效，说明葛根汤治疗乳汁缺少对于非正常产褥的妇女仍然有效，服药时间也并非一定在产后的第一天，其疗效基本满意。葛根具有促进乳汁分泌的效果，古时候为了催乳，常将葛根作饼服用。该案二诊加王不留行，三诊加穿山甲，其依据是古代有"穿山甲，王不留，妇人吃了乳长流"的说法。现代治疗乳汁不足的妈妈多注射液中，就含有炮山甲和王不留行两味药物。

案6为妇科疾病诊治过程中出现外感发热，头颞、后枕部疼痛，故投用葛根汤解肌而愈。

案7为痹证。葛根汤是治疗"太阳病，项背强几几，无汗恶风"的方剂，病因风寒邪入侵经脉，寒则收引，导致经脉短绌。阳历4月，春寒未尽，寒气入侵手、背，出现左肩胛疼痛伴左手麻木，其病因与葛根汤症理无二致，故用之有效。方中加地龙、丝瓜络、桑枝、伸筋草、羌活者，增强疏风通络之功；加黄酒者，起活血行药之势。

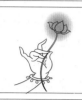

# 五六、栝楼桂枝汤

【原文】

太阳病，其症备，身体强几几然，脉反沉迟，此为痉，栝楼桂枝汤主之。《金匮要略·痉湿暍病脉证治第二》

【组成与用法】

栝楼根二两　桂枝三两　芍药三两　甘草二两　生姜三两　大枣十二枚

上六味，以水九升，煮取三升，分温三服，取微汗，汗不出，食顷，啜热粥发之。

【功效】生津润脉解肌。

【医案】

**妊娠胃痛外感口渴**

颜某，26岁。因继发不孕2.5年就诊。

初诊：2006年8月30日。经过治疗之后，月经于7月30日来潮，8月29日性激素测定，孕酮＞127.2nmol/L，β-绒毛膜促性腺激素137.16mmIU/mL。胃脘发胀隐痛5天，嗳气则舒，口渴多饮，口淡；偶有小腹吊痛，喷嚏鼻塞，大便难解。舌淡红，苔薄白，脉细滑。

治法：温中调和营卫，生津止渴。

方药：栝楼桂枝汤加味。

天花粉15g，桂枝6g，炒白芍6g，甘草6g，生姜4片，大枣5枚，小麦30g，蔻仁（冲）4g，葱白4根。3剂。

二诊：2006年9月2日。胃脘痛除，微胀，口渴减轻，小腹痛缓，喷嚏鼻塞，便秘，舌脉如上。中药守上方，小麦加至45g，加文蛤30g，3剂。

三诊：2006年9月5日。胃脘转舒，口不渴，小腹痛消，鼻塞除。改用益肾安胎方剂治疗。

【按语】

栝楼桂枝汤是治疗太阳病少津项强的方剂，由桂枝汤合栝楼根而成，以桂枝汤解肌，栝楼根生津润筋脉。

该案妊娠胃脘胀隐痛、口淡、嗳气则舒属于脾胃虚寒，胃气阻滞；口渴多饮，乃为津不上承；喷嚏鼻塞，则为风寒外束。故以桂枝汤疏解风寒，温胃和中；天花粉、文蛤生津止渴；加小麦润肠通便，加蔻仁调气和中，加葱白以助解表兼通阳安胎。诸药合用，紧密无懈。

# 五七、栝楼瞿麦丸

【原文】

小便不利者，有水气，其人若渴，栝楼瞿麦丸主之。《金匮要略·消渴小便利淋病脉证并治第十三》

【组成与用法】

栝楼根二两　苓三两　薯蓣三两　附子一枚,炮　瞿麦一两

上五味，末之，炼蜜丸，梧子大，饮服三丸，日三服。不知，增至七八丸，以利小便，腹中温为知。

【功效】温阳化气，生津渗湿。

【医案】

### 小便频数

郑某，37岁。

初诊：2016年1月23日。劳累后出现小便频数3个月，尿急难忍，夜尿2～4次，尿常规检查无殊。舌淡红，苔薄黄，脉细。

中医诊断：淋证（劳淋）。

西医诊断：神经性尿频。

治法：温肾健脾，渗湿固涩。

方药：栝楼瞿麦丸合水陆二仙丹加味。

天花粉12g，茯苓10g，炒山药15g，淡附片6g，瞿麦9g，芡实30g，金樱子30g，鸡内金10g，白果12g。7剂。

二诊：2016年2月4日。药后小便频急消失，夜尿1次。中药守上方，加潼蒺藜15g，14剂。

【按语】

尤在泾曰："此下焦阳弱气冷，而水气不行之证。故以附子益阳气，茯苓、瞿麦行水气。观方后云'腹中温为知'，可以推矣。其人苦渴，则是本寒偏结于下而燥火独聚于上，故更以薯蓣、栝楼根除热生津液也。"此说可验《素问·刺法论》"膀胱者，州都之官，精液藏焉，气化则能出矣"之训。

此案为劳淋，与《灵枢·口问》的"中气不足，溲便为之变"类似。原文的"小便

不利"与该案的"小便频数"虽然迥异，均责之于"气化"不足，犹门之开阖。故该案以温阳化气，生津渗湿的栝楼瞿麦丸，加健脾收敛的水陆二仙丹、鸡内金、白果，一诊而愈。鸡内金味甘，性平，除了消食助运之外，《别录》称其主"遗尿"，《纲目》称其"疗大人（小便）淋漓"。白果味甘、苦、涩，性平，《品汇精要》称"止小便频数"，《本草纲目》称"止白浊"，因此，也是一味收敛药物。

# 五八、栝楼牡蛎散

【原文】

百合病渴不瘥者，栝楼牡蛎散主之。《金匮要略·百合狐惑阴阳毒病证治第三》

【组成与用法】

栝楼根　牡蛎<sub>熬</sub>,等分

上为细末，饮服方寸匕，日三服。

【功效】清热生津。

【医案】

**1.经行烦渴**

陈某，32岁。因"发现左侧卵巢囊肿39mm×40mm"就诊。

初诊：2006年1月11日。经过验方消癥汤（半枝莲15g，白花蛇舌草15g，夏枯草15g，皂角刺12g，牡蛎20g，海藻20g，三棱10g，莪术10g，荔枝核12g，橘核12g，石见穿30g，制乳香4g，制没药4g）合鳖甲煎丸治疗48天之后，左侧卵巢囊肿缩小为26mm×25mm。月经1月9日来潮，经量中等，有血块，口烦渴，日饮水8杯，饮不解渴，胃脘不适。舌淡红，苔薄白，脉细。

治法：清热软坚，养阴止渴。

方药：消癥汤（经验方）合栝楼牡蛎散加减。

半枝莲15g，白花蛇舌草15g，夏枯草15g，皂角刺12g，海藻20g，荔枝核12g，橘核12g，石见穿30g，益母草12g，牡蛎30g，天花粉20g。7剂。

二诊：2006年1月19日。服药之后，口烦渴即缓解。

**2.经后烦渴**

李某，33岁。

初诊：2006年4月3日。B超发现：浆膜下子宫肌瘤，大小为15mm×10mm×15mm。月经周期提前7～10天，经量逐渐减少，现为原先正常经量的1/3，经色黯，2～3天净；经前乳房胀痛，下腹坠胀，乏力头晕，二便正常。性激素测定：雌二醇57pmol/L，孕酮0.3nmol/L。生育史：1-0-4-1，用避孕套避孕。月经3月23日来潮，今已净。就诊之前服用消癥汤（经验方）14剂，同时口服大黄蟅虫丸，就诊时口渴引饮而不解已经一周，伴小腹胀痛。舌淡红，苔薄白，脉细。

治法：清热活血，化痰散结。

方药：消癥汤（经验方）合栝楼牡蛎散加味。

半枝莲15g，白花蛇舌草15g，夏枯草15g，皂角刺12g，海藻20g，三棱10g，莪术10g，荔枝核12g，橘核12g，石见穿30g，制乳香4g，制没药4g，牡蛎20g，天花粉15g，天仙藤12g。7剂。

二诊：2006年4月10日。口渴已除，寐难，舌脉如上。中药守上方，去天花粉、天仙藤；加夜交藤20g，合欢皮10g，7剂。

### 3.经前乳房胀痛

参见"大柴胡汤"条第1案。

### 4.妊娠失寐烦渴

参见"猪苓汤"条第8案。

### 5.阴茧

参见"赤小豆当归散"条第3案。

【按语】

栝楼牡蛎散是一张"栝楼根苦寒生津止渴，牡蛎咸寒引热下行"（尤在泾语）治疗百合病渴不瘥的方剂。百合病的本质是阴虚有热，故以栝楼根甘寒生津，牡蛎咸寒止渴。

案1为卵巢囊肿治疗过程中突现经行烦渴，牛饮而渴不止；案2为子宫肌瘤治疗过程中出现经后烦渴。此两案烦渴，均属《素问·本病论》中的"咽干引饮"。《灵枢·病本》中以先后、标本区分疾病的治疗，其中有"间者并行"者，即指病情轻缓的，可以采取标本兼治的治疗原则。案1、案2的治疗即奉此旨，即在原来清热解毒、软坚散结治疗子宫肌瘤方剂里，加栝楼牡蛎散以清热生津止渴，药后烦渴即消。栝楼根者，天花粉也。其味甘、微苦，性微寒，《本经》谓其"主消渴"，《日华子》称其可"消肿毒"。现代医学实验表明，天花粉可以治疗滋养细胞肿瘤。故消癥汤与栝楼牡蛎散合用，一者可止烦渴，二者可以加强治疗肿瘤的功效，一举两得。

案3为经前乳房胀痛，伴头痛、恶心呕吐、大便秘结。证属肝经郁热，木郁侮土，以大柴胡汤疏肝调气，清热通腑；因天花粉可治"乳痈"（《日华子》）、"下乳汁"（《医学入门·本草》）、"泻肝郁，缓肝急"（《医林纂要·药性》），能疗乳房肿胀疼痛；牡蛎可以"化痰软坚"（《本草纲目》），故栝楼牡蛎散与大柴胡汤相合，能够清热软坚以散结。

案4为妊娠寐难多梦，口干多饮，大便偏结，痤疮较多。证由妊娠阴血下行，虚火上炎所致。故在滋阴清热的猪苓汤和凉血安神的百合地黄汤的基础上，加栝楼牡蛎散以养阴生津止渴。

案5为阴茧。外阴红肿刺痛，带下色黄，为热毒所致，故用赤小豆当归散以活血排脓；栝楼牡蛎散中的天花粉"排脓，消肿毒，生肌长肉"（《日华子》），牡蛎治"痈肿癥瘕坚气"（《本草》）；加金银花、蒲公英、紫地丁以清热解毒。

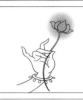

# 五九、瓜蒌薤白白酒汤

【原文】

胸痹之病，喘息咳唾，胸背痛，短气，寸口脉沉而迟，关上小紧数，瓜蒌薤白白酒汤主之。《金匮要略·胸痹心痛短气病脉证治第九》

【组成与用法】

瓜蒌实一枚，捣　薤白半斤　白酒七升

上三味，同煮取二升，分温再服。

【功效】通阳散结，行气祛痰。

【医案】

### 1.经前胸痹

伍某，28岁。因"过期流产2次，要求助孕"就诊。

初诊：2006年6月15日。经过一段时间的治疗，月经5月26日来潮。6月8日B超检查示：子宫内膜厚度已经达到10mm，左侧卵泡成熟并已排卵。今天基础体温36.8℃，胸骨疼痛、鼻衄2天。舌淡红，苔薄白，脉细。

治法：通阳行气，凉血止血。

方药：栝楼薤白白酒汤加减。

瓜蒌皮12g，薤白10g，枳实6g，娑罗子10g，炒栀子10g，生地黄10g，丹皮10g，白茅根15g。4剂。

二诊：2006年6月19日。胸骨痛除，鼻衄未发生。

### 2.妊娠胸痹

徐某，36岁。

初诊：1990年12月27日。妊娠7个月，胸痛及背，不能深呼吸10来天，口苦，脘痞。舌淡红，苔薄白，脉细。

治法：通阳行气，清热和胃。

方药：瓜蒌薤白白酒汤加减。

瓜蒌皮12g，薤白12g，枳壳6g，佛手10g，川连1.5g，炒栀子8g，绿梅花5g，玫瑰花4g，木蝴蝶4g，丝瓜络10g，竹茹10g。3剂。

二诊：1990年12月31日。症状明显减轻，舌脉如上。治拟上方，加越鞠丸10g吞服，3剂。

药后诸症消失。

### 3.胸痹

林某，30岁。因"左侧胸部疼痛1年余，加重1周"就诊。

初诊：2019年5月8日。患者1年多前无明显诱因下出现左侧胸部疼痛，以闷痛为主。劳累后胸闷，无气促，无背部放射痛，未引起重视，一直未就诊。1周前，劳累后感左侧胸口闷痛，疼痛彻背，喘息不得卧伴气短、心悸，休息后稍有缓解，但仍感不适。自疑为患心脏病，在外院经心电图检查，未见明显异常。肺部CT检查示左肺小结节。舌淡红，苔薄白，脉细。

治法：通阳散结，行气祛痰。

方药：瓜蒌薤白白酒汤加味。

瓜蒌皮12g，薤白12g，白酒（冲）一匙，枳壳10g，丝瓜络10g，郁金10g。5剂。

二诊：2019年5月13日。胸痛已除。

随访半年，胸痛未再发。

【按语】

徐可忠曰："人之胸中如天，阳气用事，故清肃时行，呼吸往还，不愆常度，津液上下，润养无壅。"胸痹虽然不是妇科专病，但随着经期的临近，经血下行，胸膈脉络失养，胸阳不易布达，可以引起胸痹；随着妊娠月份的推迟，胎儿逐渐增大，宫底上逼胸膈，也常影响胸中阳气的敷布，出现胸痹证状。胸痹一症，在《素问·玉机真脏论》中已有论述，称"胸痛引背，下则两胁胠满"。

瓜蒌薤白白酒汤是治疗"胸痹之病，喘息咳唾，胸背痛，短气，寸口脉沉而迟，关上小紧数"的方剂，是一张通阳散结、行气祛痰的方剂。

案1为经前胸痹、案2为妊娠胸痹，均为胸阳痹阻之象。前者兼见鼻衄，故用瓜蒌薤白白酒汤去白酒之辛散上行，以免动血；加枳实、娑罗子疏肝气，除胸痹；加炒栀子、生地黄、丹皮、白茅根泻火凉血止血。方中娑罗子味甘，性温，《药性考》称能"宽中下气……平胃通络"，是妇科疏理肝气的常用药。案2为妊娠胸痹兼痞证，故以瓜蒌薤白白酒汤去白酒，以免走窜伤胃，胸痹、痞证应当疏调气机，枳实、厚朴、腹皮等为常用之品。然而妊娠用药有别于平时，首推轻灵药物，故方中选用枳壳（用量宜少为佳）、佛手、绿梅花、玫瑰花、木蝴蝶等药物，又用丝瓜络、竹茹通养经络，还以川连、栀子清火治疗热痞。

案3为胸痹经年案。因有疼痛彻背、心悸、短气、喘息不得卧，在瓜蒌薤白白酒汤的基础上，加用枳壳调气宽胸；加郁金活血止痛，行气开郁；加丝瓜络化痰通经活络。一年顽疾，覆杯即瘥。

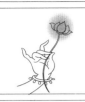

# 六〇、瓜蒌薤白半夏汤

## 【原文】

胸痹不得卧，心痛彻背者，瓜蒌薤白半夏汤主之。《金匮要略·胸痹心痛短气病脉证治第九》

## 【组成与用法】

瓜蒌实一枚，捣　薤白三两　半夏半斤　白酒一斗

上四味，同煮，取四升，温服一升，日三服。

## 【功效】通阳散结，祛痰宽胸。

## 【医案】

### 1.经前胸痹

参见"枳实薤白桂枝汤"条医案。

### 2.围绝经期综合征（心烦胸闷）

徐某，55岁。

初诊：2006年10月14日。心烦胸闷半月，气短，面部及全身潮热出汗，晨起口干涩，咽部多痰；月经周期基本规则，经量正常，色鲜红，5天净，月经前后无不适；带下不多，纳欠，寐安，小便正常，大便稀溏。月经10月11日来潮，至今未净。心电图检查显示：窦性心动过速。舌淡红，苔薄腻，脉细稍数。

西医诊断：围绝经期综合征；窦性心动过速。

治法：通阳散结，祛痰宽胸。

方药：瓜蒌薤白半夏汤加味。

瓜蒌皮12g，薤白10g，半夏12g，白酒（冲）一匙，枳实10g，龙骨30g，牡蛎30g，代赭石15g，糯稻根30g，琥珀4g，天花粉12g。5剂。

二诊：2006年10月19日。心烦胸闷减轻，大便好转，纳欠，口臭。舌淡红，苔薄腻，脉细。中药守上方，加甘松10g，佛手10g，神曲10g，5剂。

三诊：2006年10月24日。心烦胸闷消失，咽部痰少，偏干，嗳气，矢气难；偶有咳嗽，潮热出汗已除。舌淡红，苔薄白，脉细。

治法：通阳散结，润燥化痰。

方药：瓜蒌薤白白酒汤加滑石代赭石汤加减。

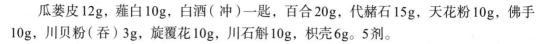

瓜蒌皮12g，薤白10g，白酒（冲）一匙，百合20g，代赭石15g，天花粉10g，佛手10g，川贝粉（吞）3g，旋覆花10g，川石斛10g，枳壳6g。5剂。

【按语】

瓜蒌薤白半夏汤所治，如尤在泾所云："胸痹不得卧，是肺气上而不下也。心痛彻背，是心气塞而不和也，其痹为尤甚矣。所以然者，有痰饮以为之援也，故于胸痹药加半夏以逐痰饮。"

案1为经前胸痹，见于"瓜蒌薤白白酒汤案1"。

案2为更年期心烦胸闷气短，潮热出汗，口干多痰，纳欠便溏，苔腻，脉细稍数。此为痰气阻滞，胸阳不敷，虚阳上浮，阴津不承。故以瓜蒌薤白半夏汤豁痰利气开胸阳；加龙骨、牡蛎、代赭石、琥珀，仿镇肝息风汤之意，重镇安神，下气敛汗；加糯稻根养阴止汗，加天花粉滋养胃阴。二诊之后，心烦胸闷减轻，大便好转，纳欠，口臭，加甘松、佛手、神曲以行气助运；最后心烦胸闷消失，咽部痰少，偏干，嗳气，矢气难，偶有咳嗽，用瓜蒌薤白白酒汤加滑石代赭石汤去滑石，加天花粉、佛手、川贝粉、旋覆花、川石斛、枳壳收功。

# 六一、桂苓五味甘草汤
# （又名茯苓桂枝五味甘草汤）

【原文】

青龙汤下已，多唾口燥，寸脉沉，尺脉微，手足厥逆，气从小腹上冲胸咽，手足痹。其面翕热如醉状，因复下流阴股，小便难，时复冒者，与茯苓桂枝五味甘草汤治其冲气。《金匮要略·痰饮咳嗽病脉证并治第十二》

【组成与用法】

茯苓四两　桂枝四两　甘草炙，三两　五味子半升

上四味，以水八升，煮取三升，去滓，分温三服。

【功效】温肺化饮，平冲下气。

【医案】

### 1.围绝经期综合征（潮热出汗怕冷心悸）

郑某，42岁。

初诊：2005年11月1日。素来经量过多，禀赋虚弱，常年少离药物。近年来，除经量过多之外，经期紊乱，潮热时作，自头至胸部出汗；汗后身冷，心悸，小便频数，背痛，头晕，肩膝关节疼痛，纳中，口苦。月经9月23日来潮。B超检查：子宫内膜已达10mm。舌淡红，苔薄白，脉细。

治法：温阳养阴，安心宁神。

方药：桂苓五味甘草汤合甘草小麦大枣汤加味。

桂枝6g，茯苓12g，五味子5g，炙甘草6g，小麦30g，大枣6枚，鹿角胶（烊冲）10g，龟甲胶（烊冲）10g，龙骨20g，牡蛎20g，党参15g，白薇10g。4剂。

安宫黄体酮片，每次4mg，每日3次，连服3天。

二诊：2005年11月9日。月经未转，面部潮红、出汗明显好转。余候如上，舌脉如上。中药守上方，加金狗脊12g，5剂。

三诊：2005年11月12日。潮热出汗已经消失，心悸，溲频便软，舌脉如上。

治法：温补心脾，安神渗湿。

方药：桂苓五味甘草汤合桃花汤、甘草小麦大枣汤加味。

桂枝6g，茯苓12g，五味子5g，炙甘草6g，赤石脂15g，炮姜5g，炒粳米30g，小麦30g，大枣6枚，石韦10g，猪苓10g。4剂，

四诊：2005年11月23日。潮热心悸出汗等症状一直未再发生，大便已经正常。月经11月22日来潮，今日转多，有血块；下腹隐痛，腰痛。舌淡红，苔薄白，脉细软。圣愈汤加味，3剂。

### 2.围绝经期综合征（失寐头晕）

施某，55岁。

初诊：2006年11月27日。绝经3年，失寐多梦，头晕乏力，胸闷，腰酸目糊，大便疏，胃寒喜食辛热，不耐寒凉。舌淡红，苔薄白，脉细。

治法：温阳化痰，安神。

方药：桂苓五味甘草汤合小半夏汤加味。

桂枝6g，茯苓12g，五味子5g，炙甘草6g，半夏12g，生姜5片，远志9g，菖蒲10g，酸枣仁20g。7剂。

二诊：2006年12月6日。药后诸症减轻，舌脉如上。中药守上方，加柏子仁10g，7剂。

三诊：2006年12月22日。服药期间，诸症基本消失。因事烦恼之后，又觉胸闷背痛，舌脉如上。中药守上方，加五加皮10g，甘松10g，7剂。

四诊：2007年1月9日。寐佳，头晕已除，腰酸倦怠消失，舌脉如上。中药守11月27日方，加杜仲10g，益智仁10g，7剂。

五诊：2007年1月18日。寐安，便秘，舌脉如上。中药守12月22日方，加何首乌15g，7剂。

六诊：2007年1月31日。负重之后胸闷，舌脉如上。中药守11月27日方，加甘松10g，檀香5g，7剂。

七诊：2007年2月10日。无不适，舌脉如上。中药守11月27日方，加甘松10g，7剂。

【方剂比较】

茯苓甘草汤与茯苓桂枝甘草大枣汤、桂苓五味甘草汤的比较（表8）

表8　茯苓甘草汤与茯苓桂枝甘草大枣汤、桂苓五味甘草汤的比较

| 方剂 | 药物组成 | | | | |
|---|---|---|---|---|---|
| 茯苓甘草汤 | 茯苓 | 桂枝 | 甘草 | 生姜 | |
| 茯苓桂枝甘草大枣汤 | 茯苓 | 桂枝 | 甘草 | | 大枣 | |
| 桂苓五味甘草汤 | 茯苓 | 桂枝 | 甘草 | | | 五味子 |

三方仅有一味之别，均可以温阳利水。茯苓甘草汤多一味生姜，故偏于化水气；茯苓桂枝甘草大枣汤多一味大枣，故偏于健脾以治心下悸；桂苓五味甘草汤多一味五味子，故可以收敛浮阳。

【按语】

喻嘉言说："伤寒证用大青龙汤，无少阴证者可服，脉微弱者不可服，服之则肉瞤筋惕而亡阳，杂证用小青龙汤，亦恐少阴肾气素虚，冲任之火易于逆上。……盖冲任二

脉与肾之大络同起肾下出胞中，肾虚不得固守于下，则二脉相挟，从小腹逆冲而上也，于是用桂苓五味甘草汤，先治其冲气。"可见，桂苓五味甘草汤是治疗冲气上逆的方剂。徐忠可说："面翕热如醉状，所谓面若妆朱，真阳上浮也，然未至于脱。"

案1"面翕热如醉状"，这是围绝经期综合征中最常见而且典型的症状。围绝经期综合征虽与外感误治无涉，然肾气虚，冲任之气上逆则一，故可以借用桂苓五味甘草汤中的桂枝、茯苓抑冲气使之下行，五味子酸敛其气，甘草补缓其中。此方与甘草小麦大枣汤合用，更增强其养心安神的作用。此类患者大都时值"任脉虚，太冲脉衰少，天癸竭，地道不通"（《素问·上古天真论》）之际，故一诊时用血肉有情的鹿角胶、龟甲胶以补任督阴阳，以龙骨、牡蛎重镇浮阳，用党参益气补虚，以白薇凉血退虚热；三诊时潮热已止，因其心悸溲频便软，改用桂苓五味甘草汤加桃花汤、甘草小麦大枣汤治疗，以温补心脾，安神。

案2亦为围绝经期综合征，表现为绝经之后失寐多梦，头晕乏力，胸闷，腰酸目糊等心肾不交、痰气阻滞、心神不宁诸症状。由于平素有内寒之象，故用桂苓五味甘草汤温心阳，安心神；合小半夏汤加远志、菖蒲、酸枣仁化痰安神。二诊后，症状控制。此后情绪受刺激时见胸闷背痛，原方再加五加皮补肾安神，加甘松开郁而愈。五加皮味辛、微苦，性温，具有补肾健腰、益气安神的作用。五加皮中的刺五加已经做成的许多具有良好安神作用的制剂，广泛运用于临床。

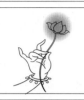

# 六二、桂枝茯苓丸

【原文】

妇人宿有癥病，经断未及三月，而得漏下不止，胎动在脐上者，为癥痼害。妊娠六月动者，前三月经水利时，胎也。下血者，后断三月衄也。所以血不止者，其癥不去故也。当下其癥，桂枝茯苓丸主之。《金匮要略·妇人妊娠病脉证并治第二十》

【组成与用法】

桂枝　茯苓　牡丹去心　桃仁去皮尖，熬　芍药各等分

上五味，末之，炼蜜和丸，如兔屎大，每日食前服一丸。不知，加至三丸。

【功效】活血化瘀，消癥。

【医案】

### 1. 月经后期

陈某，47岁。

初诊：2005年7月9日。17岁初潮，周期28～30天，经期4～5天，经量多，色鲜红，夹血块。月经5月10日来潮，现停经2个月未转；伴下腹痛，腰酸，头晕，目干涩。带下无殊，偶有阴痒，脸面部烘热，头颈出汗，纳可，寐宁，大便溏软，小便正常。B超检查提示：子宫内膜厚度9mm；性激素测定：促卵泡生成素、促黄体生成素、雌二醇、泌乳素、睾酮均在正常范围。有脂肪肝病史。生育史：3-0-1-3，两侧输卵管已经结扎。妇科检查：外阴无殊，阴道通畅，宫颈光滑；宫体前位，大小正常，质地中等，活动，压痛；右侧附件压痛，左侧附件无压痛。舌淡红，苔薄白，脉细。

西医诊断：盆腔炎症性疾病后遗症；月经稀发。

治法：活血行经，佐以清肝。

丹参15g，丹皮10g，川牛膝30g，桃仁10g，郁金10g，泽兰10g，小胡麻10g，䗪虫10g，扇叶铁线蕨15g，平地木15g，刺蒺藜10g，赤芍15g。5剂。

二诊：2005年7月14日。月经未转，大便溏频，下腹疼痛。舌淡红，苔薄白，脉细。

治法：活血行经。

方药：桂枝茯苓丸加味。

桂枝6g，茯苓10g，赤芍10g，丹皮10g，桃仁10g，䗪虫10g，水蛭10g，虻虫10g，茺蔚子10g，丹参20g，鸡血藤30g，川牛膝30g。5剂。

香连丸，每次3g，每日3次，吞服。

三诊：2005年7月18日。月经7月16日来潮，经色鲜红，转多2天，无血块；腰痛，头额、乳房微痛，舌脉如上。

治法：疏调气血。

方药：四逆散合当归芍药散加味。

柴胡10g，白芍10g，枳壳10g，炙甘草5g，当归6g，川芎5g，白术10g，茯苓10g，泽泻10g，蔓荆子10g，茺蔚子10g。7剂。

### 2.经量过少

尹某，30岁。

初诊：2007年3月26日。月经周期规则，经量减少半年，是以往正常经量的一半，经色黯，3～4天净；偶伴小腹隐痛或阴部坠胀，带下量偏多，色黄，纳可，二便正常。月经2月25日来潮。生育史：1-0-1-1，放置宫内节育环。妇科检查：外阴无殊，阴道通畅，宫颈光滑；宫体后位，正常大小，活动，质中，轻压痛；两侧附件轻压痛。舌淡红，苔薄白，脉细。

治法：活血化瘀通经。

方药：桂枝茯苓丸合旋覆花汤加味。

桂枝6g，茯苓10g，赤芍12g，牡丹皮10g，桃仁10g，旋覆花12g，葱14根，益母草20g，川牛膝20g，丹参15g。3剂。

二诊：2007年3月31日。月经于3月26日来潮，经量中等，3天之后经量减少，今将净，舌脉如上。

治法：调气清湿热。

方药：四逆散加味。

柴胡10g，枳壳10g，白芍10g，败酱草10g，大血藤15g，椿根皮15g，半枝莲15g，土茯苓15g，蒲公英15g，大蓟15g，小蓟15g，萆薢15g，生甘草6g。4剂。

### 3.痛经

胡某，33岁。

初诊：2005年7月25日。痛经8年多，以往痛经程度较轻。自去年下半年起，痛经逐渐加剧，小腹部热敷后疼痛减轻。月经周期基本正常，经色紫，经量偏少，夹血块；带下无殊，纳便正常。月经7月12日来潮。生育史：2-0-2-2，两侧输卵管已经结扎。妇科检查：外阴无殊，阴道通畅，宫颈光滑；宫体后位，正常大小，活动，质地中等，无压痛；两侧附件无压痛，三合诊右侧子宫骶骨韧带粗糙触痛。舌淡红，苔中少，脉细。

西医诊断：子宫内膜异位症。

治法：活血化瘀，散寒止痛。

方药：桂枝茯苓丸合当归四逆汤、金铃子散、失笑散。

桂枝6g，茯苓10g，赤芍10g，牡丹皮10g，桃仁10g，当归9g，通草5g，细辛5g，炙甘草6g，大枣6枚，延胡索10g，川楝子10g，蒲黄10g，五灵脂10g。7剂。

二诊：2005年8月3日。寐短，舌脉如上。中药守上方，加琥珀4g，7剂。

三诊：2005年8月13日。寐已酣，月经8月10日来潮，痛经减轻，2天净，舌脉如上。中药守上方，续进7剂。

四诊：2005年8月27日。偶有呛咳，舌脉如上。中药守上方，加桔梗6g，14剂。

五诊：2005年9月10日。月经9月6日来潮，无痛经，经量较多，4天净。咳嗽未愈，舌脉如上。

治法：和气血，益肝肾，调经。

方药：当归芍药散加味。

当归9g，川芎6g，白芍10g，白术10g，茯苓10g，泽泻10g，益母草12g，香附10g，阿胶（烊冲）10g，续断12g，浙贝10g，桔梗6g。5剂。

### 4.阴吹

胡某，32岁。

初诊：1991年1月3日。阴吹3年，带下较多、色黄，两侧输卵管结扎术后4年，下腹疼痛2个月，尾骶部疼痛较剧，有下坠感，大便秘结。月经周期规则，经量较多，一周净。月经12月15日来潮。妇科检查：外阴无殊，阴道通畅，宫颈光滑；宫体平位，正常大小，活动，质地中等，举痛压痛；右侧附件增厚、压痛较著，左侧附件压痛轻，三合诊右侧子宫骶骨韧带触及粟粒大小痛性结节。舌淡红，苔薄白，脉细。

西医诊断：盆腔炎症性疾病后遗症；子宫内膜异位症。

治法：活血化瘀，清热益肾。

方药：桂枝茯苓丸加减。

桂枝6g，茯苓10g，乌药9g，牡丹皮10g，桃仁10g，䗪虫6g，蒲公英15g，大血藤20g，制没药5g，延胡索10g，续断12g，杜仲10g。4剂。

二诊：1991年1月7日。阴吹消失。在继续治疗其他疾病的一个月中，未再发现阴吹复发。

### 5.癥瘕（卵巢囊肿）

吴某，30岁。

初诊：1996年7月29日。1995年1月行左侧卵巢切除及右侧卵巢肿瘤剜除术（术后病理报告均为皮样囊肿）。近来自觉右侧少腹发胀，腰坠。今日B超检查发现：右侧附件见一53mm×85mm大小的囊性暗区。平时月经周期提早4~5天，经量多，半月方净。妇科检查：外阴无殊，阴道通畅，宫颈充血；宫体平位，正常大小，质地中等，轻压痛。右侧附件触及一直径6cm大小的囊性肿块，与子宫紧贴，有压痛；左侧附件无殊。舌淡红，苔薄白，脉细。

西医诊断：右卵巢囊肿；盆腔炎症性疾病后遗症。

治法：清热解毒，活血散结。

三七4g，皂角刺12g，夏枯草15g，桃仁10g，莪术10g，三棱10g，延胡索10g，海藻15g，牡蛎20g，制乳香5g，制没药5g，荔枝核10g，败酱草20g，半枝莲15g。3剂。

水煎后分两次口服，兼保留灌肠。

二诊：1994年8月1日。月经7月30日来潮，经量少，经色黯红，无腹痛。舌淡红，苔薄白，脉细。

治法：活血行经散瘀。

方药：桂枝茯苓丸加味。

桂枝5g，茯苓10g，白芍10g，牡丹皮10g，桃仁10g，益母草20g，香附10g，丹参10g，延胡索10g，皂角刺10g，䗪虫6g，莪术10g。3剂。

三诊：1994年8月5日。经水昨日净，腰下坠感，舌脉如上。

治法：活血化瘀，软坚散结。

桂枝6g，茯苓10g，赤芍10g，丹皮10g，桃仁10g，莪术10g，三棱10g，牡蛎30g，海藻15g，皂角刺12g，䗪虫10g，夏枯草15g。5剂。

水煎后分2次口服，兼保留灌肠。

四诊：1994年8月9日。右少腹微胀，舌脉如上。中药守上方，加荔枝核10g，橘核10g，10剂，用法同上。

五诊：1994年8月21日。月经提早10天，于8月19日来潮，经量中等，今未净，舌脉如上。

治法：清热解毒，活血软坚。

半枝莲15g，夏枯草15g，皂角刺12g，牡蛎30g，海藻12g，浙贝10g，益母草12g，三棱10g，莪术10g，紫草15g，败酱草15g，贯众15g。3剂。

六诊：1994年8月27日。经水已净，经B超检查：右侧卵巢囊肿已经消失。

### 6. 癥瘕（卵巢子宫内膜异位囊肿）

孙某，28岁。

初诊：1999年8月30日。下腹疼痛，肛门下坠感2年。白带不多，月经量多，有血块，4天净。放置宫内节育环。B超检查提示：子宫后位，宫体5.3cm×4.5cm×5.3cm，内部光点细匀，宫内见节育环强回声。宫底见0.6cm×0.6cm囊性暗区，囊壁光滑、规则，左侧卵巢见一4.3cm×3.3cm×4.5cm和2.6cm×2.6cm×2.3cm囊性暗区，囊壁规则，毛糙，前者内见光点及条索状回声增强光带，右侧附件无殊。妇科检查：外阴无殊，阴道通畅，宫颈重度柱状上皮外移；宫体后位，正常大小，质地中等，压痛；左侧附件触及一直径6cm大小的囊性肿块，压痛，右侧附件无殊。三合诊，两侧子宫骶骨韧带触痛。舌淡红，苔薄白，脉细。

西医诊断：左侧卵巢子宫内膜异位囊肿；盆腔炎症性疾病后遗症；子宫肌层囊肿。

治法：清热解毒，活血消癥。

方药：消癥汤（经验方）加味。

半枝莲15g，白花蛇舌草15g，夏枯草15g，皂角刺12g，牡蛎30g，海藻20g，三棱10g，莪术10g，荔枝核12g，橘核12g，石见穿30g，制乳香4g，制没药4g，山楂15g，鸡内金6g。3剂。

桂枝茯苓丸，每次3粒，每日3次，吞服。

二诊：1999年9月7日。下腹疼痛消失，肛门下坠，舌脉如上。中药守上方，加生黄芪15g，升麻6g，5剂。桂枝茯苓丸，每次3粒，每日3次，吞服。

此后大便溏软时，加神曲10g，山楂12g；大便秘结时，加虎杖15g，改桂枝茯苓丸为大黄䗪虫丸吞服，先后服用30剂。

三诊：1999年11月17日。肛门下坠感消失，B超复查仅发现左侧卵巢有一1.8cm×1.5cm囊性暗区，囊壁光滑，规则。中药守上方加减，续进50剂，同时口服桂枝茯苓丸以巩固疗效。

**7.癥瘕（卵巢肿瘤）**

陈某，25岁。

初诊：1997年8月5日。近来自觉腰部酸痛，右侧少腹隐痛，带下不多。B超检查提示：右侧卵巢见5.5cm×4.0cm×3.9cm大小回声不规则肿块。妇科检查：外阴无殊，阴道通畅，宫颈中度柱状上皮外移；宫体后位，正常大小，活动，质地中等，无压痛。右侧附件触及直径5cm大小的肿块，质软，触痛；左侧附件无殊。舌淡红，苔薄白，脉细。

西医诊断：慢性宫颈炎；右卵巢肿瘤，性质待查。

治法：清热解毒，活血散结。

方药：消癥汤（经验方）。

半枝莲15g，白花蛇舌草15g，夏枯草15g，皂角刺12g，三棱10g，莪术10g，海藻12g，牡蛎15g，荔枝核10g，橘核10g，制乳香4g，制没药4g，紫草12g。10剂。

桂枝茯苓丸，每次3粒，每日3次，吞服。

二诊：1997年8月19日。月经8月16日来潮，经量一般，今未净。小腹隐痛，舌脉如上。

治法：清热解毒，软坚散结。

夏枯草15g，半枝莲15g，白花蛇舌草15g，贯众20g，败酱草15g，海藻15g，牡蛎20g，紫草15g，浙贝10g，海螵蛸20g，玄参12g，益母草12g。3剂。

三诊：1997年8月22日。经行6天净，口臭，舌脉如上。中药守8月5日方，20剂。

四诊：1997年9月15日。月经9月6日来潮，经量不多，经行4天净；小腹隐痛，舌脉如上。

治法：清湿热，活血止痛。

方药：仙方活命饮加味。

金银花12g，防风10g，白芷10g，当归6g，陈皮10g，白芍10g，制乳香4g，制没药4g，皂角刺12g，天花粉12g，生甘草5g，蒲公英15g，大血藤20g，败酱草15g。5剂。

五诊：1997年9月23日。症状如上，舌脉如上。

治法：清热解毒，活血散结。

方药：消癥汤（经验方）。

半枝莲15g，白花蛇舌草15g，夏枯草15g，皂角刺12g，三棱10g，莪术10g，海藻12g，牡蛎15g，荔枝核10g，橘核10g，制乳香4g，制没药4g，紫草12g。10剂。

桂枝茯苓丸，每次3粒，每日3次，吞服。

六诊：1997年10月6日。右少腹隐痛，大便秘结，舌脉如上。中药守上方，13剂。大黄䗪虫丸，每次3g，每日2次，吞服。

七诊：1997年10月28日。月经10月18日来潮，经量不多，伴痛经。B超检查显示：右侧卵巢肿块缩小为4.1cm×1.9cm，大便秘结，舌脉如上。中药守上方，续进5剂。

大黄䗪虫丸，每次3g，每日2次吞服。

此后依上方加减续进11剂，1998年1月3日B超复查，右侧卵巢肿瘤已经消失。

### 8.癥瘕（输卵管妊娠包块）

金某，26岁。

初诊：2003年10月11日。月经8月2日来潮，发现左侧输卵管妊娠于2003年9月18日，在某医院住院保守治疗。经用甲氨蝶呤注射后，血β-绒毛膜促性腺激素降至32.11mmIU/mL，于9月30日出院。左侧少腹部隐痛，腰酸，疲乏无力，10月6日起阴道少量出血，至今未净。检测血β-绒毛膜促性腺激素2.39mIU/mL；B超检查：子宫及右侧附件未见明显病变，左侧附件发现一5.5cm×4.9cm×5.5cm囊性肿块。舌淡红，苔薄白，脉细。

西医诊断：异位妊娠包块。

治法：清热解毒，活血散结。

方药：消癥汤（经验方）。

半枝莲20g，白花蛇舌草20g，夏枯草15g，紫草12g，荔枝核12g，橘核12g，三棱12g，莪术12g，皂角刺12g，牡蛎15g，海藻15g，制乳香4g，制没药4g，生黄芪12g，党参15g。7剂。

二诊：2003年10月18日。服药之后所有不适症状均消失，阴道出血停止，舌脉如上。

半枝莲20g，白花蛇舌草20g，夏枯草15g，紫草12g，荔枝核12g，橘核12g，三棱12g，莪术12g，皂角刺12g，牡蛎15g，海藻15g，制乳香4g，制没药4g，三七4g，丹参15g。7剂。

大黄䗪虫丸，每次3g，每日3次，吞服。

三诊：2003年10月25日。B超复查见左侧附件有一2.9cm×2.0cm混合性包块，大便溏软，舌脉如上。

半枝莲20g，白花蛇舌草20g，夏枯草15g，紫草12g，荔枝核12g，橘核12g，三棱12g，莪术12g，皂角刺12g，牡蛎15g，海藻15g，制乳香4g，制没药4g，神曲10g，丹参15g，山楂15g。7剂。

桂枝茯苓丸，每次3粒，每日3次，吞服。

四诊：2003年11月1日。大便溏软，肠鸣，舌脉如上。

半枝莲20g，白化蛇舌草20g，夏枯草15g，紫草12g，荔枝核12g，橘核12g，三棱12g，莪术12g，皂角刺12g，牡蛎15g，海藻15g，制乳香4g，制没药4g，丹参15g，神曲10g，槟榔10g，木香10g，炒谷芽10g，炒麦芽10g。7剂。

桂枝茯苓丸，每次3粒，每日3次，吞服。

五诊：2003年11月9日。月经11月2日来潮，今未净，无不适，舌脉如上。

治法：调气清湿热。

方药：四逆散加味。

柴胡10g，枳壳10g，白芍10g，败酱草10g，大血藤15g，椿根皮15g，半枝莲15g，土茯苓15g，蒲公英15g，小蓟15g，大蓟15g，萆薢10g，生甘草6g。7剂。

妇科千金片，每次6片，每日3次，吞服。

六诊：2003年11月15日。B超复查示：左侧附件包块已经消失，腰部微坠，舌脉如上。

治法：清热解毒，活血散结。

方药：消癥汤（经验方）。

半枝莲20g，白花蛇舌草20g，夏枯草15g，紫草12g，荔枝核12g，橘核12g，三棱12g，莪术12g，皂角刺12g，牡蛎15g，海藻15g，制乳香4g，制没药4g，野荞麦根20g，升麻8g。14剂。

桂枝茯苓丸，每次3粒，每日3次，吞服。

### 9.癥瘕（子宫肌瘤）

张某，30岁。

初诊：1997年10月31日。经期长，经量中等，9天净。月经10月20日来潮。妇科检查：外阴无殊，阴道通畅，宫颈肥大；宫体前位，偏大，活动，质地中等，压痛；两侧附件无压痛。B超检查提示：子宫前壁见一20mm×20mm大小回声略强团块，边界清，向外突出。舌淡红，苔薄白，脉细。

西医诊断：子宫浆膜下肌瘤。

治法：清热解毒，活血散结。

方药：消癥汤（经验方）。

半枝莲20g，白花蛇舌草20g，夏枯草15g，紫草12g，荔枝核12g，橘核12g，三棱12g，莪术12g，皂角刺12g，牡蛎15g，海藻15g，制乳香4g，制没药4g。随症加减50剂。

桂枝茯苓丸，每次3粒，每日3次，吞服。

月经过多时服用下药：

水牛角（先浸、先煎）30g，生地黄20g，生白芍12g，丹皮炭10g，桑叶30g，地榆20g，槐花15g，侧柏炭10g，阿胶（烊冲）10g，贯众炭12g，仙鹤草20g。

二诊：1998年1月6日。B超复查：子宫肌瘤已消失。

### 10.盆腔炎症性疾病后遗症

陈某，37岁。

初诊：2007年2月1日。下腹胀痛5天，连及阴部，并有便意，腰酸痛，阴痒，月经1月18日来潮。平素月经周期规则，经量不多，经色鲜红，夹血块，伴小腹阵痛，7天净。

带下量多，如涕，纳可，二便正常。生育史：2-0-2-2，两侧输卵管已经结扎。妇科检查：外阴无殊，阴道通畅，宫颈光滑；宫体后位，正常大小，活动，质中，轻压痛；右侧附件压痛，左侧附件无压痛。舌淡红，苔薄白，脉细。

西医诊断：盆腔炎症性疾病后遗症。

治法：活血化瘀，清理湿热。

方药：桂枝茯苓丸加味。

桂枝6g，茯苓10g，炒白芍10g，牡丹皮10g，桃仁10g，蒲公英15g，大血藤15g，大蓟15g，小蓟15g，延胡索10g，大腹皮15g，路路通10g。7剂。

清热解毒灌肠液，每日50mL，保留灌肠。

二诊：2007年2月8日。下腹刺痛，腰部酸痛，舌脉如上。中药守上方加制乳香5g，制没药5g，皂角刺12g，石见穿15g，7剂。清热解毒灌肠液，每日50mL，保留灌肠。

三诊：2007年2月15日。左侧少腹微胀，带多色白，腰痛，乳胀痛，舌脉如上。

桂枝6g，茯苓10g，炒白芍10g，牡丹皮10g，桃仁10g，蒲公英15g，大血藤20g，皂角刺12g，石见穿15g，制乳香5g，制没药5g，路路通10g，青皮10g。7剂。

清热解毒灌肠液，每日50mL，保留灌肠。

四诊：2007年2月22日。腰痛明显减轻，左侧少腹痛除，右侧少腹隐痛，舌脉如上。中药守上方去制乳香、制没药，加延胡索10g，益母草15g，7剂。清热解毒灌肠液，每日50mL，保留灌肠。

五诊：2007年3月1日。月经2月22日来潮，4天净，无腰腹疼痛，继续巩固治疗，舌脉如上。

桂枝6g，茯苓10g，炒白芍10g，牡丹皮10g，桃仁10g，蒲公英15g，大血藤20g，皂角刺12g，石见穿15g，制乳香5g，制没药5g，延胡索10g。7剂。

清热解毒灌肠液，每日50mL，保留灌肠。

### 11.腰痛

简某，37岁。

初诊：2021年2月23日。患者近2个月腰痛明显，月经2021年2月7日来潮，经量中，纳寐可，二便无殊。生育史：0-0-7-0，2011年孕8$^+$周，因弓形虫感染行人流术；2012年右侧输卵管妊娠行取胚术，2013年孕11周胎停行人流术，2014年生化妊娠，2015年左侧输卵管妊娠行左输卵管切除术，2018年11月至2020年5月行胚胎移植术4次均失败。2020年10月30日，宫腔镜检查提示宫腔粘连。2020年12月9日B超检查：子宫多发肌瘤，最大肌瘤17mm×13mm×16mm。舌淡红，苔薄白，脉细。

中医诊断：腰痛（湿热瘀阻型）。

治法：活血化瘀，清利湿热。

方药：桂枝茯苓丸合当归芍药散加味。

桂枝6g，赤芍10g，桃仁10g，牡丹皮9g，茯苓10g，当归9g，泽泻10g，炒白术10g，川芎6g，败酱草20g，蒲公英15g，大血藤30g。7剂。

二诊：2021年3月2日。腰痛已除。

**【按语】**

桂枝茯苓丸是"下癥"之药，主要用于治疗卵巢囊肿、盆腔炎症性疾病后遗症性包块、包块型异位妊娠、子宫肌瘤等癥积有形的疾病，以及闭经、盆腔淤血综合征等无形但仍属于瘀血阻滞的疾病。从其药物的组成和剂型来看，桂枝温通经脉；丹皮、桃仁破瘀血，攻癥积；茯苓利导；芍药和营，为活血化瘀之轻剂，而非峻伐之品。因为丸剂，更为缓图。

案1为月经后期。虽子宫内膜已达到9mm，腰腹疼痛仍不能来潮。平素经来夹血块，当为瘀血阻滞之兆，用桂枝茯苓丸改为汤剂；白芍易为赤芍，加䗪虫、水蛭、虻虫、茺蔚子、丹参、鸡血藤、川牛膝以破血行经，经水终潮。初诊使用的扇叶铁线蕨味苦，性寒，可以清湿热保肝；平地木味辛、微苦，性平，既可治疗经闭痛经，又可以利湿保肝；鸡血藤味苦、微甘，性温，具有活血舒筋、养血调经的作用，《纲目拾遗》称其"能生血、和血、补血、破血"，故经常用于月经失调，只是用于破血时剂量宜大，需要时30g或45g用量亦不为过。《常见病验方研究参考资料》治疗闭经的方中，就单用鸡血藤90~120g，水煎服。

案2为经量过少。根据经色黯，以及隐痛、阴坠等症状，可以作为瘀血阻滞辨证论治的依据。《灵枢·九针十二原》称"宛陈则除之"，故用桂枝茯苓丸合旋覆花汤加益母草、川牛膝、丹参活血化瘀，通经畅流，一诊即愈。

案3为子宫内膜异位症引起的痛经。子宫内膜异位症的病灶是由于血溢脉外所致，即《灵枢·百病始生》所说的："留而不去，传舍于肠胃之外，募原之间，留著于脉，稽留而不去，息而成积。"患者经紫量少夹块，喜热敷，属于寒凝血瘀无疑，故用桂枝茯苓丸合当归四逆汤、金铃子散、失笑散以活血化瘀，温经止痛。

案4为阴吹。该病虽无大碍，但为难言之隐。患有盆腔炎症性疾病后遗症和子宫内膜异位症，以桂枝茯苓丸为基本方，加䗪虫、制没药、延胡索以活血化瘀止痛，蒲公英、大血藤清理湿热，续断、杜仲益肾，虽未治阴吹，但阴吹不治而愈。值得一提的是，将桂枝茯苓丸中的白芍改为乌药，去其收敛之性，扬其行气之功，亦有寓意其中。

案5、案6、案7分别为卵巢囊肿、卵巢子宫内膜异位囊肿和卵巢肿瘤，属于癥瘕范畴。《灵枢·水胀》对肠覃作如下描述："寒气客于肠外，与卫气相搏，气不得荣，因有所系，癖而内著，恶气乃起，瘜肉乃生。其始生也，大如鸡卵，稍以益大，至其成，如怀子之状，久者离岁。按之则坚，推之则移，月事以时下，此其候也。"后人认为，此中所写，就是卵巢肿瘤。癥积多为痰热血瘀胶结所致，不能速消，只能缓图，故以清热解毒、活血消癥为治疗原则，以消癥汤配合桂枝茯苓丸为主治，使癥积得以消除。

案8为输卵管妊娠包块。有腹痛和阴道少量出血。此为离经之血凝结所致，故以消癥汤配合桂枝茯苓丸治疗，使外溢之瘀血逐渐得消。

案9为子宫肌瘤。即《灵枢·水胀》中的"石瘕"。《灵枢·卫气》有"痛可移者，易已也；积不痛，难已也"。此即难已之疾。《灵枢·水胀》"导而下"者，无非通导而利下，属攻下之法，故以消癥汤配合桂枝茯苓丸治疗获效。

《灵枢·本脏》云："视其外应，以知其内藏，则知所病矣。"但是许多癥瘕之疾在临床上却没有任何外在症状表现，因而辨证也常常无从着手。因此，辨病论治往往成为其重要的治疗手段，这一点务必清楚。

案10为慢性盆腔炎性疾病后遗症。表现为腹痛连阴、腰部酸痛、带多如涕。此为两侧输卵管结扎，胞脉受伤，湿热内阻。故以桂枝茯苓丸活血化瘀，加蒲公英、大血藤、大小蓟、延胡索、大腹皮、路路通等调气机，清湿热。由于盆腔炎性疾病后遗症病程缠绵难愈，需要长期治疗，应多法并用，故再加清热解毒灌肠液保留灌肠，经过一段时间治疗，终使临床症状消失。桂枝茯苓丸偏温，作为煎剂，可缓解配伍中寒凉药物所带来伤胃的副作用。目前市肆所售的桂枝茯苓丸胶囊常有伤胃之弊，宜餐中或餐后服用为宜。

案11为腰痛。患者有多次手术病史和子宫肌瘤，在辨证上属于瘀夹湿热。故用桂枝茯苓丸合当归芍药散加味以活血化瘀，清利湿热，2个月之苦，一诊而愈。

根据《金匮要略》原文，有人认为该方可用于子宫肌瘤引起的先兆流产，这是对原文的误解，虽其理论依据是《素问·六元正纪大论》中的"有故无殒"，但验之于临床，鲜有不覆巢者。

# 六三、桂枝附子汤

**【原文】**

伤寒八九日，风湿相搏，身体疼烦，不能自转侧，不呕，不渴，脉浮虚而涩者，桂枝附子汤主之。若大便坚，小便自利者，去桂加白术汤主之。《金匮要略·痉湿暍病脉证治第二》

**【组成与用法】**

桂枝四两，去皮　生姜三两，切　附子三枚，炮，去皮，破八片　甘草二两，炙　大枣十二枚，擘

上五味，以水六升，煮取二升，去滓，分温三服。

**【功效】**温经散寒，祛风除湿。

**【医案】**

### 1.经行腰部冷痛

李某，31岁。

初诊：2006年3月25日。因右侧少腹牵拉性疼痛进行性加剧两年，曾于3月10日就诊。有性生活接触性出血史，赤带时见，夜间腰胀。月经周期规则，经量少，经色黯红，夹血块，3～4天净，经前乳房胀痛，纳便正常。生育史：0-0-0-0，避孕。妇科检查提示子宫偏小、盆腔炎症性疾病后遗症。曾予四逆散加清理湿热药物14剂，清湿热中药保留灌肠10剂，中成药抗宫炎片4盒口服。此次月经3月23日来潮，今未净，腰部冷痛4天。舌淡红，苔薄白，脉细。

治法：温经散寒，祛风除湿。

方药：桂枝附子汤合甘姜苓术汤。

桂枝10g，炙甘草6g，生姜9片，大枣10枚，淡附片12g，茯苓12g，炒白术12g。4剂。

二诊：2006年4月1日。腰部冷痛已经消失。

二旬后随访，腰部冷痛未再发生。

### 2.身冷

吴某，54岁。因"畏寒5年"就诊。

初诊：2021年5月20日。患者2005年于5个月内分别行人流术、生化妊娠各1次，流产后调护失当，受风后出现乏力不适。2016年6月因脚部外伤累及腰椎，牵引过程中

因空调受寒，后因在外地病情加剧。2017年9月绝经。2018年三伏天艾灸后汗出，自觉畏寒减轻8成。现自觉呼吸浅、困难，吸气时尤著，头昏蒙；在空调房中全身畏寒，以腰骶、胃脘为著，雨天不能外出，外出则觉足部有风进入体内。胃纳一般，寐浅，排便困难，每日一解，成形。2017年发现大鱼际处肌肉凹陷萎缩。生育史：1-0-1-1。舌淡红，苔薄白，脉细。

中医诊断：身冷（卫阳不足）。

治法：调和营卫，温阳益气。

方药：桂枝附子汤加味。

桂枝15g，炒白芍6g，炙甘草6g，生姜5片，大枣5个，淡附片5g，生黄芪15g，金狗脊12g。7剂。

二诊：2021年5月27日。呼吸顺畅，吸气正常，前胸及后背冷，似受风感，身冷减轻，舌脉如上。中药守上方，改附子9g、桂枝12g，7剂。

三诊：2021年6月3日。前胸及后背微冷，受风感除，身冷减轻，夜晚可穿短袖，盖薄被，呼吸深度较前改善，二便调，舌脉如上。中药守上方去金狗脊，改附子12g，桂枝15g，7剂。

四诊：2021年6月10日。身冷较前继续减轻，舌脉如上。中药守上方加别直参（调冲）6g，7剂。

五诊：2021年6月17日。身冷续减，二便调，舌脉如上。中药守上方改附子15g，7剂。

六诊：2021年6月28日。前胸及后背冷感消失，于空调房中腰部受风感亦消失，二便正常，自行艾灸治疗，舌脉如上。中药守上方，7剂。

【按语】

陈修园《金匮要略浅注》称桂枝附子汤"此又于伤寒不愈，合风湿为病而出二方（另有一方）也。"《灵枢·百病始生》称"百病之始生也，皆生于风雨寒暑……清湿则伤下"。其中"清湿则伤下"，即为寒湿之邪伤人体的下部之意。

案1为经行。腰部冷痛新疾，时值天寒地冻之际，考虑经期脉络空虚，为外界寒湿之邪所中。故以桂枝附子汤驱散外在之风寒湿邪，合甘姜苓术汤以增强健脾温散寒湿之功，由于方药对症，一诊而瘥。

案2为身冷。起因于妇科手术、生活将理失调，导致正气虚弱，卫阳受损，寒邪入侵。正如《素问·调经论》所云："阳虚则外寒……阴盛则内寒。"用桂枝附子汤加黄芪温阳补卫，益气散寒，使五载之疾得以逐渐恢复。

# 六四、桂枝加桂汤

## 【原文】

发汗后，烧针令其汗，针处被寒，核起而赤者，必发奔豚，气从少腹上至心，灸其核上各一壮，与桂枝加桂汤主之。《金匮要略·奔豚气病脉证治第八》

## 【组成与用法】

桂枝五两　芍药三两　甘草二两，炙　生姜三两　大枣十二枚

上五味，以水七升，微火煮取三升，去滓，温服一升。

## 【功效】温通阳气，平冲降逆。

## 【医案】

### 1.痛经

徐某，22岁，未婚。

初诊：2005年9月29日。15岁初潮，月经周期28～37天，经量不多，5天净。2年来，每次月经来潮第1天小腹剧痛，且呈进行性加剧，经量少，经色黯，无血块；伴恶心呕吐，全身发冷，出冷汗。舌红，苔薄白，脉细。

治法：温经散寒止痛。

方药：桂枝加桂汤合金铃子散加味。

桂枝9g，炒白芍6g，炙甘草6g，生姜6片，大枣6枚，益母草20g，香附10g，延胡索10g，川楝子10g。14剂。

吩咐经前一周开始服药，至痛经消失时停止服药。

二诊：2005年11月22日。此次月经11月1日来潮，腹痛轻微，而身冷、恶心、呕吐等现象均消失，舌脉如上。中药守上方，加九香虫10g，鹿衔草15g，14剂，依法服用。

### 2.妊娠身冷

高某，26岁。

初诊：2005年9月22日。停经40天，检测血β-绒毛膜促性腺激素265.28mIU/mL，孕酮65.7nmol/L。脐周隐痛，矢气则宽，大便时溏，日解二次，口淡，纳可脘馁。舌稍红，苔薄白，脉细滑。

治法：清湿热，调气机，和脾胃。

方药：黄芩加半夏生姜汤加味。

黄芩10g，炙甘草6g，炒白芍10g，半夏10g，生姜4片，大枣5枚，薤白10g，槟榔5g，神曲10g。4剂。

二诊：2005年9月26日。上症悉除，小腹隐痛，矢气多；检测血β-绒毛膜促性腺激素为1233.89mIU/mL。舌稍红，苔薄白，脉滑。

治法：和血清热，调气止痛。

方药：当归散加味。

当归5g，炒白芍12g，川芎5g，白术10g，炒黄芩10g，莲蓬10g，葱白4根，薤白10g，槟榔5g。3剂。

三诊：2005年9月29日。食用乳制品之后，水泻一天，胃脘不适，口淡纳欠，舌脉如上。

治法：温清并进，和胃降逆。

方药：半夏泻心汤加味。

半夏12g，炒黄芩10g，黄连5g，炮姜5g，炙甘草6g，大枣6枚，党参12g，木香6g，薤白10g，炒粳米30g。6剂。

四诊：2005年10月5日。进药1剂，腹泻即止。腰酸痛，脘馁嗳气，口淡，畏寒，四肢逆冷，虽烈日热风而长袖加身。舌淡红，苔薄白，脉细。

治法：温阳暖中，调气和胃。

方药：桂枝加桂汤加味。

桂枝8g，炒白芍6g，炙甘草6g，生姜5片，大枣6枚，砂仁（冲）5g，佛手10g。3剂。嘱此剂少饮频服，以知为度，不必尽剂。

五诊：2005年10月8日。进药1剂，身冷悉除，余药未服。就诊当天适遭寒流，气温虽骤降6℃，仍袭短袖而未觉寒凉。纳可，脘馁嗳气，口淡，舌脉如上。

治法：温胃调气降逆。

方药：半夏散及汤合橘皮汤。

半夏12g，桂枝6g，炙甘草6g，陈皮10g，生姜5片。5剂。

### 3.产后身冷

陈某，29岁。因"产后27天，头、背及双手发冷10余天"就诊。

初诊：2020年9月26日。患者于8月30日顺产后出现头部、背部及双手发冷，伴较多出汗，出汗后自觉冰凉，需立即换衣，头部发冷时包住头部可稍缓解。纳呆，不久前食鸡蛋后出现胃脘顶胀；今开始有饥饿感，但少量饮食就觉胃脘部顶胀，嗳气后缓解；口黏，无口苦，寐可，大便3日1次，小便无殊；恶露未净，量少。舌淡红稍嫩，苔薄腻，脉软。

中医诊断：产后身冷。

治法：温阳固卫止汗。

方药：桂枝加桂汤合麻杏薏甘汤。

桂枝12g，炒白芍6g，炙甘草6g，生姜5片，大枣5枚，麻黄根10g，杏仁10g，薏苡仁30g。3剂。

保和丸，每次6g，每日2次。

二诊：2020年9月29日。胃脘部不适缓解，身体仍冷，睡前和吃饭时出汗较多，恶露减少，便秘，4～5日未解。舌脉如上。

方药：桂枝加桂汤合桂枝加龙骨牡蛎汤加味。

桂枝9g，炒白芍6g，炙甘草6g，生姜5片，大枣5枚，龙骨15g，牡蛎15g，生黄芪15g，炒薏苡仁20g，蜂蜜50mL。7剂。

三诊：2020年10月8日。无出汗，后背微凉，胃脘转舒，大便正常，昨晚发热38℃，不久即退。舌脉如上。

方药：桂枝加桂汤加味。

桂枝12g，炒白芍6g，炙甘草6g，生姜5片，大枣5枚，薏苡仁20g，炒白术10g。7剂。

小建中汤咀嚼片，每次5片，每日3次。

四诊：2020年10月13日。患者于10月9日起发热，注射抗生素后热退2天。现觉后枕部疼痛，后背微凉，口干。服用小建中汤咀嚼片后，胃口大开。舌淡红，苔薄腻，脉细。

方药：桂枝加桂汤合麻杏薏甘汤加味。

桂枝10g，炒白芍5g，炙甘草5g，麻黄根10g，杏仁10g，薏苡仁20g，天花粉10g，生姜5片，大枣5枚。7剂。

小建中汤咀嚼片，每次5片，每日3次。

五诊：2020年10月20日。现无发热，轻微盗汗，头额微凉，多寐，口苦，口干减轻。

方药：桂枝加桂汤加味。

桂枝10g，炒白芍5g，炙甘草5g，薏苡仁30g，黄芪15g，天花粉10g，生姜5片，大枣5枚，6剂

六诊：2020年10月26日。身冷已除，口干，或口苦。舌稍淡，苔薄腻，脉软。中药守上方，加太子参15g，7剂。

小建中汤咀嚼片，每次5片，每日3次。

### 4.小腹寒冷

参见"白通汤"条第2案。

【按语】

桂枝加桂汤中以桂枝汤主太阳之邪，加桂以伐上逆奔豚之气。此外，桂枝配伍甘草，更佐姜枣，辛甘化阳，温通心阳而降冲逆；芍药配伍甘草酸甘化阴，可平调阴阳。

镇痛实验结果表明，桂枝加桂汤对醋酸引起的扭体反应发生率有明显抑制作用（《现代中药药理与临床》，王本祥主编，天津科技翻译出版公司2004年出版）。

案1为痛经。小腹剧痛，经少色黯，身冷出汗，为寒气凝滞内外之证，虽有舌红犹可舍之。故以桂枝加桂汤温经散寒，调和营卫以止痛；加益母草、香附、延胡索、川楝子理气和血止痛。

案2为妊娠身冷。虽与奔豚无涉，但屡屡腹泻，脾胃阳气日损，胃纳不振，化生益乏，终致护外之阳日衰，阳气未能布达，虽天尚温而四末冰冷，周身不胜寒冷。《素问·生气通天论》说："阳气者，若天与日，失其所，则寿折而不彰。"此言足见阳气对于人体的重要性。此时当以温阳气，固营卫为首务。以桂枝汤固护营卫，加重桂枝温补阳气。药味未变，而方义迥异。《药义明辨》称桂枝"助热伤阴，最易堕胎、动血"。然阳虚之证，非重用桂枝则不能温其阳，此犹炭火之于冰释。由于药证相符，故覆杯而愈。

案3为产后身冷。系营卫虚弱，固摄乏力，多汗伤阳所致。用桂枝加桂汤以温补卫阳，以桂枝加龙骨牡蛎汤固表止汗；后用桂枝加桂汤合麻杏薏甘汤温阳固表，解除表湿，终使产后难疾迎刃而解。

案4为小腹寒冷。系寒邪所中。《素问·阴阳应象大论》说："气味辛甘发散为阳。"此时，当用辛甘方剂发散阳气，驱散寒气，桂枝加桂汤正是此方；合温通散寒的白通汤，以增强疗效，阴霾除，彤日出，腹寒顿消。

# 六五、桂枝加黄芪汤

【原文】

1.黄汗之病，两胫自冷；假令发热，此属历节；食已汗出，又身常暮盗汗出者，此劳气也；若汗出已，反发热者，久久其身必甲错；发热不止者，必生恶疮。若身重，汗出已，辄轻者，久久必身瞤，瞤即胸中痛，又从腰以上必汗出，下无汗，腰髋弛痛，如有物在皮中状；剧者不能食，身疼重，烦躁，小便不利。此为黄汗，桂枝加黄芪汤主之。《金匮要略·水气病脉证并治第十四》

2.诸病黄家，但利其小便，假令脉浮，当以汗解之，宜桂枝加黄芪汤主之。《金匮要略·黄疸病脉证并治第十五》

【组成与用法】

桂枝三两　芍药三两　甘草二两　生姜三两　大枣十二枚　黄芪二两

上六味，以水八升，煮取三升，温服一升，须臾，饮热稀粥一升余，以助药力，温覆取微汗。若不汗，更服。

【功效】益气，调和营卫。

【医案】

## 1.人工流产后多汗身冷

余某，37岁。

初诊：2001年11月14日。10月20日药物流产后恶露不绝，经治疗出血于11月9日净。近10天动辄出汗，身冷。舌淡红，苔薄白，脉细。

治法：益气和营，益阳固涩。

方药：桂枝加黄芪汤合桂枝加龙骨牡蛎汤、桂枝加附子汤。

生黄芪15g，桂枝6g，炒白芍6g，炙甘草6g，生姜4片，大枣6枚，淡附片5g，煅龙骨12g，煅牡蛎12g。3剂。

二诊：2001年11月19日。出汗消失，身冷，寐浅，纳差，舌脉如上。

治法：益阳和营，养心安神。

方药：桂枝加附子汤加味。

淡附片9g，桂枝8g，炒白芍8g，炙甘草8g，生姜4片，大枣6枚，龙齿20g，酸枣仁30g，柏子仁15g。3剂。

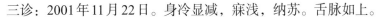

三诊：2001年11月22日。身冷显减，麻浅，纳苏。舌脉如上。

治法：补益心脾，佐以温阳。

方药：归脾汤加味。

党参15g，炙黄芪12g，白术10g，茯苓10g，当归6g，远志10g，酸枣仁10g，木香4g，柏子仁10g，龙齿15g，秫米20g，淡附片6g。10剂。

### 2.产后身冷腰背拘急

黄某，29岁。因"产后身冷腰背不能直3年"就诊。

初诊：2020年5月6日。患者3年前分娩后出现膝关节、足底冰凉，下肢乏力麻木，腰背冷痛沉重，不能挺直。经过针灸、正骨、三伏贴等治疗，3年未愈，胃脘寒冷饱胀。舌淡红，苔薄白，脉细。

中医诊断：产后身冷（寒凝经络）。

治法：温阳活血。

方药：桂枝15g，吴茱萸10g，细辛10g，威灵仙10g，独活15g，制乳香10g，制没药10g，红花10g。7剂。

水煎泡脚，每日4次，每次10分钟。

二诊：2020年5月13日。药后足底寒冷明显好转，温热感从足底上升至膝关节。舌脉如上。中药守上方，加淡附片12g，7剂。用法同上。

三诊：2020年5月19日。膝关节、足底冰凉感均已消失。腰背冷痛沉重，不能挺直乏力，头痛，头面发凉，易汗鼻塞，胃脘寒冷饱胀，舌麻。舌脉如上。

方药：桂枝加黄芪汤。

桂枝9g，炒白芍9g，炙甘草9g，生黄芪12g，党参15g，葛根10g，藁本10g，生姜5片，红枣5枚。7剂。

中药煎2次分服，煎第三次浸泡手足。

四诊：2020年5月26日。进药第二剂，通体暖和，头面、腰背冷痛沉重明显减轻，腰背可以挺直，舌麻减轻，出汗减少，鼻塞。患者原以为腰背要困扰终生，现症状大减而兴奋失寐。舌脉如上。中药守上方，改桂枝、炒白芍为12g，改葛根、生黄芪为15g，7剂。用法同上。

五诊：2020年6月3日。足底冷除，其余症状续见改善，鼻塞除，胃脘寒冷饱胀减半。舌脉如上。中药守上方，加淡附片6g，7剂。

六诊：2020年6月10日。背部流汗减轻，胃脘寒冷饱胀十去其八，舌麻，短气。舌脉如上。中药守上方，桂枝、淡附片加至15g，党参加至20g，加枳壳6g，7剂。

七诊：2020年6月17日。上症续见好转。舌脉如上。中药守上方，加檀香5g，枳壳加至9g，7剂。

八诊：2020年6月24日。胃脘舒服，背部流汗近除，舌麻续减，背部微痛3天，月经来潮，平时经期半月方净。舌脉如上。中药守上方，淡附片改为12g，加鹿角胶（烊冲）10g，7剂。

九诊：2020年7月1日。症状续减，月经已净。舌脉如上。中药守上方，淡附片加至15g，7剂。

十诊：2020年7月8日。药后诸症均愈。

### 3. 垂体手术后身冷背热

李某，41岁。

初诊：2003年11月12日。2003年6月25日行垂体肿瘤切除术，术后月经至今未潮，纳欠，偶有恶心。平时月经周期规则，经量多，夹血块，7天净。B超检查：子宫三径3.6cm×2.6cm×3.5cm，子宫内膜厚度3mm。雌二醇143.4pmol/L，泌乳素779.9mIU/mL。于10月20日开始服用溴隐亭片，每日2.5mg，同时用中药调理。因恶心呕吐，在服溴隐亭片3天之后自行停服，胃肠道症状消失。就诊时，气温微凉，但患者白天身冷寒战，风雪衣加身，夜间背脊如火烧燎，蹬被卧簟席取凉，辗转反侧，整夜少寐。舌淡红，苔薄白，脉细。

治法：温阳益阴，补任充督。

方药：桂枝加黄芪汤加味。

生黄芪15g，桂枝6g，炒白芍6g，炙甘草6g，生姜5片，大枣6枚，龟甲胶（烊冲）10g，鹿角胶（烊冲）10g，紫石英15g，酸枣仁12g，远志10g，菖蒲6g。5剂。

二诊：2003年11月20日。身冷背热诸症悉除，舌脉如上。

治法：补任益督，巩固疗效。

熟地黄12g，山萸肉12g，菟丝子15g，枸杞子15g，龟甲胶（烊冲）10g，鹿角胶（烊冲）10g，何首乌15g，巴戟天12g，覆盆子12g，炒白芍10g，紫石英15g，夜交藤20g。7剂。

### 4. 清宫化疗后身冷

林某，22岁。

初诊：2006年10月6日。2月16日和2月23日因葡萄胎分别两次清宫。6月21日X胸片发现肺部转移性病灶，诊断为侵蚀性葡萄胎住院进行化疗，化疗之后肺部病灶缩小出院。近2个月经前乳房胀明显，经来头2天小腹疼痛，经量一般，7天净，带下不多，大便秘结、3天一解。7月7日前来就诊时，正住院继续进行化疗，同时进行β-绒毛膜促性腺激素的定量监测。妇科检查：外阴无殊，阴道通畅，宫颈中度柱状上皮外移；宫体后位，大小正常，活动，质地中等，无压痛；两侧附件无压痛。西医诊断：①侵蚀性葡萄胎肺转移。②两侧附件炎。当时投用的中药方剂以礞石滚痰丸加减为基本方：制大黄10g，礞石15g，黄芩9g，川石斛12g，天花粉15g，北沙参15g，半枝莲15g，白花蛇舌草15g，藤梨根20g，海藻15g，蛇莓20g，蜈蚣（研吞）4条，先后服用29剂。8月9日β-绒毛膜促性腺激素＜1.2mIU/mL。9月2日X胸片检查，转移病灶已经消失；B超检查：盆腔未发现异常。10月6日就诊时虽已入秋，但外界气温仍高，诊室内仍用空调和电扇取凉，但患者自诉身冷难禁、面色少华。舌稍红，苔薄白，脉滑。

治法：益气和营卫。

方药：桂枝加黄芪汤加味。

桂枝6g，炒白芍6g，炙甘草6g，生姜5片，大枣6枚，生黄芪15g，当归9g。5剂。

二诊：2006年10月11日。身冷已除。

【按语】

桂枝加黄芪汤由桂枝汤加黄芪而成，除桂枝汤调和营卫外，又增黄芪益气，故可用此方治"两胫自冷"的"黄汗之病"，当然也可治疗表卫阳虚的多汗症。

案1为人工流产后多汗身冷。人工流产后出血日久，最易损伤胞脉，耗及气血，导致阴血阳气不足。若阳虚卫不固外，即见案1诸症。《素问·阴阳应象大论》说："阴胜则身寒，汗出，身常清（清凉），数慄而寒。"此阴胜者，当为阳虚也，故以桂枝加黄芪汤益阳固卫敛汗，加龙、牡以固涩，增附子以温阳。《灵枢·九针》有"心主汗"说，汗多心伤，故寐浅递现，最后以归脾汤加附片等温养心脾以收功。

案2为产后身冷，腰背拘急。产后腠理开疏，风寒易侵。肢末药力难达，故先取汁外洗，待足冷愈后，重新煎服。桂枝加黄芪汤是治黄汗之方。黄汗有两胫冷、汗出、腰髋弛痛、身疼重等症状，与该案相近，故一投中鹄。

案3为垂体手术后身冷背热。《扫叶庄医案》有案云："阳维失护，自觉背脊烘热，汗则大泄出不止，汗过周身冰冷畏寒且不成寐，寐则气冲心跳，汗亦自止，以阴不内守，阳不护外主治。"该案与案2近似，唯寒热发作时间有异。《灵枢·寒热病》中有"皮寒热者，不可附席"的记述，与案2类似。案3昼寒夜热分明，与叶案热后即寒不同，虽则如此，阴阳调燮失理则一，均系阳维为病也。《难经》云："阳维为病，苦寒热。"以阳维纲维一身之阳而司外护故也。外护不周，开泄则身热汗出，阳弱则身冷畏寒。《吴医汇讲》称："《二十九难》曰：'阳维为病苦寒热，阴维为病苦心痛。'越人但有是说，而无治法，后人以桂枝汤为治，可谓中肯。"叶案以桂枝、鹿茸、归、芍、参、柏子仁、牡蛎、茯神治疗，我则以桂枝加黄芪汤加鹿角胶以补督壮阳；加龟甲胶以益任滋阴，督任充益，可以维系一身之阴阳，从而使寒热诸症顷刻消弥。紫石英是妇科的一味常用药物，在此案可以"定心定志"（《本草再新》），还"可通奇脉"（《本草便读》），枣仁、远志、菖蒲则能养心安神。

案4为葡萄胎两次清宫后身冷。侵蚀性葡萄胎肺转移再行化疗，服用清热解毒、化痰散结的中药之后出现身冷症状，并见面色少华。《素问·四气调神大论》云："阳者，卫外而为固也。"故此案为阳气屡遭斲伐而伤，不能敷布温煦所致。阳气对于人体具有重要意义，故《素问·四气调神大论》说："凡阴阳之要，阳密乃固。……故阳强不能密，阴气乃绝；阴平阳秘，精神乃治；阴阳离决，精气乃绝。"若此时仍一味清热祛邪不悟，而忘扶阳固卫，则危殆旋踵立现。扶阳用桂枝加黄芪汤，佐以当归，以益气和营卫，此乃遵《素问·至真要大论》"辛甘发散为阳"用药之法。

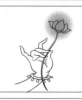

# 六六、桂枝加龙骨牡蛎汤
# （又名桂枝龙骨牡蛎汤）

【原文】

夫失精家，少腹弦急，阴头寒，目眩，发落，脉极虚芤迟，为清谷亡血失精；脉得诸芤动微紧，男子失精，女子梦交，桂枝龙骨牡蛎汤主之。《金匮要略·血痹虚劳病脉证并治第六》

【组成与用法】

桂枝　芍药　生姜各三两　甘草二两　大枣十二枚　龙骨　牡蛎各三两

上七味，以水七升，煮取三升，分温三服。

【功效】调和阴阳，固精安神。

【医案】

## 1.经期过长

姜某，38岁。

初诊：2005年9月16日。月经9月5日来潮，至今12天未净，开始经量较多，近几天来经量减少，色鲜红，偶有血块；倦怠，眩晕。以往月经周期规则，7天净，带下色黄，有异味，有盆腔炎症性疾病后遗症病史和子宫肌瘤病史（位于子宫前壁肌层下段，大小约11mm×19mm×22mm，中段约7mm×6mm，宫底部约8mm×8mm）；平素胃寒，纳一般，寐差，二便正常。生育史：1-0-0-1，已经取出宫内节育环。舌淡红，苔薄白，脉沉细。

西医诊断：多发性子宫肌瘤；盆腔炎症性疾病后遗症。

治法：温经益气，固涩止血。

方药：桂枝加龙骨牡蛎汤加减。

桂枝6g，炒白芍6g，炙甘草6g，龙骨15g，牡蛎15g，炮姜5g，大枣6枚，炙黄芪15g，党参15g，阿胶（烊冲）10g，仙鹤草20g。3剂。

二诊：2005年9月20日。进药1剂，阴道出血即净，舌脉如上。治以活血消癥。消癥汤（经验方）加味，7剂。

## 2.经行背冷出汗

吕某，32岁。

初诊：2012年8月14日。1年前无明显诱因，月经量开始减少，此次如厕时见少量色黯经血，背脊动辄汗出，汗后背冷。月经8月10日来潮，今未净，量极少。平素月经周期30天，经期3天。腹胀腰胀。纳可，寐欠佳，多梦，二便调。舌淡红，苔薄白，脉细。

治法：调和阴阳，收敛止汗。

方药：桂枝加龙骨牡蛎汤加味。

桂枝6g，炒白芍6g，炙甘草6g，生姜5片，大枣6枚，龙骨15g，牡蛎15g，鹿角胶（烊冲）20g。6剂。

二诊：2012年8月20日。背冷出汗消失。薯蓣丸，7剂。

### 3.妊娠恶阻

竺某，31岁。

初诊：2005年12月20日。妊娠63天，恶心呕吐，口淡，泛酸水，身冷，腰痛头晕，小腹隐痛4天。舌稍红，苔薄白，脉细。

治法：温胃和中，抑酸降逆。

方药：桂枝加龙骨牡蛎汤合小半夏加茯苓汤加味。

桂枝6g，炒白芍6g，炙甘草6g，龙骨15g，牡蛎15g，炙甘草6g，生姜5片，大枣6枚，半夏12g，茯苓12g，杜仲12g。4剂。

二诊：2005年12月28日。上症减轻，嗳气，舌脉如上。中药守上方，龙骨、牡蛎各加至20g；另加莲蓬10g，甘松10g，7剂。

三诊：2006年1月11日。上症均已愈。

### 4.妊娠盗汗

朱某，25岁。

初诊：2007年1月31日。妊娠7个多月，近一个多月来盗汗明显，胸襟濡湿，夜寐多梦，食后泛酸，纳可。近3个月来，下腹抽筋感，每日出现3～4次，带下多，如糊状，无阴痒，二便正常。舌质稍黯，苔薄腻，脉细滑。

治法：和营敛汗，和胃抑酸。

方药：桂枝加龙骨牡蛎汤加味。

桂枝6g，炒白芍6g，炙甘草6g，生姜4片，大枣5枚，龙骨20g，牡蛎20g，浮小麦20g，糯稻根20g。3剂。

二诊：2007年2月3日。夜寐盗汗、食后泛酸明显减轻，下腹抽筋也减少，舌脉如上。中药守上方，续进3剂。

### 5.人工流产后多汗身冷

参见"桂枝加黄芪汤"条第1案。

### 6.产后身痛多汗

参见"黄芪建中汤"条第6案。

### 7.围绝经期综合征(潮热出汗)

项某,47岁。

初诊:2014年2月28日。潮热汗出20余天不止,胃脘不适,不欲饮水。舌淡红,苔薄白,脉细。

治法:调和阴阳,收敛止汗。

方药:桂枝加龙骨牡蛎汤加味。

桂枝6g,炒白芍6g,炙甘草6g,龙骨15g,牡蛎15g,生姜6片,大枣6枚,浮小麦20g,砂仁(杵冲)5g。7剂。

二诊:2014年3月7日。潮热出汗消失,胃脘不适好转。舌脉如上。中药守上方,去砂仁,加党参10g,7剂。

### 8.半身盗汗

李某,28岁。因"继发不孕"就诊。

初诊:2008年4月14日。盗汗10多天,侧卧时贴褥一半身体不出汗,而另一半身出汗,出汗影响睡眠;腰背酸痛,手心灼热,四肢麻木,头晕,纳欠,大便先硬后软,月经基本正常。生育史:1-0-3-1。舌淡红,苔薄白,脉细。

治法:调和营卫,收敛止汗。

方药:桂枝加龙骨牡蛎汤加味。

桂枝6g,炒白芍6g,炙甘草6g,生姜5片,大枣5枚,龙骨20g,牡蛎20g,五味子5g,浮小麦30g,薏苡仁20g,芡实30g。5剂。

二诊:2008年4月21日。半身盗汗已除,胃脘不适,舌脉如上。中药守上方,去五味子,加半夏10g,7剂。

### 9.失寐

罗某,30岁。因"反复入睡困难、身冷、多汗4年余"就诊。

初诊:2023年4月25日。患者反复入睡困难4年,严重时凌晨四五点方睡,一夜仅睡3~4小时,夜尿1~3次,伴尿量减少。平素背冷怕风,自觉手足心发烫,多汗,以胸口后背为甚,汗后觉冷,无烦躁。口干,口苦,口黏腻,饮水不解,日饮温水1000~1500mL,大便1~2日一解。月经周期30~35天,7天净,末次月经2023年1月7日来潮。2023年4月10日,因药流不净行宫腔镜下清宫术,术后服用补佳乐、地屈孕酮。现月经未潮,无腹痛,带下正常。既往史:乙肝小三阳。生育史:1-0-3-1。舌淡红,苔薄白,脉濡细。

中医诊断:不寐、身冷、自汗。

辨证:阳虚。

治法:益阳固卫,养心安神。

方药:桂枝加龙骨牡蛎汤合桂枝加附子汤加味。

淡附片6g,桂枝6g,炒白芍6g,炙甘草6g,大枣5枚,生姜5片,牡蛎20g,龙骨20g,生黄芪15g,浮小麦45g,醋20g。7剂。

五倍子35g，7剂，研末，水调，敷脐。

二诊：2023年5月4日。睡眠改善，时长可达8小时，背冷已除，余症如前。中药守上方，加金樱子20g，麻黄根10g，7剂。五倍子20g，7剂，研末，水调，敷脐。

**10.反复外感**

李某，42岁。因"反复外感8年余"就诊。

初诊：2018年11月30日。患者诉反复外感，外感愈后2～3天又患外感。今外感3天，身冷、盗汗、流清涕、打喷嚏、鼻塞、双耳闷胀。胃纳可，寐欠安，每日最多安睡4小时；常有右侧太阳穴刺痛，揉按后疼痛减轻，外感时疼痛加重。舌淡红，苔薄白，脉细。

中医诊断：外感（卫阳不固）。

治法：调和营卫，固表敛汗。

方药：桂枝加龙骨牡蛎汤。

桂枝6g，炒白芍6g，炙甘草6g，龙骨20g，牡蛎20g，生姜3片，大枣5枚。7剂。

二诊：2018年12月7日。流涕、喷嚏、鼻塞、身冷、盗汗均除，寐短。舌脉如上。中药守上方，加柏子仁30g，5剂。

三诊：2018年12月12日。寐可，睡眠时间可达7小时，微倦。舌脉如上。中药守上方，加党参15g，7剂。

四诊：2018年12月19日。精神稍见好转，舌脉如上。中药守上方，加生黄芪15g，7剂。

此后，外感不易发生。

【方剂比较】

桂枝甘草龙骨牡蛎汤与桂枝加龙骨牡蛎汤的比较（表9）

表9　桂枝甘草龙骨牡蛎汤与桂枝加龙骨牡蛎汤的比较

| 方剂 | 药物组成 | | | | | | |
|---|---|---|---|---|---|---|---|
| 桂枝甘草龙骨牡蛎汤 | 桂枝 | 炙甘草 | 龙骨 | 牡蛎 | | | |
| 桂枝加龙骨牡蛎汤 | 桂枝 | 炙甘草 | 龙骨 | 牡蛎 | 白芍 | 生姜 | 大枣 |

桂枝加龙骨牡蛎汤是在桂枝汤的基础上，加龙骨和牡蛎两味药物；而桂枝甘草龙骨牡蛎汤是在桂枝甘草汤的基础上，加龙骨和牡蛎。虽然两方均含有桂枝、炙甘草、龙骨、牡蛎，可温心阳、镇摄收敛；但后者还有白芍养阴，生姜、大枣调补脾胃。这是两方不同的地方。

【按语】

桂枝加龙骨牡蛎汤是治疗"男子失精，女子梦交"的方剂，此方由桂枝汤加龙骨、牡蛎而成。因此，桂枝加龙骨牡蛎汤之方义应为调和营卫，收敛固涩。方中桂枝汤对外感症能解肌祛邪，对内伤能调和荣卫。

案1为经期过长。经量已少，虽经色鲜红，但倦怠眩晕、胃寒、脉沉细，舍舌从脉，以冲任脾胃虚寒论治。用桂枝汤"补虚弱，调气血"（见桂枝汤按语），用龙骨、牡蛎收敛固涩，加参、芪、胶、仙鹤草以益气补虚止血。

案2为经行背冷出汗案。背为阳，腹为阴。背为膀胱经所过之处。背冷者，卫阳不足，出汗者，腠理不密。故用桂枝加龙骨牡蛎汤加鹿角胶调和阴阳，收敛止汗，一诊病除。

案3为妊娠恶阻。桂枝汤本是《金匮要略》治疗妊娠恶阻的方剂，对于脾胃虚寒的恶阻具有良好的效果，而龙骨、牡蛎两味药物可以抑酸和胃。因此，桂枝加龙骨牡蛎汤可以治疗妊娠恶阻兼见泛酸者，疗效斐然，合小半夏加茯苓汤以蠲饮降逆。

案4~案6均与妇科汗症有关。案4为妊娠盗汗，在《素问•六元正纪大论》中称为"寝汗"。中医素有"汗血同源"之称，所以汗症在妇科中是不容忽视的。《灵枢•五禁》有"大汗出之后，是三夺也"，将汗出列为五夺之一。《素问•痹论》曰："其多汗而濡者，此其逢湿甚也。阳气少，阴气盛，两气相感，故汗出而濡也。"其中的"阳气少，阴气盛"，实即阴阳营卫不调。调营卫者，桂枝汤也。对于桂枝汤，《中医方剂现代研究》（谢鸣主编，学苑出版社1997年出版）记载，"在不同机能状态下，本方能发汗，也能止汗，起到双向调节作用"；增加龙骨、牡蛎之后，使其双向作用，更偏向于收敛固涩。因此，对于妊娠盗汗、人工流产或产后属于卫气虚弱之自汗、盗汗，疗效卓著，如鼓应桴，每2~3剂即可使症状消弥。《万病回春》中治疗自汗盗汗的白龙汤，其实就是此方。案5运用桂枝加龙骨牡蛎汤，其中的龙骨、牡蛎非但可以收敛止汗，还可以抑酸和胃。由于两药均含有大量的钙，因此还可以治疗下腹抽筋或小腿抽筋，市售龙牡壮骨冲剂治疗骨质疏松症，即是两药合用的最佳例子。

案7为围绝经期综合征（潮热出汗）案。围绝经期综合征有深浅之分，浅者可用桂枝汤系列、小柴胡汤系列加味治疗，深者可用防己地黄汤加味治疗。项某潮热汗出20余天，属于病浅者，故用调和阴阳、收敛止汗的桂枝加龙骨牡蛎汤治疗。

案8为半身盗汗案。《素问•生气通天论》称："汗出偏沮，使人偏枯。"沮，为低湿的地带。原文指经常半身出汗者，容易形成偏瘫。因此，该病必须引起重视。由于患者起病10天，病情轻浅，故用桂枝加龙骨牡蛎汤加五味子、浮小麦、薏苡仁、芡实调和营卫，收敛止汗。薏苡仁与大枣配伍，可以收敛止汗，这是温州地区的民间单方。

案9为反复入睡困难、身冷、多汗4年余案。失寐与梦交其实同属心病。《张仲景方剂实验研究》（彭鑫、王洪蓓主编，中国医药科技出版社2005年出版）认为，桂枝汤对于戊巴比妥钠阈下剂量，能促进入睡率的提高；其催眠剂量能延长睡眠时间，并呈明显的量效关系。既然桂枝汤具有上述作用，桂枝加龙骨牡蛎汤的镇静安眠作用自不待言了，并且已经被证实。当然，它是针对心阳不足的失寐、心悸等症的，而非阴虚内热的失眠。以桂枝、甘草温通心阳，芍药敛阴，生姜、大枣健脾和中，龙骨、牡蛎重镇安神。桂枝汤加附子，便是桂枝加附子汤，针对的是"太阳病，发汗，遂漏不止，其人恶风"的症状；桂枝汤加黄芪，便是桂枝加黄芪汤，针对的是"食已汗出，又身常暮盗汗出者"。增一味，有多一方之妙，众方相合，获效益彰；加浮小麦养心敛汗，加醋可以酸收，五倍子敷脐可以敛汗。一诊可使4年之疾愈于一旦，经方之神可见一斑。

案10为反复外感8年余案。这是卫阳不固的原因。卫阳虚而不密，汗出腠理开而易感，用桂枝加龙骨牡蛎汤调和营卫，固表敛汗。

# 六七、桂枝去芍药加麻黄附子细辛汤

【原文】

气分，心下坚，大如盘，边如旋杯，水饮所作，桂枝去芍药加麻黄附子细辛汤主之。《金匮要略·水气病脉证并治第十四》

【组成与用法】

桂枝三两　生姜三两　甘草二两　大枣十二枚　麻黄二两　细辛二两　附子一枚，炮

上七味，以水七升，煮麻黄，去上沫，内诸药，煮取二升，分温三服，当汗出，如虫行皮中即愈。

【功效】温阳化气除湿。

【医案】

**痛经**

林某，23岁。荷兰华侨，因"痛经11年"就诊。

初诊：2006年1月25日。患者自初潮至今即有痛经，每于经期第一天开始，持续3～4天；怕冷或出冷汗，大便变软，腹痛拒按；月经周期规则，经量中等，经色黯，有小血块；带下量多，色黄，有异味；月经前后腰酸痛，面部痤疮增多，纳可，二便正常。生育史：0-0-1-0。上次月经12月26日来潮，此次经期今日开始。从2005年12月30日开始，连续煎服仙方活命饮加味21剂，以及抗妇炎胶囊。妇科检查：外阴无殊，阴道通畅，宫颈轻糜；宫体后位，正常大小，活动，质地中等，压痛；右侧附件压痛，左侧附件无压痛，三合诊右侧子宫骶骨韧带触及粟粒大小痛性结节。舌红，苔薄白，脉细。

西医诊断：痛经；盆腔炎症性疾病后遗症；子宫内膜异位症。

治法：温经散寒，活血止痛。

方药：桂枝去芍药加麻黄附子细辛汤合失笑散加味。

桂枝6g，炙甘草6g，生姜6片，大枣5枚，麻黄6g，淡附片6g，细辛5g，蒲黄10g，五灵脂10g，益母草30g，延胡索10g。5剂。

二诊：2006年1月27日。月经1月26日来潮，无痛经，要求出国带药，舌脉如上。

治法一：和气血，清湿热。

方药：四逆散合金铃子散加味。

柴胡12g，炒白芍12g，枳实10g，炙甘草6g，延胡索10g，川楝子10g，大腹皮

15g，大血藤30g，蒲公英20g，制大黄12g。35剂。

吩咐经后服用。

治法二：温经散寒，活血止痛。

方药：桂枝去芍药加麻黄附子细辛汤合失笑散加味。

桂枝6g，炙甘草6g，生姜6片，大枣5枚，麻黄6g，淡附片6g，细辛5g，蒲黄10g，五灵脂10g，益母草30g，延胡索10g。7剂。

吩咐经前1周开始服用。

三诊：2006年2月28日。月经2月27日来潮，痛经未再发生。

【按语】

桂枝去芍药加麻黄附子细辛汤是治疗水饮引起心下坚硬，大小如盘，周边如圆杯的方剂。徐可忠曰："唯真火不足，君火又亏，故上不能降，下不能升。所以药既用桂甘姜枣以和其上，而复用麻黄附子细辛少阴剂以治其下，庶上下交通而病愈。所谓大气一转，其气乃散也。"由此可见，此方是一张温脾肾、蠲寒水的方剂。

其实，此方可析为桂枝去芍药汤和麻黄附子细辛汤两方。桂枝汤本是一张温阳祛寒、健脾和中，可以用来治疗妇人腹痛的方剂（参见桂枝加附子汤【按语】）。该方去芍药便成为桂枝去芍药汤，加芍药便是桂枝加芍药汤，此三方都可以治疗妇人腹痛而属于寒者。其抉择在于寒实拒按者取桂枝去芍药汤，虚寒者用桂枝汤，虚甚者用桂枝加芍药汤。

案中痛经时怕冷，拒按，经色黯，有血块，为寒实证候。《素问·举痛论》称"寒则气收"，收引拘急必痛。故选用桂枝去芍药汤温经散寒，加麻黄附子细辛汤者，以此方中三药合用，可以搜剔通体内外的寒邪，并有良好的止痛作用；再佐以失笑散、益母草、延胡索，使寒散瘀消，痛经获愈。

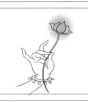

# 六八、桂枝芍药知母汤

【原文】

诸肢节疼痛，身体尪羸，脚肿如脱，头眩短气，温温欲吐，桂枝芍药知母汤主之。《金匮要略·中风历节病脉证治第五》

【组成与用法】

桂枝四两　芍药三两　知母四两　麻黄二两　生姜五两　白术五两　甘草二两　防风四两　附子二枚，炮

上九味，以水七升，温服七合，日三服。

【功效】温经散寒，佐以清热。

【医案】

**痛经**

黄某，30岁。

初诊：2006年4月3日。痛经7年，下腹痛坠胀，恶心，手足冰冷，面色苍白，便意频，大便后稍减。平时月经周期基本定期，经量先多渐少，经色先鲜红后黯，经前乳房、小腹胀，纳可。原有盆腔炎症性疾病后遗症病史。月经3月6日来潮。舌淡红，苔薄白，脉细。

治法：散寒祛湿，和血止痛。

方药：桂枝芍药知母汤加味。

桂枝6g，炒白芍10g，知母10g，炙麻黄5g，生姜6片，炒白术10g，甘草6g，白术10g，防风10g，淡附片6g，益母草30g，延胡索10g，鹿衔草15g，丹参15g，5剂

二诊：2006年4月10日。月经4月4日来潮，痛经明显减轻。

此后再以此方调理，痛经未再加重。

【方剂比较】

桂枝加乌头汤与桂枝芍药知母汤的比较（表10）

表10　桂枝加乌头汤与桂枝芍药知母汤的比较

| 方剂 | 药物组成 | | | | | | | | | |
|---|---|---|---|---|---|---|---|---|---|---|
| 桂枝加附子汤 | 桂枝 | 芍药 | 炙甘草 | 生姜 | 大枣 | 附子 | | | | |
| 桂枝芍药知母汤 | 桂枝 | 芍药 | 甘草 | 生姜 | | 附子 | 知母 | 麻黄 | 白术 | 防风 |

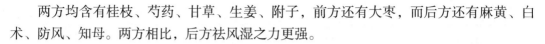

两方均含有桂枝、芍药、甘草、生姜、附子，前方还有大枣，而后方还有麻黄、白术、防风、知母。两方相比，后方祛风湿之力更强。

【按语】

桂枝芍药知母汤是治疗"诸肢节疼痛，身体尪羸，脚肿如脱"的方剂。根据条文，目前该方的临床报道以类风湿关节炎最多，且疗效比较肯定。类风湿关节炎仍属于痹证的范畴，即《素问·痹论》所说的"风寒湿三气杂至，合而为痹也。其风气胜者为行痹；寒气胜者为痛痹；湿气胜者为著痹也"。

赵以德说："此风寒湿痹其荣卫筋骨。……故桂枝治风，麻黄治寒，白术治湿，防风佐桂枝，附子佐麻黄、白术，其芍药、生姜、甘草亦和发其荣卫，如桂枝汤例也。知母治脚肿，引诸药祛邪益气力，附子行药势为开痹大剂，然分量多而水少，恐分其服而非一剂也。"

痛经在临床中以寒湿发病居多，其机理如《素问·六元正纪大论》中的"民病寒湿腹满""民病寒客心痛"，而风邪常裹挟于寒、湿之中，难以截然分开。故痛经者，亦多三气致病，而偏于寒、湿。由此可见，治疗痹证的方剂，常常可以用来治疗痛经。

该案为痛经宿疾，下腹痛坠胀，手足厥冷，恶心，便意频仍，此为寒湿阻滞之象，故用桂枝芍药知母汤加益母草、延胡索、鹿衔草、丹参活血止痛。值得一提的是，知母味苦，性寒，具有清热泻火、滋阴润燥的作用。《本经》称其"除邪气肢体浮肿"，《本草求原》称其可治"痹痿"。在此案中，知母除了扶正之外，还有监制桂、附过热的作用。

# 六九、桂枝生姜枳实汤

## 【原文】

心中痞，诸逆心悬痛，桂枝生姜枳实汤主之。《金匮要略·胸痹心痛短气病脉证治第九》

## 【组成与用法】

桂枝　生姜各三两　枳实五枚

上三味，以水六升，煮取三升，分温三服。

## 【功效】健胃散寒，降逆逐痰。

## 【医案】

### 1.痛经

许某，24岁，未婚。

初诊：2005年12月30日。痛经6年，每经潮时下腹胀痛甚剧，难以站立，需服用芬必得片止痛；伴恶心呕吐，冒冷汗，有便意，便后痛减。平素月经周期规则，经量中等，经色鲜红，偶见血块，5天净；经前无不适，纳可，喜食冷饮。月经11月27日来潮。舌淡红，苔薄白，脉细。

治法：温经散寒，活血行气。

方药：桂枝生姜枳实汤合麻黄附子甘草汤、失笑散加味。

桂枝6g，生姜6片，枳实10g，炙麻黄6g，淡附片6g，炙甘草6g，蒲黄10g，五灵脂10g，益母草30g，延胡索10g，九香虫10g。7剂。

二诊：2006年2月20日。上次月经1月10日来潮，月经1月28日来潮，均无痛经，舌脉如上。中药守上方，7剂。

### 2.妊娠恶阻

金某，27岁。

初诊：2005年9月13日。妊娠43天，9月8日曾经出现阴道少量出血，当天出血即止。嘈杂，恶心，口不渴，纳欠，二便正常。舌淡红，苔薄白，脉细。

治法：温中和胃降逆。

方药：桂枝生姜枳实汤合小半夏加茯苓汤。

桂枝6g，生姜5片，枳实5g，半夏12g，茯苓10g。3剂。

二诊：2005年9月16日。恶阻好转，纳可，嗳气，舌脉如上。中药守上方，加砂仁（冲）5g，3剂。

三诊：2005年9月23日。恶阻继续减轻，嗳气已除，纳可，多涎唾，二便正常。舌略红，苔薄白，脉细。

治法：温中健脾降逆。

方药：桂枝人参汤合小半夏加茯苓汤。

桂枝6g，党参12g，炒白术10g，干姜5g，炙甘草6g，半夏15g，茯苓10g，生姜6片。3剂。

四诊：2005年10月5日。恶阻消失，口燥，纳欠，大便疏，舌脉如上。治以健脾助运。参苓白术散加鸡内金6g，炒谷芽、炒麦芽各10g，5剂。

### 3.人工流产后恶露不绝

王某，38岁。

初诊：2006年7月6日。5月22日行人工流产术后，阴道出血不止；于6月26日再行清宫术，术后至今恶露未净，血量少，色黑，无血块，小腹及腰胀痛。B超检查发现：子宫内膜分离8mm，充满絮状回声，彩色多普勒检查未见明显血流信号。测血 β-绒毛膜促性腺激素8.88mIU/mL。平素月经基本正常。生育史：1-0-4-1，放置宫内节育环。舌淡红，苔薄白，脉细。

治法：温经活血，清热止血。

方药：桂枝生姜枳实汤合佛手散加味。

桂枝6g，生姜5片，枳实15g，当归6g，川芎6g，益母草12g，贯众炭20g，蚤休15g，马齿苋30g，阿胶（烊冲）10g。4剂。

二诊：2006年7月10日。进药1剂，阴道出血即净。

### 4.药物流产后胎物残留

潘某，22岁。

初诊：2006年6月2日。妊娠38天，于5月16日药物流产，至今恶露未绝18天，血量已少，呈咖啡色，无腹痛。B超检查发现：宫腔底部见一11mm×7mm×11mm大小的絮状回声；彩色多普勒检查，未见明显血流信号，提示宫内胎物残留。舌淡红，苔薄白，脉细。

治法：温经活血，清热止血。

方药：桂枝生姜枳实汤加味。

桂枝6g，生姜6片，枳实15g，益母草20g，蒲黄炭10g，荆芥炭10g，蚤休15g，贯众炭15g，阿胶（烊冲）10g。3剂。

二诊：2006年6月5日。阴道出血转多，与经量相当，血色鲜红，背酸，无腹痛，舌脉如上。

桂枝6g，生姜6片，枳实15g，蚤休15g，贯众炭30g，阿胶（烊冲）10g，马齿苋30g。3剂。

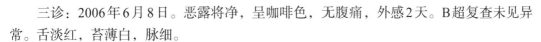

三诊：2006年6月8日。恶露将净，呈咖啡色，无腹痛，外感2天。B超复查未见异常。舌淡红，苔薄白，脉细。

桂枝6g，炮姜5g，枳实6g，蚤休30g，贯众炭30g，马齿苋30g，荆芥炭10g，侧柏叶10g。4剂。

四诊：2006年6月12日。恶露继续减少，外感已愈。经过了解之后，近5天来一直在学习瑜珈功健身，吩咐停止练功。舌脉如上。中药守上方，续进3剂。

五诊：2006年6月15日。恶露昨天已净。

【按语】

此方列于《金匮要略·胸痹心痛短气病脉证治第九》之下，不言胸痹而言"心中痞"。唐容川曰："痹与痞轻重之间耳。痞言其塞，痹言其闭也。"可见，虽称为痞，也不过是痹之轻者也。方中枳实以行气泄痞，桂枝以温通镇下，生姜以温散寒气。

案1为痛经。察其症情，病起于"喜食冷饮"，正犯《素问·脏气法时论》中的"禁寒饮食寒衣"之戒，而症见下腹胀痛甚剧、呕恶出汗，证属寒凝气滞血阻之象。故以桂枝生姜枳实汤以温经散寒，行气导滞；加麻黄附子甘草汤以温经散寒，加失笑散、益母草、延胡索、九香虫活血止痛。九香虫一味，常人用于治疗胃脘疼痛有效，以其善行气散滞之故。《本草用法研究》称其"蠕动气香，咸味之物，似又能流通血脉耳"，故我用它治疗痛经的同时，还可以和胃理气，疗效不错。

案2为妊娠恶阻。其实，根据药物组成，桂枝生姜枳实汤何尝不是一张温中降逆、化饮利气的方剂呢！正因如此，该方就可用来治疗中寒饮停气阻的妊娠恶阻，而对于仅仅表现为"心中痞"的恶阻轻症，更在所治范围之内。该案以桂枝生姜枳实汤以温中行气消痞，以小半夏加茯苓汤化饮降逆，疗效卓然不群。

案3为人工流产后恶露不绝，量少色黑，小腹及腰胀痛。病由手术所致，推断为瘀血阻滞胞宫。《素问·针解》有"菀（即积）陈（即久）则除之"，瘀血不除，则恶露难止，故以桂枝生姜枳实汤合佛手散、益母草温经活血。由于已经过清宫手术，唯恐湿热滋生为患，故用贯众炭、蚤休、马齿苋、阿胶清热止血。

案4为药物流产后胎物残留，恶露不绝，出血呈咖啡色。《素问·至真要大论》称"留（即滞留）者攻之"，故以桂枝生姜枳实汤加益母草、蒲黄炭温经散寒，行气活血，以下瘀滞之物；荆芥炭、蚤休、贯众炭、阿胶清热止血。生姜味辛，性温，具有发散之功，而后人常将生姜的发散囿于解肌发汗。其实，生姜的发散对于产后还具有散瘀导滞的作用。《本草纲目》引"杨氏产乳"称："产后血滞，冲心不下，生姜五两，水六升，煮三升，分三服。"唐代的习俗，至今在江南民间仍然流行沿用。炮姜具有温经止血的功效，故生化汤以其配伍佛手散和桃仁，以行中寓止。该案先生姜而后炮姜者，以瘀物留去为判。

# 七〇、桂枝汤

**【原文】**

1. 师曰：妇人得平脉，阴脉小弱，其人渴，不能食，无寒热，名妊娠，桂枝汤主之。于法六十日当有此症，设有医治逆者，却一月，加吐下者，则绝之。《金匮要略·妇人妊娠病脉证并治第二十》

2. 下利腹胀满，身体疼痛者，先温其里，乃攻其表。温里宜四逆汤，攻表宜桂枝汤。《金匮要略·呕吐哕下利病脉证治第十七》

3. 太阳病，头痛，发热，汗出，恶风，桂枝汤主之。《伤寒论》（13）

4. 太阳中风，阳浮而阴弱，阳浮者，热自发，阴弱者，汗自出；啬啬恶寒，淅淅恶风，翕翕发热，鼻鸣干呕者，桂枝汤主之。《伤寒论》（12）

5. 太阳病，下之后，其气上冲者，可与桂枝汤，方用前法。若不上冲者，不得与之。《伤寒论》（15）

6. 太阳病三日，已发汗，若吐若下若温针，仍不解者，此为坏病，桂枝不中与之也。观其脉证，知犯何逆，随证治之。桂枝本为解肌，若其人脉浮紧，发热汗不出者，不可与之也。常须识此，勿令误也。《伤寒论》（16）

7. 若酒客病，不可与桂枝汤，得之则呕，以酒客不喜甘故也。《伤寒论》（17）

8. 太阳病，初服桂枝汤，反烦不解者，先刺风池、风府，却与桂枝汤则愈。《伤寒论》（24）

9. 服桂枝汤，大汗出，脉洪大者，与桂枝汤，如前法。若形似疟，一日再发者，汗出必解，宜桂枝二麻黄一汤。《伤寒论》（25）

10. 太阳病，外证未解，脉浮弱者，当以汗解，宜桂枝汤。《伤寒论》（42）

11. 太阳病，外证未解，不可下也。下之为逆，欲解外者，宜桂枝汤。《伤寒论》（44）

12. 太阳病，先发汗不解，而复下之，脉浮者不愈。浮为在外，而反下之，故令不愈。今脉浮，故在外，当须解外则愈，宜桂枝汤。《伤寒论》（45）

13. 病常自汗出者，此为荣气和。荣气和者，外不谐，以卫气不共荣气谐和故尔。以荣行脉中，卫行脉外，复发其汗，荣卫和则愈，宜桂枝汤。《伤寒论》（53）

14. 病人脏无他病，时发热自汗出，而不愈者，此卫气不和也。先其时发汗则愈，宜桂枝汤。《伤寒论》（54）

15. 伤寒不大便六七日，头痛有热者，与承气汤。其小便清者，知不在里，仍在表也，当须发汗；若头痛者，必衄，宜桂枝汤。《伤寒论》（56）

16.伤寒发汗已解，半日许复烦，脉浮数者，可更发汗，宜桂枝汤。《伤寒论》（57）

17.太阳病，发热汗出者，此为荣弱卫强，故使汗出，欲救邪风者，宜桂枝汤。《伤寒论》（95）

18.阳明病，脉迟，汗出多，微恶寒者，表未解也，可发汗，宜桂枝汤。《伤寒论》（234）

19.病人烦热，汗出则解，又如疟状，日晡所发热者，属阳明也。脉实者，宜下之；脉浮虚者，宜发汗。下之与大承气汤，发汗宜桂枝汤。《伤寒论》（240）

20.太阴病，脉浮者，可发汗，宜桂枝汤。《伤寒论》（276）

21.吐利止，而身痛不休者，当消息和解其外，宜桂枝汤小和之。《伤寒论》（387）

【组成与用法】

桂枝三两，去皮　芍药三两　甘草二两，炙　生姜三两，切　大枣十二枚，擘

上五味，㕮咀三味，以水七升，微火煮取三升，去滓；适寒温，服一升，服已须臾，暖热稀粥一升余，以助药力。温覆令一时许，遍身漐漐微似有汗者益佳，不可令如水流离，病必不除。若一服汗出病瘥，停后服，不必尽剂。若不汗，更服依前法。又不汗，后服小促其间，半日许令三服尽。若病重者，一日一夜服，周时观之。服一剂尽，病证犹在者，更作服。若汗不出，乃服至二三剂。禁生冷、黏滑、肉面、五辛、酒酪、臭恶等物。

【功效】解肌发表，调和营卫。

【医案】

**1.经前寒冷**

钱某，30岁。因"经前冷感2个月"就诊。

初诊：2018年9月5日。患者平素月经规则，周期27天，经期5天。月经8月26日，血量中，有血块，无痛经；经前乳胀，腰酸明显。此次月经第一天腰痛如折，后自行缓解。近2个月经前3～5天肌肤感冷，空调调至27℃还觉冷，睡眠需盖空调被保暖。二便调。舌淡红，苔薄白，脉细。

西医诊断：经前紧张综合征。

治法：温经散寒，调和营卫。

方药：桂枝汤。

桂枝6g，炒白芍6g，炙甘草6g，生姜5片，大枣5枚。7剂。

二诊：2018年9月12日。天气转凉，无不适，舌脉如上。中药守上方，7剂。

三诊：2018年9月19日。无不适，舌脉如上。中药守上方，7剂。

四诊：2018年9月26日。9月23日月经来潮，经前寒冷现象消失，经量中等，腰痛轻微，舌脉如上。

方药：十全大补汤加益母草、香附。

党参10g，炒白芍10g，茯苓10g，炙甘草6g，熟地黄10g，当归6g，川芎6g，炒白术10g，炙黄芪15g，肉桂粉3g，益母草12g，香附6g。7剂。

**2.妊娠发热**

黄某，31岁。因"孕14周，反复低热50天"就诊。

初诊：2017年6月30日。患者4月26日因外感后出现发热，体温波动在37.2～37.8℃，经治疗后体温稍有下降。5月11日开始体温始终波动在37.1～37.5℃，现头晕头痛，恶寒怕冷，无鼻塞流涕，无咳嗽，体温上升无固定时间。无阴道出血，无腹痛，纳可，便秘，夜寐尚安。6月14日B超检查：宫内早孕（近11周）。生育史：1-0-0-1。舌质红，苔薄白，脉细滑。

西医诊断：妊娠期低热待查。

辨证：营卫不和。

治法：调和营卫。

方药：桂枝汤。

桂枝6g，炒白芍6g，炙甘草5g，生姜3片，红枣5枚。4剂。

二诊：2017年7月3日。药后诸症消失，体温波动在37.1～37.2℃。

### 3.妊娠恶寒

蔡某，34岁。

初诊：2004年11月3日。继发不孕5年，月经9月29日来潮，经过治疗后已经妊娠36天。全身毛耸，瑟瑟发冷，胃脘不适，隐痛，多唾，晨起口苦，腰坠。舌稍红，苔薄白，脉细。

治法：调和营卫，温中清热。

方药：阳旦汤加味。

桂枝6g，炒白芍6g，炒黄芩6g，炙甘草6g，生姜5片，大枣5枚，半夏10g，砂仁（冲）4g，陈皮10g。3剂。

二诊：2004年11月6日。身冷减轻，口苦胃脘痛均除。舌脉如上。

治法：调和营卫，温中降逆。

方药：桂枝汤加味。

桂枝6g，炒白芍6g，炙甘草6g，生姜5片，大枣5枚，半夏10g，砂仁（冲）4g，甘松10g。3剂。

三诊：2004年11月9日。身冷恶阻消失，大便软，晚间脘胀，口微苦。舌脉如上。香砂六君子汤加佛手10g，葛根10g，甘松10g，以善其后。

### 4.妊娠胃痛

徐某，32岁。

初诊：2010年1月22日。妊娠40多天，饥饿性胃脘疼痛4天，嗳气泛酸，大便溏软。舌稍淡，苔薄腻，脉细。

治法：温中和胃。

方药：桂枝汤加味。

桂枝6g，炒白芍6g，炙甘草6g，生姜5片，大枣5枚，荜茇5g，高良姜6g，海螵蛸20g。5剂。

二诊：2010年1月27日。胃脘痛减，泛酸止，嗳气，舌脉如上。中药守上方，加砂仁（杵冲）5g，檀香5g，5剂。

三诊：2010年2月1日。胃脘痛除，大便正常。

### 5.腹冷压脐睡

王某，51岁。

初诊：2020年7月4日。脐腹部冷2年，睡眠时脐腹部需物压迫，或取趴位，否则不能入睡。夜间易醒1~3次，夜尿2次。近一年月经周期2~3个月，经期10多天。月经6月14日来潮，经量少，色黯偏黑，偶有血块，无痛经；稍腰酸，乳房胀，纳可，咽呛偶干，饮能解渴，胃脘部偶有气上冲，有火辣感，喝水可缓解。大便2日1次，先偏干，后稍稀，不成形；偶有漏尿，目糊，潮热汗出。既往有"小三阳"史。生育史：2-0-1-2（已结扎）。妇科检查：外阴无殊，阴道前后壁轻微膨出，分泌物量少、色白，宫颈举痛，轻度柱状上皮外移；宫体后位，质地中等，正常大小，无压痛；两侧附件压痛。舌淡红，苔薄白，脉细滑。

中医诊断：身冷（卫阳虚）。

治则：调和营卫。

方药：桂枝汤加味。

桂枝6g，炒白芍6g，炙甘草6g，生姜3片，大枣5枚，沉香（冲）5g，紫石英15g，仙鹤草20g，野荞麦根12g，络石藤12g，小茴香5g，荔枝5枚。5剂。

坤泰胶囊，每次4粒，每日3次。

二诊：2020年7月9日。脐腹冷除，睡眠改善，脐腹无须物压迫，多汗。舌脉如上。

方药：中药守上方加味。

桂枝6g，炒白芍6g，炙甘草6g，大枣5枚，生姜3片，沉香（冲）5g，紫石英15g，仙鹤草20g，野荞麦根12g，络石藤12g，小茴香5g，荔枝5枚，龙骨20g，牡蛎20g。5剂。

坤泰胶囊，一次4粒，一日3次。

【按语】

桂枝汤是治疗风寒表虚证的代表方剂，诸多方剂由此派生而出。以桂枝汤加味的方剂，如桂枝加桂汤、桂枝加芍药汤、桂枝加附子汤、桂枝加黄芪汤、桂枝加龙骨牡蛎汤等；以桂枝汤去味的方剂，如桂枝去芍药汤、桂枝去桂加茯苓白术汤、桂枝去芍药加麻黄附子细辛汤等。此外，还有小建中汤、黄芪建中汤等。

对于《金匮要略·妇人妊娠病脉证并治第二十》中桂枝汤的条文，尤在泾注解曰："桂枝汤外证得之为解肌和荣卫，内证得之为化气调阴阳。"魏念庭注解此文时曰："主之以桂枝汤，意在升阳于胃则思食。"小建中汤是仲景为数不多的补益方剂之一，它具有温中健脾、调补气血的作用。正是由于桂枝汤本身的补益作用，故倍芍药加饴糖之后，才具备如此强大的功效。由此可见，桂枝汤对外不但可用于风寒表虚证，对内还能"补虚弱，调气血"（《金匮要略语译》，中医研究院编），"健运脾胃，振奋中焦""不仅能缓解妊娠反应症状，又利于胎儿的生长发育"（《中医方剂现代研究》），足见其用途之广。清代周学海在《读医随笔》中说："古人以桂枝汤为妊娠主方，今人以四物汤为妊娠主方，真古今人识力不相及也。"

案1为经前周期性寒冷案。就诊时正值气温炎热，众人需要使用空调降温之时。患者寒冷又无发热，所以肯定属于一种病态。《素问·阴阳应象大论》云："阳胜则热，阴胜则寒。"无论属于里寒或是表卫阳虚，都需要温药调理，桂枝汤则是内外可治的最佳选择。当于发病之前使用，可收立竿见影之效。

案2为妊娠微热，恶寒怕冷，病起外感。妊娠正虚，营卫不密，邪去难尽，易延绵不愈，其症符合《伤寒论》"啬啬恶寒，淅淅恶风，翕翕发热"的条文。由于药证相符，投之辄效。

《金匮要略·妇人妊娠病脉证并治第二十》称："其人渴，不能食，无寒热，名妊娠，桂枝汤主之。"其实，早孕时以渴为表现者并不多，以不能食恶阻者最多，以恶寒者次之，以口渴者又次之。《灵枢·口问》云："寒气客于皮肤，阴气盛，阳气虚，故为振寒寒慄，补诸阳。"此为阴气盛阳气虚，阴阳调燮失理，而非外感可知，故用"补诸阳"以治之。若兼见"不能食"的恶阻，仍以桂枝汤为最佳选方；如果阳虚甚，加附片。

案3为妊娠瑟瑟畏寒，兼见口苦。故先投阳旦汤，口苦除，旋改为桂枝汤治疗。

案4为妊娠饥饿性胃痛。通常饱痛为实，饥痛为虚，况大便溏软，舌淡脉细，为脾胃虚寒之证。桂枝汤本来就是一张可以温中止痛，治疗虚寒性胃脘疼痛的方剂；倍芍药，加饴糖，便成为著名的小建中汤。由于虚象不甚，所以单用桂枝汤，加荜芨、良姜散寒，加海螵蛸制酸，加砂仁、檀香理气止痛。

案5为脐腹冷，需压脐或取趴位而睡。腹冷，经少色黯有块，属于里寒，腹部喜按，属于里虚。治疗原则是温中补虚。桂枝汤虽是一张调和营卫的方剂，其实还是一张温补冲任的方剂。以此方加仙鹤草、络石藤、荔枝益肾补虚，加野荞麦根益肾清咽喉，加紫石英、沉香、小茴香温冲调气。至于夜寐易醒，潮热汗出等症，均属于围绝经期综合征，可用坤泰胶囊治疗。2年怪疾，一诊而瘳。

# 七一、阳旦汤

**【原文】**

产后风，续之数十日不解，头微痛，恶寒，时时有热，心下闷，干呕汗出，虽久，阳旦证续在耳，可与阳旦汤。《金匮要略·妇人产后病脉证治第二十一》

**【组成与用法】**

此方即桂枝汤，方见"下利"中。

阳旦汤原书方缺，后人认为此方即桂枝汤，《千金》则认为系桂枝汤加黄芩一味，为桂枝汤证出现内热者设。

**【功效】**调和营卫，佐以清热。

**【医案】**

### 1.经行发热

张某，33岁。

初诊：2020年5月28日。患者于半年前无明显诱因下出现经期发热畏寒，体温最高达38.7℃，无鼻塞流涕，每自服退热药物后次日热退。月经规律，周期28天，经期5～6天，经量中等，色红，少量血块，小腹偶抽痛。2020年5月21日来潮。现见带下色黄有异味，无阴痒，纳可，二便调，夜寐欠安多梦。生育史：1-0-0-1。舌淡红，苔薄白，脉细。

治法：调和营卫，解表清热。

方药：阳旦汤。

桂枝6g，白芍5g，炙甘草6g，黄芩10g，生姜5片，大枣5枚。4剂。

二诊：2020年9月10日。服药后，经行发热未再发生。

### 2.妊娠夜冷

柯某，26岁。

初诊：2016年10月27日。停经3个月，近2个月头晕、乏力，夜间彻骨寒冷，寒颤，时常睡中冻醒，一周发生2次，现已盖2条中厚棉被；纳差，偶有恶心呕吐，偶有胸闷，夜寐不安，多梦，长期便溏，偶腹泻，口苦臭。2016年9月23日B超检查：头臀径15mm，胎心搏动正常；心电图正常；电解质、肝功能正常。舌稍红，苔薄白，脉软。

治法：调和营卫。

方药：阳旦汤加味。

桂枝6g，炒白芍6g，炙甘草6g，生姜5片，大枣5枚，炒黄芩5g，炒白术10g。4剂。

二诊：2016年11月1日。药后上症均除，中药守上方，5剂。

### 3.妊娠外感

范某，25岁。

初诊：2009年11月21日。妊娠46天，外感3天，身冷，鼻塞，口苦。舌稍红，苔薄白，脉细。

治法：调和营卫，佐以清热。

方药：阳旦汤加味。

桂枝6g，炒白芍6g，炙甘草6g，生姜4片，大枣5枚，炒黄芩6g，葱白4根。3剂。

二诊：2009年11月27日。外感已愈。

### 4.身冷息热

林某，41岁。因经量减少3个周期就诊。

初诊：2008年3月7日。身冷毛骨悚然已经1年，鼻息热，小腹下坠。右侧输卵管已经切除，妇科检查提示子宫内膜炎。舌淡红，苔薄白，脉细。

治法：调和营卫，佐以清热。

方药：阳旦汤。

桂枝6g，炒白芍6g，炙甘草6g，生姜5片，大枣6枚，炒黄芩10g。5剂。

二诊：2008年5月27日。身冷毛骨悚然已经消失，鼻息热亦除，舌脉如上。

治法：调和营卫。

方药：桂枝汤。

桂枝6g，炒白芍6g，炙甘草6g，生姜5片，大枣6枚。5剂。

### 5.夜寐寒冷

阮某，42岁。

初诊：1993年5月12日。夜寐时身冷寒颤间断发作约10年。近一周上症发作，每次持续一分钟，无外感症状，无颤后发热，口苦臭。舌红稍嫩，苔薄白，脉细。

治法：调和营卫，佐以益气清热。

方药：阳旦汤加味。

桂枝6g，炒白芍6g，炙甘草6g，炒黄芩8g，党参12g，生姜3片，大枣5枚。3剂。

二诊：1997年5月15日。身冷寒颤消失，午后微热，咽痛。舌红，苔薄白，脉细。

治法：养阴透热。

方药：青蒿鳖甲汤合鸡苏散加味。

生地黄10g，牡丹皮10g，青蒿10g，鳖甲10g，知母10g，桔梗5g，玄参12g，射干4g，薄荷（后入）3g，六一散12g，炒栀子10g。5剂。

## 【方剂比较】

桂枝汤与阳旦汤的比较（表11）

表11　桂枝汤与阳旦汤的比较

| 方剂 | 药物组成 | | | | | |
|------|------|------|------|------|------|------|
| 桂枝汤 | 桂枝 | 白芍 | 炙甘草 | 生姜 | 大枣 | |
| 阴旦汤 | 桂枝 | 白芍 | 炙甘草 | 生姜 | 大枣 | 黄芩 |

## 【按语】

何为阳旦证？《金匮要略·妇人杂病脉证并治第二十二》说："产后风，续之数十日不解，头微痛，恶寒，时时有热，心下闷，干呕汗出，虽久，阳旦证续在耳，可与阳旦汤。"条文中不称恶寒发热，而是称恶寒，时时有热。后者比起前者发热的程度要严重些。由于热重寒轻，故以桂枝汤加黄芩。

案1为经行发热畏寒案。体温最高达38.7℃，属于中度发热，经色鲜红，带黄异味，当为营卫不调，内有蕴热，投阳旦汤中鹄。

案2为妊娠夜冷案。孕值3个月，营卫不足，入夜卫阳内敛，无力温煦护外，故寒冷彻骨、不能自禁。头晕、纳差、呕吐，则属普通妊娠反应，均属桂枝汤证。因其长期便溏腹泻，口苦臭，加炒黄芩、炒白术以调理脾胃。

案3为妊娠外感案。虽然恶寒而无发热，但口苦，舌红，火热蓄势待发。未雨绸缪，故以阳旦汤加葱白治疗。

案4为身冷息热案。经量日减，以桂枝汤治疗身冷毛骨悚然，用黄芩治疗鼻息热。上症消除之后，仍以桂枝汤调和营卫为本。

案5为10年宿疾的夜寐寒冷症案。出现《素问·脉解》中的"洒洒振寒"现象。患者无热口苦，舌嫩，知非外感，当属营卫不调，卫阳虚而内有郁热。《灵枢·本脏》云："卫气者，所以温分肉，充皮肤，肥腠理，司关合也。"故以桂枝汤益卫气、和营卫，黄芩清郁热，党参益气，一剂诸症消弥。

# 七二、诃黎勒散

【原文】

气利，诃黎勒散主之。《金匮要略·呕吐哕下利病脉证治第十七》

【组成与用法】

诃黎勒十枚，煨

上一味为散，粥饮和，顿服。

【功效】温涩固肠。

【医案】

### 1.漏下

周某，39岁。

初诊：2007年1月25日。月经1月9日来潮，7天净。1月24日，阴道少量出血，呈淡红色，夹带；无腰腹痛，二便正常。舌淡红，苔薄白，脉细。

治法：收敛固涩止血。

方药：诃黎勒散合赤石脂禹余粮汤加味。

诃子20g，赤石脂20g，禹余粮20g，贯众炭12g。3剂。

二诊：2007年1月29日。阴道出血转多3天，减少2天，今将净，夹带，舌脉如上。中药守上方，贯众炭改为30g，3剂。

三诊：2007年2月2日。阴道出血1月30日净，出血净后，带多如水阵下，色白，透明，无臭气。舌淡红，苔薄白，脉细。

治法：收敛固涩止带。

方药：诃黎勒散合水陆二仙丹加味。

诃子20g，芡实30g，金樱子30g，白果10g，苍术20g，海螵蛸20g。5剂。

### 2.带下

陈某，25岁。

初诊：2006年11月20日。月经稀发（120天至数年一潮）3年，未避孕未孕1年，平时白带不多。性激素测定：促卵泡生成素72.51mIU/mL，促黄体生成素79.74mIU/mL，提示卵巢功能早衰；宫腔镜检查：子宫内膜粗糙、高低不平、充血，两侧输卵管开口显示清楚。妇科检查：外阴无殊，阴道通畅，宫颈光滑；宫体前位，偏小，活动，质地中等，无压痛；右侧附件压痛，左侧附件无压痛。月经10月23日来潮。此次就诊时带下量多，色白，透明如蛋清样已经一周，腰倦。舌淡红，苔薄白，脉细。

治法：健脾收敛止带。

方药：诃黎勒散合水陆二仙丹加味。

诃子15g，金樱子20g，芡实20g，薏苡仁15g，白果10g，白芷10g。4剂。

二诊：2006年11月24日。带下消失，舌脉如上。中药守上方，续进7剂。

三诊：2006年12月13日。连续随访至今，带下未再增多。

### 3.妊娠腹泻

张某，27岁。

初诊：2005年10月12日。妊娠58天，肠鸣腹痛腹泻20天，食入即泻，泻后痛减，日登圊5次，易饥，大便常规检查正常。B超检查：宫内活胎。平素大便正常。舌淡红，苔薄白，脉细。

西医诊断：肠功能紊乱。

治法：温中固涩止泻。

方药：诃黎勒散合桃花汤、理中汤。

诃子15g，赤石脂20g，炮姜9g，炒粳米30g，党参12g，炒白术10g，炙甘草6g。3剂。

二诊：2005年10月15日。药毕，进食即便现象消失，大便次数减为每日2次，舌脉如上。中药守上方，诃子改为20g，加葛根12g，藿香5g，5剂。

服药之后，大便已经正常。

### 4.气利

李某，34岁。

初诊：2014年7月15日。大便如泡沫状伴矢气半年，腹痛，恶心。肠镜病理报告："回盲瓣"黏膜慢性炎。现下腹隐痛2天，白带量中呈白色糊状，异味，腰酸明显。舌淡红，苔薄白，脉细。

治法：燥湿运脾，行气止利。

方药：诃黎勒散加平胃散加味。

诃子20g，苍术15g，厚朴20g，陈皮9g，炙甘草5g，生姜3片，大枣6枚，木香10g，槟榔10g，神曲10g，赤石脂20g。7剂。

二诊：2014年7月22日。今晨6时腹痛，解大便1次，或成形或不成形，伴泡沫状液；腰酸，口臭，微苦，腹胀。舌淡红，苔薄白，脉细。中药守上方，加石榴皮10g，诃子改15g。

三诊：2014年8月21日。药后大便一直正常，成形，羊矢状。

### 5.腹中雷鸣

黄某，39岁。河南周口市鹿邑县人。因"肠鸣音亢进一年"就诊。

初诊：2018年11月9日。大便日解2～3次，成形，便前腹中如响，饭后加剧，终日不已。无腹胀，无腹痛，无嗳气，矢气不多，无泛酸，胃纳可；或觉倦怠，头晕，面色偏黄。舌淡红，苔薄白，脉细。

治法：收敛气机，健脾固涩。

方药：诃黎勒散合异功散加味。

诃子30g，党参15g，炒白术10g，茯苓10g，炙甘草9g，木香10g，陈皮10g，石榴皮10g，炒薏苡仁30g，陈蚕豆10粒，仙鹤草30g。7剂。

二诊：2018年11月16日。肠鸣消失，水泻5天，无腹痛。经过咨询，饮食与平时并无异常，也无腹部受寒史。舌淡红，苔薄白，脉缓。

方药：胃苓汤加味。

桂枝6g，茯苓10g，炒白术10g，猪苓10g，泽泻10g，苍术10g，厚朴10g，陈皮10g，炙甘草6g，藿香10g，佩兰10g。4剂。

三诊：2018年11月20日。腹泻已止，大便稍秘，肠鸣消失，稍倦，纳可。舌淡红，苔薄白，脉细。

苍术10g，厚朴10g，陈皮10g，炙甘草6g，柴胡9g，炒白芍10g，枳壳9g，党参15g，生白术20g。7剂。

四诊：2018年11月27日。肠鸣、腹泻均愈。

2018年12月4日随访，上症未复发。

【按语】

诃黎勒散一味成方，是仲景治疗气利的方剂。所谓气利者，气与屎具下是也，即《素问·玉机真脏论》中的"气泄"。诃子味苦、酸、涩，性平，《日华子》称其治"崩中带下"，《现代实用中药》谓其适用于"妇人子宫出血，慢性子宫炎，分泌带下等"，尤在泾称其"涩肠而利气。"

案1为漏下。由于阴道出血少量色淡红夹带，又别无苦痛，属于漏之轻症。用诃黎勒散合赤石脂禹余粮汤加贯众炭以收敛固涩止血。不意药后出血一度转多，但就诊时又已减少，夹带。仍守方不变，加贯众炭至30g，进药1剂，阴道出血便止。血止后，带多如水阵下，色白，透明，无臭气，此为滑脱不禁之象。再守方不变，用诃黎勒散合水陆二仙丹加味治疗而愈。

案2为带下病。根据患者卵巢功能早衰，平时白带不多，没有服用雌性激素，又无生殖道感染等情况，而出现带下量多色白、透明如蛋清样，腰倦诸现象，推断为脾虚，带脉失约。故以该方配伍薏苡仁、芡实健脾，金樱子、白果收敛约束带脉，白芷升阳止带。由于方药对证，一箭中的。

案3为妊娠肠鸣腹泻不止，食顷即泻，泻后痛减已20天。其状与《素问·至真要大论》中"得后与气，则快然如衰"者相类，若不及时治疗，久必伤母损胎。患者大便检查无异，非同脓便、黏液便可比，当属脾胃阳虚之滑泻不禁，属于《素问·脉要精微》"仓廪不藏者，是门户不要"也。故治疗应温补脾胃，固肠滑脱。方用理中汤温补脾胃，桃花汤、诃黎勒散温肠固涩，方药对证，疗效颇佳。诃黎勒散原用粥饮和服，由于桃花汤中已有粳米一味入煎，其效亦同。诃黎勒散原治气利，而患者肠鸣不已，肠中积气使然。大都气利得之虚寒气下陷者多，而用温涩之药。气利者气下，肠鸣腹痛者气积，均由于脾气虚所致，故用诃黎勒散仍不失原旨。

案4为典型的气利，病程已达半年。何谓气利？即下利滑脱，大便随矢气排出。用诃黎勒散加平胃散加味以燥湿运脾，行气止利。半载之疾，两诊即愈。

案5为腹中雷鸣。关于腹中雷鸣，《灵枢•百病始生》中有如是描述："其著孙络之脉而成积者，其积往来上下，臂手孙络之居也，浮而缓，不能句积而止之，故往来移行肠胃之间，水凑渗注灌，濯濯有音，有寒则䐜满雷引，故时切痛。"其中的"雷引"，即雷鸣、牵引之意。引起腹中雷鸣的原因，是"有寒"。仲景书中写到腹中雷鸣的条文有"腹中寒气，雷鸣切痛，胸胁逆满，呕吐，附子粳米汤主之"（《金匮要略•腹满寒疝宿食病脉证治第十》）"伤寒中风，医反下之，其人下利日数十行，谷不化，腹中雷鸣，心下痞硬而满，干呕心烦不得安。医见心下痞，谓病不尽，复下之，其痞益甚。此非结热，但以胃中虚，客气上逆，故使硬也，甘草泻心汤主之"（《伤寒论》163条）"伤寒汗出解之后，胃中不和，心下痞硬，干噫食臭，胁下有水气，腹中雷鸣下利者，生姜泻心汤主之"（《伤寒论》157条）。以上所言，与《内经》所出同旨，均与寒字相关。然我案既无腹痛，亦无腹胀、矢气，更无腹部痞硬，故病机与前者迥然。察患者倦怠，头晕，面色偏黄，脉细，诸虚已露。大便虽然成形，但日解2～3次，亦为脾虚不摄，关门不利之征。诃黎勒散主气利之疾，气利者，以气下魄门为患，与腹中雷鸣相近，合石榴皮增强收敛之功，取六君子汤加炒苡仁健脾调气，陈蚕豆、仙鹤草有益肾固肠作用。二诊出现腹泻如水，当为虚不受补之象，以胃苓汤调理。一载之疾，投而辄效，不亦神乎！

# 七三、红蓝花酒

**【原文】**

妇人六十二种风，及腹中血气刺痛，红蓝花酒主之。《金匮要略·妇人杂病脉证并治第二十二》

**【组成与用法】**

红蓝花一两

上一味，以酒一大升，煎减半，顿服一半，未止再服。

**【功效】**活血通经。

**【医案】**

### 1.月经后期

黄某，24岁。未婚。

初诊：2006年6月22日。月经后期3年，30～120天一潮，经量不多，经色紫黯，6天净。外院性激素检测：促黄体生成素25.98mIU/mL，促卵泡生成素6.43mIU/mL。诊断为多囊卵巢综合征。服用达英-35已经7个月之后，2月10日性激素检测：促黄体生成素3.49mIU/mL，促卵泡生成素6.84mIU/mL。月经5月6日来潮，至今48天未潮。B超检查：子宫三径之和12.8cm，子宫内膜厚度10mm。舌淡红，苔薄白，脉细。

西医诊断：多囊卵巢综合征。

治法：活血破气行经。

方药：红蓝花酒合枳实芍药散加味。

红花15g，枳实20g，赤芍20g，丹参30g，川牛膝30g，益母草30g，黄酒（冲）50mL。4剂。

二诊：2006年6月26日。进药1剂，下腹即感胀坠，舌脉如上。中药守上方，加枳实至30g，加茜草15g，4剂。

三诊：2006年6月29日。上药尚未服用，月经于6月26日晚来潮，连续服用2剂，经量转多，今日经量已经减少，纳欠，舌脉如上。

治法：和血益肾调经。

方药：当归芍药散加味。

当归6g，炒白芍10g，川芎6g，白术10g，茯苓10g，泽泻10g，菟丝子12g，枸杞子12g，巴戟天12g，鸡内金6g，谷芽10g，麦芽10g。28剂。

四诊：2006年7月26日。上次月经一周净。月经6月26日来潮，经量中等，一周净，今经期届期未转，舌脉如上。

治法：活血破气行经。

方药：红蓝花酒合枳实芍药散加味。

红花15g，枳实30g，赤芍20g，丹参30g，川牛膝30g，益母草30g。7剂。

五诊：2006年8月3日。月经8月2日来潮，经量中等，伴痛经，舌脉如上。

治法：和血益肾调经。

方药：当归芍药散加味。

当归6g，炒白芍10g，川芎6g，白术10g，茯苓10g，泽泻10g，菟丝子15g，巴戟天12g，何首乌12g，覆盆子15g，益母草15g，香附10g。7剂。

### 2.胎物残留

郑某，26岁。因"药流后10天，阴道出血淋漓不止"就诊。

初诊：2021年8月25日。患者于8月15日口服3片米索前列醇片，后见宫内孕囊样组织物排出，已送检做胚胎染色体检查。今出血未止，量少，色淡，腹痛、腰酸不明显。入睡难，寐短，头汗出。8月25日B超检查提示：宫腔内容物20mm×8mm×11mm，血流信号不明显。8月24日测血绒毛膜促性腺激素93.4mIU/mL。舌淡红，苔薄白，脉细。

西医诊断：胎物残留。

治法：行散瘀血，清热。

方药：王不留行散加味。

王不留行10g，桑白皮10g，黄芩9g，川椒3g，干炭5g，厚朴5g，蒴藋15g，炒白芍10g，益母草15g，甘草5g。7剂。

二诊：2021年9月1日。胚胎染色体检查结果正常。8月30日血绒毛膜促性腺激素检查：21.4mIU/mL。8月31日B超检查：宫腔内容物30mm×15mm×22mm。9月1日B超检查：宫腔内异常回声：16mm×8mm×13mm。舌淡红，苔薄白，脉细。中药守上方，加枳壳30g，蒲黄10g，7剂。

三诊：2021年9月8日。绒毛膜促性腺激素检查3.33mIU/mL。9月8日B超检查：宫腔内异常回声11mm×6mm×10mm。舌脉如上。

治法：活血散瘀。

方药：红蓝花酒合旋覆花汤加味。

红花10g，黄酒（冲服）50mL，茜草30g，旋覆花10g，葱白5根，蒲黄20g，川牛膝30g，益母草50g，枳实15g，凌霄花12g。5剂。

四诊：2021年9月27日。B超检查：宫体大小46mm×34mm×49mm，子宫内膜厚度6mm。

### 【按语】

红蓝花酒是治疗"妇人六十二种风，及腹中血气刺痛"的方剂。何为"六十二种风"，已经不详，如魏念庭所说："不过言风之致证多端，为百病之长耳，不必拘泥其文而凿求之。"赵以德说："若风邪与血凝搏，或不输血海，以阻其月事；或不流转经络，以闭其荣卫；或内触脏腑，以违其和。因随取止，遂有不一之病，所以治之惟有破血通经，用红蓝花酒则血开气行而风亦散矣。"仲景是第一位实践"治风先治血，血行风自灭"者。

案1为月经后期，属于《素问·评热病论》中的"月事不来"。经B超检查：子宫内膜厚度已经达到10mm，蓄势未发，也先从瘀论治。枳实芍药散原是治疗产后腹痛的方剂，以枳实破气，芍药收敛止痛，若将方中芍药改用赤芍，则一变成为破血活血的方剂。加丹参、川牛膝、益母草活血引血下行。服药4剂，下腹胀坠，此为血欲行而未行，气欲通而未通，故加大枳实分量，另加茜草，待经水行后，再用当归芍药散以顺其流。经过治疗，已经连续3个月的月经基本按期来潮。

案2为产后胎物残留，先用活血清热的王不留行散杀胚，待绒毛膜促性腺激素降低，证实胚胎杀灭之后，再用红蓝花酒合旋覆花汤加味来排除残留的胎物。

在仲景方剂中，使用酒者有14方，而以酒命名者，仅红蓝花酒一方。观其所有用法，有酒水合煎、酒送服、酒浸药、酒煎药、酒洗药等。以酒具有调和气血、祛风散寒、温助阳气、活血化瘀等功用，以助势救偏而被荐用。在红蓝花酒中，酒是起活血化瘀作用的。在日常的用药过程中，酒的使用常常被人淡忘。韩信点兵，多多益善。酒，实是治病用药中之骁将，或不可缺，所缺者在乎善用与否。

# 七四、侯氏黑散

**【原文】**

侯氏黑散：治大风，四肢烦重，心中恶寒不足者。《金匮要略·中风历节病脉证并治第五》

**【组成与用法】**

菊花四十分　白术十分　细辛三分　茯苓三分　牡蛎三分　桔梗八分　防风十分　人参三分　矾石三分　黄芩五分　当归三分　干姜三分　芎䓖三分　桂枝三分

上十四味，杵为散，酒服方寸匕，日一服。初服二十日，温酒调服，禁一切鱼肉大蒜，常宜冷食，六十日止，即药积在腹中不下也，热食即下矣，冷食自能助药力。

**【功效】**补气血，疏风蠲痹。

**【医案】**

### 1.经后眉棱骨痛

张某，29岁。因"原发不孕6年多"，于2005年6月3日开始就诊。

初诊：2005年12月26日。妇科检查发现子宫偏小，三径之和10.2cm，右侧附件炎，输卵管碘油造影后发现左侧输卵管通畅，右侧输卵管通而不畅。免疫学检查：抗透明带抗体阳性。月经12月22日来潮，经量中等，3天净；经后眉棱骨疼痛2天，嗳气。舌稍红，苔薄白，脉细。

治法：补气血，疏风清肝，利头目。

方药：侯氏黑散加减。

菊花10g，白术10g，细辛5g，茯苓10g，牡蛎20g，桔梗5g，防风10g，党参12g，黄芩10g，当归6g，干姜5g，川芎6g，桂枝3g，蔓荆子10g，白芷10g，生白芍12g。5剂。

二诊：2005年12月31日。服药之后，眉棱骨疼痛即消失。

### 2.经行头痛

罗某，38岁。

初诊：2010年9月4日。经行头顶痛20余年，发作时伴恶心呕吐，脚冷。月经9月1日来潮，量不多，夹块，经前乳房胀。舌淡红，苔薄白，脉细。

治法：补气血，平肝风，利头目。

方药：侯氏黑散加减。

菊花10g，白术10g，细辛3g，茯苓10g，牡蛎20g，桔梗5g，防风10g，党参12g，黄芩10g，当归6g，干姜3g，川芎6g，桂枝3g，全蝎6g，白僵蚕10g，藁本10g。7剂。

二诊：2010年9月13日。胃脘不适，舌脉如上。中药守上方，加陈皮10g，14剂。

三诊：2010年10月7日。月经9月29日来潮，10月2日结束，经行头痛消失。侯氏黑散，7剂。

### 3. 妊娠头痛

张某，33岁。孕15周[+4]天。因"头顶胀痛20天"就诊。

初诊：2022年7月1日。患者于20天前无明显诱因下出现头顶、眼球胀痛；伴头晕，平卧位加重，坐位或站位好转，头部按压时疼痛消失。烦躁易怒。纳欠，恶心无呕吐。口渴，日饮水量500～600mL，无口苦。大便偏软，日解1次。尿量正常。今日血压110/70mmHg。6月29日眼科检查：视神经水肿；眼底小出血；眼压正常；无视物模糊。6月30日，头颅核磁共振检查正常。舌淡红，苔薄白，脉细。

诊断：妊娠头痛。

治法：益气血，清肝火。

方药：侯氏黑散加减。

菊花10g，防风10g，桂枝3g，川芎6g，当归6g，细辛3g，党参10g，生白术50g，茯苓10g，炒黄芩5g，生牡蛎20g，桔梗6g，太子参15g，夏枯草10g，炙甘草6g，石决明15g。7剂。

二诊：2022年7月8日。头痛十去其八，无眼球胀。中药守上方，加炒白芍12g，7剂。

### 4. 术后头痛

罗某，45岁。

初诊：2012年12月20日。2010年11月因卵巢癌行全子宫+双侧附件切除术。1个月前无明显诱因下出现头胀痛，以枕部为甚，严重时放射至两侧头部；伴有头晕，眼前一黑，闭目静养方好转，时有眼眶酸痛。胃纳尚可，偶感潮热，寐浅，大便结。生育史：1-0-2-1。舌稍红，苔薄白，脉细。

治法：补气血，平肝风，利头目。

方药：侯氏黑散加减。

菊花10g，白术10g，细辛5g，茯苓10g，牡蛎20g，桔梗5g，防风10g，党参12g，黄芩10g，当归6g，干姜5g，川芎6g，桂枝3g，僵蚕10g，蔓荆子10g，全虫6g。7剂。

二诊：2012年12月26日。寐佳，头痛减，大便仍结。舌脉如上。中药守上方，加决明子20g，7剂。

麻仁软胶囊一次1～2粒，一日1次，口服。

三诊：2013年1月4日。头痛除，大便顺。舌脉如上。侯氏黑散加僵蚕10g，全虫5g，7剂。

四诊：2013年1月11日。潮热除，记忆力减退。舌脉如上。中药守上方，7剂。

【按语】

对于此方之解，众说纷纭，而陈修园称"此方为逐风填窍之神剂，凡中风证初患未经变热者宜之"，此说最为中肯而明了。方中参、苓、术、归、芎补益气血，菊、防、桂、辛疏风解肌，黄芩清热于上，干姜散寒于中，桔梗轻清上行，牡蛎重镇下潜，矾石收敛除湿。全方是一张补益和疏解，清热和散寒，上行和下潜同组的方剂。此方的使用，大都属于风邪引起的在表在上的痹、痛、晕等症。《素问•六元正纪大论》说"风病行于上"，《素问•宣明五气》称"搏阳则为颠疾"，侯氏黑散就是这样一张治疗头面部疾病的方剂。

案1为经后眉棱骨疼痛。经后之时，血海已虚，阴血不足，肝火上扰清空，故用侯氏黑散以补气血，疏风利头目；配伍蔓荆子、白芷、生白芍以养肝血，清肝火。药后症状一举而愈。

案2为经行颠顶疼痛20余年患者。与案1经后眉棱骨疼痛者稍异，前者多实，后者夹虚。实者肝风上僭，虚者肝血不足。故该案用侯氏黑散加全蝎、白僵蚕、藁本，以平肝息风，增强疗效。

案3为妊娠头痛。患者按压时，头痛消失、脉细，这是气血虚的表现；根据眼球胀痛伴头晕、烦躁易怒、口渴，这是肝火的表现。因此，治疗既要益气血，又要清肝火。用侯氏黑散加减，一诊大效，二诊而瘥。

案4为术后头痛，起于卵巢癌行全子宫+双侧附件切除术，综合患者的手术方式、年龄、症状，舌脉，当为肝肾不足，肝风内起，气血两虚为患。符合《素问•六元正纪大论》"风胜则动"的描述。《素问•至真要大论》称"客者除之"，故以侯氏黑散与平肝息风的僵蚕、全虫合用，以增强疗效。二诊虽然头痛减轻，但大便仍结，方中加决明子清肝润便，麻仁软胶囊通便。便通火去，头目清利。

# 七五、厚朴大黄汤

【原文】

支饮胸满者，厚朴大黄汤主之。《金匮要略·痰饮咳嗽病脉证并治第十二》

【组成与用法】

厚朴一尺　大黄六两　枳实四枚

上三味，以水五升，煮取二升，分温再服。

【功效】行气宽胸，行水下饮。

【医案】

1.经量过少

吴某，37岁。因"两侧输卵管阻塞、原发不孕15年"就诊。

初诊：2006年4月19日。曾经过2次体外授精-胚胎移植（试管婴儿）助孕，均失败。平时月经周期规则，经量过少，经色淡红，4～5天净，无痛经。B超检查提示：右侧卵巢囊肿58mm×48mm×61mm；糖类抗原检测：CA1253.63U/mL。月经4月18日来潮，经量少，经色黯，左侧少腹胀，二便正常。妇科检查：外阴无殊，阴道痛畅，宫颈光滑；宫体前位，质地中等，正常大小，活动，无压痛；两侧附件压痛，右侧附件触及囊性肿块。舌淡红，苔薄白，脉细。

西医诊断：原发不孕；两侧输卵管炎症性阻塞；右侧卵巢囊肿；月经异常。

治法：行气导滞，活血调经。

方药：厚朴大黄汤加味。

厚朴20g，枳实6g，制大黄10g，益母草20g，丹参15g，香附10g，当归10g，川芎10g。5剂。

二诊：2004年4月28日。进药2剂，经量即转多，5天净，大便正常，右侧少腹胀。舌稍红，苔薄白，脉细。

治法：行气导滞，清热散结。

方药：厚朴大黄汤合薏苡附子败酱散加味。

厚朴20g，枳实6g，制大黄10g，薏苡仁30g，淡附片6g，败酱草30g，皂角刺15g，石见穿15g，牡蛎30g，海藻15g。7剂。

### 2.附件炎

陈某，32岁。

初诊：2006年4月24日。左侧少腹胀已近3个月，有便意，小便之后症状稍减；伴有腰脊酸痛，带下量多色黄，常觉头部晕痛，纳可，二便正常。平时月经周期基本规则，经量多，8~10天净，经期腰骶酸坠。生育史：2-0-0-2，两侧输卵管已经结扎。妇科检查：外阴无殊，阴道痛畅，宫颈中度柱状上皮外移；宫体后位，质地中等，正常大小，活动，无压痛；两侧附件压痛。舌淡红，苔薄白，脉细。

西医诊断：两侧附件炎。

治法：下气导滞，清理湿热。

方药：厚朴大黄汤加味。

厚朴15g，枳实6g，制大黄9g，槟榔10g，乌药9g，蒲公英15g，大蓟15g，小蓟15g，败酱草15g。7剂。

二诊：2006年5月11日。月经4月27日来潮，一周净，下腹胀除，腰部酸，带黄，咽痛。舌淡红，苔薄白，脉细。

厚朴15g，枳实6g，制大黄9g，槟榔10g，赤小豆30g，桔梗6g，天仙藤12g，大腹皮10g，贯众15g。14剂。

【按语】

陈修园《金匮要略浅注》称："云胸满者，胸为阳位，饮停于下，下焦不通，逆行渐高，充满于胸故也。主以厚朴大黄汤者，是调其气分，开其下口，使上焦之饮顺流而下。"

厚朴大黄汤是治疗"支饮胸满"的方剂，虽与小承气汤同药，但由于大黄和厚朴的用量比小承气汤大，故通下和行气之力亦强。我借用该方用于妇科，便是藉其行气与通下之力。

案1为经量过少。经色黯，少腹胀，属气机阻滞之象。故取厚朴、枳实、炙大黄行气导滞，成高屋建瓴之势；益母草、丹参、香附、当归、川芎行气活血，以因势利导。

案2为附件炎。见腹胀便意、带多色黄。故用厚朴大黄汤合槟榔、乌药以行气导滞，蒲公英、大蓟、小蓟、败酱草以清理湿热。

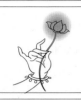

# 七六、厚朴麻黄汤

【原文】

咳而脉浮者，厚朴麻黄汤主之。《金匮要略•肺痿肺痈咳嗽上气病脉证治第七》

【组成与用法】

厚朴五两　麻黄四两　石膏如鸡子大　杏仁半升　半夏半升　干姜二两　细辛二两　小麦一升　五味子半升

上九味，以水一斗二升，先煮小麦熟，去滓，内诸药，煮取三升，温服一升，日三服。

【功效】化痰降逆，理气宽胸。

【医案】

**咳嗽**

张某，33岁。

初诊：2006年11月30日。因子宫腺肌瘤引起经行腹痛3年、经量过多导致失血性贫血，连续就诊已经1年多，诸症改善。经水昨天方净，咳嗽半月越剧，昨晚夜半咳嗽起坐不能平卧，痰多质稠难咯。舌淡红，有痰痕，苔薄白，脉细。

治法：化痰降逆，理气宽胸。

方药：厚朴麻黄汤加味。

厚朴10g，炙麻黄5g，杏仁10g，石膏10g，半夏9g，细辛3g，干姜3g，小麦10g，五味子3g，浙贝母10g，百部10g。5剂。

二诊：2006年12月6日。咳嗽已除，咽部有痰，舌脉如上。中药守上方，去浙贝母，加紫菀10g，5剂。

三诊：2006年12月15日。药后咳痰均除。

【按语】

厚朴麻黄汤是由清热宣肺的麻杏甘石汤去甘缓的甘草，加行气燥痰的厚朴、半夏，加化痰敛肺的姜、细、味，再加小麦和胃气。

本方是治疗"咳而脉浮"的方剂。方中厚朴行肺气，麻黄、杏仁宣肺止咳，干姜、细辛、五味子合麻黄温肺化痰、收敛肺气，半夏化痰湿，石膏监制诸药之温，小麦和胃气。

该案因子宫腺肌瘤久病气血已虚，虽未外感，而突发咳嗽、痰多难咯，以至夜不能卧者，为脾失健运，痰贮肺器之故。用厚朴麻黄汤加浙贝母、百部、紫菀行气化痰，清肺敛气，咳嗽顿除。仅二诊，其病若失。

# 七七、厚朴七物汤

## 【原文】

病腹满，发热十日，脉浮而数，饮食如故，厚朴七物汤主之。《金匮要略·腹满寒疝宿食病脉证治第十》

## 【组成与用法】

厚朴半斤　甘草三两　大黄三两　大枣十枚　枳实五枚　桂枝二两　生姜五两

上七味，以水一斗，煮取四升，温服八合，日三服。呕者加半夏五合；下利去大黄；寒多者加生姜至半斤。

## 【功效】解肌发表，行气通滞。

## 【医案】

### 盆腔炎症性疾病后遗症

孙某，25岁。

初诊：2006年6月23日。两侧少腹及腰部胀痛一年半，带下量多，色黄，有异味；阴痒，大便秘结、日解数次，胃脘冰冷。平素月经周期基本规则，经量少，经色黯，夹少量血块，无痛经，5天净。生育史：1-0-2-1。妇科检查：外阴无殊，阴道通畅，宫颈轻度柱状上皮外移；宫体后位，大小正常，活动，质地中等，压痛；右侧附件压痛，左侧附件无压痛。舌稍红，苔薄白，脉细。

西医诊断：盆腔炎症性疾病后遗症。

治法：温中导下，清热行气。

方药：厚朴七物汤合大黄附子汤加味。

川朴10g，枳壳10g，制大黄9g，甘草6g，桂枝6g，淡附片6g，细辛4g，蒲公英15g，大血藤15g，延胡索10g，野荞麦根20g。7剂。

二诊：2006年6月30日。脘冷、恶心、少腹痛减轻，舌脉如上。中药守上方，加半夏10g，砂仁（冲）5g，7剂。

三诊：2006年7月7日。上症均除，负重时尻部酸坠，舌脉如上。中药守6月23日方，加金狗脊10g，续断12g，砂仁（冲）5g，7剂。

四诊：2006年7月19日。已无不适，大便疏，舌脉如上。中药守6月23日方，加菝葜20g，砂仁（冲）5g，7剂。

【按语】

大黄牡丹皮汤是清热导下的方剂，厚朴七物汤是解肌发表、行气通滞的方剂，本来两方没有可以比较的地方。其实，厚朴七物汤中的桂枝用于"病腹满，发热十日，脉浮而数"的病证时，它属于解表药；用于没有表证时，它属于温里药。方中厚朴、大黄、枳实为小承气汤以清热导下，大枣、生姜、甘草健脾和中，桂枝温里，共同组成一张温清合用、健脾和导下共存的方剂。《素问·五常政大论》称"适寒凉者胀"，厚朴七物汤就是这样一张治疗寒胀里实的方剂。

在盆腔炎症性疾病后遗症中属于病情实热者，用清下法治疗，如大黄牡丹汤、大承气汤等；属于寒热错综，虚实兼杂者，用温下法治疗，如大黄附子汤、厚朴七物汤等。大黄牡丹皮汤治疗盆腔炎症性疾病后遗症的临床报道较多，而后者较少，原因在于临床症情属于湿热实证者确实多，而属于寒热错综、虚实兼杂者确实较少的缘故。后者常起因于患者素体阳气不足，或者长期使用抗生素、屡经寒凉药物的治疗，使阳气受遏。对于此类患者，如再一味地使用寒凉药物，非但无功，反而有害，越发使得病情缠绵难已。温下法一可导其滞，二可祛其寒，三可发越其阳气，常可使症状迅速减轻，达到意想不到的效果。故我用该方治愈该病者甚多。

该案为盆腔炎症性疾病后遗症，属于《素问·脉解》中的"妇人少腹肿"。较长的病史，反复的清热消炎治疗，使病情成为寒热胶结的状态，出现大便秘结、胃脘冰冷。《金匮要略·腹满寒疝宿食病脉证治第十》说："腹满，时减，复如故，此为寒，当与温药。"故选用温下的厚朴七物汤合大黄附子汤加味治疗。这是一种对盆腔炎症性疾病后遗症比较特殊的治法。《素问·六元正纪大论》有言"攻里不远寒"，就是说，用攻下法治疗里证时，不必顾忌寒凉的药物。此仅言其概也，况且当时尚无温下法产生。若上案一味地使用寒凉药物，非但不能去病，下腹胀痛必剧无疑。

# 七八、厚朴三物汤

【原文】

痛而闭者，厚朴三物汤主之。《金匮要略·腹满寒疝宿食病脉证治第十》

【组成与用法】

厚朴八两　大黄四两　枳实五枚

上三味，以水一斗二升，先煮二味，取五升，内大黄，煮取三升，温服一升，以利为度。

【功效】行气导滞。

【医案】

## 1.盆腔炎症性疾病后遗症

陈某，34岁。

初诊：2006年4月13日。下腹胀痛3天，胀甚于痛，带下色黄，有异味，大便时或2～3天一行。平素月经周期规则，经量、经色正常，一周净，无痛经；经前乳房胀痛明显，小腹及腰胀痛，纳可。月经4月5日来潮。生育史：1-0-2-1，放置宫内节育环。妇科检查：外阴无殊，阴道痛畅，宫颈光滑；宫体后位，质地中等，正常大小，活动，压痛；两侧附件压痛。舌淡红，苔薄白，脉细。

西医诊断：盆腔炎症性疾病后遗症。

治法：行气导滞，清理湿热。

方药：厚朴三物汤加味。

厚朴15g，枳实9g，制大黄10g，大血藤20g，蒲公英15g，败酱草12g，延胡索10g，川楝子10g，贯众15g，大蓟12g，小蓟12g。4剂。

二诊：2006年4月22日。药毕，下腹胀痛顿消，大便日行，带黄，舌脉如上。

厚朴15g，枳实9g，制大黄10g，蒲公英15g，贯众20g，椿根皮15g，草薢12g，土茯苓15g。4剂。

## 2.腹胀

陈某，33岁。

初诊：2022年5月26日。患者腹胀1年余，伴反胃反酸，嗳气矢气后症状有所缓解，大便呈颗粒状。腹诊：腹软，脐周及左下腹时有压痛，位置不固定。叩诊：升结肠及横结肠肝曲呈明显鼓音，脐右侧鼓音，可闻及气过水声。舌淡红，苔薄白，脉细。

诊断：腹胀（肠腑阻滞）。

治法：行气除满，去积通便。

方药：厚朴三物汤加味。

厚朴20g，枳壳20g，制大黄5g，大腹皮15g，赤小豆45g，麦芽45g，炒莱菔子10g。5剂。

二诊：2022年5月31日。腹胀十去其八，易口糜。舌脉如上。中药守上方，加珠儿参12g，7剂。

三诊：2022年6月7日。腹胀已除，已无口糜。

### 3.便秘

林某，29岁。

初诊：2018年9月26日。解羊屎便4个月；伴腹胀腹痛，尿频，胃纳可，夜寐安。月经2018年9月8~20日，经量多，第1~3天3~4条卫生巾量，后量逐渐减少，色暗红，无血块，痛经，小腹坠胀感。舌淡红，苔薄白，脉细。

治法：行气除满，去积通便。

方药：厚朴三物汤加味。

厚朴12g，制大黄10g，枳实10g，益母草20g，香附10g，延胡索10g。7剂。

二诊：2018年10月8日。大便呈条状，顺畅，日解1次。月经未潮，尿妊娠试验阴性。舌脉如上。

方药：厚朴三物汤加味。

厚朴12g，制大黄10g，枳实10g，益母草30g，香附10g，蒲黄10g，五灵脂10g，延胡索10g。7剂。

三诊：2018年10月15日。月经10月10来潮，量少，痛经减轻，大便正常。舌脉如上。厚朴三物汤加味，7剂。

一个月后随访，大便正常，未再出现羊屎便。

【按语】

尤在泾说："痛而闭，六腑之气不行矣。厚朴三物汤与小承气同。但承气意在荡实，故君大黄；三物意在行气，故君厚朴。"

案1为慢性盆腔炎，有下腹胀痛，胀甚于痛，大便秘结的临床表现。《素问•调经论》说："形有余则腹胀，泾（大便）溲（小便）不利。"上案即属"形有余则腹胀，泾溲不利"者，当遵《素问•五常政大论》"下之则胀已"之说，用厚朴三物汤合大血藤、蒲公英、败酱草、贯众、大蓟、小蓟、半枝莲、白花蛇舌草行气导下清湿热，加延胡索、川楝子理气止痛。

案2为腹胀1年，伴反酸，嗳气、矢气后症状缓解，大便呈颗粒状。叩诊升结肠及横结肠肝曲呈明显鼓音，脐右侧鼓音。诊断为肠腑气机阻滞，积便不下。用厚朴三物汤加味一举大效，二诊获痊。

案3为便秘案。条文称："痛而闭者，厚朴三物汤主之。"其中的痛，自然指腹痛；其中的闭，当然指便闭。患者出现羊屎便4个月，腹胀腹痛，与条文毫厘无爽。因患者经量多，伴痛经，所以加活血行气止痛之品，一诊而瘳。

# 七九、滑石代赭汤

【原文】

百合病，下之后者，滑石代赭汤主之。《金匮要略·百合狐惑阴阳毒病脉证治第三》

【组成与用法】

百合七枚，擘　滑石三两，碎，绵裹　代赭石如弹子大一枚，碎，绵裹

上先以水洗百合，渍一宿，当白沫出，去其水，更以泉水二升，煎取一升，去滓；别以泉水二升，煎滑石、代赭，取一升，去滓，后合和，重煎，取一升五合，分温服。

【功效】养阴止泻。

【医案】

### 妊娠恶阻小便频数

陈某，28岁。

初诊：2006年3月2日。妊娠50天，恶心口淡，口干喜饮，纳差，身冷，小便频数，外阴瘙痒，带下色黄、量多有臭气，小腹不适，腰背酸楚，寐欠安，寐中咽喉干焦，目涩，大便秘结、3天一解。舌稍红，苔薄白，脉滑。

治法：养阴和胃，清理湿热。

方药：滑石代赭汤合麦门冬汤加味。

滑石15g，百合15g，代赭石15g，麦冬12g，半夏12g，党参15g，甘草6g，粳米30g，大枣6枚，萆薢10g。4剂。

二诊：2006年3月6日。恶心好转，嗳气，小便次数减少，大便日解1次，阴痒减轻。B超检查：宫内活胎，妊娠50多天，舌脉如上。中药守上方，加陈皮12g，蔻仁（冲）4g，5剂。

三诊：2006年3月13日。恶阻消失，口干，嗳气少，小便次数已正常，阴痒轻微，舌脉如上。

治法：养阴和胃降逆。

方药：麦门冬汤加味。

麦冬12g，半夏12g，党参15g，甘草6g，粳米30g，大枣6枚，石斛12g，陈皮9g，椿根皮10g。5剂。

四诊：2006年3月18日。呕吐重现，口干，纳欠，头晕，小便微热。舌稍红，苔薄白，脉滑。

治法：养阴和胃，清理湿热。

方药：滑石代赭汤合麦门冬汤加味。

中药守3月2日方，加枇杷叶12g，5剂。

五诊：2006年3月24日。服药之后，恶阻立即消除，口干明显减轻，纳可，精神转佳，口水稍多，小便轻微热感，左侧少腹微坠。舌淡红，苔薄白，脉滑。

治法：养阴和胃，健脾渗湿。

方药：滑石代赭汤合猪苓散加味。

滑石15g，百合15g，代赭石15g，猪苓12g，茯苓12g，白术12g，半夏12g，4剂。

六诊：2006年3月31日。恶阻未再发生，小便热感消失，无明显不适，舌脉如上。中药守上方，续进4剂，以巩固疗效。

七诊：2006年4月24日。随访至今，恶阻及小便热感已愈。

【 方剂比较 】

百合滑石散与滑石代赭石汤的比较（表12）

表12　百合滑石散与滑石代赭石汤的比较

| 方剂 | 药物组成 | | |
|---|---|---|---|
| 百合滑石散 | 百合 | 滑石 | |
| 滑石代赭石汤 | 百合 | 滑石 | 代赭石 |

两方均含有百合和滑石，但滑石代赭石汤多一味代赭石。故前者治疗百合病"变发热"者，使热从小便而去；后者除了前方的功效之外，还可以治疗"下之后"的腹泻。

【 按语 】

黄竹斋的《金匮要略方论集注》说："云下后所得，则必有大便下利，小便不通之见证，故佐以代赭石之固肠止脱，以治大便之下利，滑石之泄热利水以治小便之赤涩。"可见，滑石代赭石汤除了具有养阴之外，还有利小便、实大便的功效。

此案恶阻，症见口干喜饮，咽喉干燥，大便干结，小便频数，舌质稍红，一派胃阴不足，水蒸泉涸之象。治疗伊始，便以麦门冬汤养胃阴降逆为主，合以滑石代赭汤者，以滑石味甘淡性寒，可疗溲频阴痒、带黄有臭，再凭"赭石之重，以镇逆气"（《本经逢原》），配百合滋阴，以助麦门冬汤之清滋降逆，一诊症减，二诊症除。本以为恶阻已消，三诊时小觑滑石代赭汤而未用，独遣麦门冬汤治疗，恶阻竟然旋踵立现。四诊再用昔日已效之方治疗，药毕恶阻溲频诸症迅即痊愈。由此可见，滑石代赭汤在此案中绝非可有可无之方。唯独验之于临床，以滑石代赭汤治疗妊娠恶阻，方信而不诬。

# 八〇、黄连粉

【原文】

浸淫疮，黄连粉主之。《金匮要略·疮痈肠痈浸淫病脉证治第十八》

【组成与用法】

缺。

【功效】清热泻火，燥湿解毒。

【医案】

**1.阴蚀（外阴疱疹感染）**

王某，50岁。

初诊：2006年6月22日。6月17日起，外阴红肿疼痛，起坐困难。妇科检查：左侧大阴唇见2颗疱疹，已经破损，局部红肿。舌淡红，苔薄白，脉细。

西医诊断：大阴唇疱疹破溃合并感染。

治法：清热泻火，解毒燥湿。

方药：黄连粉合甘草泻心汤、三妙丸。

黄连粉适量，局部外敷。

甘草10g，半夏9g，黄芩9g，黄连5g，干姜5g，大枣5枚，党参10g，黄柏10g，苍术10g，牛膝15g，土茯苓15g，4剂。

二诊：2006年6月28日。疱疹破溃面已经结痂，大阴唇充血已经消退，颈项连及头痛，舌脉如上。黄连粉适量，局部外敷。

甘草10g，半夏9g，黄芩9g，黄连5g，干姜5g，大枣5枚，党参10g，蔓荆子10g，葛根15g，僵蚕10g，7剂。

三诊：2006年7月26日。用药之后，外阴疱疹即痊愈。

**2.阴痒（外阴肛周湿疹）**

戚某，28岁。因"继发不孕4年"就诊。

初诊：2006年7月12日。外阴肛周瘙痒一周。妇科检查：两侧大阴唇绯红充血，连及肛周，有湿疹样改变，阴道通畅，宫颈充血；宫体后位，大小正常，活动，质地中等，压痛；右侧附件压痛，左侧附件无压痛。舌淡红，苔薄白，脉细。

西医诊断：外阴肛周湿疹。

治法：清热泻火，燥湿解毒。

方药：黄连粉合苦参汤。

黄连10g，苦参60g，3剂。

水煎3次，分别将三次药液收集，待药液凉后坐浴，不拘次数。

二诊：2006年7月15日。外阴及肛周充血减退，舌脉如上。中药守上方，续用3剂。

三诊：2006年7月18日。外阴及肛周湿疹已经消失，自我感觉良好，舌脉如上。中药守上方，续用5剂。

9月6日随访，外阴、肛周湿疹未见复发。

【按语】

黄连粉是治疗浸淫疮的方剂，未见方剂组成和用法。中医研究院编的《金匮要略语译》认为，可能是黄连一味作粉剂敷疮上。尤在泾、陈修园等也认为，该方由一味黄连组成。据浸淫疮的临床症状记载，相当于急性泛发性湿疹。经过临床验证，可以用具有清热泻火、燥湿解毒的黄连粉外用。此也秉承《素问·至真要大论》"内者内治，外者外治"之旨。

案1为外阴疱疹破损之后感染，局部红肿疼痛。此即《素问·六元正纪大论》中的"疡胕（疹）"之疾，用黄连粉局部外敷以清热泻火收敛，再用甘草泻心汤、三妙丸加土茯苓内服以解毒燥湿。一诊疗效大显，二诊疾瘥。

案2为外阴肛周湿疹瘙痒充血，属于《素问·至真要大论》中的"痱疹"。改变黄连粉原来的使用方法，与治疗狐惑病"蚀于下部"的苦参汤相合，水煎药凉后坐浴，不拘次数，一次知，二次愈。

黄连是一味常用药，以其能清热泻火，用于治疗上部的火热之症；以其能清热燥湿，经常用于治疗湿热腹泻。但以黄连粉剂外用治疗疾病的报道却少见。对于外阴疱疹破损感染而渗液的治疗，则以粉剂为佳，可以直接起到清火燥湿的作用；对于外阴肛周湿疹充血而没有感染渗液的治疗，则以水煎后浸渍为佳。以黄连粉入煎外洗，此又不拘一法也。

# 八一、黄芪桂枝五物汤

【原文】

血痹，阴阳俱微，寸口关上微，尺中小紧，外症身体不仁，如风痹状，黄芪桂枝五物汤主之。《金匮要略·血痹虚劳病脉证并治第六》

【组成与用法】

黄芪三两　芍药三两　桂枝三两　生姜六两　大枣十二枚

上五味，以水六升，煮取二升，温服七合，日三服。

【功效】益气温经，和经通痹。

【医案】

### 1.经行身痛

秦某，36岁。

初诊：2009年10月26日。患者人流后出现经期上半身疼痛4个月余，全身发冷，酸痛明显，经期延长，近日怕冷，恶风，背部有麻木刺痛感，寐难。末次月经10月18日来潮。舌淡红，苔薄白，脉细。

中医诊断：经行身痛（阳虚络阻）。

治法：温阳益气，和血通痹。

方药：黄芪桂枝五物汤加味。

黄芪12g，桂枝6g，炒白芍10g，生姜5枚，大枣6枚，威灵仙15g，制乌头6g，地龙10g，乌梢蛇10g。7剂。

二诊：2009年1月11日。月经1月6日来潮，症如上。中药守上方，去地龙，7剂。

三诊：2009年5月21日。经行上身疼痛消失。

### 2.妊娠腿痛

徐某，23岁。

初诊：2005年10月18日。因月经稀发（3～5个多月一潮）4年、盆腔炎症性疾病后遗症、子宫偏小，要求助孕，于8月15日开始就诊。经过系统治疗之后，月经于8月29日来潮，9月29日尿妊娠试验阳性，此后一直实行中药保胎治疗。此次就诊时已经妊娠51天，右侧大腿外缘至髋关节部位疼痛2天，嗳气厌食，涎多恶心。舌淡红，苔薄白，脉细滑。

治法：补气血，温经脉，化痰湿。

方药：黄芪桂枝五物汤合小半夏加茯苓汤。

黄芪12g，桂枝6g，炒白芍10g，生姜5片，大枣6枚，半夏12g，茯苓10g。5剂。

二诊：2005年10月24日。右侧大腿疼痛消失，恶阻减轻。B超检查证实，宫内有4个孕囊，均见胎心管搏动，舌脉如上。中药守上方，续进5剂。

### 3.妊娠身痛多汗

詹某，26岁。

初诊：2006年5月30日。因子宫偏小（子宫三径之和11.5cm）、经量过少5个月，要求助孕就诊。经过一段时间的治疗之后，月经于4月29日来潮，今日尿妊娠试验阳性。患者自诉身上阵热，出汗畏风已经3天，全身酸痛，难以入寐。舌淡红，苔薄白，脉细。

治法：益气温经，和血通痹。

方药：黄芪桂枝五物汤加味。

黄芪12g，桂枝6g，炒白芍6g，生姜5片，大枣6枚，糯稻根15g，龙骨15g，牡蛎15g，桑寄生15g，夜交藤15g。4剂。

二诊：2006年6月3日。身上阵热出汗、畏风酸痛诸症均消，寐短，易饥，舌脉如上。

治法：补益心脾。

方药：归脾汤加防风10g，5剂。

### 4.产后身痛

李某，31岁。

初诊：2008年3月7日。分娩后90多天，分娩时大量失血，出院沐浴后全身关节疼痛无力20多天，肩、肘、腕、膝、踝关节均疼痛发冷，腰部及小腹胀痛。哺乳，纳可，大便稍软。检测红细胞沉降率30（0～20）mm/h，抗链球菌溶血素"O"＜50.6IU/mL，类风湿因子＜9.69IU/mL。舌淡红，苔薄白，脉细。

治法：益气温经，和血通痹。

方药：黄芪桂枝五物汤加味。

黄芪12g，炒白芍6g，桂枝6g，生姜5片，大枣4枚，天麻15g，羌活10g，独活10g。5剂。

二诊：2008年3月13日。服药之后，肘、腕、膝、踝关节冷痛已除，舌脉如上。中药守上方，天麻加至20g，加威灵仙10g，5剂。

三诊：2008年3月19日。背部发麻，手足怕风，舌脉如上。中药守上方，加五加皮12g，7剂。

四诊：2008年3月26日。生气之后突发肘、腕、膝关节发冷，酸胀麻已5天，舌脉如上。黄芪桂枝五物汤加天麻20g，细辛5g，白芥子6g，乌梢蛇10g，5剂。

五诊：2008年4月1日。除左侧肩部微痛伴麻之外，其余症状均已消失。中药守上方，加威灵仙10g，7剂。

六诊：2008年12月9日。身痛症状未再发生。

### 5.周痹

金某，47岁。

初诊：2015年8月19日。1年前无明显诱因下出现周身酸楚不适，腰腿酸痛，上楼梯困难，平地行走尚可。平素月经规则，周期30天，经期7天，月经7月28日来潮。经前下腹坠胀明显，纳寐尚可，小便频数，大便秘结。原有颈及腰椎间盘突出病史。生育史：1-0-0-1，放置节育环6年。8月10日B超检查：子宫小肌瘤9mm×6mm×8mm。妇科检查：外阴无殊，阴道通畅，宫颈光滑无举痛；宫体前位，活动，质地中等，正常大小，无压痛；两侧附件无明显压痛。舌淡红，苔薄白，脉细。

治法：益气温经，疏风活络。

方药：黄芪桂枝五物汤加味。

黄芪15g，桂枝6g，炒白芍6g，生姜5片，大枣6枚，丝瓜络10g，竹茹10g，鸡血藤30g，䗪虫10g。7剂。

二诊：2015年8月26日。除下肢微酸外，其余身楚症状均消失。月经2015年8月25日来潮，经量中等，舌脉如上。中药守上方，去䗪虫，加地龙10g，7剂。

三诊：2015年9月10日。上症续减，膝关节酸。中药守上方，加杜仲12g，桑寄生15g，7剂。

### 6.虚劳

江某，39岁。因"体虚7年"就诊。

初诊：2016年9月28日。患者月经规则，周期23～27天，经期3～5天，月经量中，有血块，无痛经；行经时感腹冷，乳胀，腰酸。月经2016年9月14日来潮。平素易感风寒，恶风，怕冷，极少出汗，带脉部位发凉，偶有心慌，胃纳一般，大便易溏，记忆力差，口苦，倦怠乏力，寐难。生育史：1-0-0-1（顺产）。舌淡嫩，苔薄白，脉细。

中医诊断：虚劳（阳气虚证）。

治法：益气固表，温经通阳。

方药：黄芪桂枝五物汤加味。

黄芪15g，桂枝6g，炒白芍6g，生姜5片，红枣5枚，当归9g，党参15g。7剂。

二诊：2016年10月6日。倦怠稍好，身上微汗，恶风怕冷消失，大便成形，腰酸除，寐佳。舌脉如上。中药守上方，7剂。

三诊：2016年10月13日。月经10月8日来潮。带脉部位发凉减轻。舌脉如上。

方药：黄芪桂枝五物汤合肾着汤。

黄芪15g，桂枝6g，炒白芍6g，生姜5片，红枣5枚，蜜甘草6g，茯苓10g，干姜6g，炒白术10g。7剂。

四诊：2016年10月20日。带脉部位发凉略好转。中药守上方，加鹿角片10g，淫羊藿12g，14剂。

五诊：2016年11月3日。前2天天气降温，开始出现夜间两足冰冷，怕冷（如怕坐冰凉凳子，怕手洗冷水）。舌脉如上。中药守上方，加淡附片 10g，14 剂。

六诊：2016 年 11 月 22 日。月经 11 月 5～10 日。腰酸除，体力恢复，带脉凉消。中药守上方，14 剂。

【方剂比较】

桂枝汤、桂枝加黄芪汤与黄芪桂枝五物汤的比较（表 13）

表 13　桂枝汤、桂枝加黄芪汤与黄芪桂枝五物汤的比较

| 方剂 | 药物组成 | | | | | |
|------|------|------|------|------|------|------|
| 桂枝汤 | 桂枝 | 白芍 | 炙甘草 | 生姜 | 大枣 | |
| 桂枝加黄芪汤 | 桂枝 | 白芍 | 炙甘草 | 生姜 | 大枣 | 黄芪 |
| 黄芪桂枝五物汤 | 桂枝 | 白芍 | | 生姜 | 大枣 | 黄芪 |

此三方均含有桂枝、白芍、生姜、大枣四味。前两方之别，在于桂枝加黄芪汤比桂枝汤多了一味黄芪；后两方相比，只是桂枝加黄芪汤多了一味炙甘草。

【按语】

黄芪桂枝五物汤是治疗阴血阳气都不足的"血痹……外症身体不仁，如风痹状"的方剂。魏念庭说："黄芪桂枝五物汤，在风痹可治，在血痹亦可治也。"

案 1 为人流术后出现的经行身痛案。因手术使得气血亏虚，外邪得以乘虚而入；经潮之时气血正值不足，故血脉运行又阻，周而复始，绵绵不休。黄芪桂枝五物汤就是治疗血痹，阴阳俱微，身体不仁，如风痹状的代表方剂，在疾病机理方面十分合拍，故用之立竿见影。

案 2 系多胎妊娠大腿疼痛案。妊娠子食母气，气血易耗，胞脉易阻，多胎妊娠时大腿疼痛的症状便会提早出现，病属"血痹"。用黄芪桂枝五物汤补益气血，温养经脉；用小半夏加茯苓汤化痰湿，治恶阻，一举症消。

案 3 为妊娠身痛多汗案。身上阵热，出汗畏风，全身酸痛，病属"风痹"，亦即《灵枢·五变》中的"人之善病风厥漉汗者"。风邪在身，当发汗而解，但《素问·脉要精微论》有"肺脉……其软而散者，当病漏汗，至今不复散发也"之诫，故治疗时不该再发汗，而是用黄芪桂枝五物汤加桑寄生益气温阳、和血通痹，加糯稻根、龙骨、牡蛎收敛止汗。

案 4 为产后身痛案。病始于产时失血，沐浴受寒，以致全身关节疼痛无力。用黄芪桂枝五物汤分别加天麻、羌活、独活、威灵仙、五加皮、细辛、白芥子、乌梢蛇等药物，以益气温经，和血通痹，终使患者康复。《素问·生气通天论》说："风者，百病之始也。"在产科中，因产房过寒，产后失血过多，表卫不固，易为风邪所侵，故出现肢体疼痛的"风痹""血痹"尤多。因此，黄芪桂枝五物汤是产后病中使用较多的一张方剂，且疗效非凡。

案 5 为周痹 1 年未愈案。周身酸楚不适，腰腿酸痛，上楼梯困难。《灵枢·周痹》称："周痹者，在于血脉之中，随脉以上，随脉以下，不能左右，各当其所。"痹证多由于风、寒、湿三邪所致，而各有侧重。该案我以风寒立论，由于历时已久，常累及气血、

肝肾，故首诊选用黄芪桂枝五物汤加鸡血藤、丝瓜络、竹茹、䗪虫，益气血，温经脉，疏风通络；末诊加杜仲、桑寄生，补益肝肾。

案6为卫阳不足引起的虚劳案。主要表现为易感风寒，恶风，怕冷，极少出汗，带脉部位发凉，心慌，大便易溏，记忆力差，倦怠乏力，寐难。舌淡嫩，脉细。黄芪桂枝五物汤是一张温补卫阳的方剂，加当归、党参以补益气血，合肾着汤以治疗带脉寒冷，加鹿角片、淫羊藿、淡附片以添薪益火，暖体温肤。

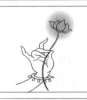

# 八二、黄芪建中汤

【原文】

虚劳里急，诸不足，黄芪建中汤主之。《金匮要略·血痹虚劳病脉证并治第六》

【组成与用法】

在小建中汤内加黄芪一两半，余依小建中汤法。气短胸满者加生姜；腹满者去枣，加茯苓一两半；及疗肺虚损不足，补气加半夏三两。

【功效】温中补气，和里缓急。

【医案】

## 1.漏下

林某，20岁。未婚。

初诊：2005年7月12日。13岁初潮，月经周期紊乱5年，或先期，或不至，6~7天净。月经4月5日来潮，至今阴道不规则出血3个多月未净，血量少，色紫黯，今日经色反转红，夹血块，伴腰酸。其人外貌清癯，神疲，腹胀纳减，寐安，二便正常，带下无殊。舌淡红，苔薄白，脉细。

西医诊断：青春期功能性子宫出血。

治法：温经固冲。

方药：黄芪建中汤加味。

炙黄芪12g，桂枝5g，炒白芍10g，炙甘草6g，炮姜5g，饴糖（冲）30g，大枣6枚，仙鹤草30g，阿胶（烊）10g。3剂。

二诊：2005年7月15日。经水将净，经色转黯，倦怠无力，舌脉如上。中药守上方，加荆芥炭10g，党参15g，3剂。

三诊：2005年7月21日。经水昨净，纳欠，带不多，色白。舌淡红，苔薄白，脉细。治以健脾助运。参苓白术散加鸡内金6g，炒谷芽、炒麦芽各10g，7剂。

## 2.经期过长

王某，18岁。未婚。

初诊：2005年10月14日。16岁初潮，自初潮起月经周期45~60天，经期14~30天。月经9月10日来潮，至今35天未净，经量一般，经色黯，无血块，无痛经；小腹偶有下坠感，腰酸胀，倦怠无力，头晕，纳可，大便偏干结。舌尖略红，苔腻，脉细。

西医诊断：青春期功能性子宫出血。

治法：益气温经止血。

方药：黄芪建中汤加味。

炙黄芪15g，桂枝6g，炒白芍12g，炙甘草6g，炮姜5g，大枣5枚，饴糖（冲）30g，阿胶（烊冲）10g，仙鹤草20g，荆芥炭10g，海螵蛸20g。4剂。

二诊：2005年10月10日。进药2剂，阴道出血即净，纳欠，大便疏，舌脉如上。治以健脾益气调经。黑归脾丸加何首乌15g，桑椹20g，鸡内金6g，7剂。

此后连续观察2个月，月经正常。

### 3.妊娠腹痛

陆某，40岁。因"孕44天，腹部隐痛2天"就诊。

初诊：2019年9月17日。患者2天前出现全腹部隐痛，胃脘部顶痛，无嗳气，身冷，腰痛，肛门坠胀感。查血绒毛膜促性腺激素49334mIU/mL，$E_2$ 3269pmol/L，P85.93nmol/L。B超检查：宫内早孕（6⁻周），可见原始心管搏动，子宫肌瘤8mm×5mm×7mm。子宫动脉血流阻力：左侧58cm/s，RI0.85，S/D6.9；右侧45cm/s，RI0.81，S/D5.3。舌淡红，苔薄白，脉细滑。

中医诊断：妊娠腹痛。

治法：温中益气，缓急止痛。

方药：黄芪建中汤。

黄芪10g，炒白芍12g，桂枝6g，炙甘草6g，生姜3片，大枣5g，饴糖30mL。7剂。

二诊：2019年9月24日。胃脘痛已除，身冷除，下腹部偶有隐痛，腰倦，外感，口干，舌脉如上。

黄芪12g，炒白芍12g，桂枝6g，炙甘草6g，生姜3片，大枣5g，饴糖30mL，葱白5根。4剂。

### 4.恶露不绝

陈某，31岁。

初诊：2006年1月25日。顺产后71天，恶露断续至今不绝。1月20日右侧腰部疼痛，又见阴道出血，量少，色深红，偶有小血块。断奶已经40多天，夜间咳嗽明显，少痰，咽喉痒，纳可，二便正常。妇科检查：外阴无殊，阴道通畅，宫颈口松弛；宫体前位，大小正常，活动，质地中等，无压痛；两侧附件无压痛。舌淡红，苔薄白，脉细。

西医诊断：子宫缩复不良。

治法：温经固冲，化痰止咳。

方药：黄芪建中汤合茯苓杏仁甘草汤。

炙黄芪15g，桂枝6g，炒白芍12g，炙甘草6g，炮姜5g，大枣6枚，饴糖（冲）30g，茯苓10g，杏仁10g，甘草5g。3剂。

二诊：2006年1月28日。咳嗽减轻，恶露未净，色红，舌脉如上。中药守上方，加荆芥炭10g，仙鹤草30g，血余炭10g，4剂。

三诊：2006年2月2日。1月29～31日，阴道出血量多，与经量相当。今血量已少，色鲜红，腰痛，咳嗽续减，舌脉如上。

治法：温经固冲。

方药：黄芪建中汤加味。

炙黄芪15g，桂枝6g，炒白芍12g，炙甘草6g，炮姜5g，大枣6枚，饴糖（冲）30g，阿胶（烊冲）10g，仙鹤草30g，侧柏叶10g，海螵蛸20g，荆芥炭10g。3剂。

四诊：2006年2月7日。恶露净已3天，坐立时骶部疼痛，纳可，二便正常，口淡，舌脉如上。

治法：补益肾气。

方药：肾气丸加味。

淡附片3g，桂枝3g，熟地黄15g，山茱萸12g，怀山药15g，茯苓10g，丹皮6g，泽泻10g，菟丝子12g，巴戟天12g，仙鹤草20g，何首乌12g。5剂。

### 5.产后身痛多汗

李某，25岁。

初诊：1990年9月14日。产后23天，恶露未绝，多汗，右侧手足酸痛。舌淡红，苔薄白，脉缓。

治法：益气血，和营卫，固涩止汗。

方药：黄芪建中汤合桂枝加龙骨牡蛎汤加味。

生黄芪20g，桂枝6g，炒白芍12g，炙甘草6g，饴糖（冲）20g，生姜4片，大枣6枚，煅龙骨20g，煅牡蛎20g，当归6g，羌活6g，独活6g。3剂。

二诊：1990年9月18日。恶露已绝，出汗减少，手足酸痛明显减轻。舌脉如上。中药守上方，加桑寄生15g，3剂。

三诊：1990年9月21日。出汗消失，左手臂微酸，纳欠，舌脉如上。

治法：益气和营，补肾祛风。

方药：黄芪桂枝五物汤加味。

炙黄芪20g，桂枝6g，炒白芍6g，大枣6枚，生姜4片，五加皮12g，桑寄生12g，续断10g。3剂。

### 6.产后眩晕

史某，24岁。

初诊：2019年8月24日。顺产后6个月，自觉倦怠，近半月略减轻，但伴头晕，脐腹发凉。胃便调，寐可，无多汗，无口渴，无腰痛。哺乳期。生育史：1-0-0-1。舌淡红，苔薄白，脉细缓。

中医诊断：产后眩晕。

治法：温中益气补虚。

方药：黄芪建中汤。

黄芪15g，桂枝6g，炒芍药12g，炙甘草6g，生姜5片，大枣5枚，饴糖（冲）30g。7剂。

二诊：2019年8月31日。头晕除，精神好转。舌脉如上。中药守上方，黄芪改为30g，加党参15g，7剂。

三诊：2019年9月7日。头晕未发作，精神正常。

### 7.产后跟痛

潘某，30岁。因"剖产后足跟疼痛3个月"就诊。

初诊：2020年10月23日。患者2020年6月22日孕27周，因宫口早开而行剖宫产术，术中大出血。近3个月出现两足跟疼痛，吹风后偶有头胀痛，前额痛甚，休息后缓解。舌淡红，苔薄白，脉软。

中医诊断：产后跟痛。

治法：补虚益气。

方药：黄芪建中汤加味。

桂枝9g，炒白术9g，炙甘草9g，黄芪15g，杜仲12g，续断10g，生姜6片，红枣6枚，饴糖（冲）30mL。7剂。

二诊：2020年11月3日。足跟痛除，月经11月3日来潮，量中。中药守上方，加益母草12g，7剂。

### 8.褥劳

陈某，29岁。

初诊：2019年9月5日。产后怕冷身重，困顿乏力，嗜睡难醒1年半。月经周期30~45天，经期6~7天。月经8月23日来潮，经量中等，经色鲜红，偶夹少许血凝块；经期小腹微痛，腰酸轻微，无乳房胀痛。纳可，大便干结，3~4日1次。生育史：2-0-2-2。妇科检查：外阴无殊，阴道通畅，宫颈光滑；宫体后位，正常大小，质地中等，活动，压痛；子宫后壁触痛明显，两侧附件无明显压痛。舌淡红，苔薄白，脉细。

中医诊断：褥劳（中气虚寒）。

治法：温中益气补虚。

方药：黄芪建中汤。

黄芪15g，桂枝6g，炒白芍12g，炙甘草6g，生姜3片，大枣5枚，饴糖（冲）30mL。7剂。

二诊：2019年9月12日。精神好转，嗜睡消失，体力增加，大便正常，每日1次。舌淡红，苔薄白，脉细。中药守上方，7剂。

### 9.术后腹痛

王某，44岁。

初诊：2006年11月15日。下腹隐隐作痛10多天，脐下压痛，但不甚，腰骶胀，身体雍肿，倦怠乏力，纳可，大便正常，矢气不多。3月17日因子宫肌瘤行子宫全切术，10月1日行左侧卵巢囊肿切除术，病理检查提示：左侧卵管系膜副中肾管囊肿。10月30日B超检查：右侧卵巢囊实性混合性包块，大小约36mm×28mm×32mm，提示黄体囊肿可能。癌胚抗原检查正常，糖类抗原CA125、CA199均正常。舌淡红，苔薄白，脉沉细。妇科检查：外阴无殊，阴道通畅，宫颈、宫体缺如，无压痛；两侧附件无压痛。

治法：益气补虚，调气止痛。

方药：黄芪建中汤合枳实芍药散。

黄芪15g，桂枝6g，炒白芍12g，炙甘草6g，生姜5片，大枣6枚，饴糖（冲）30g，枳实10g。4剂。

二诊：2006年11月20日。下腹疼痛基本消失，腰痛，要求带药出国，舌脉如上。

治法：益肾补虚。

方药：寿胎丸加减。

杜仲12g，菟丝子12g，桑寄生15g，续断12g，金狗脊10g，巴戟天12g，益智仁10g，怀山药15g，仙鹤草15g，野荞麦根20g。4剂。

**【方剂比较】**

1.桂枝加黄芪汤、黄芪桂枝五物汤与黄芪建中汤的比较（表14）

表14　桂枝加黄芪汤、黄芪桂枝五物汤与黄芪建中汤的比较

| 方剂 | 药物组成 | | | | | | |
|---|---|---|---|---|---|---|---|
| 桂枝加黄芪汤 | 桂枝 | 芍药 | 甘草 | 生姜 | 大枣 | 黄芪 | |
| 黄芪桂枝五物汤 | 桂枝 | 芍药 | | 生姜 | 大枣 | 黄芪 | |
| 黄芪建中汤 | 桂枝 | 芍药 | 炙甘草 | 生姜 | 大枣 | 黄芪 | 饴糖 |

以上三方均含有桂枝、芍药、生姜、大枣和黄芪；桂枝加黄芪汤和黄芪建中汤均含有甘草，前者用生，后者用炙；桂枝加黄芪汤和黄芪桂枝五物汤中芍药与桂枝等量，而黄芪建中汤中芍药的剂量为桂枝的一倍，另有一味饴糖。

2.桂枝加芍药生姜各一两人参三两新加汤与黄芪建中汤的比较（表15）

表15　桂枝加芍药生姜各一两人参三两新加汤与黄芪建中汤的比较

| 方剂 | 药物组成及分量 | | | | | | | |
|---|---|---|---|---|---|---|---|---|
| 桂枝加芍药生姜各一两人参三两新加汤 | 桂枝三两 | 芍药四两 | 炙甘草二两 | 人参三两 | 大枣十二枚 | 生姜四两 | | |
| 黄芪建中汤 | 桂枝三两 | 芍药六两 | 炙甘草二两 | | 大枣十二枚 | 生姜三两 | 黄芪一两半 | 饴糖一升 |

两方都由桂枝汤加味而来。桂枝加芍药生姜各一两人参三两新加汤，加了芍药、生姜各一两，人参三两；黄芪建中汤倍芍药，加黄芪一两半，饴糖一升。故两方作用相近，而后方更偏于甘缓补中。

**【按语】**

尤在泾云："里急者，里虚脉急，腹中当引痛也。诸不足者，阴阳诸脉并俱不足，而眩、悸、喘、渴、失精、亡血等症相因而至也。急者，缓之必以甘；不足者，补之必以温。而充虚塞空，则黄芪尤有专长也。"黄芪建中汤是一张偏于甘温的益气和营方剂。从字面上看，"虚劳""诸不足"泛指诸多虚证，"里急"系指腹中拘急之感。

案1、案2均系妇科血证案。黄芪建中汤何以能够治愈妇科血证且疗效非凡？经查《金匮要略现代研究文摘》《中医方剂现代研究》和《张仲景方剂实验研究》，前人很少

有成功医案报道，也少有权威性解说。检查现代中药药理，亦难圆其说。唯一可以推论者，以小建中汤可以温补中气，振奋人体的阳气而不伤及阴分，温中脾健而能统血故也。《素问·至真要大论》有"散者收之，损者温之"之说，黄芪建中汤正是具备了上述两方面的功效。案1、案2、案3、案4均见患者疲软、脉细，即《灵枢·海论》所谓的"气海不足，则气少不足以言"的现象。虚则补之，故以黄芪建中汤加味以益气摄血。

案3为妊娠腹痛案。从全腹疼痛伴见身冷来看，属于虚寒无疑。而腰痛肛坠，则属于肾虚气陷。治疗从温补脾气入手，中气旺，肾气自健。故选用黄芪建中汤原方，二诊即愈。

案4为产后恶露不绝兼咳痰案。虽血色深红，但是通过妇科检查，发现子宫缩复不良，与子宫脱垂同理，属于中气不足，故用黄芪建中汤合茯苓杏仁甘草汤治疗。当三诊咳嗽减轻时，则用黄芪建中汤加阿胶、仙鹤草、侧柏叶、海螵蛸、荆芥炭治疗而获愈。其中侧柏叶味苦涩，性寒，除了通常用于止血之外，《现代中药药理与临床》还认为该药具有较好的止咳作用。

案5为产后身痛多汗案。中医向来有"汗血同源"之谓，产后恶露未绝又多汗，阴血受损，血不濡筋。《灵枢·邪气脏腑病形》称邪"中人也，方乘虚时，及新用力，若饮食汗出腠理开，而中于邪。"多汗常为外邪有可乘之机，而致手足酸痛，脉缓。故可以用黄芪建中汤合桂枝加龙骨牡蛎汤来益气固卫，收敛止汗；用羌活、独活驱通体之风；以当归养血活血，血行风自灭。随着恶露和出汗的消失，身痛症状就明显减轻，再以黄芪桂枝五物汤加味收功。

案6为产后倦怠眩晕案。其脉细缓，当属虚证，而其脐腹发凉，则虚寒并存，故择黄芪建中汤原方治疗，一诊晕除，二诊神健。《素问·阴阳应象大论》有"形不足者，温之以气"，黄芪建中汤便是这样一张方剂。

案7为产后跟痛案。患者分娩时大量失血，以致身体虚弱、头部畏风、脉软，一派卫阳不足的现象。案中不以脚痛治脚，而是温补扶正，顾护整体为主治，一剂中鹄。

案8为蓐劳案。病起一载半，产后怕冷，乏力，困顿，嗜睡，经期延后，小腹微痛，脉细，一派虚寒之象，正属黄芪建中汤证。与诸症相违者，唯大便干疏。《金匮要略》中有许多治疗大便热结的方剂，诸承气汤、大黄牡丹汤等便是；还有一张治疗大便寒秘的大黄附子汤，是温下法的祖方。除此之外，是否还有一张治疗虚寒便秘的方剂呢？此方便是小建中汤。读日本大塚敬节的《金匮要略研究》，写到"有人即使五十天甚至一百天没有大便也无所苦，对这样的人给予服用小建中汤，会确切地使大便通畅。"治疗的结果，证实了大塚敬节的结论。

案9为术后腹痛案。患者在外劳顿多年，积劳成疾，近又遭手术斲伐；以至身体臃肿，倦怠乏力，下腹隐痛，压痛不甚，腰骶胀等气虚气积现象毕现。此案正符合"虚劳里急，诸不足，黄芪建中汤主之"之旨，配合枳实芍药散以调气和血，一诊而瘥。

# 八三、黄芩加半夏生姜汤

**【原文】**

1.干呕而利者，黄芩加半夏生姜汤主之。《金匮要略·呕吐哕下利病脉证治第十七》

2.太阳与少阳合病，自下利者，与黄芩汤；若呕者，黄芩加半夏生姜汤主之。《伤寒论》（172）

**【组成与用法】**

黄芩三两　甘草二两，炙　芍药二两　半夏半升　生姜三两　大枣二十枚

上六味，以水一斗，煮取三升，去滓，温服一升，日再，夜一服。

**【功效】**清热止利，和胃降逆。

**【医案】**

### 妊娠恶阻便溏

蔡某，22岁。

初诊：2005年12月5日。妊娠42天，饮食不思，恶心口淡，一边进食一边呕吐10多天，喜热食，大便溏薄、日解1次，矢气多，小腹阵发疼痛、一日发生5~6次，站立稍久后腰坠，头晕痛，小便正常。B超提示宫内妊娠。舌淡红，苔薄白，脉细滑。

西医诊断：妊娠呕吐；肠炎。

治法：温胃清肠。

方药：黄芩加半夏生姜汤合橘皮汤加味。

炒黄芩10g，炙甘草6g，炒芍药12g，半夏12g，生姜5片，大枣6枚，陈皮10g，木香6g，薤白10g，砂仁（冲）5g。3剂。

二诊：2005年12月8日。恶心减轻，腹痛消除，大便稍结。舌淡红，苔薄腻，脉细。中药守上方，加生白芍20g，小麦20g，4剂。

三诊：2005年12月19日。呕吐未再发生，偶有口淡恶心，大便正常，便后肛门出血，头晕。舌淡红，苔中腻，脉细。

治法：温中和胃。

方药：甘姜苓术汤合橘皮汤加味。

炙甘草6g，干姜6g，茯苓12g，炒白术10g，橘皮12g，生姜5片，小麦30g。4剂。

药后恶阻已除。

【按语】

根据《金匮要略》条文原旨，黄芩加半夏生姜汤所治也并非一定为"太阳与少阳合病，自下利者"。尤在泾说："杂病肝胃之火上冲下注者，亦复有之。"其实，黄芩汤具有清湿热、和胃止痛之功，而黄芩加半夏生姜汤更擅长和胃降逆。

黄芩加半夏生姜汤原来就是治疗"干呕而利者"。该案为妊娠恶阻兼便溏腹痛，为肠热胃寒兼夹气逆之证，故以黄芩加半夏生姜汤加陈皮、木香、薤白、砂仁治疗。一诊恶心减轻，腹痛消除，大便正常，最后用甘姜苓术汤合橘皮汤治疗恶阻获愈。

# 八四、黄土汤

## 【原文】

下血，先便后血，此远血也，黄土汤主之。《金匮要略·惊悸吐衄下血胸满瘀血病脉证并治第十六》

黄土汤方亦主吐血、衄血。

## 【组成与用法】

甘草　干地黄　白术　附子炮　阿胶　黄芩各三两　灶中黄土半斤

上七味，以水八升，煮取三升，分温二服。

## 【功效】温阳健脾，养血止血。

## 【医案】

### 1.经期过长

廖某，24岁。

初诊：2005年3月8日。月经2月26日来潮，经量正常，至今11天未净，经量减少，经色鲜红，无腹痛，尿妊娠试验阴性。舌淡红，苔薄白，脉细。

治法：凉血止血。

方药：犀角地黄汤加味。

水牛角（先浸、先煎）30g，生地黄25g，生白芍10g，丹皮炭10g，地榆20g，槐花20g，侧柏叶10g，海螵蛸20g，荆芥炭10g，阿胶（烊冲）10g，贯众炭15g，仙鹤草20g。3剂。

二诊：2005年3月11日。服药之后，阴道出血减少，昨晚起出血又增多，血色淡红。舌淡红，苔薄白，脉细。

治法：温阳健脾止血。

方药：黄土汤合桃花汤加减。

淡附片5g，阿胶（烊冲）10g，黄芩炭10g，白术10g，生地黄炭12g，炙甘草5g，赤石脂30g，炮姜5g，仙鹤草30g，侧柏叶12g。3剂。

三诊：2005年3月15日。进药1剂，阴道出血即明显减少。今日出血已净，稍觉倦怠，舌脉如上。中药守上方，加党参20g，3剂。

### 2.崩漏

谭某，39岁。

初诊：2005年3月29日。停经36天于3月15日来潮，开始经量一般，后来逐渐转多；两天来出血量骤然增多，血色鲜红，夹大量血块；下腹胀，倦怠无力。尿妊娠试验阴性。生育史：2-0-1-2。舌淡红，苔薄白，脉沉细。

西医拟诊：功能性子宫出血。

治法：温阳健脾，益气止血。

方药：黄土汤合柏叶汤加减。

淡附片6g，赤石脂30g，炒黄芩10g，白术10g，生地黄10g，炙甘草6g，阿胶（烊冲）10g，炮姜5g，侧柏叶10g，艾叶炭6g，党参30g，山茱萸20g。3剂。

二诊：2005年4月1日。经量减少一半、色紫红，脐腹胀，倦怠。舌淡红，苔薄白，脉细。中药守上方，去党参、山茱萸；加益母草12g，香附炭6g，3剂。

三诊：2005年4月4日。经水将净，色黯，腹胀除，舌脉如上。

淡附片6g，赤石脂30g，炒黄芩10g，白术10g，生地黄10g，炙甘草6g，炮姜5g，阿胶（烊冲）10g，侧柏叶10g，艾叶炭6g，血余炭10g。3剂。

四诊：2005年4月6日。经水已净，倦怠。妇科检查除外阴色素减退、子宫增大外，未见其他异常。B超检查：子宫内膜厚度3mm，子宫63mm×50mm×60mm。舌脉如上。西医诊断：子宫肥大症。用归脾汤加味善后。

### 3.胎漏、恶阻

孙某，29岁。因"阴道少量出血不止1个月"请求会诊。

会诊一：2022年8月12日。孕8⁺周，今阴道仍少许出血，色黑。胃痛、恶心呕吐，小腹胀痛，腹泻便溏10⁺天，腰痛，身冷，夜尿频多。辅助检查：8月8日B超检查：左侧子宫动脉峰值流速52cm/s，RI0.86，PI2.4，S/D7.4；右子宫动脉峰值流速73cm/s，RI0.80，PI1.9，S/D5.0。子宫前位，形态尚规则。宫腔内可见妊娠囊回声，大小38mm×17mm×41mm，壁清，规则；囊内可见胚芽回声，长约17mm，可见原始心管搏动。检查结果：宫内早孕（约8周）。舌稍红，苔薄白，脉细。

中医诊断：胎漏（中焦虚寒）。

治法：温阳健脾止血。

方药：黄土汤加味。

伏龙肝（水浸后，取上清液代水）30g，炒白术12g，淡附片5g，炙甘草6g，鹿角胶（烊冲）10g，黄芩炭6g，艾叶炭10g，仙鹤草20g，炮姜6g。2剂。

会诊二：2022年8月15日。阴道出血净已2天。腰胀痛，腹泻，舌脉如上。中药守上方，加六神曲5g，杜仲12g，4剂。

### 4.恶露不绝

季某，39岁。

初诊：2005年8月22日。6月29日顺利分娩一胎，阴道出血至今将近2个月未净，血量中等，血色鲜红，小腹隐痛偶作；现自哺乳，疲倦乏力。产后42天时B超检查，子宫及附件无殊。生育史：2-0-4-2。妇科检查：外阴无殊，阴道通畅，宫颈口松，能容纳一指；宫体后位，正常大小，质地中等，活动，无压痛；两侧附件无压痛。舌淡红，苔薄白，脉细。

西医诊断：产后子宫缩复不良。

治法：温阳健脾止血。

方药：黄土汤加减。

赤石脂20g，生甘草6g，生地黄15g，白术10g，淡附子3g，阿胶（烊）10g，黄芩炭10g，党参20g，侧柏叶10g，艾叶炭5g。4剂。

二诊：2005年9月5日。阴道出血已净，大便秘结，舌脉如上。中药守上方，加女贞子30g，决明子20g，3剂。

### 5.阴道转移癌灶性出血

包某，74岁。

初诊：2005年11月22日。2004年1月在上海某医院因右侧肾盂癌转移行右侧肾脏、膀胱以及子宫次切术，术后进行化疗和放疗。就诊时阴道出血4天，血量中等，血色鲜红；腰痛甚，两腿酸痛，纳欠佳，晨起口淡，二便正常，面色苍白，形体消瘦。7月30日血常规检查：白细胞$5.5 \times 10^9$/L，红细胞$3.01 \times 10^{12}$/L，血小板$235 \times 10^9$/L，凝血酶原时间、国际标准化比值、纤维蛋白原、凝血酶原活动度、活化部分凝血活酶时间、凝血时间均在正常范围。舌淡红，苍老感，苔薄白，脉细。妇科检查：子宫颈以及阴道两侧穹窿处见多个活动性出血点，部分出血点有增生隆起现象。

由于阴道出血呈活动状态，患者又贫血，故仅做出血部位阴道涂片细胞学检查。

治法：温阳健脾止血。

方药：黄土汤加减。

赤石脂20g，生草6g，生地黄炭15g，白术10g，淡附子3g，阿胶（烊）10g，黄芩炭10g，红参（调冲）6g，仙鹤草20g，侧柏叶10g，血余炭10g。3剂。

二诊：2005年11月28日。进药一剂，阴道出血即净，阴道细胞学检查，显微镜下可见成片及散在脱落重度核异质细胞，可疑转移性肿瘤。治以健脾止血。归脾汤加阿胶（烊冲）10g，贯众15g，椿根皮15g。

【按语】

陈修园曰："黄土汤不独粪后下血方也。凡吐血、衄血、大便血、小便血、妇人血崩及血痢久不止，可以统治之。以此方暖中宫土脏，又以寒热之品互用之，步步合法也。"传统常将黄土汤归类于温阳止血方剂范畴。根据药物组成，方中灶心黄土温中止血，附子配白术温脾阳、补中气，阿胶、生地黄止血养阴，黄芩合生地黄制温热药之燥，甘草调和诸药。虽然方中热药寒药共存，但仍是一张振奋脾阳止血的方剂。

方中的灶心黄土温燥入脾，年久无货，且日后也无以继用，可以借味甘、涩，性温，功能收敛止血止带的赤石脂代替，以其两性相近故也。《别录》称赤石脂主"女子崩中、漏下……"现代药理分析，灶心黄土的成分主要由硅酸铝、氧化铝和氧化铁组成，另含氧化钠、氧化钾、氧化镁、氧化钙等；赤石脂的主要成分也是硅酸铝，另外含铁、锰、镁、钙的氧化物等。两者的组成成分十分相近，这是它们可以互相代替的药理依据。只不过前方称黄土汤，而后者只能僭称其赤土汤了。

案1为经期过长案。因其血色鲜红，而用凉血止血的犀角地黄汤加味治疗，稍效又剧，血色转为淡红，药随证变，改用黄土汤合桃花汤以温阳健脾止血，效如桴鼓。

案2为崩漏案。血崩骤然量多，虽血色鲜红，有血块，但倦怠无力，舌淡红，脉沉细，仍作脾阳不振论治。以黄土汤合柏叶汤以温经止血，党参益气止血。山茱萸味酸，性微温，功具补益肝肾、收敛固涩。一般用于肝肾虚衰之证。《药性论》称其"止月水不定"，《本草正》称其"调经收血"，《现代中药药理与临床》（王本祥主编，天津科技翻译出版公司2004年出版）动物实验表明山茱萸所含马鞭草苷可促进兔血液凝固。因此，山茱萸是一味妇科血证的药物。对于势如山圮之血崩，用量必须加大（15～30g），如在穷乡僻壤欲以独参汤治疗崩漏而求之不得时，即可用山茱萸替代。

案3为胎漏恶阻案。根据患者出血量少色暗，胃痛呕吐，腹泻便溏，身冷，夜尿频多，辨证为脾肾虚寒。用黄土汤去腻滞之地黄（恶心之故），改阿胶为鹿角胶，以温肾止血；加炮姜温脾止血止泻；加艾炭、仙鹤草温经止血，药到病除。

案4为恶露不绝案。因B超检查未发现胎物残留，妇科检查时发现子宫颈口较松，诊断为产后子宫缩复不良。患者疲倦乏力，虽血色鲜红，但小腹隐痛偶作。此系脾阳不振，脾气虚弱引起的出血不止，用黄土汤加党参、侧柏叶、艾叶炭治疗而愈。

案5为阴道转移癌灶性出血案。患者年逾古稀，经过癌症手术、放疗之后，又因阴道不断出血，致使出现"肉烁"（《素问·逆调论》）和"形肉已夺"（《灵枢·五禁》）的危象。由于腰痛腿酸，纳欠口淡，面色惨白，舌淡红，脉细，此失血在先，亡阳在即，先作脾阳虚论治，投以黄土汤加红参、仙鹤草、侧柏叶、血余炭，一剂血止，再补益气血以续式微之生机。

# 八五、己椒苈黄丸

**【原文】**

腹满，口舌干燥，此肠间有水气，己椒苈黄丸主之。《金匮要略·痰饮咳嗽病脉证并治第十二》

**【组成与用法】**

防己　椒目　葶苈熬　大黄各一两

上四味，末之，蜜丸如梧子大，先食饮服一丸，日三服，稍增，口中有津液。渴者，加芒硝半两。

**【功效】** 利水通便，前后分消。

**【医案】**

### 输卵管积水

卢某，27岁。

初诊：2006年2月7日。婚后未避孕未受孕2年，月经周期30~37天，5~6天净，经量正常，经色黯，夹血块；偶有痛经，经前乳房胀痛明显，小腹及腰胀，带下不多，胃纳可，二便正常。月经1月13日来潮。B超检查显示：子宫35mm×29mm×36mm，子宫内膜厚度8mm；右侧附件区可见一囊性暗区，大小约56mm×35mm×30mm，形态不规则，壁毛糙，内部透声好。妇科检查：外阴无殊，阴道通畅，宫颈轻度柱状上皮外移；宫体后位，大小正常，活动，质地中等，轻压痛；两侧附件轻压痛，子宫后方触及囊性包块。舌淡红，苔薄白，脉细。

西医诊断：原发不孕；右侧输卵管积水；盆腔炎症性疾病后遗症；子宫偏小。

治法：行气清热，利水通便。

方药：己椒苈黄丸合四逆散加减。

防己12g，川椒5g，葶苈子12g，制大黄9g，柴胡12g，炒白芍10g，枳壳10g，炙甘草6g，三七4g，大血藤20g，蒲公英20g，败酱草15g。3剂。

二诊：2006年2月10日。咽痛，喷嚏，舌脉如上。中药守上方，去川椒；加牛蒡子10g，桔梗6g，5剂。

三诊：2006年2月16日。外感已愈，舌脉如上。

治法：调气血，清湿热。

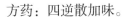

方药：四逆散加味。

柴胡10g，枳壳10g，白芍10g，败酱草10g，大血藤15g，椿根皮15g，半枝莲15g，土茯苓15g，蒲公英15g，大蓟15g，小蓟15g，萆薢15g，生甘草6g。7剂。

四诊：2006年2月22日。月经2月19日来潮，无不适，舌脉如上。中药守上方，续进7剂。

五诊：2006年3月1日。经水已净，B超复查：右侧输卵管积水已经消失。

【按语】

何任《金匮汇讲》称："水走肠间，饮邪内结而腹满，饮结气阻，气不化水，津不上承，故口舌干燥。用己椒苈黄丸，以分消水饮，导邪下行。"方中防己、椒目、葶苈子疏水饮从前出，大黄导秽浊从后出，前后分消，水饮得利。

花椒味辛、性温；椒目为花椒的种子，味苦、辛，性寒。一为果皮，一为果仁，竟有温寒之别，中医奥秘深而莫测。由于市肆椒目经常缺货，故案中用川椒替代。考川椒《别录》称其能疗"心腹留饮"，与己椒苈黄丸中的椒目疏利水饮功近。

此案为输卵管积水，输卵管积水在妇科不孕症中多见；管内所含为清亮液体，无臭。一些患者会出现阴道排液现象，如无细菌感染，一般也不会发热。因此，这种藏于人体器官内的液体，从中医的角度来看，当属于痰饮流溢之属。一旦化热，则会出现局部疼痛、发热，从阴道排出的液体变黄。由于患者小腹胀与条文中的"腹满"理无二致，未见"口舌干燥"者，其津液仍能上还，故可用治疗"肠间有水气"的己椒苈黄丸前后分消，利水通便；经前乳房胀痛，则属肝郁气滞，故用四逆散疏调气机；经色黯，夹血块为血瘀，故用三七、大血藤活血清热；公英、败酱清理湿热，以防止痰饮热化，并制川椒取代椒目性温之弊。三诊为经期将近，四诊为经期，改用四逆散加味，以调气清湿热。由于患者输卵管积水是从B超检查时发现的，故最后仍以B超检查来对照疗效。

# 八六、胶艾汤
# （又名芎归胶艾汤）

**【原文】**

师曰：妇人有漏下者；有半产后因续下血都不绝者；有妊娠下血者，假令妊娠腹中痛，为胞阻，胶艾汤主之。《金匮要略·妇人妊娠病脉证并治第二十》

**【组成与用法】**

川芎　阿胶　甘草各二两　艾叶　当归各三两　芍药四两　干地黄六两

上七味，以水五升，清酒三升合煮，取三升，去滓，内胶令消尽，温服一升，日三服，不瘥更作。

**【功效】**养血和血，调经安胎。

**【医案】**

## 1.经期过长

郑某，38岁。

初诊：2006年5月22日。发现多发性子宫肌瘤6年，最大肌瘤46mm×56mm×58mm，3月18日行介入疗法。4月24日，B超发现宫腔内有一脱落的子宫肌瘤，大小约34mm×36mm×43mm，即行肌瘤摘除术。术中宫底部及子宫前壁仍见23mm×24mm×25mm和14mm×15mm×15mm大小的肌瘤。从4月10日起阴道少量出血，5月7日血量与月经相当，至今42天未净，血量已少，咖啡色，倦怠。平时月经周期基本规则，经量多，一周净；经前小腹及腰胀痛，带下不多。生育史：1-0-0-1，用避孕套避孕。妇科检查：外阴无殊，阴道通畅，宫颈光滑；宫体后位，偏大，活动，质地中等，无压痛；右侧附件无压痛，左侧附件压痛。舌淡红，苔薄白，脉细。

西医诊断：多发性子宫肌瘤；功能性子宫出血；左侧附件炎。

治法：养血和血，清热止血。

方药：胶艾汤加味。

熟地黄15g，当归5g，川芎3g，炒白芍10g，阿胶（烊冲）10g，甘草5g，贯众炭20g，槐花20g，地榆20g，侧柏叶10g。4剂。

二诊：2006年5月26日。昨天阴道出血净，精神明显好转，纳可，寐浅，带下色黄，舌脉如上。

治法：补气血安神。

方药：黑归脾汤加味。

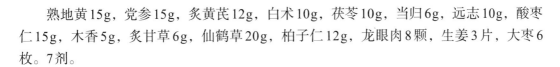

熟地黄15g，党参15g，炙黄芪12g，白术10g，茯苓10g，当归6g，远志10g，酸枣仁15g，木香5g，炙甘草6g，仙鹤草20g，柏子仁12g，龙眼肉8颗，生姜3片，大枣6枚。7剂。

### 2.崩漏

潘某，15岁。

初诊：2005年8月20日。近来动辄经漏不止，上次月经48天未净，经治疗后于7月3日方止；7月12日阴道又出血，至今又40天未净，血色鲜红，其间仅3天出血量稍微减少，倦怠。舌淡红，苔薄白，脉细。

西医诊断：青春期功能性子宫出血。

治法：养血益气，温经止血。

方药：胶艾汤加味。

熟地黄15g，当归6g，川芎3g，炒白芍10g，阿胶（烊冲）10g，艾叶炭6g，炙甘草6g，仙鹤草30g，荆芥炭10g，侧柏叶10g，党参15g，海螵蛸20g。3剂。

二诊：2005年8月23日。进药2剂，阴道出血即净。带下如水微黄，舌脉如上。

治法：温阳健脾，升阳除湿。

方药：苓桂术甘汤合清震汤、水陆二仙丹。

茯苓12g，桂枝6g，白术12g，炙甘草5g，荷叶6g，升麻6g，苍术10g，金樱子15g，芡实20g。4剂。

### 3.胎动不安

杨某，25岁。

2020年7月30日。胚胎移植术后$12^{+3}$周，因为是供精妊娠，家庭存在纠纷，经常吵架生气，阴道出血1次。曾经住院治疗，阴道出血控制之后出院。出院一周，因下腹紧缩感半天，宫腔积液难消，持续明显增多，于2020年7月29日第二次入院。

7月20日B超检查：子宫增大，宫内见一胎儿，胎心、胎动可及，胎心率156次／分；双顶径27mm，股骨长12mm，羊水最深前后径约42mm；胎盘附着于子宫后壁，厚度18mm，成熟度0级，其下缘覆盖宫颈内口。宫腔底部羊膜腔外见范围约47mm×15mm×51mm液性暗区，内透声欠佳。宫颈管长度约30mm，宫颈内口闭合。检查结果：宫内单胎存活（约14周），宫腔积液。7月21日B超检查：宫内单胎妊娠（如孕14周），宫腔积液。宫内见一胎儿回声，脊柱排列规则，胎心搏动及胎动可见。双顶径27mm，股骨长14mm，羊水深度34mm，胎盘位于后壁，功能0级。宫腔下段宫颈内口处可见范围约22mm×6mm×20mm的液暗区，宫腔底部可见范围48mm×14mm×49mm液暗区。7月28日B超检查：宫内单胎妊娠，中孕（如孕15周），宫腔积液。宫内见一胎儿回声，脊柱排列规则，胎心搏动及胎动可见。双顶径32mm，股骨长16mm，羊水深度47mm，胎盘位于后壁，功能0级。宫下段宫颈内口处可见范围约23mm×7mm的液暗区，宫腔底部可见范围60mm×21mm×40mm液暗区。

会诊一：现每晚少腹发胀，无阴道出血。生育史：0-0-1-0。2020年1月胚胎移植术后生化妊娠1次，2015年人工流产1次。舌淡红，苔薄白，脉细弦滑。

中医诊断：妊娠胞阻。

治则：温经止血，调气安胎。

方药：胶艾汤加味。

熟地黄15g，炒白芍10g，川芎6g，当归6g，阿胶（烊冲）9g，艾叶6g，炙甘草6g，香附炭6g，荔枝核6g，乌药3g，蒲黄炭6g。4剂。

二诊：2020年8月4日。腹胀已除，自觉腹围明显缩小，大便稍干，易醒，乏力。D-二聚体0.99mg/L。B超检查：宫腔积血42mm×17mm。舌淡红，苔薄白，脉细软。中药守上方，加党参15g，炙黄芪12g，酸枣仁15g，6剂。

三诊：2020年8月10日。无腹胀，偶觉少腹抽感。舌脉如上。

方药：胶艾汤加味。

熟地黄15g，炒白芍10g，川芎6g，当归6g，阿胶（烊冲）9g，艾叶6g，炙甘草6g，砂仁（冲服）5g，荔枝5枚，杜仲12g，柏子仁15g。4剂。

会诊四：2020年8月14日。患者今日出院，无腹胀，二便正常，门诊继续调理。（2020年8月13日）B超：宫内单活胎，如孕17$^{+4}$周，宫腔积液：39mm×12mm×49mm，S/D：5.40。

方药：胶艾汤加味。

川芎6g，艾叶6g，阿胶（烊冲）9g，炙甘草6g，当归6g，炒白芍10g，熟地黄15g，砂仁5g，香附炭6g，杜仲12g，菟丝子12g。7剂。

### 4.胎心搏动过缓

但某，29岁。因"试管移植术后25天，胎心搏动过缓"就诊。

初诊：2019年8月12日。患者7月18日移植冻胚，移植术后用药：地屈孕酮片10mg，每日2次；黄体酮胶囊100mg，每日2次；强的松片5mg，每日1次；芬吗通红、黄各一片，每日3次；阿司匹林肠溶片25mg，每日2次；达肝素钠针5000U，皮下注射，每日2次。8月12日即试管移植术后第25天，B超检查发现：宫内孕囊14mm×9mm，胚芽2.7mm，见卵黄囊，胎心搏动过缓，100次/分。生殖中心主治医师认为，马上会出现胎停，已经无药可施，故急忙过来会诊。诉夜间偶感恶心，无其他不适。生育史：0-0-3-0（2014年生化妊娠1次，2017年右侧宫外孕1次，2019年右侧宫外孕1次）。舌淡红，苔薄白，脉软滑。

中医诊断：胎心搏动过缓（心阳不振，气血两虚）。

治法：振奋心阳，补气养血。

方药：参附汤合四物汤。

患者配药时，配药人员说附子会堕胎，使用有危险，于是患者坚决要求换药。无奈另外处方。

别直参（调冲）5g，艾叶5g，熟地黄12g，当归6g，川芎6g，炒白芍10g，阿胶（调冲）10g。4剂。

二诊：2019年8月16日。昨天试管移植医院B超检查提示胎心率正常，但没有写明胎心次数。今再次B超检查：胎心率140次/分，胚芽4.2mm。舌淡红，苔薄白，脉滑。中药守上方，加仙鹤草15g，5剂。

### 5.恶露不绝

王某，27岁。

初诊：2006年3月27日。旅意华侨，产后80天恶露未净，时有时无，量已极少，色黑；腰骶坠胀，肛门坠痛有筋吊感，无下腹疼痛。全身怕冷，右侧手腕酸痛，大便秘结、三天一行，纳可。B超检查：子宫内膜厚度8mm。生育史：2-0-0-2。舌淡红，苔薄白，脉细。

治法：温宫止血。

方药：胶艾汤加味。

阿胶（烊冲）10g，艾叶炭6g，熟地黄12g，炒白芍12g，当归6g，川芎3g，炙甘草5g，仙鹤草30g，党参20g，贯众炭20g。3剂。

二诊：2006年4月1日。进药1剂，恶露告罄。今带中又见极少量淡红色液体，舌脉如上。中药守上方，加椿根皮20g，萆薢12g，5剂。

### 6.交接出血

林某，31岁。

初诊：2007年12月20日。既往月经正常，月经12月6～12日，12月15日性生活后阴道不规则出血，量多如冲，持续至今，量减未净，血色鲜红，夹块；昨起小腹疼痛，今天疼痛加剧，腰酸乏力，头晕。生育史：2-0-0-2，两侧输卵管已结扎。舌淡红，苔薄白，脉细。

治法：温经止血。

方药：胶艾汤加味。

阿胶（烊冲）10g，艾叶5g，熟地黄12g，炒白芍10g，当归5g，川芎5g，甘草5g，党参15g，木贼20g，仙鹤草30g，益母草15g，香附炭10g。4剂。

二诊：2007年12月26日。进药1剂，阴道出血即净。妇科检查：外阴无殊，阴道通畅，宫颈中度柱状上皮外移；宫体后位，大小正常，活动，质地中等，压痛；两侧附件压痛。治以补肝肾，益气血。八珍汤加炙黄芪12g，磁石15g，何首乌12g，菟丝子12g，6剂。清热解毒灌肠液，每日1包，保留灌肠。

### 7.口服避孕药后漏下

贾某，38岁。

初诊：2008年7月26日。月经6月13日来潮，6月29日口服避孕药毓婷之后，7月8日阴道出血，至今19天未净，血量少，色紫。平时月经周期28天，经期4天。妇科检查：外阴无殊，阴道通畅，宫颈光滑；宫体后位，正常大小，活动，质中，轻压痛；两侧附件无压痛。舌淡红，苔薄白，脉细。

治法：温经止血。

方药：胶艾汤加味。

阿胶（烊冲）10g，艾叶6g，熟地黄12g，炒白芍10g，当归5g，川芎5g，甘草5g，凌霄花12g，仙鹤草20g，茜草炭10g。3剂。

二诊：2008年8月2日。进药3剂，阴道出血净。腰部微酸痛，舌脉如上。治以补益

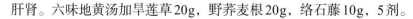

肝肾。六味地黄汤加旱莲草20g，野荞麦根20g，络石藤10g，5剂。

【按语】

胶艾汤又名芎归胶艾汤，是治疗"胞阻"见"妊娠下血""腹中痛"的方剂，同时还可以治疗"妇人有漏下者，有半产后因续下血都不绝者"，因此是妇科领域应用十分广泛的一张方剂。魏念庭说："用芎䓖行血中之凝，阿胶、甘草、当归、地黄、芍药五味全补胞血之虚，艾叶温子脏之血……温经散寒，开凝通阻，而血反止矣。"根据方剂的药物组成，胶艾汤所治疾病的病因均离不开虚、瘀、寒三字。方中加酒也是着眼于瘀，以其能活血，引药入血分之故。方中经常可变之处，是艾叶可炒炭，地黄、白芍可用生；艾和芍、地的分量变化，取决于患者的寒热程度，酒则可根据病情取舍。所以赵以德说："调经止崩，安胎养血，妙理无出此方，然加减又必从宜。"诚哉是言。

四物汤出于唐代的《仙授理伤续断秘方》，以后成为妇科使用最频繁的方剂，元代医家王好古在《医垒元戎》中将四物汤创制成四物加减六合汤系列方剂（每方均由四物汤加两味药物而成），以治疗妊娠纷繁诸疾，四物汤在妇科领域的影响从此益彰。其实，四物汤亦并非出自机杼，胶艾汤实为其所昉也。

案1为经期过长案。有癥瘕宿疾，虽经介入疗法和肌瘤摘除手术，但由手术引起的瘀热出血显而易见。由于出血日久，血量少，咖啡色，倦怠，故以胶艾汤养血和血，加贯众炭、槐花、地榆、侧柏叶清热止血。

案2为崩漏，即文中之"妇人有漏下者"案。由于反复长期出血，血耗气伤，已使患者倦怠，故以胶艾汤加党参养血益气，合仙鹤草、荆芥炭、侧柏叶、海螵蛸以温经止血。

案3为胎动不安，亦即文中之"胞阻"案。对于妊娠出血咖啡色者，清常无功，温屡取效。患者腰骶坠痛，《素问·脉要精微论》有"腰者，肾之府，转摇不能，肾将惫矣"。故以胶艾汤加莲蓬、仙鹤草以温经和血，益肾安胎。

案4为恶露不绝。虽血量极少色黑，但细水涓流，终成大碍，全身怕冷者，即《素问·调经论》所云的"阳虚则外寒"，故以胶艾汤加仙鹤草、党参、贯众炭以温经益气止血。

案5为胎心搏动过缓案。西医无计，唯等胎停。唐代咎殷《经效产宝》载："安胎有二法，因母病以动胎，但疗母疾，其胎自安。又缘胎有不坚，故致动以病母，但疗胎则母瘥。其理甚效，不可违也。"故胎病有治胎之法。参附汤是治心阳不振、心气不足神方，有回阳救逆，起死回生之功，奈何偏见未能施用，改用独参汤合胶艾汤，以艾之温代附之热。虽寥寥4剂，使风烛之焰复明。

案6为交接出血案。清代傅山《傅青主女科》称为交感出血。通常量不多，即刻血净，而患者量多如冲，6天未净，实属罕见。出血量多色红者，并非均属血热，而小腹疼痛、腰酸头晕则是虚而夹瘀并见，故以胶艾汤为基本方温经止血，加党参益气摄血，加木贼、仙鹤草、益母草、香附炭调经止血。

案7为口服避孕药后漏下不止案。因为避孕药具有服时止血和停后来经的功效，又因患者出血量少、色紫，故除了使用温经止血法治疗外，还在胶艾汤的基础上加凌霄花、仙鹤草、茜草炭以活血止血。

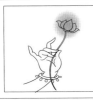

# 八七、桔梗汤

【原文】

1.咳而胸满，振寒，脉数，咽干不渴，时出浊唾腥臭，久久吐脓如米粥者，为肺痈，桔梗汤主之。《金匮要略·肺痿肺痈咳嗽上气病脉证治第七》

2.少阴病，二三日，咽痛者，可与甘草汤；不瘥，与桔梗汤。《伤寒论》（311）

【组成与用法】

桔梗一两　甘草二两

上二味，以水三升，煮取一升，分温再服，则吐脓血也。

【功效】祛痰排脓，清热解毒。

【医案】

1.带下

陈某，31岁。

初诊：2006年4月4日。带下增多一周，色乳白似水，偶夹有血丝，或觉阴痒。月经周期基本规则，经量正常，6天净。小腹及腰胀，纳可，大便偏结。月经3月25日来潮。生育史：1-0-1-1，放置宫内节育环。妇科检查：外阴无殊，阴道通畅，宫颈轻度柱状上皮外移；宫体前位，正常大小，活动，质地中等，压痛；右侧附件增粗压痛，左侧附件压痛。舌淡红，苔薄白，脉细。

西医诊断：盆腔炎症性疾病后遗症。

治法：化痰排毒止带。

方药：桔梗汤合赤小豆当归散加味。

桔梗9g，甘草6g，赤小豆30g，当归6g，半夏10g，茯苓10g，海浮石20g，白芷10g，苍术10g，海螵蛸20g。5剂。

二诊：2006年4月10日。进药4剂，带下完全消失，舌脉如上。中药守上方，续进7剂。

三诊：2006年4月21日。大便秘结2天一解，带下不多，色白，舌脉如上。中药守上方，加虎杖20g，7剂。

四诊：2006年5月4日。月经4月28日来潮，今已净，带下量少，舌脉如上。中药守4月4日方，续进7剂。

### 2. 赤带

叶某，28岁。因"继发不孕3年"前来就诊。

初诊：2006年10月11日。平时月经正常，带下多、色黄。月经9月18日来潮，11天方净；10月9日出现赤带，3天未净，量多。生育史：0-0-1-0。妇科检查：外阴无殊，阴道通畅，宫颈重度柱状上皮外移；宫体前位，偏小，活动，质地中等，压痛；两侧附件压痛。舌红，苔薄白，脉细。

西医诊断：盆腔炎症性疾病后遗症；继发不孕。

治法：清热解毒止带。

方药：桔梗汤合芍药甘草汤加味。

桔梗9g，甘草6g，生白芍20g，侧柏叶10g，阿胶（烊冲）10g，海螵蛸30g。5剂。

二诊：2006年10月17日。进药一剂，阴道出血即净，腰酸倦，带多色白质稀。舌稍红，苔薄白，脉细。

治法：清热解毒，升阳止带。

方药：桔梗汤合清震汤加味。

桔梗9g，甘草6g，升麻6g，苍术10g，荷叶10g，防风10g，羌活6g，海螵蛸20g。5剂。

### 3. 妊娠咽痛

徐某，26岁。

初诊：2008年3月3日。骈胎3个月，外感咽痛4天，纳便正常。舌淡红，苔薄白，脉细。

治法：疏风清热利咽。

方药：桔梗汤加味。

桔梗5g，生甘草5g，木蝴蝶4g，薄荷（后入）5g。3剂。

进药1剂，咽痛即愈。

【按语】

桔梗汤是一张众人熟悉的方剂，以此方可以治疗咽痛、咳痰而被常用。方有执曰："桔梗苦辛而任舟楫，故能主治咽伤。所以微则与甘草，甚则加桔梗也。"邹润庵称："以桔梗开之，肺窍既通，气遂宣泄，热自透达矣。"对于外感风热壅结的咽痛，桔梗汤配伍清热解表类药物，疗效翔实可靠。《金匮要略》称用此方治疗肺痈时会"吐脓血"，故《日华子》誉其有"养血排脓"之效。《金匮要略》中的排脓散和排脓汤均以桔梗为主药配制而成。

案1为带下案。带下何以使用化痰排脓的桔梗汤治疗？读丹溪书便可知晓。丹溪说："漏与带，俱是胃中痰积流下，渗入膀胱，无人知此，只宜升提，甚者上必用吐以提其气，下用二陈汤加白术、苍术，仍用丸子。"带下或有色白质稀如痰、色黄质稠臭秽如脓者，从痰论治而使用桔梗汤治疗，可以促使白带顺利排出，这就是桔梗汤治疗带下的依据。治于上者可疗于下，不拘于成文，可使法活。该案在非排卵期出现带下增多，色

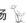

乳白似水，经过查证，患有宫颈柱状上皮外移和盆腔炎症性疾病后遗症，辨证属于痰湿热毒下流。故以桔梗汤合半夏、茯苓、海浮石、白芷、苍术、海螵蛸化痰燥湿，桔梗汤合赤小豆当归散排脓消带。此两法之中，化痰治带之上源，是治本之法，排脓治其下流，是治标之法。标本兼治，故带下即除。方中海浮石味咸，性寒，朱震亨称其能"清金降火，化老痰"。近人张又良从痰病论治带下，方中加用蛤壳者，与海浮石理无二致。

案2为赤带案。其量多，起因于热毒下注，是由宫颈重度柱状上皮外移和盆腔炎症性疾病后遗症所致，故以桔梗汤清热解毒，芍药甘草汤加侧柏叶、阿胶、海螵蛸凉血止血。

案3为妊娠外感咽痛案。治疗"咽痛……与桔梗汤"决不囿于"少阴病"，风热者常与牛蒡子、炒栀子、薄荷相伍，疗效非凡。

# 八八、橘皮汤

【原文】

干呕，哕，若手足厥者，橘皮汤主之。《金匮要略·呕吐哕下利病脉证治第十七》

【组成与用法】

橘皮四两　生姜半斤

上二味，以水七升，温服一升，下咽即愈。

【功效】温中和胃降逆。

【医案】

### 妊娠恶阻腹泻

陈某，21岁。

初诊：2005年8月2日。妊娠97天，恶心呕吐51天，口淡，咽喉不适，大便日解5~6次、常溏薄，无腰腹疼痛。舌淡红，苔薄白，脉细。

西医诊断：妊娠呕吐；消化功能紊乱。

治法：温中健脾，行气降逆。

方药：橘皮汤合小半夏汤、理中汤。

陈皮12g，生姜10片，半夏15g，党参12g，炒白术10g，炮姜5g，炙甘草6g。3剂。

二诊：2005年8月6日。恶阻消失，大便成形、日解1次、稍结，舌脉如上。中药守上方，改炒白术为生白术20g，减生姜为5片，4剂。

三诊：2005年8月10日。大便已经正常，无不适，舌脉如上。治以温中健脾，调气和胃。香砂六君子汤加扁豆20g，薏苡仁20g，鸡内金6g，炒谷芽、炒麦芽各10g，4剂。

【按语】

橘皮汤仅橘皮和生姜二味，从药味多寡的角度来说，这是仲景方中仅次于独味的苦参汤、甘草汤、文蛤散、诃黎勒散的最小单位的基本方之一（如小半夏汤、桔梗汤等也仅两味药物）。

橘皮汤可以治疗"干呕，哕"并不难理解，因为橘皮可以健脾理气，生姜可以温中止呕，故徐灵胎称"此治胃气不通之吐"。至于"若手足厥者"，此乃干呕、哕发生之际一时性气机不宣，阳郁于里，不能布达四末所致。呕哕止，则四肢自温。此手足厥绝非

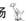

四逆汤证心肾阳虚之手足厥冷可比，后者系阴盛阳亡之危候，其厥冷自深，不温阳则不能救其厥。

该案为妊娠恶阻案。症见腹泻口淡，无腹痛，舌淡红，苔薄白，脉细，当从脾胃虚寒论治。而其腹泻属于《素问·气交变大论》中的"鹜溏"，系寒泻，不能同葛根黄芩黄连汤证相提并论。故以橘皮汤合小半夏汤、理中汤温中健脾，和胃降逆。二诊恶阻已止，大便稍结，故生姜减半，易炒白术为生白术，以崇土润燥。

# 八九、橘皮竹茹汤

【原文】

哕逆者，橘皮竹茹汤主之。《金匮要略·呕吐哕下利病脉证治第十七》

【组成与用法】

橘皮二升　竹茹二升　大枣三十枚　生姜半斤　甘草五两　人参一两

上六味，以水一斗，煮取三升，温服一升，日三服。

【功效】清热益气，降逆止呃。

【医案】

### 妊娠恶阻

邱某，28岁。

初诊：2005年2月21日。妊娠45天，恶心呕吐7天，每每呕出胆汁，口苦，二便正常。妊娠之前患有慢性肾炎、高血压病史，经药物治疗控制后，测血压130/90mmHg。舌稍红，苔薄白，脉沉细。

西医诊断：妊娠呕吐；肾性高血压。

治法：清肝和胃。

方药：橘皮竹茹汤加味。

竹茹10g，党参12g，陈皮10g，甘草5g，大枣6枚，生姜4片，枇杷叶12g，菊花10g，石决明（先入）15g。3剂。

二诊：2005年2月25日。恶心呕吐消失，胃纳增加。舌淡红，苔薄白，脉沉细。中药守上方，续进5剂。

【按语】

橘皮竹茹汤是治疗"哕逆者"的方剂，以其具备清热益气、降逆止呃之功。故费晋卿说："此则治胃痰火之呃，而不可治胃寒之呃。若误用之，则轻者增剧。"观全方仅竹茹一味属于清热之品，余皆温补。竹茹《别录》称其"主呕啘"，然竹茹之治呕逆与芩、连者迥异。前者味甘微寒，故能清胃中虚热；后者味苦性寒，能清泻肝胃实火。况且竹茹还兼具"清热化痰，下气止呃"（《本草汇言》），"除胃烦不眠"（《本草述》）之功，故《医林纂要》称"橘皮竹茹汤治吐利后，胃虚膈热，哕逆"最为确切。

该案为妊娠恶阻，呕胆汁口苦，又有高血压病史，舌质稍红，但苔薄白、脉沉细，属于肝胆实火，胃有虚热之证，故以橘皮竹茹汤清胃中虚热，菊花、石决明平肝泻火。大概与竹茹性近可用于妊娠恶阻者，还有枇杷叶一味，其味苦，性凉，《本草经疏》称其"治呕吐不止"，有时为了加强疗效，两药常常合用。由于此案有肝火上炎的症状，故加用石决明和菊花以清肝火，平肝阳，两药还兼具和胃、镇逆作用，故也是治疗恶阻经常添加的药物。《裘笑梅妇科临床经验选》中有一张治疗妊娠恶阻的健脾和胃饮，药有党参、白术、茯苓、陈皮、竹茹、半夏、苏梗、砂仁、枇杷叶、石决明。观其方药，与案中之方大有不谋而合之处。

# 九〇、橘枳姜汤

【原文】

胸痹，胸中气塞、短气，茯苓杏仁甘草汤主之；橘枳姜汤亦主之。《金匮要略·胸痹心痛短气病脉证治第九》

【组成与用法】

橘皮一斤　枳实三两　生姜半斤

上三味，以水五升，煮取二升，分温再服。

【功效】理气宽胸化痰。

【医案】

## 1.妊娠恶阻

张某，26岁。

初诊：2005年7月20日。停经54天，恶心4天，无呕吐，偶有中下腹隐痛。今日B超检查提示：宫腔内见33mm×10mm×20mm妊囊回声，胎心管搏动规则。7月18日检测血β-绒毛膜促性腺激素50889mIU/mL，孕酮124nmol/L。舌淡红，苔薄白，脉细。

治法：温中健脾，调气降逆。

方剂：橘枳姜汤合理中汤加减。

陈皮9g，枳壳3g，干姜5g，党参12g，炒白术10g，炙甘草5g。5剂。

二诊：2005年7月25日。恶心消失，腹痛除，口微苦，舌脉如上。治以健脾调气，温中清热。香砂六君子汤加川连3g，4剂。

## 2.恶露不绝

陈某，40岁。

初诊：2006年5月10日。4月12日孕5.5个月，行引产术；4月13日B超检查，发现宫内残留，再行清宫术，术后阴道不规则出血，带下黄臭，腰倦。妇科检查：外阴无殊，阴道通畅，宫颈口略松弛偏大；子宫后位，正常大小，质地中等，活动，轻压痛；右侧附件轻压痛，左侧附件无压痛。舌淡红，苔薄腻，脉细。

西医诊断：子宫缩复不良；盆腔炎症性疾病后遗症。

治法：行气升提，清热止血。

方药：橘枳姜汤加减。

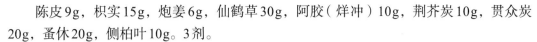

陈皮9g，枳实15g，炮姜6g，仙鹤草30g，阿胶（烊冲）10g，荆芥炭10g，贯众炭20g，蚤休20g，侧柏叶10g。3剂。

二诊：2006年5月13日。阴道出血今净，纳欠，舌脉如上。

治法：健脾清热。

薏苡仁20g，炒白术10g，茯苓10g，扁豆20g，地榆12g，槐花12g，蚤休10g，贯众炭10g，椿根皮15g。7剂。

### 3.胃气冲逆

叶某，40岁。因"胃气上冲1年"就诊。

初诊：2022年8月26日。患者1年前因食用冰西瓜后2～3天，出现胃脘至喉咽部有气上顶塞感，平卧位及嗳气后症状稍微缓解片刻。曾在本院消化科及辗转多地求治乏效。现嗳气难，胸咽窒塞，矢气频数，大便正常。近1年体重减轻6kg。胃镜检查：慢性浅表性胃炎；病理诊断："胃窦"黏膜、慢性胃炎。慢性炎症反应（+），活动性（-），萎缩（-），肠化（-），幽门螺杆菌（-）。舌淡红，苔薄白，脉涩。

诊断：胃气冲逆。

辨证：寒凝中焦，胃气停逆。

治法：温中行气降逆。

方药：橘枳姜汤合旋覆代赭汤加味。

陈皮15g，枳壳30g，生姜5片，旋覆花15g，煅代赭石45g，党参12g，姜半夏12g，炙甘草6g，桂枝6g，降香6g，大枣5枚。7剂。

二诊：2022年9月2日。嗳气、矢气顺畅。自觉症状减半，舌脉如上。中药守上方，加厚朴5g，陈皮加至25g，枳壳加至45g，7剂。

三诊：2022年9月9日。药后症状续减。今生气后症状略增，舌脉如上。中药守上方，加檀香5g；陈皮加至30g，枳壳加至50g，7剂。

四诊：2022年9月19日。药后的其中几天症状基本消失，舌脉如上。中药守上方，加大腹皮15g，代赭石加至60g，7剂。

五诊：2022年9月28日。药后症状续减，自觉症状十愈其六。今日大便软，量少，排不尽感，矢气多，舌脉如上。中药守9月19日方，去大腹皮；代赭石加至90g，加青皮15g，7剂。

10月7日随访，患者诉症状已痊愈。

### 4.胸痹

郑某，55岁，因"胸骨闷痛一周"就诊。

初诊：2022年5月28日。曾诊断为"短P-R综合征"。舌淡红，苔薄腻，脉细。

辨证：痰气胶结，心阳痹阻。

治法：通阳化痰，活血止痛。

方药：橘枳姜汤合栝楼薤白白酒汤合丹参饮。

陈皮6g，枳壳5g，瓜蒌皮9g，薤白10g，丹参10g，砂仁（冲服）5g，檀香3g，生姜5片，白酒1勺。7剂。

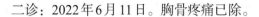

二诊：2022年6月11日。胸骨疼痛已除。

**5.胁肋疼痛**

林某，52岁。因"右侧胁肋部隐痛一周"就诊。

初诊：2021年3月4日。患者右侧胁肋部卧床时隐痛一周，触摸疼痛，疼痛与运动、呼吸无关，无背部反射痛。口干口渴欲饮。矢气稍多，二便调。舌淡红，苔薄白，脉细。

中医诊断：胸痹。

治法：温阳理气，和血除痹。

方药：橘枳姜汤合旋覆花汤合栝楼牡蛎散加味。

陈皮15g，炒枳壳10g，旋覆花10g，茜草20g，天花粉15g，牡蛎30g，川楝子10g，延胡索10g，生姜3片。7剂。

二诊：2021年3月16日。右侧胁肋部疼痛已除。口干口渴已除。舌脉如上。

【**方剂比较**】

桂枝生姜枳实汤、橘皮汤与橘枳姜汤的比较（表16）

表16　桂枝生姜枳实汤、橘皮汤与橘枳姜汤的比较

| 方剂 | 药物组成 | | | |
|---|---|---|---|---|
| 桂枝生姜枳实汤 | 桂枝 | 生姜 | 枳实 | |
| 橘皮汤 | | 生姜 | | 橘皮 |
| 橘枳姜汤 | | 生姜 | 枳实 | 橘皮 |

桂枝生姜枳实汤与橘枳姜汤相比较，两方均有生姜和枳实。而前方有桂枝，后方则有橘皮；前方长于温中，后方长于利气。橘皮汤与橘枳姜汤相比较，两方均含有生姜和橘皮。后者多了一味枳实，加强了前方的行气功效。

【**按语**】

橘枳姜汤是治疗"胸痹，胸中气塞、短气"的方剂。程云来说："气塞短气，非辛温之药不足以行之。橘皮、枳实、生姜辛温，同为下气药也。"

案1为妊娠恶阻案。症见恶心，中下腹隐痛，舌淡红，苔薄白。证属于脾胃虚寒，兼有气滞。橘枳姜汤原非治疗妊娠恶阻，但根据该方具备温中行气、化饮降逆的功效，以此方治疗胃寒痰饮气逆的恶阻是吻合的；和理中汤合用，使该方成为一张温中健脾、调气降逆的方剂。

案2为引产之后再行清宫导致的恶露不绝，带下黄臭案。妇科检查证实有盆腔炎症性疾病后遗症，湿热为患可知；腰倦脉细，子宫缩复不良，气陷可定。今改变橘枳姜汤原方的药物比率，重用枳实提气以收缩子宫。枳实味苦、辛，微寒，古人对其能够收缩子宫、直肠的功效已经了解。《经验方》用"枳壳二两，去穰煎汤，温浸良久，治疗产后生肠不收"，生肠者子宫是也；《备急千金要方》用枳实热熨治疗脱肛。只是古人限于枳实破气之说，而未缕析其提气之功。方中陈皮与枳实同属芸香科，其效相类。改生姜为炮姜，增强其止血功效。所加药味中，除仙鹤草、阿胶、荆芥炭、侧柏叶止血之外，

贯众炭、蚤休两味均具有抗炎和收缩子宫的作用。由于药证相符，故其效显彰。

案3为胃气冲逆1年案。因食冷所致，情绪不佳则加重，故病因为胃气寒滞冲逆。此等病证，消化科医师最为熟悉，治疗原则亦易掌握。为何患者屡治一年而未愈？关键原因在于医师没有掌握适当的用药分量——对胃动力明显不足的患者没有配以相应分量的药物。该案治疗重在行气镇逆，从首诊的枳壳30g，陈皮15g，代赭石45g；到三诊的枳壳50g，陈皮30g，代赭石90g，还陆续加用厚朴、檀香、大腹皮、青皮，终使患者一剂知，五诊愈。

案4为胸痹案。短P-R综合征在西医学上定义为P-R间期较短，时间<0.12秒，而正常的P-R间期是0.12~0.20秒。短P-R间期综合征通常不会引起症状，其所引起的症状在于短P-R间期引起的折返性心动过速，偶有出现心悸、胸闷、气短等症状。该综合征属于中医学中的心阳不振，而胸痹则属于心阳不振，心气阻滞。用橘枳姜汤理气宽胸，用栝楼薤白白酒汤化痰开胸阳，用丹参饮活血理气。三方结合，其效如鼓应桴。

案5为胁肋疼痛案。在《金匮要略·胸痹心痛短气病脉证治第九》中称："胸痹心中痞气，气结在胸，胸满，胁下逆抢心。"说明胸痹除了有胸部症状之外，还涉及胁部的症状，胸胁毗邻，胁肋隐痛，可以借用治疗胸痹的橘枳姜汤治疗，再佐以治疗肝着的旋覆花汤，疗效更佳，合治疗"百合病，渴不瘥"的栝楼牡蛎散，使诸症迎刃而解。

# 九一、苦参汤

【原文】

蚀于下部则咽干，苦参汤洗之。《金匮要略·百合狐惑阴阳毒病脉证治第三》

【组成与用法】

苦参一升，以水一斗，煎取七升，去滓熏洗，日三（据徐本、尤本补苦参汤及其用法）。

【功效】清湿热，杀虫止痒。

【医案】

### 1.带下阴痒

陈某，31岁。

初诊：2005年8月27日。赤带经过治疗之后已愈。妇科检查时，发现阴道内有豆腐渣样分泌物，偶有阴痒。舌淡红，苔薄白，脉细。

西医诊断：霉菌性阴道炎。

治法：清湿热，杀虫止痒。

方药：苦参汤。

苦参每日40g，水煎3次，混合药液，待温时坐浴，连续4天。

二诊：2005年9月1日。带下如鸡蛋清样，外阴偶痒，舌脉如上。苦参煎法如前，浸洗外阴之后，再用冲洗器冲洗阴道，连续5天。

三诊：2005年9月7日。一切症状均消除。

### 2.外阴肛周湿疹

参见"黄连粉"条第2案。

【按语】

苦参汤是仲景方中最小的方剂之一，只有1味药物，是治疗狐惑病"蚀于下部"的外洗方剂。

苦参味苦，性寒。《本草汇言》称其为"祛风泻火，燥湿杀虫之药也"，故临床多用于湿热下注出现的带下阴痒之疾，口服、外洗均可。现代药理研究表明，苦参对于多种皮肤真菌的生长具有抑制作用，所以用来治疗案中因真菌引起的带下、外阴瘙痒，具有明显的疗效。外洗之法古已有之，《素问·至真要大论》"摩之浴之"之浴即是。此外，苦参也可以用于"热痢"（《日华子》）和"小便不利"（当归贝母苦参丸即是），此又不可不知。

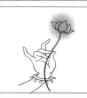

# 九二、葵子茯苓散

【原文】

妊娠有水气，身重，小便不利，洒淅恶寒，起即头眩，葵子茯苓散主之。《金匮要略·妇人妊娠病脉证并治第二十》

【组成与用法】

葵子一斤　茯苓三两

上二味，杵为散，饮服方寸匕，日三服，小便利则愈。

【功效】通利水湿。

【医案】

### 1.经后淋证

参见"当归贝母苦参丸"条第1案。

### 2.经前乳房疼痛

黄某，31岁。

初诊：2008年9月30日。原有慢性盆腔炎性疾病后遗症史。月经9月10日来潮，乳房针刺疼痛3天。舌淡红，苔薄白，脉细。

治法：疏肝通络，和血清热。

方药：葵子茯苓散合四逆散加味。

冬葵子30g，茯苓10g，柴胡10g，枳壳10g，炒白芍10g，生甘草5g，当归9g，川芎9g，泽泻10g，炒白术10g，大血藤20g，蒲公英15g，白花蛇舌草30g，延胡索10g，通草5g。7剂。

二诊：2008年10月9日。乳房刺痛消除。

### 3.子淋

蔡某，26岁。

初诊：2013年12月7日。孕46天，小便灼热感，偶有尿痛7天。12月7日尿常规检查：白细胞镜检21/HP，上皮细胞11/HP，红细胞22/μL，白细胞酯酶(++)。舌淡红，苔薄白，脉细。

中医诊断：子淋（湿热下注型）。

治法：养血润燥，清热利湿。

方药：葵子茯苓散合当归贝母苦参丸加味。

冬葵子20g，茯苓皮20g，当归6g，浙贝母10g，苦参15g，炒栀子15g，炒黄柏10g，炙甘草5g。5剂。

二诊：2013年12月12日。小便转舒，腰痛。尿常规检查：白细胞55/μL，白细胞酯酶（＋）。舌脉如上。中药守上方，加陈皮10g，半夏10g，4剂。

三诊：2013年12月16日。腰酸。尿常规：白细胞95/μL，上皮细胞17/HP。舌脉如上。中药守上方，加地肤子15g，麦芽10g，4剂。

四诊：2013年12月20日。寐浅，纳欠。尿常规检查：白细胞42/μL，白细胞酯酶（＋），尿比重1.008。舌脉如上。中药守上方，去黄柏；加地肤子20g，夜交藤15g，炒谷芽10g，炒麦芽10g，5剂。

五诊：2013年12月25日。孕64天。尿常规正常。舌脉如上。中药守上方，5剂。

### 4.妊娠转胞

潘某，32岁。2018年9月12日因"停经30天，阴道出血伴腰酸半天"于我院住院保胎治疗。生育史：0-0-2-0，2016年孕68天自然流产1次，2017年孕2月因胚胎停育行清宫术1次。2018年9月14日辅助检查：绒毛膜促性腺激素347.3mIU/mL，$E_2$1066pmol/L，P92nmol/L。患者9月14日无明显诱因下出现排尿不畅，腹胀，病房予隔葱灸神阙穴1次，陆续排尿3次，总量150mL，腹胀仍不缓解，B超测排尿后膀胱残余尿134mm×92mm×103mm，估计尿量约660mL。诊断：尿潴留。即予留置导尿，当天导出尿液800mL，后留置尿管2天，9月16日拔除尿管。2018年9月17日：已拔尿管24小时，患者仍诉排尿不畅，腹胀不舒。尿常规检查：尿隐血（＋），镜检红细胞9/HP。故请求会诊。

一诊：2018年9月17日。小腹胀，尿意频，尿量少，次数多。B超测排尿后膀胱残余尿117mm×70mm×98mm，估计尿量约417mL。结论：尿潴留。舌淡红，苔薄白，脉细滑。

中医诊断：妊娠转胞（肾虚）。

西医诊断：妊娠合并尿潴留。

治法：温肾利水。

方药：八味肾气丸合葵子茯苓散加味。

组成：桂枝3g，淡附片3g，熟地黄15g，山萸肉9g，山药10g，泽泻10g，丹皮9g，茯苓10g，冬葵子15g，大腹皮10g，车前子（包）10g。3剂。

二诊：2018年9月20日。进药1剂，小便次数减少，尿量增多，小腹胀除，排尿已恢复正常，头微晕，舌脉如上。中药守上方，加太子参15g，3剂。

### 5.围绝经期综合征（尿频）

陈某，57岁。

初诊：2005年8月3日。尿频2月余，无尿急、尿痛。7月7日及今日分别两次小便常规检测均正常。平素月经周期基本规则，近来月经周期紊乱，无带下，腹胀，尾骶部

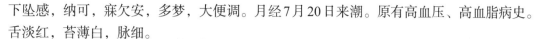

下坠感，纳可，寐欠安，多梦，大便调。月经7月20日来潮。原有高血压、高血脂病史。舌淡红，苔薄白，脉细。

西医诊断：围绝经期综合征。

治法：清热滋阴，通窍利湿。

方药：葵子茯苓散合当归贝母苦参丸、猪苓汤加减。

冬葵子20g，茯苓20g，当归6g，浙贝10g，苦参15g，猪苓10g，泽泻10g，阿胶（烊冲）10g，六一散30g，车前子20g，石韦20g。6剂。

二诊：2005年8月9日。小便次数减少，尾骶部下坠消失，舌脉如上。中药守上方，加淡竹叶10g，7剂。

三诊：2005年8月16日。小便次数已正常，口苦，头晕，大便稍结，舌脉如上。中药守上方，加海金沙10g，7剂。

四诊：2005年8月23日。小便无殊，头晕已除，大便秘结，鼻息热，口苦，舌脉如上。

中药守上方，加炒栀子10g，7剂。

【按语】

葵子茯苓散是治疗"妊娠有水气，身重，小便不利，洒淅恶寒，起即头眩"的方剂。此方仅冬葵子和茯苓两味，功能通利水道、消水除肿。水气既行，不淫肌肤，则身不重矣；不侵卫阳，则不恶寒矣；不犯清道，不头眩矣。葵子味甘，性寒，《本草纲目》称其"通大便，消水气，滑胎，治痢"，故诸方书如《本草崇原集说》中特别提出"葵性寒滑，似非孕妇所宜"。陈灵石也说："葵子俗人畏其滑胎，不必用之。《中藏经》五皮饮加紫苏，水煎服甚效。"然而仲师并无此戒。陈修园《金匮要略浅注》说："葵能滑胎而不忌，有病则病当之也。"我验之于临床，亦未见用之而偾事者，可见葵子滑胎一说并不确。对于兼有湿热之邪者，此方还应与其他方剂合用为宜。

案2为经前乳房疼痛案。该症状产生的机理，中医认为与肝气郁结相关，西医认为同乳腺组织的水钠潴留相关。在治疗药物中，中西医结合，以葵子茯苓散加泽泻、通草渗利水湿，以四逆散疏调肝气，其余药味针对慢性盆腔炎性疾病后遗症而设。

案3为子淋案。此病属于湿热下注，用葵子茯苓散合当归贝母苦参丸加味，直至治愈。

案4为妊娠转胞案。转胞若因肾阳不足，不能气化膀胱之水引起者，八味肾气丸为正治。若非妊娠，济生肾气丸也是很好的选择。故该案加车前子就是仿济生肾气丸之意。虽葵子茯苓散是治疗妊娠有水气，通利水湿的方剂，但也可以用于转胞，但两方合用，疗效尤佳。

案5为适值更年期，月经周期紊乱兼见小便频数，当为围绝经期综合征的症状之一。根据患者天癸将竭，又见小便频数，则推断其阴分不足，湿热下注所致。只因湿热未甚，故小便不痛。以葵子茯苓散合当归贝母苦参丸清湿热通窍，用猪苓汤滋阴利湿，加车前子、石韦、淡竹叶增强清利湿热之效。三诊时，患者出现口苦头晕现象，虽原有高血压、高血脂病史，但仍以葵子茯苓散治因湿邪引起的"起即头眩"，而未再易方。经加海金沙之后，头晕消失；加用炒栀子之后，口苦亦除。

# 九三、理中汤
# （又名理中丸、人参汤）

【原文】

1.胸痹，心中痞气，气结在胸，胸满，胁下逆抢心，枳实薤白桂枝汤主之；人参汤亦主之。《金匮要略·胸痹心痛短气病脉证并治第九》

2.霍乱，头痛发热，身疼痛，热多欲饮水者，五苓散主之；寒多不用水者，理中丸主之。《伤寒论》（386）

3.大病瘥后，喜唾，久不了了，胸上有寒，当以丸药温之，宜理中丸。《伤寒论》（396）

【组成与用法】

人参　干姜　甘草炙　白术各三两

以四物依两数切，用水八升，煮取三升，去滓，温服一升，日三服。若脐上筑者，肾气动也，去术，加桂四两。吐多者，去术，加生姜三两。下多者，还用术。悸者，加茯苓二两。渴欲得水者，加术足前成四两半。腹中痛者，加人参足前成四两半。寒者，加干姜足前成四两半；腹满者，去术加附子一枚。服汤后，如食顷，饮热粥一升许，微自温，勿发揭衣被。

【功效】温中健脾。

【医案】

## 1.经期过长

黄某，35岁。

初诊：2005年8月2日。月经紊乱近3个月，月经按期于7月22日来潮，至今12天未净。经量多，经色鲜，夹少量血块，无不适症状。带下无殊，纳可，寐安，大便秘结。8月1日血常规检查提示：血小板（36～74）×$10^9$/L［正常值（100～300）×$10^9$/L］，血小板压积0.08%（正常值0.12%～0.212%）。B超检查：子宫三径46mm×41mm×49mm，子宫内膜厚度4mm，宫内节育环位置正常。月经史：16岁初潮，27～30天一周期，3～10天净。生育史：1-0-2-1。舌偏淡嫩，苔薄腻，脉细软。

西医诊断：血小板减少症。

治法：温中健脾止血。

方药：理中汤合黄芪建中汤加味。

党参15g，白术9g，炮姜5g，炙甘草6g，炙黄芪15g，桂枝6g，白芍12g，饴糖（冲）30g，大枣6枚。3剂。

二诊：2005年8月5日。经水8月4日晚上净，左侧头痛，舌脉如上。治以补益气血。归脾汤加生白芍10g，蔓荆子10g，珍珠母20g，5剂。

三诊：2005年8月31日。月经8月25日来潮，经量中等，今已减少，色黯；足跟疼痛。血液常规检查：血小板$120 \times 10^9$/L，血小板压积0.16%，舌脉如上。中药守8月2日方，加仙鹤草20g，续进5剂。

四诊：2005年9月6日。服药之后经水即净，现腰酸足跟痛，舌脉如上。治以补益肾气。肾气丸加杜仲10g，续断10g，仙鹤草20g，7剂。

### 2.崩漏

倪某，29岁。因"原发不孕"就诊。

初诊：2005年9月13日。经妇科检查，发现患有盆腔炎症性疾病后遗症、子宫内膜异位症、子宫肌瘤。平时月经周期定，经量中等，6～7天净。月经8月9～15日，8月19日开始阴道滴沥出血呈咖啡色，或带中夹血，至今未净，恶心。舌稍淡，苔薄腻，脉细。

治法：温中健脾止血。

方药：理中汤合桃花汤、柏叶汤加减。

党参12g，炒白术10g，炮姜5g，炙甘草6g，赤石脂20g，侧柏叶10g，艾叶炭5g，阿胶（烊冲）10g，仙鹤草20g。4剂。

二诊：2005年9月26日。阴道出血9月17日净，舌脉如上。继续对证治疗。

### 3.经行腹泻

杨某，20岁，未婚。

初诊：2006年8月22日。经前腹痛腹泻1年有余，从经前7天左右开始腹痛腹泻；伴腹胀，矢气多，泻后则舒，至经净之后腹泻不治自止。平素月经周期规则，经量正常，经色鲜红，夹血块；带下偏多、色白，纳可，寐安，月经8月3日来潮。舌淡红，苔薄白，脉细。

治法：温中健脾，疏肝止泻。

方药：理中汤合痛泻要方加味。

党参15g，炒白术10g，炮姜6g，炙甘草6g，防风10g，炒白芍10g，陈皮9g，槟榔10g，神曲10g。7剂。

二诊：2006年8月30日。月经8月26日来潮，经前腹痛腹泻均未发生，经量不多，舌脉如上。中药守上方，去槟榔、神曲；加仙鹤草15g，续断12g，7剂。

### 4.经前恶心

梁某，27岁。

初诊：2009年8月20日。经前一周恶心已经半年，口淡，阴痒，因患子宫内膜异位症，有痛经病史。月经7月26日来潮。舌淡红，苔薄白，脉细。

治法：温中和胃。

方药：丁蔻理中汤。

丁香2g，蔻仁（冲）5g，党参12g，炒白术10g，干姜5g，炙甘草6g。5剂。

二诊：2009年9月4日。月经9月4日来潮，经前恶心消失。

### 5.带下

章某，21岁。

初诊：2006年9月7日。带下量多如水1个多月。6月妊娠近40天，曾行人工流产术。平素月经周期规则，经量不多，经色鲜红，夹块；经前小腹隐痛，纳便正常。月经8月9日来潮。生育史：1-0-1-1。妇科检查：外阴无殊，阴道通畅，子宫颈中度柱状上皮外移；宫体后位，偏小，活动，质地中等，轻压痛；两侧附件无压痛。舌淡红，苔薄白，脉细。

西医诊断：子宫内膜炎。

治法：健脾止带。

方药：理中汤合赤石脂禹余粮汤加味。

党参10g，炒白术10g，干姜6g，炙甘草6g，赤石脂30g，禹余粮30g，白果10g，海螵蛸20g。5剂。

二诊：2006年9月18日。服药之后带下即少，月经9月12日来潮，昨天净，舌脉如上。中药守上方，续进7剂。

三诊：2006年9月26日。带下不多，色白，舌脉如上。中药守上方，续进7剂以巩固疗效。

### 6.妊娠恶阻

徐某，24岁。

初诊：2005年5月30日。妊娠50天，恶心嗳气，口淡，纳欠10天。舌淡红，苔薄白，脉细滑。

治法：温中健脾，和胃降逆。

方药：理中汤合小半夏加茯苓汤、橘皮汤加味。

党参12g，炒白术10g，炙甘草6g，半夏15g，生姜10片茯苓10g，砂仁（冲）5g，陈皮10g。3剂。

二诊：2005年6月8日。恶心嗳气已经减轻，口淡，两侧少腹或觉隐痛，舌脉如上。中药守上方，加吴茱萸4g，苏梗10g，3剂。

### 7.妊娠腹泻

卢某，24岁。

初诊：2005年5月10日。妊娠62天，大便溏软10多天，无黏液便，日解1～2次；伴腹痛，脐下冷，矢气多。舌淡红，苔薄白，脉细。

治法：温中健脾，收敛固肠。

方药：理中汤合桃花汤加减。

党参12g，炮姜6g，炒白术10g，炙甘草6g，赤石脂20g，川朴5g，葛根10g，防风10g，神曲10g。3剂。

二诊：2005年5月13日。大便好转，矢气腹痛均除，大便每日不超过1次，脐下冷，舌脉如上。中药守上方，炮姜加至9g，3剂。

三诊：2005年5月16日。大便无殊，脐下冷已除。头晕，纳稍欠，舌脉如上。参苓白术散加防风10g，5剂。

### 8.胎漏腹泻

郑某，33岁。因"孕7周，阴道出血伴腹泻40天住院治疗未愈"就诊。

一诊：2019年7月1日。患者40天前出现腹泻，日行2次，常为水泻，肛门坠胀，腰痛；伴阴道出血，色黯黑，无腹痛。体检无殊，2019年6月28日B超检查：宫腔内可见35mm×12mm×39mm妊娠囊回声，囊内见卵黄囊，直径4.3mm，胚芽回声长约20mm，原始心管搏动。舌淡红，苔薄白，脉细软。

中医诊断：胎漏腹泻（脾肾阳虚）。

治法：温补脾肾，止泻安胎。

方药：附子理中汤合胶艾汤加减。

淡附片5g，炮姜9g，党参20g，炒白术10g，炙甘草6g，艾叶6g，鹿角胶（烊冲）10g，仙鹤草15g，赤石脂15g。2剂。

二诊：2019年7月3日。进药1剂，昨天下午腹泻停止，肛门坠胀已除；阴道出血未止、色黯，腰痛减轻。舌淡红，苔薄白，脉细滑。中药守上方，加补骨脂10g，2剂。

三诊：2019年7月5日。大便成形，阴道出血甚少，难以辨认。舌淡红，苔薄白，脉细滑。中药守上方，4剂。

四诊：2019年7月9日。阴道出血净已4天，大便稍软，肠鸣，舌脉如上。中药守上方，加木香5g，4剂。

### 9.产后胃痛呕吐

潘某，33岁。

初诊：2003年7月30日。6月15日顺产一男婴，已回乳。产后一周开始出现胃脘胀痛，每日只能进少许稀饭，食后恶心，吐出胃内容物，口干口淡，大便秘结，腰酸无力，带下色黄，偶觉下腹隐痛，面色苍白。时值酷暑溽夏，前医曾投药乏效，见米饮难下，嘱其恣食西瓜。之后非但胃口不开，其病日甚。舌质淡紫，苔腻，脉细弦。

嘱停食一切水果、饮料，关闭空调，令其微微出汗。

治法：温中健脾，调气降逆。

方药：理中汤合吴茱萸汤加味。

党参12g，干姜4g，炙甘草5g，半夏12g，吴茱萸3g，丁香2g，蔻仁（冲）4g，大枣5枚。3剂。

二诊：2003年8月2日。胃痛除，脘胀，呕吐，纳欠，腰酸，大便难，舌脉如上。中药守上方，加吴茱萸至6g；加沉香（冲）4g，陈皮10g。3剂。开塞露灌肠通大便。

三诊：2003年8月5日。呕吐已除，胃脘隐痛，发胀，纳欠，口干。舌稍淡，苔薄腻，脉细。

治法：温中补虚缓急。

方药：小建中汤加味。

桂枝6g，炒白芍12g，炙甘草6g，干姜5g，吴茱萸6g，半夏12g，丁香2g，檀香4g，大枣5枚，饴糖（冲）30g。4剂。

四诊：2003年8月11日。面色红润，胃脘痛已除，胃脘微胀，下腹痛缓解，每餐吃半碗干饭。舌淡红，苔薄白，脉细。治以健脾调气和胃。香砂六君子汤加檀香4g，佛手10g，沉香（冲）4g，丁香2g，5剂。

### 10.产后腹泻

徐某，30岁。

初诊：2012年5月28日。产后反复腹泻2个月，加重3天。肠鸣，无腹痛，每日泻1～3次、质稀色黄，背部酸痛。月经2012年5月25日来潮，未净，量中等，色鲜红，偶有血块；无腹痛，颈肩酸痛，腹部喜温，纳可寐安，小便正常。舌淡红，苔薄白，脉细。

治法：温中健脾，清热固涩。

方药：理中汤合香连丸加味。

党参12g，炒白术10g，炮姜6g，炙甘草5g，黄连3g，川椒5g，乌梅10g，补骨脂10g，益智仁10g，木香10g，诃子10g，石榴皮10g。4剂。

二诊：2012年6月13日。药后大便正常。妇科检查：外阴无殊，阴道通畅，宫颈中度柱状上皮外移；宫体前位，正常大小，活动，质中，压痛；两侧附件压痛。中药守上方，加赤石脂20g，5剂。

### 11.久泻

苏某，36岁。

初诊：2016年8月6日。大便溏泄3年，日解2～3次。食用生冷食物及果蔬后腹泻加剧，肠鸣、胀气、矢气。舌淡红，苔薄白，脉细。

治法：温补脾胃，涩肠止泻。

方药：理中汤加味。

淡附片6g，党参10g，炮姜6g，炒白术10g，炙甘草5g，川椒3g，川连2g，乌梅10g，赤石脂30g，诃子10g。5剂。

二诊：2016年8月11日。药后大便改善，矢气除，舌脉如上。

淡附片6g，党参10g，炮姜6g，炒白术10g，炙甘草5g，川椒1g，川连2g，乌梅10g，赤石脂30g，诃子10g，益智仁10g，补骨脂10g。5剂。

三诊：2016年8月16日。大便或成形，纳欠，口苦，舌脉如上。

淡附片6g，党参10g，炮姜6g，炒白术10g，炙甘草5g，川椒1g，川连3g，乌梅10g，赤石脂30g，诃子10g，益智仁10g，补骨脂10g，神曲10g。7剂。

四诊：2016年8月23日。大便一直成形。

### 12.宫颈癌放射性肠炎

患者2019年11月19日起，在河北省某医院肿瘤科十楼东区48床住院治疗，共行34次放疗，5次小化疗，6次大化疗，7次后装治疗。2019年11月19日入院行放、化同步治疗。放疗方案为腹主动脉旁及腹膜后淋巴结区域、宫颈病灶及淋巴引流区PTV50.4Gy/28F。

同步化疗方案为紫杉醇脂质体60mg，1/W。应用第1次化疗4天后，出现严重皮疹，考虑化疗药物反应，给予对症抗过敏治疗后好转。遂改用顺铂40mg，1/W，给予相应辅助用药。放疗完结后，行放疗加量，方案为腹膜后及盆腔淋巴结区域PTV16Gy/8F。放疗后于2020年2月19日给予第1周期化疗，方案为TC（紫杉醇脂质体240mg/dL+卡铂500mg，d221d）。2020年3月10日入院后给予第2周期化疗，方案为TC（紫杉醇脂质体240mgdl+卡铂500mgd221d）。

2019年11月开始化疗后一直便秘，化疗第2周期偶尔出现腹泻，化疗第4周期开始大便不成形，少量不成形细条状黏液软便，甘油灌肠后增多（化疗前大便正常，偶有便秘）。放化疗后，潮热出汗明显，一小时2次。2020年7月8日食用凉面后，出现下腹及脐周痉挛性疼痛腹泻。后出现不排气，不排便，腹痛加剧，故于2020年7月20日在河北省某医院普外科十五层东区14床住院治疗。诊断为"放射性肠炎，不完全肠梗阻，肠壁水肿"，予禁食禁水，胃肠减压，抗感染，补液营养支持，解痉止痛治疗。甘油灌肠后，腹痛较前稍好转。

初诊：2020年7月29日。近2日改半流质饮食，纳欠，每日仅进食半碗米粥。进食后饱胀感明显，反酸较多，嗳气多，一日数十次；腹胀，矢气难，肠鸣音亢进。现在很少灌肠，大便稀粥样，夹带黏液和不消化食物，日解5～6次。胃脘、左上腹、脐腹部疼痛，不敢触摸，少腹时发疼痛，腹部发凉，喜热敷，热敷后腹胀稍减轻，按之柔软，肠鸣音亢进，手脚发冷，心慌明显，心率加快，夜寐欠安，口苦，体温36.3～36.7℃。舌稍淡嫩，苔薄腻，脉不详。

中医诊断：腹痛腹泻（脾阳不振）。

西医诊断：放射性肠炎。

治法：温中健脾，燥湿止泻。

方药：理中汤加味。

党参12g，炒白术12g，炮姜5g，炙甘草6g，川连5g，川椒3g，乌梅9g，苍术10g，厚朴10g，炒莱菔子10g，赤石脂15g，六神曲10g。5剂。

吩咐停止甘油灌肠。

二诊：2020年8月4日。服药后7月31日～8月3日共排便2次，大便偏软，稍成形。今日排便1次已成形，腹胀明显减轻，肠鸣音较前减少，嗳气、反酸明显缓解，心悸基本消失，精神好转，开始外出散步。出汗较多，前几天夜寐安，近2日夜寐一般。食量一般，易饥，每日进食三顿，每顿大半碗小米粥或煮烂的面条。现停用甘油灌肠，偶尔小腹坠痛，仍感发凉，腰酸痛。于7月31日出院。舌淡红，苔薄白，脉不详。

党参12g，炒白术10g，炮姜5g，炙甘草6g，炒薏苡仁30g，赤石脂15g，川连3g，木香10g，金樱子15g，芡实15g，浮小麦30g，合欢花12g，夜交藤15g。6剂。

三诊：2020年8月19日。两天排便1次，大便正常，偶有腹胀，一排气就能缓解，大便稍干时曾用开塞露1次；睡眠质量不佳，心慌，心率90～100次/分，血白细胞下降，感觉很好。舌淡红，苔薄白，脉不详。

淡附片6g，炮姜5g，川椒3g，川连3g，党参12g，炒白术10g，炙草5g，砂仁5g，茯苓10g，益智仁10g，厚朴10g，木香6g，半夏15g，陈皮12g。3剂。

### 13.短气夜冷

沈某，女，39岁。

初诊：2020年1月9日。患者无明显诱因下，出现傍晚时分气短、心慌、乏力症状，无胸闷，大口呼吸方可稍缓解，入睡后自行好转，夜间醒来全身乏力。每夜睡前口干喜饮，需饮水约1000mL，饮不解渴；夜尿1次，半夜身冷。纳寐可，大便日解1次，稍难，偶有潮热汗出。为了增强体质，一周运动3～4次，游泳3km或跑步5km。舌淡红，苔薄白，脉细尺沉。

治法：温补心脾。

方药：茯苓四逆汤加味。

茯苓12g，淡附片12g，炙甘草9g，党参12g，干姜10g，生黄芪15g，天花粉12g，升麻10g，柴胡6g。4剂。

二诊：2020年1月13日。上脘隐痛，便溏，舌脉如上。

方药：理中汤合丹参饮加味。

淡附片12g，炒白术10g，党参15g，炙甘草5g，干姜10g，丹参12g，砂仁（杵冲）5g，檀香（后入）5g，生姜20片。5剂。

三诊：2020年1月18日。傍晚气短、心慌、需深呼吸等现象均除，半夜身冷。舌淡红，苔薄白，脉细沉。守上方加味。

淡附片15g，炒白术10g，党参15g，炙甘草5g，干姜12g，丹参12g，砂仁（杵冲）5g，檀香（后入）5g，生姜40片，桂枝10g。5剂。

四诊：2020年1月22日。半夜身冷已除，胃痛减，矢气多。舌淡红，苔薄白，脉细。守上方加味。

淡附片25g，炒白术10g，党参15g，炙甘草5g，干姜15g，丹参12g，砂仁（杵冲）5g，檀香（后入）5g，生姜40片，桂枝15g，乌药10g。7剂。

【方剂比较】

理中汤与桂枝人参汤的比较（表17）

表17 理中汤与桂枝人参汤的比较

| 方剂 | 药物组成 | | | | |
|------|------|------|------|------|------|
| 桂枝人参汤 | 桂枝 | 炙甘草 | 白术 | 人参 | 干姜 |
| 理中汤 | | 炙甘草 | 白术 | 人参 | 干姜 |

因为理中汤在《金匮要略》中又名人参汤，故《伤寒论》中的桂枝人参汤顾名思义即是理中汤加桂枝一味。理中汤与桂枝人参汤相比，两方都有温中健脾的作用，但后者多了桂枝一味，以适用于"太阳病，外证未除，而数下之，遂协热而利，利下不止，心下痞硬，表里不解者"。前方治里，后方表里同治，这是原文两方的区别。如果将桂枝作为温里药物使用，则桂枝人参汤的温里作用较理中汤更胜一筹了。

【按语】

沈明宗曰："此言霍乱，须分寒热而治也。……不欲饮水者，寒多无热，胃阳气虚，当以理中丸温中散寒为主。""大病瘥后，喜唾"，亦当为胃中有寒之故。而以人参汤治疗"胸痹，心中痞气，气结在胸，胸满，胁下逆抢心"者，程云来说："中气强则痞气能散，胸满能消，胁气能下……脾胃得其和则中焦之气开发，而胸痹亦愈。"因此，理中汤是治疗中焦有虚寒的方剂，所谓理中者，即为温中、补中。

案1为经期过长，经多色鲜，大便秘结案。但根据患者舌偏淡嫩，苔薄腻，脉细软，当弃症从舌脉，依脾胃阳虚，不能统血论治。故用理中汤易干姜为炮姜，合黄芪建中汤以温中健脾止血。由于两方均有温中健脾的作用，故屡用不爽。理中汤治疗妇科血证的临床报道鲜见，理中汤对于妇科血证的适应范围与归脾汤或补中益气汤不同，后两方适用于气不摄血者，而妇科血证中属于脾阳虚而气不摄血者，可用理中汤来治疗。

案2为崩漏案。见阴道滴沥咖啡色血液，或带中夹血，恶心，舌稍淡，苔薄腻，脉细。根据血色以及舌脉，推断为脾胃阳虚之漏血症，故用理中汤合桃花汤、柏叶汤以温中健脾止血。

案3为经前腹痛腹泻案。大便溏频，腹胀多矢气，经后自然缓解，经行夹块，带多色白，此为木盛侮土之兆。治当培土泻木。培土用理中汤；泻木用痛泻要方，且寓补于泻。加槟榔、神曲，以行气化滞。证药相符，一诊而愈。

案4为经前恶心、口淡案。此因脾胃虚寒，胃气上逆所致。方用丁蔻理中汤健脾温胃，调气降逆，覆杯而愈。

案5为带下，量多如水，无臭无味案。《素问·至真要大论》曰："诸病水液，澄澈清冷，皆属于寒。"故该案属于脾阳不振，脾湿下注，其理近滑脱之症。治当温中健脾，收敛固涩，用理中汤温补脾阳，用赤石脂禹余粮汤加白果、海螵蛸收敛固涩。一诊知，二诊愈。

案6为妊娠恶阻案。症见恶心嗳气，口淡纳欠。证属脾胃虚寒，胃气上逆。用理中汤合小半夏加茯苓汤、橘皮汤加砂仁以温中健脾，和胃降逆。

案7为妊娠腹泻，便溏脐下冷，矢气多案。证属脾胃虚寒，气阻于中。故以理中汤以温脾胃，用桃花汤以温中收敛。加神曲以助运，加川朴以行气；加葛根、防风者，即本《素问·阴阳应象大论》"清气在下，则生飧泄"之旨，以风药燥湿，并提升下陷之清阳。

案8为胎漏腹泻案。胎漏之际，最忌腹泻。因为腹泻下行，清阳易陷，助纣为逆，堕胎难免。故治疗当安胎、止泻并举。由于患病已久，且为水泻，脾阳不振，恐理中汤有鞭长不及马腹之憾，遂用附子理中汤以增强其温中止泻之功。加艾叶、鹿角胶，仿胶艾汤之意；加仙鹤草、赤石脂，有止血、止泻之功。

案9为产后胃痛呕吐案。病由误治转剧，过食生冷，脾胃阳气受遏所致。《素问·举痛论》称："寒气客于肠胃，厥逆上出，故痛而呕也。"根据患者症状及舌质淡紫，苔腻，脉细弦，用理中汤合吴茱萸汤温中健脾，加丁、蔻理气调中，胃痛即除；再以小建中汤加吴茱萸、半夏、丁香、檀香，诸症均除。《素问·六元正纪大论》有"用寒远寒，用凉远凉，用温远温，用热远热……反是者病"之戒，其意为天时寒冷或温热，使用的药物也应当避开药性寒凉或温热的药物。但是遇到确证，应当使用寒凉或温热药物时，也不避此嫌。该案治疗之时为酷暑，由于中寒证凿，虽投干姜、吴萸、桂枝、丁、蔻，也不为过。由于切中病情，疗效甚佳。令其微汗者，可以疏表以除寒湿，生活调摄尤当重要，不可掉以轻心。

案10为产后反复腹泻加重案。患者腹部喜温，属脾胃虚寒；便稀色黄，经色鲜红，属内有热，寒热错杂者，当以寒热之药以治之。故用连理汤为主，黄连配伍川椒、乌梅，仿乌梅丸中之组方，调理肠胃功能，加补骨脂、益智仁、诃子、石榴皮、赤石脂全以固涩为用，因病发日久，当取《素问·至真要大论》"散者收之"之义。

案11为久泻3年不止案。由于患者食用生冷食物及果蔬后腹泻加剧，故诊断为脾胃虚寒，属于《内经》"飧泄""濡泻"的范围。理中汤加附子，便是著名的附子理中汤，增强了温脾散寒的功效；加川椒、川连、乌梅，是取乌梅丸中之三味药物，以调理脾胃功能；添赤石脂、诃子，收敛止泻；佐益智仁、补骨脂，亦用其温补脾肾之功。三载之疾，数诊告愈。

案12为宫颈癌放疗引起的放射性肠炎案。此属于脾胃阳虚，遗留肠热所致。用理中汤合治疗久利的乌梅丸方中的连、椒、梅治疗，收效神速。

案13为短气夜冷案。出现傍晚气短心慌，乏力身冷，胃痛便溏，脉细尺沉等一派心脾阳虚的症状。用附子理中汤温补心脾，用丹参饮理气活血，治疗收效后，再用大剂量桂附治疗身冷，终使冷除。

# 九四、苓桂术甘汤
# （又名茯苓桂枝白术甘草汤）

## 【原文】

1.心下有痰饮，胸胁支满，目眩，苓桂术甘汤主之。《金匮要略·痰饮咳嗽病脉证并治第十二》

2.夫短气，有微饮，当从小便去之，苓桂术甘汤主之，肾气丸亦主之。《金匮要略·痰饮咳嗽病脉证并治第十二》

3.伤寒若吐若下后，心下逆满，气上冲胸，起则头眩，脉沉紧，发汗则动经，身为振振摇者，茯苓桂枝白术甘草汤主之。《伤寒论》（67）

## 【组成与用法】

茯苓四两　桂枝三两，去皮　白术　甘草各二两，炙

上四味，以水六升，煮取三升，去滓，分温三服。

## 【功效】温化痰饮，健脾利湿。

## 【医案】

### 1.经前头痛头晕

郑某，35岁。

初诊：2023年7月7日。经前头痛头晕6年余，月经周期25～29日，经期6日，经量中等色鲜，无痛经，腰酸明显，偶感乳胀。易感冒，感冒时手足心热，前额及颈部出汗，局部肤冷，背部冷痛，纳欠佳，胃易胀，舌麻口干，饮水不解，喉中有痰，痰多色白且咸。入睡难，寐欠安，晨起有疲惫，大便日解1～3次、不成形，小便可。身高150cm，体重69kg。生育史：1-0-5-1。舌淡红，苔薄腻，脉濡。

辨证：脾阳不升，痰湿阻滞。

治法：温阳利湿，和胃化痰。

方药：苓桂术甘汤合泽泻汤加减。

茯苓10g，桂枝6g，白术10g，炙甘草10g，泽泻15g，荷叶9g，防风10g，天麻10g，僵蚕10g。7剂。

嘱控制饮水量在1000mL以内。

二诊：2023年7月14日。痰咸已除，近一周疲乏倦怠，气短，头晕，背部酸痛，舌麻，晨起口淡口苦，口干，日饮水1000～2000mL，便溏、日解2～3次。舌脉如上。中药守上方，加生黄芪15g，党参12g，7剂。

三诊：2023年7月21日。痰除。舌脉如上。

方药：苓桂术甘汤合防风汤加减。

茯苓10g，桂枝6g，白术10g，炙甘草6g，防风10g，党参10g，陈皮9g，枳壳10g，天麻10g，泽泻15g，葛根12g。7剂。

四诊：2023年7月28日。月经7月5日来潮，无头痛头晕，便干。舌脉如上。

方药：川芎茶调散加减。

川芎9g，荆芥10g，防风10g，细辛3g，白芷10g，薄荷5g，桔梗5g，蔓荆子10g，僵蚕10g，天麻10g，全蝎6g，决明子20g，菊花10g，钩藤12g，茺蔚子10g。7剂。

五诊：2023年8月4日。月经7月29日来潮，今已净，经前头痛头晕消失，自觉有外感先兆。舌脉如上。荆防败毒散加陈皮10g，7剂。

### 2.带下

刘某，16岁。

初诊：2006年10月18日。先因月经失调（周期45天至半年一潮，经期8～20天）于7月5日就诊，面色苍白，倦怠无力。血常规检查：红细胞2.36×10⁹/L［正常值（4.0～6.0）×10⁹/L］，血红蛋白48g/L（正常值125～165g/L）。西医诊断：①青春期功能性子宫出血。②失血性贫血。经过黑归脾汤、八珍汤、薯蓣丸、力斐能等药物的调理之后，月经正常，面色明显好转，精神较佳。月经10月4日来潮，一周净，外感方愈。现带下量多、质稠如糊一周，无阴痒，恶心纳欠。舌淡红，苔薄白，脉细。

治法：温阳化饮，收敛止带。

方药：苓桂术甘汤合水陆二仙丹加味。

茯苓10g，桂枝6g，白术10g，炙甘草6g，芡实20g，金樱子15g，白果10g，薏苡仁20g，半夏10g。5剂。

二诊：2006年10月24日。带下已除，恶心已消，胃纳顿开，舌脉如上。中药守上方，续进7剂。

三诊：2006年11月2日。带下未再增多。

### 3.妊娠恶阻背冷

阚某，29岁。因"停经25+5周，反复恶心呕吐4月余"入院。

2018年8月6日某医院检查：红细胞计数3.51×10¹²/L，血红蛋白109g/L，红细胞压积30.8%，血钠135mmol/L。7月24日某医院查B超示：宫内单活胎，孕22⁺⁴周，胎心166次/分，胎动可见；胎盘附着于子宫前壁，成熟度0级，距宫颈内口＞20mm，羊水指数100mm，脐动脉S/D2.73mm，RI0.63。

初诊：2018年8月15日。胸闷不适，只进少许面条、粥，进食米饭等不易消化之品，即觉胸闷、胃脘部不适；约1小时后呕吐，呕吐物为食物。可饮少许姜汤，饮温水后即觉胃脘部冰冷、有水晃动感，胸及背冷。嗳气难，或泛酸，胃脘割痛，大便4天一行，口微酸。舌淡红，苔薄白，脉细软。

中医诊断：妊娠恶阻（水饮内停）。

西医诊断：妊娠剧吐；妊娠期贫血。

治法：温阳化饮，调气和胃。

方药：苓桂术甘汤加减。

茯苓10g，肉桂4g，炒白术10g，炙甘草6g，紫苏梗12g，佛手10g，檀香5g，沉香（冲）1g，炒白芍10g。3剂。

二诊：2018年8月18日。胸闷好转，呕吐好转，舌脉如上。中药守上方，肉桂加至6g，紫苏梗加至15g，加半夏10g，3剂。

三诊：2018年8月21日。呕吐消失，胸闷续减，胸背冷减，舌脉如上。中药守上方，加瓦楞子30g，陈皮10g，3剂。

四诊：2018年8月24日。胸背冷式微，诸症均见好转，耳窒，舌脉如上。中药守上方，加太子参12g，砂仁（冲服）5g，3剂。

五诊：2018年8月27日。胸背冷除，胸闷，耳窒，舌脉如上。

茯苓10g，肉桂4g，炒白术10g，炙甘草6g，紫苏梗15g，佛手12g，太子参15g，沉香（冲）1g。3剂。

六诊：2018年8月30日。胃痛除，耳窒，目黑，舌脉如上。

茯苓10g，肉桂4g，炒白术10g，炙甘草6g，紫苏梗15g，沉香（冲）1g，太子参15g，甘松10g。4剂。

### 4.妊娠上呼吸道寒凉感

金某，27岁。

初诊：2016年11月28日。妊娠21周，从喉至胸骨柄吸气时冰凉感14周，形同吃冰淇淋，甚为难受。饭后上述症状加重，饮水后恶心，无呕吐。饭后偶有腹胀，纳可，寐安。舌略红，苔薄白，脉细滑。

治法：温阳散寒，健脾利湿。

方药：苓桂术甘汤合半夏散及汤。

肉桂5g，炙甘草6g，茯苓10g，炒白术10g，半夏10g。5剂。

用法：煎后热服，慢饮，频服。

二诊：2016年12月3日。喉部微凉，餐后喉部有轻微噎感，饭后冰凉感尚存，舌脉如上。

半夏10g，肉桂5g，炙甘草6g，茯苓10g，炒白术10g，檀香5g。5剂。

用法：同上。

三诊：2016年12月8日。喉至胸骨柄吸气时冰凉感减轻，喉部噎感消失，舌脉如上。

半夏10g，肉桂5g，炙甘草6g，茯苓10g，炒白术10g，干姜5g。5剂。

用法：同上。

四诊：2016年12月13日。喉部微凉，饭后喉至胸骨柄吸气时冰凉感消失。舌稍红，苔薄白，脉细。

半夏10g，肉桂5g，炙甘草6g，吴茱萸3g。5剂。

用法：同上。

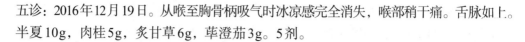

五诊：2016年12月19日。从喉至胸骨柄吸气时冰凉感完全消失，喉部稍干痛。舌脉如上。

半夏10g，肉桂5g，炙甘草6g，荜澄茄3g。5剂。

### 5.妊娠咳嗽呕吐心悸

叶某，34岁。因"孕21⁺周恶心呕吐"入院。

初诊：2017年8月16日。入院后予补液治疗，症状时有反复。8月10日出现发热，咽喉肿痛，咳嗽咳痰。予头孢曲松钠针抗感染治疗后，体温降至正常已5天。现咳嗽咳痰明显，痰多色白，食欲可，但食入即吐，偶有胸闷、麻木，2004年曾因心动过速行射频消融术。

会诊时痰声明显，痰呈色白，泡沫样；口干，饮水即吐；有食欲，食入即吐，嗳气不多。舌淡红，有津液，苔薄白，脉细软滑。

治法：温肺化饮，降逆止呕。

方药：苓桂术甘汤合三子养亲汤加味。

茯苓10g，桂枝5g，炒白术10g，炙甘草6g，炒莱菔子9g，白芥子3g，苏子6g，半夏10g，陈皮10g，瓜蒌皮10g。3剂。

嘱先试煎剂少量浓缩频服，药入呕吐，改为灌肠。

二诊：2017年8月19日。口服药物无呕吐，并诉服药后自觉很舒服，咳痰已减，呕吐缓解，纳可，舌脉如上。中药守上方，加前胡10g，杏仁10g，3剂。

三诊：2017年8月21日。因病情减轻，多吃水果后口水增多。呕吐消失，食欲增加，仍有咳嗽，大便正常，心悸。查24小时动态心电图提示：窦性心律不齐，偶发房性早搏，心率105次/分。舌脉如上。中药守8月16日方，去瓜蒌皮；加百部10g，白前10g，煎金戒指一枚代水，3剂。

四诊：2017年8月24日。口水减少，咳嗽好转，心悸稍缓，心率94次/分。舌淡红，苔薄白，脉细。中药守8月16日方，去瓜蒌皮；加远志10g，菖蒲10g，百部10g，煎金戒指一枚代水，4剂。

五诊：2017年8月28日。心悸除，心率76次/分，偶有咳嗽，二颞箍痛。今日出院。舌淡红，苔薄白，脉细。中药守8月16日方，去瓜蒌皮；加前胡10g，白芷6g，3剂。

### 6.产后背冷畏风寒

王某，35岁。因"背冷如掌大，膝关节、手臂畏风，不能吹空调"前来求诊。

初诊：2022年8月9日。顺产后55天，恶露10天净。就诊时，室外气温高达40℃以上，但患者仍身着长袖衬衫，头戴帽子，显得格格不入。自诉晨起畏热、头部汗多，胃脘顶胀，多嗳气，乏力气短，不能饮水，口苦纳欠，夜寐尚安，大便正常。月经2022年7月23日来潮。舌淡红，苔薄白，脉细。

诊断：饮证（寒饮停聚）。

治法：温化痰饮，健脾除湿。

方药：苓桂术甘汤合麻杏薏甘汤加味。

茯苓12g，桂枝9g，炒白术12g，炙甘草6g，炙麻黄6g，杏仁10g，炒薏苡仁30g，

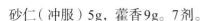

砂仁（冲服）5g，藿香9g。7剂。

二诊：2022年8月16日。进药1剂，背冷即除，膝关节、手臂不畏风，可吹空调。胃口复苏，已有饥饿感。口干，可以饮水。舌脉如上。中药守上方，7剂。

三诊：2022年8月23日。背凉未发，月经8月23日来潮。舌脉如上。中药守上方，7剂。

患者回忆，以前也曾因某病前来就诊，也药到病除。此次治病立竿见影，真为"神药"。她说，曾经多次就近就诊于他医，甚至一次耗资500元，而病情未改丝纹。

### 7.输卵管积水

黄某，25岁。

初诊：2004年12月17日。5年前人流1次，未避孕，一直未孕。B超检查提示：左侧输卵管积水，内径12mm，伞端扩张呈囊状，约27mm×25mm。先用活血行气，清热利湿法治疗。药用三七4g，大血藤30g，三棱12g，莪术12g，制乳香4g，制没药4g，皂角刺15g，石见穿30g，水蛭10g，丹参15g，败酱草15g，路路通12g，车前子10g，葶苈子12g，瞿麦15g，连服14剂。月经期间改服四逆散加爵床15g，马齿苋15g，蒲公英15g，败酱草12g，大腹皮12g，7剂。再行B超复查：两侧输卵管积水，左侧47mm×26mm，右侧42mm×26mm。舌淡红，苔薄白，脉细。由于前法无效，改用温阳行气利水法治疗，方用苓桂术甘汤合五皮散加减：茯苓皮20g，桂枝6g，炒白术12g，炙甘草5g，大腹皮12g，桑白皮10g，陈皮12g，牵牛子6g，瞿麦15g，葶苈子10g，7剂。经期改用四逆散加败酱草10g，大血藤15g，椿根皮15g，半枝莲15g，土茯苓15g，蒲公英15g，大蓟15g，小蓟15g，萆薢15g，桂枝6g，泽泻10g，7剂。经后再服茯苓皮15g，桂枝9g，炒白术10g，桑白皮10g，大腹皮15g，陈皮9g，瞿麦15g，葶苈子9g，水蛭9g，䗪虫10g，泽兰20g，炙甘草5g，随症加减，连续服用21剂。经后B超复查：两侧输卵管积液消失。

### 8.身冷水肿

夏某，24岁。

初诊：2019年5月11日。患者身体壮硕，身高151cm，体重67.5kg，体重指数29.6。平素月经规律，周期26～28日，经期7天。月经2018年5月1日来潮，量多，色黯红，夹少许血块，中度痛经，需服用止痛药。喜冷饮，常感胃脘不适，纳可，平时畏寒，四肢冰冷；晚上饮水后次日面部即水肿，便秘，寐差多梦。生育史：未婚未育。舌淡红，苔薄白，脉细。

中医诊断：痛经。

治法：通阳利水。

方药：苓桂术甘汤合大黄附子汤加减。

茯苓皮30g，桂枝6g，白术10g，炙甘草6g，制大黄5g，淡附片6g，泽泻15g。7剂。

二诊：2019年5月18日。身冷已除，浮肿消退，大便正常。舌淡红，苔薄白，脉细。

守上方，7剂。

### 9.水肿

陈某，47岁。

初诊：2019年7月1日。患者因"子宫肌瘤"服用中药治疗，发现"左下肢水肿"5天，小腿胫骨中段以下呈凹陷性水肿，无其他不适。舌淡红，苔薄白，脉细。

中医诊断：水肿（脾阳不振）。

治法：温脾利水消肿。

方药：苓桂术甘汤合五皮饮加减。

桂枝6g，白术10g，炙甘草6g，茯苓皮30g，大腹皮15g，陈皮12g，桑白皮10g，生姜皮适量，薏苡仁30g，冬瓜皮30g，赤小豆15g。7剂。

二诊：2019年7月8日。下肢水肿除。

### 10.眩晕

罗某，51岁。因"梅尼埃病反复发作3年"就诊。

初诊：2019年10月31日。患者近3年来，梅尼埃病反复发作，发作时恶心、眩晕、耳鸣，有摆动感，无视物旋转；伴腹泻，需卧床平躺。住院治疗半月，无效出院。听力下降，高压氧舱治疗后听力无改善。每日饮水总量2000mL，晨起眼胞肿、口淡。近期早晚阵发性头眩，稍倦，后脑微痛、发紧。纳寐可，二便无殊。2017年8月，颅脑CT检查正常；核磁共振增强检查：考虑内耳淋巴液增多。舌淡红，苔薄白，脉缓，右脉沉细弦。

西医诊断：梅尼埃病。

治法：健脾利水除饮。

方药：苓桂术甘汤合泽泻汤加味。

炒白术12g，茯苓20g，桂枝6g，炙甘草6g，泽泻30g，黄芪12g，天麻10g，僵蚕10g，川芎12g。7剂。

嘱减少每日饮水量。

二诊：2019年11月7日。无阵发性眩晕，后脑痛、发紧未再出现，口淡，日饮水量减至1000～1200mL。舌淡红，苔薄白，脉缓。中药守上方，茯苓改茯苓皮20g，7剂。

三诊：2019年11月14日。日饮水量减至800mL，无阵发性眩晕，无后脑发紧，晨起眼胞肿。经咨询之后发现，长期以来喜用薄枕头，习惯趴着睡觉，夜尿3次。舌淡红，苔薄白，脉缓。嘱增高枕头，改换睡姿。中药守上方，茯苓皮加至50g，益母草30g，7剂。

四诊：2019年11月21日。阵发性眩晕、后脑发紧症状均未再发生，月经未转，舌脉如上。中药守11月7日方，续进7剂。

### 11.社区获得性肺炎

金华某医院出院记录：入院日期：2019年7月22日。出院日期：2019年7月28日。入院诊断：社区获得性肺炎。出院诊断：社区获得性肺炎。

入院情况（病史及体检摘要）：胡某，43岁。因"发热10天，咳嗽1周"，于2019年

7月22日收住金华某医院。体格检查：体温36.5℃，心率91次/分，心律尚齐，呼吸18次/分，血压109/61mmHg，神志清，精神可，呼吸尚平稳，唇无紫绀；浅表淋巴结未及明显大，颈静脉无怒张；胸廓无畸形，肋间正常；双肺叩诊呈清音，两肺呼吸音粗，未闻及明显干湿性啰音；腹软，无压痛，无反跳痛，肝脾肋下未及，移动性浊音阴性；双下肢无水肿，病理反射阴性。

住院期间检查结果：2019年7月23日结核菌涂片检查（痰液）、自身抗体谱、血管炎相关自身抗体谱（血清）、呼吸道感染病原体IgM抗体检测（血清）、受血（制品）前检测（血清）、D-二聚体、凝血功能常规检查（血象）、淀粉酶测定、肾功能常规检查、血脂常规查、心肌酶谱常规检查、肝功能常规检查、钾钠氯无机磷测定、镁测定、葡萄糖、钙（血）、粪便检查（粪便）、甲状腺功能常规检查、CA125、CA153、肿瘤标志物三项、鳞状上皮细胞癌抗原（血清）、降钙素原（血浆）均未见明显异常。2019年7月23日检查红细胞沉降率测定（ESR）、血常规、超敏CRP：血红蛋白101g/L，红细胞压积32.8%，平均红细胞体积77.2fL，平均血红蛋白量23.8pg，平均血红蛋白浓度30g/L，红细胞分布宽度15.0%，血小板547×10$^9$/L，血小板压积0.580%，血沉27mm/h。2019年7月23日病区尿常规检查：上皮细胞10.1/μL。心电图检查：窦性心律，正常范围心电图。

诊疗经过：予以莫西沙星氯化钠（拜复乐）0.40g，静脉滴注，每日1次；抗感染及止咳化痰对症治疗。

出院时情况：患者咳嗽咳痰好转，无恶心呕吐，无畏寒发热，无胸闷气闭等不适。体格检查：神志清，精神尚可，两肺呼吸音粗，未闻及明显干湿性啰音，双下肢无水肿，病理反射阴性。现患者病情稳定，予今日出院，定期我科门诊随诊。

疗效：好转。

出院带药：（开瑞坦）氯雷他定片，10mg，口服，每日1次，1盒；乙酰半胱氨酸泡腾片，0.6g，溶解后服用，每日2次，3盒；（阿斯美）复方甲氧那明胶囊，2粒，餐后口服，每日3次，2瓶；（切诺）桉柠蒎肠溶软胶囊，0.3g，餐前口服，每日3次，2盒；（拜复乐）盐酸莫西沙星片，0.4g，口服，每日1次，1盒。

[会诊记录]

会诊：2019年8月8日。因社区获得性肺炎发烧住院治疗，现热退出院11天，连续咳嗽25天未愈。咳嗽剧烈，先咳一阵后痰才能出来；痰不多，质稀，呈白色泡沫状，从肺部深处咳出来的痰感觉很冰；口苦口干，喜微热饮，大便偏干。通过微信，传来舌象照片：舌淡红，苔白滑，脉象缺。

中医诊断：咳嗽（痰饮阻肺）。

西医诊断：社区获得性肺炎。

治法：温肺化饮。

方药：苓桂术甘汤合桂枝加厚朴杏子汤、三子养亲汤加减。

茯苓10g，桂枝6g，炒白术10g，炙甘草6g，炒莱菔子10g，炒苏子10g，白芥子3g，干姜5g，厚朴10g，杏仁10g。3剂。

服药3剂，诸症消失。

随访患者，回信称：这药既便宜，疗效又好。

### 12.慢性支气管炎

吴某，58岁。因"反复咳嗽8年，加剧1个月"就诊。

初诊：2022年9月16日。咳嗽8年，每于天气转凉时反复发作，夜间明显，服抗生素无效。现咳白色泡沫状稀痰，咳嗽出汗，咽干痒，痰难痰浅。平素喜食辣，时有口苦，日饮温水2000⁺mL。既往史：慢性支气管炎、高血压。舌淡红，苔薄白，脉弦。

治法：温阳化饮，理气止咳。

方药：苓桂术甘汤合三子养亲汤加味。

茯苓10g，桂枝3g，炒白术10g，炙甘草6g，紫苏子10g，莱菔子9g，白芥子3g，金沸草12g，浙贝母10g，百部10g。7剂。

减少饮水量。

二诊：2022年9月23日。咳嗽明显好转，自觉症状减半，痰减，舌脉如上。中药守上方，加干姜5g，7剂。

三诊：2022年9月30日。咳嗽将近痊愈，痰少，出汗亦减少。血压149/88mmHg。中药守上方，加紫菀10g，7剂。

### 13.肺炎后遗症

朱某，35岁。患者2周前因"肺炎"住院治疗。

初诊：2022年9月17日。现自觉左侧肩胛骨有手掌大小一块冰冷感，肌肉酸痛。咽痒，呼吸不畅，吸气时偶有干咳。腹胀，纳欠，矢气，多梦，便软，每日一解。胃镜示：慢性胃炎伴胆汁反流；胃息肉。舌淡红，苔薄白，脉软。

治法：温阳化饮，降气止咳。

方药：苓桂术甘汤合苓甘五味姜辛汤加味。

茯苓10g，桂枝6g，炒白术10g，炙甘草6g，干姜3g，细辛2g，五味子3g，白芥子3g。5剂。

二诊：2022年9月24日。肩胛骨部冷、肌肉酸痛均除，呼吸已顺，干咳已消。现嗳气、矢气多。月经9月22日来潮，量中。舌脉如上。中药守上方，加炒莱菔子10g，紫苏子5g，5剂。

【方剂比较】

1.茯苓甘草汤、茯苓泽泻汤、苓桂术甘汤的比较（表18）

表18　茯苓甘草汤、茯苓泽泻汤、苓桂术甘汤的比较

| 方剂 | 药物组成 | | | | | |
|---|---|---|---|---|---|---|
| 茯苓甘草汤 | 茯苓 | | 炙甘草 | 桂枝 | | 生姜 |
| 茯苓泽泻汤 | 茯苓 | 泽泻 | 甘草 | 桂枝 | 白术 | 生姜 |
| 苓桂术甘汤 | 茯苓 | | 甘草 | 桂枝 | 白术 | |

三方相比较，相同的药物有茯苓、甘草、桂枝。因此，三方均可以治疗寒饮引起的

疾病。不过茯苓甘草汤中的甘草系炙，后两方则为生甘草；茯苓甘草汤和茯苓泽泻汤还含有生姜，因此温化散饮的作用较苓桂术甘汤为强；茯苓泽泻汤和苓桂术甘汤另含有白术，故较茯苓甘草汤健脾作用更强。三方之中，唯有茯苓泽泻汤中含泽泻一味，更突出了此方的渗湿功效。

2.甘姜苓术汤与苓桂术甘汤的比较（表19）

表19　甘姜苓术汤与苓桂术甘汤的比较

| 方剂 | 药物组成 | | | | |
| --- | --- | --- | --- | --- | --- |
| 甘姜苓术汤 | 甘草 | 干姜 | 茯苓 | 白术 | |
| 苓桂术甘汤 | 甘草 | | 茯苓 | 白术 | 桂枝 |

两方均由四味药物组成，仅干姜与桂枝一味之差。况且该二药同具温中散寒之效，故二方所治当相近。但由于干姜以温中散寒为主，故与甘草、茯苓、白术相合，可以治疗寒湿停留的肾着证；而桂枝除了温中之外，还有温化痰饮，温阳利水的作用，故可以与茯苓、白术、甘草相合治疗痰饮证。

【按语】

苓桂术甘汤是《金匮要略》中的方名，在《伤寒论》中又称为茯苓桂枝白术甘草汤。"病痰饮者，当以温药和之"，这是痰饮病的治疗原则。此方温化痰饮，健脾利湿，故能治疗痰饮引起的疾病。方中茯苓淡渗利水，桂枝温中宣阳，白术健脾去湿，甘草和中。

案1为经前头痛头晕6年案。中医有无湿不晕之说，根据患者口干多饮，大便溏频，痰多色白味咸，寐差神惫，背部冷痛，体重超标，苔腻脉濡，病起痰湿是毋庸置疑的。苓桂术甘汤便是一张"病痰饮者，当以温药和之"的药方，泽泻汤也是《金匮要略》中专门治疗湿晕的方剂，两方合用，增强疗效。除了药物治疗之外，控制饮水量也是十分必要的措施。随后根据病情变化，改变药方，6年之疾，1个月经周期便治愈疾病。

案2为带下案。患者平素经汛延后无期，经期过长，面色苍白，倦怠无力，如《素问·举痛论》的"病名血枯……故月事衰少不来"者。患者在补益气血的时候，出现带下量多质稠如糊，恶心纳欠。证属脾阳不振，痰湿下流，带脉失约。故以苓桂术甘汤加半夏，以温阳化痰，加薏苡仁、白果、芡实、金樱子健脾收敛止带。朱丹溪说："漏与带，俱是胃中痰积流长，渗入膀胱，无人知此。"用治疗痰饮的方剂治疗带下，印证了朱氏之说。

案3为妊娠恶阻背冷案。根据患者可饮热性姜汤，饮温水即觉胃脘冰冷、有水晃动感觉、胸及背冷的症状，当为停饮之证。饮属寒证，得温稍化，得寒即剧。《金匮要略·痰饮咳嗽病脉证并治第二十二》的记载可以证实："夫心下有留饮，其人背寒冷如手大。"如何治疗？"病痰饮者，当以温药和之。"用方可以是该篇的苓桂术甘汤。加苏梗、佛手、檀香、沉香（冲），温胃调气降逆，加白芍成芍药甘草汤缓中止痛。药进病退，呕吐，脘冷，胸背冷，嗳气难，泛酸，胃脘痛，日渐改善，服药半月，诸症冰释。

案4为妊娠上呼吸道寒凉感案。妊娠期间寒饮盘踞，胸阳不敷，以至从喉至胸骨柄吸气时冰凉，饮水后恶心。"病痰饮者，当以温药和之。"这是对所有饮证的治疗原则，苓桂术甘汤便是如此之方。半夏散及汤在《伤寒论》中是治疗"少阴病，咽中痛"的方剂，具有温阳散结的作用。至于胸部寒凉与咽痛，同是寒饮作祟的不同表现。此方煎后热服，慢饮，频服，以图温化之功，故用之辄效。

案5为妊娠咳嗽呕吐心悸案。孕妇常是多痰之体，因外感诱发，呼吸痰声明显，痰色白，泡沫样，口干。与《金匮要略·痰饮咳嗽病脉证并治第十二》"水在肺，吐涎沫，欲饮水"相符。饮水即吐，即是内饮与外水相激之故。用苓桂术甘汤合三子养亲汤加半夏、陈皮、瓜蒌皮温肺化饮，降逆止呕。服药后甚舒服，咳痰减，呕吐除，纳可。因多吃寒凉之后口水增多，咳嗽，心悸，为水饮犯心，故去瓜蒌皮，加百部、白前、金戒指（煎代水）、远志、菖蒲，以化痰止咳，宁心安神，调理五诊而安。

苓桂术甘汤除了《金匮要略》条文之外，《伤寒论》的条文是指误治后阳虚水停的治疗。

案6为产后背冷畏风寒案。因其"背冷如掌大，膝关节、手臂畏风"，前者属于"病痰饮者，当以温药和之"的苓桂术甘汤证，而后两者属于"病者一身尽疼"的麻黄杏仁薏苡甘草汤证，故两方合用，药到病除。

案7为两侧输卵管积水案。先用活血行气、清热利湿法，虽多治而未效，于是改弦易辙，用温阳化饮、行气利水法治疗。方遣苓桂术甘汤合五皮散加牵牛子、瞿麦、葶苈子通利逐水，或用苓桂术甘汤合五皮散加瞿麦、葶苈子、水蛭、䗪虫、泽兰等随症加减，终使积水消除。输卵管积水一般属于无色透明的液体（继发感染者除外），对于症状不明显者，可以依据饮证施治，治疗原则依仲景治饮"当从小便去之"之法，即温阳化饮、行气渗湿。阳煦而饮化，气行而湿去，故用之有效。

案8为身冷水肿便秘案。患者身体丰腴，又喜冷饮，饮后胃脘不适，身冷面肿，痛经夹块，均系寒饮停留，阳气无以敷布所致，即使便秘，亦为寒秘。《金匮要略·痰饮咳嗽病脉证并治第十二》称："夫心下有留饮，其人背寒冷如手大。"此为留饮停于心下，与心下对应的背部出现寒冷，只举其一耳。其实，寒饮漶漫，阴翳阻隔，阳光不到，必有寒生，非独背冷也。故以苓桂术甘汤以化消寒饮，大黄附子汤以温通大便，前后分利，有倾囊倒仓之势，故去病甚捷。

案9为下肢水肿案。水肿又称为水气。何任《金匮汇讲》认为："痰饮的某些征象和水气是没有明确细致的界限可以区分的。"例如溢饮、支饮，均可见水肿的表现。《金匮要略·水气病脉证并治第十二》称："诸有水者，腰以下肿，当利小便。"《金匮要略·痰饮咳嗽病脉证并治第十二》亦称："夫短气有微饮，当从小便去之，苓桂术甘汤主之。"故虽为水气之病，亦可从痰饮论治，选用苓桂术甘汤合五皮饮，如桴鼓相应。

案10为眩晕案。痰湿是引发眩晕的重要因素，故《金匮要略·痰饮咳嗽病脉证并治第十二》有"心下有支饮，其人苦冒眩"之谓。患者强饮3年，头晕2年余，每晨吐痰，面色萎黄，一派水湿内困之象。欲愈该疾，必先杜其源而清其涝。杜源者停止饮水，清涝者；温阳化水，用苓桂术甘汤。参、苓、术、姜、枳、陈、防合用，名防风汤，具有益脾升阳除湿之效，可以扶正。2年之疾，二诊而愈，不可不谓神速。

案11为社区获得性肺炎案。表现为剧烈咳嗽、痰稀白色泡沫状而冰，喜热饮。此系肺停寒饮所致。故以苓桂术甘汤温肺化饮治本，桂枝加厚朴杏子汤、三子养亲汤化痰利气治标，标本兼治，故获捷效。

案12为慢性支气管炎咳嗽8年案。患者天冷时发作，夜间明显，泡沫状稀痰，脉弦，日饮温水2000$^+$mL，属饮证无疑。本着"心下有痰饮，胸胁支满，目眩，苓桂术甘汤主之"之训，选用了该方。因痰多，故加用了三子养亲汤等药相伍。在控制饮水的同时，7剂药已使患者症状减半。二诊加干姜者，与甘草相配，即成甘草干姜汤；亦因"此为肺中冷，必眩、多涎唾，甘草干姜汤以温之"启发。三诊即使病患近愈，不可不谓神速。

案13为肺炎治疗后左侧肩胛骨有手掌大小一块冰冷，肌肉酸痛，呼吸不畅，干咳。《金匮要略·痰饮咳嗽病脉证并治第十二》云："夫心下有留饮，其人背寒冷如手大。"可见，患者肩胛冰冷是因留饮所致。又云："病痰饮者，当以温药和之。"温药者，苓桂术甘汤、苓甘五味姜辛汤是也。由于方证相符，其效如响。

# 九五、麻黄附子甘草汤
# （又名麻黄附子汤）

【原文】

1.水之为病，其脉沉小，属少阴。浮者为风；无水、虚胀者为气。水，发其汗即已，脉沉者宜麻黄附子汤，浮者宜杏子汤。《金匮要略•水气病脉症并治第十四》

2.少阴病，得之二三日，麻黄附子甘草汤微发汗，以二三日无证，故微发汗也。《伤寒论》（302）

【组成与用法】

麻黄二两　甘草二两　炙附子一枚, 炮, 去皮, 破八片

上三味，以水七升，先煮麻黄一两沸，去上沫，内诸药，煮取三升，去滓，温服一升，日三服。

【功效】扶阳微汗解表。

【医案】

### 痛经

陈某，18岁。未婚。

初诊：2005年12月27日。自初潮起，至今痛经3年未愈就诊。经潮第1～2天下腹痛甚，并呈进行性加剧；伴恶心，呕吐食物，四肢逆冷，出冷汗，下腹喜温喜按，有便意。曾服用止痛片治疗。平素月经提前一周来潮，经量正常，经色鲜红，夹血块，6～7天净；经前小腹和腰坠胀，带下不多，纳可，二便正常，痤疮多。月经12月4日来潮。从12月13日起服，用清经散治疗，以调整月经周期。现为经前一周许。舌淡红，苔薄白，脉细。

西医诊断：痛经；功能性子宫出血。

治法：温经散寒，和营止痛。

方药：麻黄附子甘草汤合桂枝加桂汤加味。

炙麻黄6g，淡附片6g，炙甘草6g，桂枝9g，炒白芍6g，生姜5片，大枣6枚，益母草30g，鹿衔草20g，九香虫10g，延胡索10g。6剂。

二诊：2006年1月3日。月经12月31日来潮，以往痛经时出现的一切症状均消失，经量中等，有小血块，今经量已少。舌稍红，苔薄白，脉细。治以清热凉血调经。清经散加味，21剂。

二诊：2006年1月23日。经期将近，舌脉如上。治以温经散寒止痛。麻黄附子甘草汤合桂枝加桂汤加味。中药守12月27日方，7剂。

三诊：2006年2月6日。月经1月28日来潮，无痛经。

【按语】

麻黄附子甘草汤是《伤寒论》治疗"少阴病，得之二三日""无证，故微发汗"的方剂；《金匮要略》以此方治疗阳气虚而有水邪。以麻黄表散风寒利水，附子温阳，甘草缓诸药之急。

此痛经一案已经3年，经潮腹痛甚剧，呕逆出汗，下腹喜温喜按，系寒湿之邪盘踞胞宫，阻碍阳气血脉流通。非温经散湿除寒，不足以活其血而通其脉也。故以麻黄附子甘草汤合桂枝加桂汤散寒湿，温卫阳；益母草、鹿衔草、九香虫、延胡索和气血止痛。

麻黄味辛、苦，性温，张锡纯说："谓其破癥瘕积聚者，以其能透出皮肤毛孔之外，又能深入积痰凝血之中，而消坚化瘀之药可偕之以奏效也。"《外科全生集》阳和汤中配麻黄以散寒通滞，正本此意。虽然麻黄很少在传统的中医妇产科疾病中运用，但据《中药药理与应用》（王浴生主编，人民卫生出版社1983年出版）记载，麻黄对人体子宫一般表现为抑制，曾用于缓解痛经。而附子的散寒止痛作用，以及甘草的甘缓止痛作用，都是已有共识的，故麻黄附子甘草汤可以视为一张温经散寒治疗痛经的方剂；而桂枝加桂汤更可以暖其宫，散其寒而止其痛。两方相合，散寒力宏而功效倍增。经过药物加味，三载苦痛消于一旦。

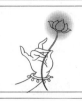

# 九六、麻黄杏仁薏苡甘草汤

【原文】

病者一身尽疼，发热，日晡所剧者，名风湿。此病伤于汗出当风，或久伤取冷所致也。可与麻黄杏仁薏苡甘草汤。《金匮要略·痓（一作痉）湿暍病脉证第二》

【组成与用法】

麻黄半两，去节，汤泡　甘草一两，炙　薏苡仁半两　杏仁十个，去皮尖，炒

上锉麻豆大，每服四钱，水一盏半，煮八分，去滓，温服，有微汗避风。

【功效】宣肺祛风，健脾化湿。

【医案】

### 1. 产后身痛

潘某，30岁。

初诊：2019年1月4日。顺产后2月余，产褥期汗多，恶露50余天净，未哺乳。产后即出现腰椎刺痛，不能俯仰；伴两手腕指关节屈伸疼痛，劳累后加重。现觉头部恶风，畏冷，四肢厥冷，胃纳欠佳，小便频数、日解10余次、量少，大便调，夜寐可。舌淡红，苔薄白，脉细。

治法：祛风通络，益气温阳。

方药：小续命汤加味。

炙麻黄6g，党参10g，炒黄芩5g，炒白芍10g，川芎6g，炙甘草6g，防风10g，淡附片10g，防己5g，杏仁10g，桂枝8g，鹿角胶（烊冲）10g，天麻15g。7剂。

二诊：2019年1月14日。头冷除，腰痛减半，腕指关节仍痛，舌脉如上。中药守上方，天麻加至20g；加丝瓜络10g，全蝎6g，7剂。

三诊：2019年1月21日。腰痛已除，两手腕指关节仍痛，舌脉同前。

治法：温经散寒，养血通脉。

方药：当归四逆汤加味。

当归9g，炒白芍10g，桂枝9g，通草6g，炙甘草6g，大枣5枚，细辛5g，丝瓜络10g，地龙10g，天麻20g，全蝎10g。7剂。

四诊：2019年1月31日。两手腕指关节及背脊疼痛，进食期间头晕。

治法：祛风逐寒，健脾化湿。

方药：麻黄杏仁薏苡甘草汤加味。

炙麻黄6g，苦杏仁10g，炒薏仁50g，炙甘草9g，威灵仙10g，桂枝12g，天麻30g，蕲蛇9g，制川乌9g。3剂。

五诊：2019年2月3日。背脊痛除，两手腕指关节痛去七分，舌脉如上。中药守上方，桂枝加至15g，制川乌加至12g，7剂。

六诊：2019年2月13日。自诉服上方后全身热气流动，上症俱除。现外感4天，咳嗽，左手微痛，舌淡红，苔薄白，脉细。中药守上方，加羌活10g，浙贝10g，7剂。

**2.痹证**

刘某，37岁。因"肘、膝关节冷1个多月"就诊。

初诊：2021年2月1日。刻下寐差，多梦。月经2021年2月1日来潮，纳可，二便调。舌淡红偏胖，苔薄白，脉细弦。

中医诊断：痹证。

治法：祛风胜湿。

方药：麻黄杏仁薏苡甘草汤加味。

炙麻黄6g，杏仁10g，薏苡仁30g，炙甘草6g，羌活10g，独活10g，夜交藤20g，合欢皮15g，川牛膝15g。7剂。

二诊：2021年2月8日。肘、膝关节冷已除。经水已净。寐浅，情绪不佳。舌脉如上。

方药：十全大补汤加味。

党参12g，炒白术10g，茯苓10g，炙甘草6g，熟地黄12g，当归6g，川芎6g，炒白芍10g，炙黄芪15g，肉桂3g，酸枣仁30g，柏子仁12g，夜交藤15g，合欢花12g。7剂。

【按语】

案1初诊以唐代《备急千金要方》祛风通络，益气温阳的小续命汤加味治疗，病情有所缓解。二诊症状集中在两手腕指关节的疼痛，改用温经散寒、养血通脉的当归四逆汤加味，根据以往的临床经验，症状应该有所进益，不意未获寸功。回想病史，当系产后多汗受风所致。《金匮要略·痓湿暍病脉证第二》云："病者一身尽疼，发热，日晡所剧者，名风湿。此病伤于汗出当风，或久伤取冷所致也。可与麻黄杏仁薏苡甘草汤。"令人惊奇的是，改用此方加味之后，竟然去病霍然。这使我深信不疑的，是治病非但要有法，还需有方。

由于积累了案1的经验，案2径用麻杏薏甘汤加味治疗，取得立竿见影的效果。

# 九七、麻子仁丸

**【原文】**

跌阳脉浮而涩，浮则胃气强，涩则小便数，浮涩相搏，大便则坚，其脾为约，麻子仁丸主之。《金匮要略•五脏风寒积聚病脉证并治第十一》

**【组成与用法】**

麻子仁二升　芍药半斤　枳实一斤　大黄一斤　厚朴一尺　杏仁一升

上六味，末之，炼蜜和丸梧子大，饮服十丸，日三，以知为度。

**【功效】** 运脾泻热通便。

**【医案】**

### 1.脾约

黎某，21岁。

初诊：2005年10月14日。因未避孕未孕7个月于7月18日就诊，经过妇科检查，发现子宫偏小、子宫颈重度柱状上皮外移、右侧附件炎。月经9月20日来潮，10月7日B超监测：左右两侧有3个成熟卵泡同时排出，基础体温维持在37℃。自从本月排卵之后，即出现小便次数明显增多，为原先正常次数的一倍，无疼痛灼热感觉，尿常规检查正常，但大便常秘结。舌淡红，苔薄白，脉细。

治法：运脾通便。

方药：麻子仁丸。

麻子仁丸，每次6g，每日2次，吞服。

二诊：2005年10月25日。服用麻子仁丸之后大便已顺，小便次数立即恢复至往日正常次数。

### 2.痛经脾约

陈某，27岁。

初诊：2006年6月21日。经行小腹疼痛近半年，小便频数1年多，经前偶有乳房胀痛，月经周期基本规则，经量中等，经色先紫后红，夹血块，7天净；带下不多，胃脘痞满胀气，易饥，大便干结、3天一行。月经5月25日来潮。生育史：0-0-1-0。妇科检查：外阴无殊，阴道通畅，子宫颈光滑；宫体后位，正常大小，活动，质地中等，无压痛；两侧附件压痛。舌淡红，苔薄白，脉细。

西医诊断：两侧输卵管炎；尿路感染？

治法：调气清湿热，润肠通便。

方药：四逆散合麻子仁丸加味。

柴胡10g，枳壳10g，白芍10g，败酱草10g，大血藤15g，椿根皮15g，半枝莲15g，土茯苓15g，蒲公英15g，大蓟15g，小蓟15g，草薢15g，生甘草6g。7剂。

麻子仁丸，每次6g，每日2次，吞服。

二诊：2006年7月17日。服药之后，大便已顺，尿频现象当即消失。月经7月2日来潮，一周净，舌脉如上。

治法：调气清湿热。

方药：四逆散加味。

柴胡10g，枳壳10g，白芍10g，败酱草10g，大血藤15g，椿根皮15g，半枝莲15g，土茯苓15g，蒲公英15g，大蓟15g，小蓟15g，草薢15g，生甘草6g。7剂。

此后，守上方连续服用35剂，经行小腹疼痛缓解。

### 3.遗矢

章某，20岁。

初诊：2018年11月6日。大便成形，3~4天一解，急而难忍，不立即登厕即遗矢，近2个月已经遗矢5次。矢气频多一年。其父亦有如此遗矢现象。舌淡红，苔薄白，脉细。

脾约麻仁丸（分吞）12g，诃子30g，芡实30g，金樱子20g，木香10g，槟榔10g，厚朴10g。7剂。

二诊：2018年11月13日。大便1~2天1次，难忍、遗矢现象未发生，矢气不多，舌脉如上。中药守上方，7剂。

三诊：2018年11月20日。大便每日1次，稍软，难忍、遗矢现象未再发生，舌脉如上。中药守上方，加炒白术10g，7剂。

四诊：2018年11月27日。无遗矢现象，矢气不多，大便稍软，每日一行，经期将近，舌脉如上。中药守上方，去白术；加苍术10g，香附10g，7剂。

2018年12月18日随诊，大便正常。

【按语】

麻子仁丸分而析之，是由小承气汤（药味相同，药物比率不同）、枳实芍药散加火麻仁、杏仁和蜂蜜组成。小承气汤合麻仁、杏仁润肠通便，枳实芍药散行气止痛。故章虚谷云："既非大实满痛，故以酸甘化阴润燥，佐以破结导滞而用缓法治之，但取中焦得以输化……故又名脾约丸。"

案1为脾约症。《灵枢·邪客》说"五谷入于胃也，其糟粕、津液、宗气分为三隧"，这是正常的生理情况。而所谓脾约，即胃强脾弱，脾为胃所约，致脾失转输精气津液之功，三隧不分，津液独走膀胱，故小便数；津不入大肠，致令大肠失其"传道之官"（《素问·灵兰秘典》）职能，故大便秘结。麻子仁丸可使胃气下而肠燥润，脾气旺而津归其道，故脾约症得愈。脾约一症的发生，不拘于时日，此案发生于排卵之后，个中缘由尚需研究。

案2为痛经脾约症案。而脾约先于痛经，通过妇科检查，认为痛经由于湿热所致，两病合治，以麻子仁丸润肠通便治脾约，以四逆散加味调气清湿热治疗痛经。一诊而脾约愈；数诊之后，痛经缓解。

案3为遗矢案。《灵枢·平人绝谷》称："胃满则肠虚，肠满则胃虚，更虚更满，故气得上下，五脏安定，血脉和利，精神乃居。故神者，水谷之精气也。"以上文字，说明胃与肠均有排空的功能。当饥饿进食后，胃是充满的，肠是空虚的；当食物从胃进入肠之后，胃变为空虚，而肠是充满的。可见，胃肠的"更虚更满"具有节律性。其实，排便也具有节律性，当肠道充满时，产生便意；排便之后，可以有一段时间等待肠道的充盈。由于患者3~4天才排解1次大便，这就容易成为肠道的过度充满；而肠道的过度充满，又会造成急促的排解大便，以致造成遗矢。因此，治疗的方法是恢复正常节律性的排解大便，同时恢复其对于大便的容忍能力。这就是该案使用脾约麻仁丸以润便，诃子、芡实、金樱子以收敛，木香、槟榔、厚朴以调气（消除矢气）的缘由。

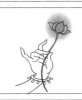

# 九八、麦门冬汤

**【原文】**

大逆上气，咽喉不利，止逆下气者，麦门冬汤主之。《金匮要略•肺痿肺痈咳嗽上气病脉证治第七》

**【组成与用法】**

麦门冬七升　半夏一升　人参三两　甘草二两　粳米三合　大枣十二枚

上六味，以水一斗二升，煮取六升，温服一升，日三、夜一服。

**【功效】** 滋养肺胃，降逆和中。

**【医案】**

### 1.妊娠恶阻

王某，27岁。

初诊：2005年11月23日。妊娠33天，口干纳欠，倦怠。舌淡红，苔腻，脉细。

治法：健脾安胎。

方药：参苓白术散加桑寄生12g，杜仲12g，5剂。

二诊：2005年12月1日。检测血β-绒毛膜促性腺激素、孕酮均在正常范围，恶心，纳欠，口干喜凉饮，多寐。舌淡红，苔薄腻，脉细。

治法：养胃阴降逆。

方药：麦门冬汤合橘皮汤。

麦冬12g，半夏6g，党参12g，甘草5g，粳米30g，大枣6枚，橘皮10g，生姜5片。5剂。

三诊：2005年12月14日。口干好转，恶心减轻，胃纳增加，嗳气。B超检查：宫内活胎近7周大小。舌淡红，苔薄白，脉细。中药守上方，加川石斛10g，5剂。

### 2.子嗽

金某，31岁。因"孕7周咳嗽1周"就诊。

初诊：2021年5月3日。患者于1周前食辣后感咽痛，自服鱼腥草、双黄连后咽痛减轻。现咳嗽1周，自觉有气上冲，睡前持续咳嗽3小时才能入睡，痰不多，咽痒。咳剧时伴头痛、胁痛、恶心。口干，查咽微红不肿。纳可，泛酸。大便偏干，二日一解。舌稍红，苔薄白，脉细滑。

治法：滋养肺胃，降逆止嗽。

方药：麦门冬汤加味。

麦冬15g，姜半夏6g，南沙参12g，炙甘草6g，浙贝母10g，罗汉果10g，芦根15g，桑白皮10g，苦杏仁10g。5剂。

二诊：2021年5月10日。咳嗽明显减轻，睡前少咳，无咽痒。大便偏干，二日一解。舌脉如上。

方药：麦冬15g，姜半夏6g，南沙参12g，炙甘草6g，浙贝母10g，罗汉果10g，芦根15g，桑白皮10g，苦杏仁10g，瓜蒌皮10g。5剂。

### 3.干咳

郭某，48岁。

初诊：2019年10月30日。临睡干咳剧烈20余天，咽痛，口干，晨起口苦，通口牙龈肿胀感，大便正常，纳可。舌稍红，苔薄白，脉细。

中医诊断：咳嗽，龈肿。

辨证：肺燥胃热，冲气上逆。

治法：润肺清胃，降逆平冲。

方药：麦门冬汤。

麦冬12g，半夏6g，北沙参15g，甘草6g，大枣3枚，米一撮，百合30g，天花粉10g，梨皮1个，川贝粉（吞）5g，桔梗9g，罗汉果1个。7剂。

二诊：2019年11月7日。干咳基本痊愈，牙龈肿消，晨起口苦，胃脘不适。月经10月31日来潮，今已净。舌淡红，苔薄白，脉细。

方药：中药守上方加味。

麦冬12g，半夏6g，北沙参15g，甘草6g，大枣3枚，米一撮，百合30g，天花粉10g，梨皮1个，川贝（吞）5g，桔梗9g，罗汉果1个，佛手10g，地骨皮6g。7剂。

三诊：2019年11月18日。咳嗽已愈。

【按语】

麦门冬汤是治疗肺胃阴虚引起气逆上，咽喉不利干燥的方剂。如魏念庭云："是为肺虚有热津短者立法也。"方中麦冬生津润燥，人参、甘草、大枣、粳米滋补脾胃，半夏降逆和中、化痰行滞。

案1为妊娠恶阻案。初诊时恶阻未现，仅仅表现为脾阴不足的口干纳欠，故以参苓白术散治疗。二诊时恶心纳欠，口干喜凉饮，脾胃阴亏已渐现。据多寐、苔腻，推断为脾胃阴亏而仍留余湿，故麦门冬汤、橘皮汤合用，以养胃阴而不恋湿，燥湿而不伤津，可谓两全其美。恶阻以中寒痰湿者居多，脾胃阴虚者，十不足其一也，且多见于病程缠绵，呕吐严重者，而病之初绝少有之。若有，多为平素阴分不足之体。

案2为子嗽案。起因于食用辛辣，气冲痰少，持续咳嗽3小时方止，咽痒口干，胁痛便干，舌红，一派胃火熏灼肺阴之象。与麦门冬汤条文中的"大逆上气，咽喉不利"者相同，依方用药，一诊大效，二诊病瘥。

案3为临睡剧烈干咳案。伴见咽痛、口干、口苦、牙龈肿胀等一派肺燥胃热，冲气上逆之象。用麦门冬汤润肺清胃，降逆平冲；加百合、花粉、梨皮、川贝粉、桔梗、罗汉果养肺胃之阴，润燥止咳。

麦门冬汤和竹叶石膏汤均可治疗脾胃阴亏的恶阻，因后者有竹叶和石膏，清泻胃火之力更雄，不可不识。

# 九九、木防己汤

**【原文】**

膈间支饮，其人喘满，心下痞坚，面色黧黑，其脉沉紧，得之数十日，医吐下之不愈，木防己汤主之。虚者即愈，实者三日复发，复与不愈者，宜木防己汤去石膏加茯苓芒硝汤主之。《金匮要略·痰饮咳嗽病脉症并治第十二》

**【组成与用法】**

木防己三两　石膏十二枚，鸡子大　桂枝二两　人参四两

上四味，以水六升，煮取二升，分温再服。

**【功效】** 利水清热，益气温阳。

**【医案】**

## 1.产后咳喘

周某，31岁。因"产后11天，咳嗽伴哮喘10余天"就诊。

初诊：2019年7月18日。患者自述孕前因上火出现咳嗽，自服"炖雪梨"后将愈。产后出现咳嗽伴哮喘，气短，不能平卧，咳白色稀痰。产后第五天发热，最高体温38.0℃，予抗生素及抗哮喘药物治疗后，体温正常，哮喘减轻。现仍咳喘，痰色微黄、质稀，盗汗自汗，怕热，纳差脘馁，口烦渴，大便干硬呈颗粒状、2天未解，痔疮肿痛明显；恶露未净，黯红色，带水晕，量少，小腹偶有吊痛。舌淡红稍嫩，苔薄白，脉细软。

中医诊断：产后咳喘（痰饮阻肺）。

治法：蠲饮清热，益气温阳。

方药：木防己汤加味。

木防己10g，石膏15g，桂枝6g，党参10g，百部10g，制大黄10g，牡蛎30g，生白术50g，炒莱菔子10g，苏子10g。4剂。

二诊：2019年7月22日。药后腹泻，日行3次。自行取出大黄后，今大便正常，哮喘消失，咳嗽咳痰减轻、痰质稀；口甚渴，胃纳好转，恶露减少呈咖啡色。舌淡红，苔薄白，脉细。中药守上方，去大黄、生白术，加白芥子5g，浙贝10g。4剂。

三诊：2019年7月26日。无哮喘，咳嗽近愈，咽部有痰，大便成形，舌脉如上。中药守上方，加竹茹10g，5剂。

### 2.面部色素沉着

卢某，42岁。

初诊：2019年6月28日。患者5年前无明显诱因下出现面部色素沉着，并逐渐加重，如戴面具，到了"面目全非"的地步。无奈今年做美容激光术1次，无效。面部除黑色色素之外，面部底色晦黯明显。夜间口渴，喜热饮，多饮则胃部不适，白带量多色白。舌淡红，有齿痕，苔薄白，脉沉细。

中医诊断：面䵟（属脾阳不振，饮停血瘀）。

治法：通阳化饮，清热补虚，活血化瘀。

方药：木防己汤合苓桂术甘汤加减。

防己10g，石膏15g，桂枝6g，党参12g，茯苓10g，炒白术10g，炙甘草6g，三棱10g，莪术10g。7剂。

大黄䗪虫丸1盒。

二诊：2019年7月4日。症如上，口渴，舌脉如上。中药守上方，加天花粉20g，7剂。大黄䗪虫丸1盒。

三诊：2019年7月15日。上药服3剂，面部色素略减，恶心，腹泻，口水多。舌淡红，水滑，苔薄白，脉沉细。

治法：温胃化饮。

方药：小半夏加茯苓汤合苓桂术甘汤加味。

半夏9g，生姜3片，茯苓10g，桂枝6g，炒白术10g，炙甘草6g，白芥子5g，白芷10g，僵蚕10g，藁本10g，苍术10g，炒薏苡仁30g。7剂。

四诊：2019年7月22日。无不适，面部色素明显减退，面色晦黯已除。舌脉如上。

方药：木防己汤合苓桂术甘汤、小半夏汤加味。

防己10g，石膏10g，桂枝9g，党参12g，茯苓12g，炒白术10g，炙甘草6g，半夏15g，白芥子10g，僵蚕10g，白芷10g，生姜5片。7剂。

五诊：2019年7月29日。额部色素退净，面部色素明显减退，夜间口渴好转。7月26日开始腹泻，便软，昨日解3次，今未解。舌脉如上。中药守上方，去白芷，加苍术10g，7剂。

六诊：2019年9月12日。面部色素基本褪净，进食辛辣后胃脘烧灼感一周，嗳气。舌脉如上。

茯苓12g，桂枝9g，炒白术10g，炙甘草6g，瓦楞子50g，甘松10g，佛手10g，僵蚕10g，藁本10g。7剂

【医案】

案1为产后咳喘案。其短气不能息，发热，痰白质稀，属于痰饮阻肺，郁而渐热；经治热退，咳喘痰黄，怕热，口渴，便干，痔疮肿痛，恶露黯红，为痰饮化热，移热大肠，虑及产后，必定夹虚，以舌嫩脉软可证。故选用木防己汤加味以蠲饮清热，益气温阳。加大黄通腑以利肺气，三子养亲汤化痰利肺，牡蛎敛汗，生白术润便。原文称木防

己汤用于"脉沉紧"者，据日本学者大塚敬节《金匮要略研究》称："木防己汤应用于心脏病的机会较多，心脏瓣膜病、心功能衰竭、冠心病等疾病有身体活动则呼吸迫促、喘鸣、浮肿等情况时，可以使用该药方。这时，即使脉非沉紧也可以使用。"

案2为面部色素沉着案。其色素沉着较深，底色晦黯，夜间口渴，又喜热饮，多饮不适，白带量多，脉沉细，一派寒饮停留、瘀血阻滞之象。木防己汤原文有"膈间支饮……面色黧黑，其脉沉紧"的描述，故选木防己汤为主方；同篇中又有"病痰饮者，当以温药和之"，故佐以苓桂术甘汤，以监制石膏之寒凉。因需要化除瘀血，故用大黄䗪虫丸吞服。由于面部色素减褪，同时出现恶心、腹泻，除大黄䗪虫丸不用外，改用小半夏加茯苓汤合苓桂术甘汤加味治疗。从四诊开始，病情进益甚多，至六诊面部色素褪净。五载之疾，愈于数诊，令人有焕然一新之感。

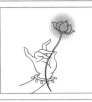

# 一〇〇、排脓散（附：排脓汤）

## 【原文】

病金疮，王不留行散主之。《金匮要略·疮痈肠痈浸淫病脉症并治第十八》

**注**：排脓散与排脓汤原文中均未提及，两方列于王不留行散之下而取名为"排脓"，因此均系治疗金疮化脓之疾的方剂。

## 【组成与用法】

枳实十六枚　芍药六分　桔梗二分

上三味，杵为散，取鸡子黄一枚，以药散与鸡黄相等，揉和令相得，饮和服之，日一服。

## 【功效】调和气血排脓。

## 附：排脓汤

甘草二两　桔梗三两　生姜一两　大枣十枚

上四味，以水三升，煮取一升，温服五合，日再服。

功效：益气排脓。

## 【医案】

### 带下

彭某，28岁。

初诊：2006年11月22日。带下量多如水2年有余，阴痒反复发作；伴小腹隐痛，腰部酸痛。月经周期基本规则，经量中等，色鲜红，一周净，纳便正常。月经11月12日来潮。B超检查无殊。生育史：1-0-2-1。妇科检查：外阴无殊，阴道通畅，宫颈中度柱状上皮外移；宫体前位，正常大小，活动，质中，压痛；两侧附件压痛。舌淡红，苔薄白，脉细。

西医诊断：盆腔炎症性疾病后遗症。

治法：清热解毒，排脓。

方药：排脓散合排脓汤加味。

枳实10g，芍药10g，桔梗9g，甘草9g，生姜4片，大枣6枚，贯众20g，土茯苓15g，蒲公英15g，海螵蛸20g，白芷10g，白果10g。5剂。

二诊：2006年12月1日。带下消失，舌脉如上。中药守上方，续进7剂以善后。

【方剂比较】

1.桔梗汤与排脓汤的比较（表20）

表20 桔梗汤与排脓汤的比较

| 方剂 | 药物组成 | | | |
|------|------|------|------|------|
| 桔梗汤 | 桔梗一两 | 甘草二两 | | |
| 排脓汤 | 桔梗三两 | 甘草二两 | 生姜一两 | 大枣十枚 |

排脓汤是在桔梗汤的基础上加生姜和大枣组成的，虽则如此，但桔梗汤中甘草的分量要大于桔梗；而在排脓汤中，桔梗的分量要大于甘草。也就是说，用于利咽时，桔梗可以量少；用于排脓时，桔梗用量宜大些。

2.排脓散与排脓汤的比较（表21）

表21 排脓散与排脓汤的比较

| 方剂 | 药物组成 | | | | | |
|------|------|------|------|------|------|------|
| 排脓散 | 枳实 | 芍药 | 桔梗 | 鸡子黄 | | |
| 排脓汤 | | | 桔梗 | | 甘草 | 生姜 | 大枣 |

排脓散和排脓汤两方除了桔梗一味相同之外，其余的药物组成均异，可见桔梗是排脓散和排脓汤的主药。排脓散是由调和气血的枳实芍药散加桔梗、鸡子黄而成；排脓汤是由健脾胃的甘草、姜、枣加桔梗而成。两者功效同中有异。魏念庭分析两张药方时说："排脓散为疮痈将成未成，治理之法也。""排脓汤一方，尤为缓治，盖上部胸喉之间有欲成疮痈之机，即当急服也。"

【按语】

历代本草中屡屡言及桔梗可以排脓，如《日华子》《本草衍义》《珍珠囊》《本草蒙筌》等。然所治之病多在胸咽之上，如《金匮要略》之桔梗汤即是。其实，排脓散和排脓汤均含有桔梗一味，而排脓汤中就含有桔梗汤。排脓散和排脓汤原是治疗金疮化脓的方剂，所治范围已不囿于咽和胸的范围。

排脓散功具调和气血、排脓，排脓汤则具健脾胃排脓的作用。如果两方合用，就具有健脾胃、和气血、排脓的作用。

带下者，有色泽不同，有稀稠之差，有腥秽之异。如带下色黄或绿，质黏如涕，异味甚重，实与脓无异，可视脓来治。至于带下清稀如水者，亦可参照治之，可防微杜渐。虽排脓散和排脓汤之桔梗具有排脓之功，但桔梗实有舟楫之力，可以提升，对于清阳不升的水样带下尤效。该案为带下，量多如水二载余，阴痒，腹痛腰酸，用排脓散合排脓汤健脾和气血排脓，既排脓又升提；海螵蛸与白芷配伍，效《妇人良方》治疗赤白带滑脱不禁的白芷散（另有胎发一味）；加贯众、土茯苓、蒲公英清热解毒；佐白果收敛止带。以往我治过类似带下者不计其数，没有使用阴道冲洗剂和阴道栓塞剂能够达到如此迅捷疗效，确实未尝见到，实出乎意料。由此可见，该案治疗之功不仅在于清热解毒，更在于排脓和升提。

排脓散和排脓汤的药物组成均不起眼，并无银、翘、地丁之属以苦寒取胜，为何能治愈类似于化脓性疾病的带下？经查核《中医方剂现代研究》，排脓散和排脓汤对白细胞移动有抑制与促进双向作用，随剂量增减而变化；用琼脂稀释法排脓散和排脓汤分别对25种和24种革兰阳性和阴性菌株均有抑制生长作用，但后者稍弱；用金黄色葡萄球菌感染小鼠皮肤诱发形成脓肿，再服排脓散，在感染120小时后，可见各组动物脓肿面积显著缩小，表现出很强的治愈倾向，脓肿面积与对照组比差异非常显著；而排脓汤与对照组比脓肿面积仍有明显差异，脓肿周围可见充血、浸润增强，脓肿有逐渐被吸收而向愈的倾向。因此提出排脓汤宜在化脓性疾病的初期及缓解期使用，而排脓散则应在极期即炎症浸润现象严重时应用。此结论与邹润庵的"散之所至者深，汤之所至者浅"相近。

　　该案我用排脓散和排脓汤合治，实受启发于日本的医疗汉方制剂，他们就是将两方合并做成一种散剂，称为"排脓散及汤"。日人汤本求真在《皇汉医学》中云："现今之用之者，改为煎剂而不用卵黄耳。"我用此汤剂时，亦本于此。

# 一〇一、蒲灰散

**【原文】**

小便不利，蒲灰散主之，滑石白鱼散、茯苓戎盐汤并主之。《金匮要略·消渴小便利淋病脉证并治第十三》

**【组成与用法】**

蒲灰七分　滑石三分

上二味，杵为散，饮服半寸匕，日三服。

**【功效】** 通窍利湿。

**【医案】**

### 月经先期

徐某，30岁。

初诊：2005年1月25日。月经先期3个周期，15～20天一行，经量正常，10～12天净，白带不多，有臭味，外阴痒，二便正常。月经12月30日来潮。生育史：1-0-0-1，节育环已经取出。妇科检查：外阴无殊，阴道通畅，宫颈轻度柱状上皮外移；子宫后位，大小正常，质地中等，活动，无压痛；两侧附件压痛。舌淡红，苔薄白，脉细。

西医诊断：慢性盆腔炎；月经异常。

治法：活血，调气，利湿。

方药：蒲灰散加味。

蒲黄10g，滑石12g，薏仁12g，续断12g，檀香4g，枳壳6g。5剂。

二诊：2006年4月17日。药后经期一直正常。

**【按语】**

蒲灰究竟为何物？莫衷一是。宋代唐慎微的《证类本草》在败蒲席条下有云：“《外台秘要》：治坠下血在腹肚。取蒲灰二钱，酒服。《千金方》：五色丹俗名游肿，若犯多致死，不可轻之，蒲席烧灰，和鸡子白涂之。《胜金方》：治妇人血奔。以旧败蒲席烧灰，酒调下二钱匕。”“如《经》所说：当以人卧久者为佳。”可见，蒲灰就是败蒲席烧灰。《徐氏家藏方》也宗此说。因“卧久者为佳”，故用“败”字冠名。清代尤在泾《金匮要略心典》认为“蒲，香蒲也”，认为蒲灰是香蒲烧制的灰。虽然香蒲之叶可以编席，但毕竟不是席，更不是久卧之席。尤氏迳自将药物的分量作调整：蒲灰半分，滑石三分。原因显然是灰轻，所以用量也少。翻阅诸多本草，均不设蒲灰条目者，唯清代黄元御《长沙药解》设有蒲灰条，称："蒲灰味咸，微寒，入足太阳膀胱经。开膀胱之闭，泻皮肤之水。《金匮》蒲灰散，蒲灰半斤，滑石二斤。为散，饮服方寸匕，日三服。治小便不利。以水泛土湿，木郁生热，不能行水。热传己土，而入膀胱，膀胱热涩，小便不利。蒲灰咸寒而开闭涩，滑石淡渗而泻湿热也。蒲灰咸寒，直走膀胱，而清热涩，利水至捷。"虽然引经据典，终未道明蒲灰是何物。明代楼英《医学纲目》认为蒲灰"恐即蒲黄粉"。明代卢之颐《本草乘雅半偈》蒲黄条称："香蒲，蒲黄苗也。处处有之，秦州者良。丛生水际，似莞而褊，有脊而柔，春生嫩叶，出水时，红白茸茸然。取中心入地白蒻，生啖甘脆。瀹以作鲊，一宿可食。亦可煠可蒸及晒干磨粉作饼。周礼谓之蒲俎。诗云：其蔌伊芳何？惟笋及蒲是矣。至夏后，则茎抽叶中，花抱茎端，如武士捧杵，谓之蒲槌，即蒲蕚也。黄即花上粉屑，一名蒲灰。开时便取，蜜搜作果，食之大美。七八月摘叶，柔滑而温，可以为席。"从中可见，卢氏认为蒲灰即蒲黄。今人秦伯未《金匮要略简释》对蒲灰的分析认为："蒲有香臭两种，香蒲叶可编席，其花粉即蒲黄。"《何任金匮汇讲》在条文的按语中也循此说。唐代孙思邈《备急千金要方》有"治小便不利，茎中疼痛，小腹急痛者方。蒲黄、滑石各等分，上二味治下筛，酒服方寸匕，日三"。所治与《金匮》蒲灰散相近，从药物组成推敲，也说明蒲灰可能就是蒲黄。综上所述，蒲灰有败蒲席烧灰解、有香蒲叶烧灰解、有蒲黄解，三者均出自香蒲，其中以蒲黄说最为确信。现代有关蒲灰散的报道，莫不是用蒲黄者。

　　该案为月经先期案，选用的方剂为日本《校正方舆輗》的延经期方原方。此方原本就是治疗月经先期的方剂，六味药物之中，就含有蒲灰散。为什么延经期方可以治疗月经先期呢？方中蒲黄、续断活血；滑石、瓜蒌仁利水化痰；檀香、枳壳行气。因此，全方具有活血利水的作用，也就是从水血学说的角度治疗月经先期，属于一种反治的方法。

# 一〇二、蛇床子散

## 【原文】

温阴中坐药。《金匮要略·妇人杂病脉证治第二十二》

## 【组成与用法】

蛇床子仁

上一味，末之，以白粉少许，和令相得，如枣大，绵裹纳之，自然温。

## 【功效】温肾散寒。

## 【医案】

### 阴痒

苏某，43岁。

初诊：2006年4月17日。1998年因子宫肌瘤行子宫次全切除术。术后出现面部潮红，手足冷，心悸，头晕，寐欠安等现象。外阴瘙痒10天未愈，小腹灼热感，小便频数灼热，尿常规检查：红细胞（＋）/HP。大便正常，过去有左肾结石病史。生育史：2-0-0-2。妇科检查：外阴无殊，阴道通畅，子宫颈轻度柱状上皮外移，宫体触诊不满意，两侧附件无压痛。舌淡红，苔薄白，脉细。

西医诊断：围绝经期综合征；左肾结石；外阴瘙痒症。

治法：养阴清热，凉血止血。

方药：猪苓汤合蛇床子散、苦参汤加味。

猪苓12g，茯苓12g，泽泻10g，滑石15g，阿胶（烊冲）10g，车前草10g，石韦20g，白茅根15g，侧柏叶10g。3剂。

蛇床子60g，苦参60g，4剂，水煎坐浴。

二诊：2006年4月24日。阴痒减轻，小便灼热，尿常规检查：红细胞（＋），舌脉如上。

猪苓12g，茯苓12g，泽泻10g，滑石15g，阿胶（烊冲）10g，石韦15g，白茅根15g，生地12g，炒栀子10g。4剂。

蛇床子60g，苦参60g，5剂，水煎坐浴。

三诊：2006年4月28日。外阴瘙痒已除，小便灼热感亦消，尿常规检查：红细胞（＋），胃脘不适，大便溏软，舌脉如上。

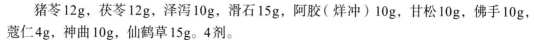

猪苓12g，茯苓12g，泽泻10g，滑石15g，阿胶（烊冲）10g，甘松10g，佛手10g，蔻仁4g，神曲10g，仙鹤草15g。4剂。

蛇床子60g，苦参60g，5剂，水煎坐浴。

【按语】

蛇床子味辛、苦，性温，《别录》称其"温中下气，令妇人子脏热"。子脏者，子宫是也。蛇床子散作为一种外用药，做成栓剂之后，塞入阴道治疗阴中寒冷症，此为仲景开妇科外治疗法之先河。

《珍珠囊补遗药性赋》则称蛇床子"治风湿痒及阴疮"，《濒湖集简方》用蛇床子合白矾煎汤频洗，治疗妇人阴痒。苦参味苦，性寒，《滇南本草》称其"疗皮肤瘙痒，血风癣疮"。二方合用，水煎外洗，治疗外阴瘙痒疗效当更佳。

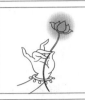

# 一○三、射干麻黄汤

**【原文】**

咳而上气，喉中水鸡声，射干麻黄汤主之。《金匮要略·肺痿肺痈咳嗽上气病脉证治第七》

**【组成与用法】**

射干十三枚（一法三两）　麻黄四两　生姜四两　细辛　紫菀　款冬花各三两　五味子半升　大枣七枚　半夏大者，洗，八枚（一法半升）

上九味，以水一斗二升，先煮麻黄两沸，去上沫，纳诸药，煮取三升，分温三服。

**【功效】** 温肺化饮，下气祛痰。

**【医案】**

### 咳声如蛙

周某，28岁。因"不孕症"就诊。

初诊：2018年11月20日。喷嚏流涕，咳嗽一周，咳嗽加重4天。就诊时咳声连连，犹如蛙鸣；痰色绿，质腻稠，影响睡眠。舌淡红，苔薄腻，脉细。

治法：清肺化痰，下气止咳。

方药：射干麻黄汤加减。

射干6g，炙麻黄6g，细辛2g，紫菀10g，款冬10g，五味子3g，半夏10g，石膏15g，瓜蒌皮10g。2剂。

早上进药1次，下午再次就诊时，咳嗽即明显减轻，

二诊：2018年11月21日。进药2剂，咳嗽近愈，蛙鸣咳声消失。中药守上方，加浙贝母10g，3剂。

三诊：2018年11月22日。咳嗽已愈。

**【按语】**

该案为外感一周之后咳声如蛙。从发病季节、临床表现看，初起于风寒，日移而渐有化热之兆。风寒外束，痰热阻肺，气道冲激，故而咳声如蛙。咳声如蛙实由喉头水肿咳嗽时发出的声音。水田之蛙，我乡称为"田鸡"，与条文中之"水鸡"同义。案中凭咳声索方，去射干麻黄汤之姜、枣，免辛甘温补脾胃，添石膏、瓜蒌皮以清化肺中痰热，有药到病除之妙。

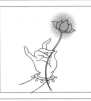

# 一〇四、升麻鳖甲
# 去雄黄蜀椒汤

【原文】

阴毒之为病，面目青，身痛如被杖，咽喉痛，五日可治，七日不可治，升麻鳖甲汤去雄黄蜀椒主之。《金匮要略·百合狐惑阴阳毒病脉证治第三》

【组成与用法】

升麻二两　当归一两　蜀椒炒，去汗，一两　甘草二两　鳖甲手指大一片，炙　雄黄半两，研

上六味，以水四升，煮取一升，顿服之，老小再服，取汗。

【功效】解毒清热，凉血化瘀。

【医案】

**妊娠瘾疹**

方某，34岁。

初诊：2006年12月22日。妊娠45天，寐中浑身瘙痒8天，搔抓时起疹，疹色红，时隐时现；偶有恶心呕吐痰涎，口甘，二便正常。舌淡红，苔薄白，脉细。

治法：凉血化瘀，和胃降逆。

方药：升麻鳖甲去雄黄蜀椒汤合二陈汤加味。

升麻9g，当归6g，甘草6g，鳖甲10g，半夏10g，陈皮10g，茯苓10g，藿香6g，佩兰10g，砂仁（冲）5g。4剂。

二诊：2006年12月25日。服药之后，瘾疹及恶阻、呃逆均见减轻。B超示宫内活胎7周余，舌脉如上。中药守上方，加蝉蜕5g，4剂。

三诊：2006年12月30日。瘾疹瘙痒消失3天，昨晚身上微痒，恶阻续减，舌脉如上。中药守上方，续进5剂。

此后随访1个月，瘾疹未再发生。

【按语】

升麻鳖甲去雄黄蜀椒汤是治疗"阴毒之为病，面目青，身痛如被杖，咽喉痛"的方剂。王安道说："仲景虽有阴毒之名……非阴寒之阴，乃感天地恶毒其气入于阴经，故曰阴毒耳。"可见，阴毒是感于外界邪气而发于阴经的一种疾病。陈修园称方中"君以升麻者，以能排气分解百毒""鳖甲禀坚刚之性，当归具辛香之气，直入厥阴而通气血，使邪毒之侵于荣卫者，得此二味而并解""甘草气味甘平，解百毒"。可见，升麻鳖甲去雄黄蜀椒汤具有凉血化瘀的作用。

该案为妊娠瘾疹瘙痒不愈，疹色鲜红且每发于夜时，此乃风侵于阴血，血分有热之象。中医素有"治风先治血，血行风自灭"之说，故案中用升麻、甘草清热凉血，鳖甲、当归活血消风；加二陈汤、佩兰、藿香、砂仁者，以化痰湿和胃。一诊症退，二诊加蝉蜕者，取其既可助疏风之力，又可疗恶阻，《常见病验方研究参考资料》即用蝉蜕3g，烧灰调开水服，三诊瘾疹瘥。

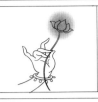

# 一〇五、生姜半夏汤

【原文】

病人胸中似喘不喘，似呕不呕，似哕不哕，彻心中愦愦然无奈者，生姜半夏汤主之。《金匮要略·呕吐哕下利病脉证治第十七》

【组成与用法】

半夏半升　生姜汁一升

上二味，以水三升，煮半夏，取二升；内生姜汁，煮取一升半。小冷，分四服，日三夜一服。止，停后服。

【功效】温胃化饮。

【医案】

**妊娠恶阻便秘**

杨某，28岁。

初诊：2005年8月3日。妊娠44天，恶心4天，大便7～8天一解、呈羊矢状，小便频，带多色白，无腰腹疼痛。舌淡红，苔薄白，脉细滑。

治法：温胃止呕，润肠通便。

方药：生姜半夏汤合甘草小麦大枣汤加味。

生姜8片（捣汁入药），半夏10g，甘草9g，小麦90g，大枣10枚，生白术45g，怀山药30g，何首乌20g。5剂。

二诊：2005年8月8日。恶心除，大便顺，2天一行，小便次数正常。昨晚小腹阵痛，持续20分钟，小便短难，尿常规检查正常，舌脉如上。

治法：温胃止呕，润肠通便，渗水利湿。

方药：生姜半夏汤合甘草小麦大枣汤、猪苓散。

生姜8片（捣汁入药），半夏10g，甘草9g，小麦90g，大枣10枚，猪苓12g，茯苓10g，生白术45g。3剂。

【按语】

生姜半夏汤仅为生姜汁与半夏两味。此方列于《金匮要略·呕吐哕下利病脉证治第十七》之下，原文称该方治疗"病人胸中似喘不喘，似呕不呕，似哕不哕，彻心中愦愦然无奈者"，故知其所治实与喘无关，确是治疗呕吐哕诸候。沈明宗认为，所治非喘、非呕、非哕，而是"泛泛恶心"。

妊娠恶阻以中寒夹饮者为多，生姜汁温胃散饮，半夏化痰降逆，方证相合，故用之多效。此案同时伴有大便秘结，故佐以甘草小麦大枣汤、生白术、怀山药、何首乌以润肠通便。

# 一〇六、十枣汤

**【原文】**

1.脉沉而弦者，悬饮内痛；病悬饮者，十枣汤主之。《金匮要略·痰饮咳嗽病脉证并治第十二》

2.咳家，其脉弦，为有水，十枣汤主之。《金匮要略·痰饮咳嗽病脉证并治第十二》

3.夫有支饮家，咳烦胸中痛者，不卒死，至一百日或一岁，宜十枣汤。《金匮要略·痰饮咳嗽病脉证并治第十二》

4.太阳中风，下利呕逆，表解者，乃可攻之。其人漐漐汗出，发作有时，头痛，心下痞硬满，引胁下痛，干呕短气，汗出不恶寒者，此表解里未和也，十枣汤主之。《伤寒论》(152)

**【组成与用法】**

芫花熬　甘遂　大戟

上三味等分，各别捣为散。以水一升半，先煮大枣肥者十枚，取八合，去滓，内药末。强人服一钱匕，羸人服半钱，温服之，平旦服。若下少，病不除者，明日更服，加半钱，得快下利后，糜粥自养。

**【功效】**攻逐水饮。

**【医案】**

### 带下

胡某，26岁。

初诊：2007年6月20日。体质壮实，带下量多且臭已3年，色黄，质稠如涕，无阴痒，伴腰部酸痛。月经无殊，正常，纳可，二便正常。妇科检查：外阴无殊，阴道通畅，宫颈重度柱状上皮外移；子宫后位，大小正常，质地中等，活动，无压痛；两侧附件压痛。舌淡红，苔薄白，脉细。

西医诊断：两侧附件炎。

治法：攻痰饮，清湿热。

方药：十枣汤合三妙丸。

芫花6g，甘遂5g，大戟9g，大枣10枚，炒黄柏10g，苍术10g，怀牛膝15g。3剂。

并嘱患者根据大便硬软情况，酌情减量使用。

二诊：2007年6月23日。进药2剂，大便如常，带下消失，舌脉如上。中药守上方，续进4剂以善后。

【按语】

十枣汤是治疗悬饮的一张方剂，徐忠可说："盖悬饮原为骤得之证，故攻之不嫌峻而骤。"因该方有芫花、甘遂、大戟三味峻猛攻逐水饮的药物，故平人视为鸩毒，莫敢试用。

读清代吴本立《女科切要》，称"肥人有带多是湿痰"，白带因"冤滞而病热不散，先以十枣汤下之"，还称"如结痰白带，以小胃丹"先服。小胃丹药有芫花、甘遂、大戟、制大黄、黄柏，也就是十枣汤去大枣，加大黄、黄柏而成。由此看来，十枣汤也是古代用来治疗实证带下的方子。

该带下者，身体壮实，带下黄稠如涕又臭，历时多年，当为痰饮下注，"冤滞而病热不散"者，故"如结痰白带"，先以十枣汤小试，合三妙丸者，实仿小胃丹之意，既能清热燥湿，又能荡涤下行。一发中鹄，发人深省。该案十枣汤之剂型、分量虽与原著有别，但其意则一，芫花、甘遂、大戟入煎者，可损其峻下之力。

读书不用，犹如弗读；读而不化，反而为害。切志。

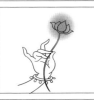

# 一〇七、薯蓣丸

**【原文】**

虚劳诸不足，风气百疾，薯蓣丸主之。《金匮要略·血痹虚劳病脉证并治第六》

**【组成与用法】**

薯蓣三十分　当归　桂枝　曲　干地黄　豆黄卷各十分　甘草二十八分　人参七分　芎䓖　芍药　白术　麦冬　杏仁各六分　柴胡　桔梗　茯苓各五分　阿胶七分　干姜三分　白敛二分　防风六分　大枣百枚为膏

上二十一味，末之，炼蜜和丸如弹子大，空腹酒服一丸，一百丸为剂。

**【功效】**补益气血，扶正祛邪。

**【医案】**

### 1.月经后期经量过少

芦某，34岁。

初诊：2006年8月15日。平时月经周期基本规则，经量正常，5～7天净。现月经失调2个月，须注射黄体酮针月经才来潮，经量是正常时的1/4，经色黯，夹血块，无痛经，经前偶觉腰部坠感，白带不多，纳可，寐安，大便四五天一行。生育史：1-0-0-1，放置宫内节育环。妇科检查无殊。舌淡红，苔薄白，脉细。

西医诊断：月经稀发。

治法：补益气血，润肠通便。

方药：薯蓣丸加减。

薯蓣30g，当归9g，桂枝6g，神曲10g，熟地12g，甘草5g，党参12g，川芎6g，炒白芍10g，白术10g，麦冬10g，杏仁10g，柴胡6g，桔梗5g，茯苓10g，阿胶（烊冲）10g，干姜3g，白敛5g，防风10g，大枣6枚，郁李仁10g。7剂。

二诊：2006年8月23日。大便仍结，舌脉如上。中药守上方，去郁李仁，加制大黄10g，7剂。

三诊：2006年8月30日。月经8月28日来潮，经量少。B超检测子宫内膜厚度为6mm，舌脉如上。

治法：破血行瘀通经。

方药：抵当汤合红蓝花酒加味。

水蛭10g，虻虫6g，桃仁10g，制大黄10g，红花12g，黄酒60g，益母草30g，川牛膝30g。3剂。

四诊：2006年9月2日。经量仍少，舌脉如上。

治法：破血行瘀通经。

方药：抵当汤合下瘀血汤、红蓝花酒加味。

水蛭10g，虻虫6g，桃仁10g，制大黄10g，䗪虫10g，红花15g，黄酒60g，益母草30g，川牛膝30g。3剂。

五诊：2006年9月6日。经量9月2日增多，今已少，大便结，舌脉如上。

治法：补益气血，润肠通便。

方药：薯蓣丸加减。

中药守8月15日方，续进7剂。

六诊：2006年9月15日。经水已净，大便结，胃纳可，舌脉如上。中药守8月23日方，续进7剂。

七诊：2006年9月30日。月经于9月26日来潮，经量不多，舌脉如上。中药守9月2日方，续进5剂。

### 2. 经期过长

郑某，25岁。

初诊：2007年1月29日。2006年6月顺产之后，出现经期过长现象，一般需要10～12天方净。月经周期规则，经量先多后少，经前、经期无不适；带下不多，倦怠，腰背痛，纳可，寐安，大便偏干。月经1月12日来潮，1月28日净。生育史：1-0-1-1。妇科检查：外阴无殊，阴道通畅，宫颈光滑；宫体后位，正常大小，活动，质中，无压痛；两侧附件无压痛。舌稍红，苔薄白，脉细。

西医诊断：功能性子宫出血。

治法：补益气血。

方药：薯蓣丸加减。

薯蓣20g，当归6g，桂枝3g，神曲5g，熟地黄12g，甘草5g，党参12g，川芎5g，炒白芍10g，白术10g，麦冬12g，杏仁10g，柴胡6g，桔梗4g，茯苓12g，阿胶（烊冲）10g，干姜3g，白蔹5g，防风10g，大枣6枚。7剂。

二诊：2007年2月7日。月经2月2日来潮，经量不多，今天净；精神较前明显好转，腰背痛减。舌脉如上。中药守上方，续进21剂，以巩固疗效。

### 3. 经行头晕

卢某，33岁。

初诊：2006年7月28日。月经前后头晕1年多，呈进行性加重，视物旋转，但无头痛、恶心。经过核磁共振检查，未发现颅脑有异常病变。面色少华，纳可，寐宁。平时月经周期40～45天一潮，经量正常，经色鲜红，偶有血块，一周净。二便正常。生育史：2-0-0-2，两侧输卵管已经结扎。月经7月23日来潮。舌淡红，苔薄白，脉细。妇科检查：外阴无殊，阴道通畅，宫颈中度柱状上皮外移；宫体后位，正常大小，活动，质地中等，轻压痛；右侧附件轻压痛，左侧附件无压痛。

西医诊断：梅尼埃病；盆腔炎症性疾病后遗症。

治法：补益气血。

方药：薯蓣丸加减。

薯蓣20g，当归6g，桂枝3g，神曲10g，熟地黄12g，甘草6g，党参15g，川芎5g，炒白芍12g，白术10g，麦冬10g，杏仁10g，柴胡5g，桔梗4g，茯苓12g，阿胶（烊冲）10g，干姜5g，白敛5g，防风10g，大枣10枚。7剂。

二诊：2006年8月10日。经水已净，此次月经前后头晕未发生，无不适，舌脉如上。中药守上方，续进7剂。

三诊：2006年8月18日。经期将近，无不适，舌脉如上。中药守上方，续进7剂。

四诊：2006年8月25日。头晕未作，舌脉如上。中药守上方，续进7剂。

五诊：2006年10月9日。月经分别于8月6日和9月19日来潮，月经前后头晕未再发生。中药守上方，续进7剂以巩固疗效。

### 4.崩漏

邹某，48岁。

初诊：2006年2月2日。月经先期7～10天已经3年，月经1月12日来潮，至今22天未净，血量一般，经色鲜红，夹血块，今血量方减少，下腹时有胀痛。平时月经常提前10多天来潮，经量多，7～12天净。潮热怕冷，耳鸣跟痛，纳可胃冷，有子宫小肌瘤病史。生育史：1-0-5-1，放置宫内节育环。舌淡红，苔薄白，脉细。

西医诊断：更年期功能性子宫出血；子宫肌瘤。

治法：补益气血，止血。

方药：薯蓣丸加减。

薯蓣15g，当归5g，桂枝3g，熟地黄15g，甘草5g，党参15g，川芎3g，白芍12g，白术12g，麦冬12g，柴胡5g，茯苓12g，阿胶（烊冲）10g，炮姜5g，防风10g，大枣6枚，仙鹤草30g。4剂。

二诊：2006年2月6日。2月2日阴道出血转多，今日减少。舌淡红，苔薄白，脉细。中药守上方，加荆芥炭10g，4剂。

三诊：2006年2月10日。月经昨天净，跟痛耳鸣消除，舌脉如上。妇科检查：外阴无殊，阴道通畅，宫颈轻度柱状上皮外移；宫体后位，正常大小，活动，质地中等，无压痛；右侧附件压痛，左侧附件无压痛。中药守上方，加椿根皮15g，萆薢12g，7剂。

### 5.闭经

陈某，38岁。

初诊：2011年4月6日。平素月经周期基本正常，经量偏少；偶有腹痛，乳房胀痛，一周净。取环之后，月经2010年8月31日来潮。B超检查：子宫内膜厚度2mm，并见节育环。生育史：1-1-2-1。妇科检查：左侧大阴唇巴氏腺囊肿，阴道通畅，子宫颈轻度柱状上皮外移；宫体后位，正常大小，活动，质地中等，压痛；两侧附件压痛。舌淡红，苔薄白，脉细。

治法：补气血，益肾。

方药：薯蓣丸加减。

怀山药15g，当归9g，桂枝6g，神曲10g，熟地黄15g，甘草5g，党参12g，川芎9g，芍药12g，白术12g，麦冬12g，杏仁10g，柴胡10g，桔梗5g，茯苓10g，阿胶（烊冲）10g，干姜5g，大枣6枚，巴戟天12g，何首乌15g。7剂。

二诊：2011年4月14日。雌二醇116pmol/L，孕酮1.23nmol/L，泌乳素146.99mmIU/mL。中药守上方，加淫羊藿12g，7剂。

三诊：2011年4月22日。月经未转。促黄体生成素7.18U/L，促卵泡生成素7.09U/L，睾酮0.98nmol/L。中药守上方，7剂。

四诊：2011年4月30日。月经4月27日来潮，经量中等，今天未净。性冷淡。归芍地黄汤加淫羊藿12g，刺蒺藜12g，九香虫10g，7剂。

### 6.卵巢储备功能下降

叶某，26岁。未婚。

初诊：2015年1月26日。平素月经多提前，周期15～17天，经期2天，量少。近2年月经周期18～34天，量、色、质同前，无腹痛，无乳胀。上次月经2014年12月19日来潮，此次月经2015年1月6日来潮。经期第4天辅助检查：LH3.40U/L，FSH20.45U/L，$E_2$<73pmol/L，P1.60nmol/L，T1.63nmol/L，PRL170.91mIU/L。甲状腺功能正常。B超检查：子宫内膜厚度13mm，宫体三径之和14.9cm，双侧卵巢大小正常。舌淡红，苔薄白，脉细。

中医诊断：月经先后不定期（肾虚型）。

西医诊断：卵巢储备功能下降。

治法：补肾调冲。

方药：调冲汤。

菟丝子15g，枸杞子15g，覆盆子15g，巴戟天12g，淫羊藿10g，续断10g，当归9g，鸡血藤15g，茺蔚子10g，何首乌10g，路路通10g，香附12g，丹参15g。7剂。

二诊：2015年2月2日。月经12月29日来潮，量多，无血块，现未净，无腹痛。经期第3天测LH3.16U/L，FSH18.44U/L，T1.61nmol/L。

方药：补胞汤。

熟地黄20g，紫河车（研粉吞）10g，何首乌30g，菟丝子30g，巴戟天12g，淫羊藿15g，鹿角胶（烊冲）20g，龟甲胶（烊冲）20g，当归15g，桑寄生30g，黄精30g，鸡血藤30g。7剂。

定坤丹1盒。

三诊：2015年2月9日。症如上。

方药：薯蓣丸加减。

怀山药15g，当归9g，桂枝6g，神曲10g，熟地15g，甘草5g，党参12g，川芎9g，芍药12g，白术12g，麦冬12g，杏仁10g，柴胡10g，桔梗5g，茯苓10g，阿胶（烊冲）10g，干姜5g，大枣6枚。2剂。

四诊：2015年3月5日。月经3月2日来潮，量可。经期第3天测：LH2.88U/L，FSH12.91U/L，$E_2$107pmol/L，P3.19nmol/L，T1.75nmol/L，PRL295.58mmIU/mL。薯蓣丸加减。中药守上方，加黑大豆50g、苏梗20g，7剂。

五诊：2015年3月12日。经行6天净。中药守上方，14剂。

六诊：2015年3月30日。经未转。

方药：调冲汤。

菟丝子15g，枸杞子15g，覆盆子15g，巴戟天12g，淫羊藿10g，续断10g，当归10g，鸡血藤30g，茺蔚子10g，何首乌10g，路路通10g，香附12g，丹参15g。7剂。

七诊：2015年4月15日。月经4月6日来潮，经期第4天测LH2.22U/L，FSH3.88U/L，T1.94nmol/L。卵巢功能已经恢复正常。中药守3月5日方，7剂。

### 7.不孕

周某，26岁。

初诊：2009年9月22日。继发不孕2年，月经周期延后，40～90天一潮，经量正常，色红，7天净，经期腿无力，白带不多，纳便正常。月经6月20日来潮。妇科检查：外阴无殊，阴道通畅，宫颈光滑，宫体前位，略小，活动，质中，无压痛；两侧附件压痛。B超检查：子宫内膜厚度4mm，子宫三径之和11.6cm。舌淡红，苔薄白，脉细。

中医诊断：不孕（肾虚型）；月经后期（肾虚型）。

治法：补肾调冲。

方药：薯蓣丸加减。

怀山药15g，当归9g，桂枝6g，神曲10g，熟地15g，甘草5g，党参12g，川芎9g，芍药12g，白术12g，麦冬12g，杏仁10g，柴胡10g，桔梗5g，茯苓10g，阿胶（烊冲）10g，干姜5g，大枣6枚，黑大豆60g，苏梗20g。7剂。

二诊：2009年10月14日。月经9月26日来潮，一周净，舌脉如上。中药守上方，7剂。

三诊：2009年10月22日。经期将近，鼻塞，便秘，舌脉如上。中药守上方，加牛蒡子20g，7剂。

四诊：2009年10月29日。大便正常，乳头痛，舌脉如上。中药守9月22日方，加鸡血藤30g，刺蒺藜12g，7剂。

五诊：2009年11月5日。子宫内膜厚度11mm，B类，舌脉如上。中药守9月22日方，去黑大豆、苏梗；加益母草15g，鸡血藤15g，6剂。

六诊：2009年11月18日。月经未转，舌脉如上。

治法：调理冲任。

方药：调冲汤。

菟丝子15g，枸杞子15g，覆盆子15g，巴戟天12g，淫羊藿10g，续断10g，当归10g，鸡血藤30g，茺蔚子10g，何首乌10g，路路通10g，香附12g，丹参15g。7剂。

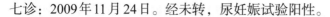

七诊：2009年11月24日。经未转，尿妊娠试验阳性。

【按语】

薯蓣丸在仲景为数不多的补益剂中，是一张可以使用相对频繁的方剂，这从该方适用于"虚劳诸不足，风气百疾"中可知。然而，此方又偏偏被人淡忘。方中以八珍汤、怀山药、阿胶、麦冬补气滋阴血，柴胡、防风、桂枝、豆卷行气疏风，曲、姜、杏、桔、敛行气开郁，使补药不滞，合而成为一张扶正祛邪的方剂。薯蓣是寻常食物，常常不被医家重视，而仲景于方中重用薯蓣，又以此药冠名，可见薯蓣在此方中的重要地位了。张锡纯善于用薯蓣疗疾，也证实了薯蓣在治疗中的不可替代。陈修园曰："妇人经产之后，尤易招风，凡此皆为虚劳之根蒂。治者不可著意补虚，又不可著意去风。若补散兼用，亦驳杂而滋弊。惟此丸探其气味化合所以然之妙，故取效如神。"

案1为月经后期案。经量过少，但无明显不适。先责之于虚，平素用薯蓣丸加减补益气血；再用抵当汤合红蓝花酒，加益母草、川牛膝，行血畅流行瘀通经。此为传统的"先予后夺"之法。对于一般原因不明的患者，该法比较适用。

案2为经期过长案。发生于产后半年，除了倦怠、腰背疼痛之外，并无其他不适。推断由于劳累过度，气血两虚所引起，故用薯蓣丸加减以补益气血，一方而愈。《灵枢·五音五味》称："今妇人之生，有余于气，不足于血，以其数脱血也。"故以治"虚劳诸不足"的薯蓣丸补益气血，调整月经，终归治愈。

案3为经行头晕案。本病属于《素问·本病论》中"目瞑掉眩"的范畴。患者经行头晕而面色少华，当为血海充盈之时出现的髓海空虚之症。《素问·至真要大论》有"补上治上，制以缓"之谓，意为补上部治上部的方制宜缓，可用发挥缓慢作用的丸药来补益，薯蓣丸正为可选。只是没有现成丸药，惟能使用汤剂治疗。薯蓣丸可以补气血以填髓海，祛风邪以利头目，血海充足，髓海不虚，清空郎朗，则经行头晕自除矣。

案4为崩漏案。适值地道将绝，肾气渐衰，崩漏日久，气血又亏，故用薯蓣丸加减，补益气血，止血，漏疾终止。案2以薯蓣丸补益气血，而该案以之补气血止血何也？此方已经变通之后而用，因方中损归、芎、桂，益参、草分量，易干姜为炮姜，添仙鹤草、荆芥炭之故，此时柴、防诸药非为解表，实具升发阳气以助诸药止血之功。

案5为闭经案。虽月经7月不潮，但并无明显异常的临床表现，辨证论治也存在困难。对于此类没有临床症状的闭经患者，如果就诊时子宫内膜尚未达到来经之前的厚度，大都可以辨病论治，先作虚证处理，暂时用补气血、益肝肾的方法治疗。通过对子宫内膜厚度的监测，如果治疗有效，只要坚持一段时间，多数患者的子宫内膜可以达到月经来潮的要求，从而催促月经来潮，并且可能建立正常的月经周期。这类没有临床症状的闭经患者绝非少见，应严格遵守《素问·奇病论》"无损不足、益有余，以成其疹，然后调之"的教诲。

案6为卵巢储备功能下降案。表现为月经周期紊乱、经量减少、经期缩短，促卵泡生成素升高。由于患者没有临床症状，只能从补肝肾、益气血着手进行调理，其中主要是使用薯蓣丸加减，结果取得意外疗效。

案7为继发不孕案。临床可见月经后期，经期下肢无力，检查子宫偏小。治疗还是

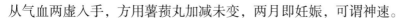

从气血两虚入手，方用薯蓣丸加减未变，两月即妊娠，可谓神速。

对于薯蓣丸，有人做过实验，以证实该药对于肾气虚患者血清过氧化脂（LPO）的影响：本实验分为薯蓣丸组、维生素E组和正常人对照组。肾气虚证辨证标准：按全国中西医结合虚证及防治老年病会议拟定的标准进行。实验结果表明，薯蓣丸与维生素E均可降低肾气虚证患者血清LPO含量。服药前，薯蓣丸组与维生素E组患者血清LPO含量均高于正常人（$P < 0.05$）。薯蓣丸组与维生素E组患者之间血清LPO含量在服药前无显著差别（$P > 0.05$），服药30天后，两组患者血清LPO含量均有降低，与服药前比，有显著意义（$P < 0.05$）；与正常人比，血清LPO含量接近正常人（$P > 0.05$）。说明该方与维生素E均可降低肾气虚患者血清LPO的含量。《张仲景方剂实验研究》（彭鑫、王洪蓓主编，中国医药科技出版社2005年出版）中的这一实验，大概可以说明该方能够通过补益肾气，来达到调节月经的目的。

# 一〇八、四逆汤

【原文】

1.呕而脉弱，小便复利，身有微热，见厥者难治，四逆汤主之。《金匮要略·呕吐哕下利病脉证治第十七》

2.伤寒，医下之，续得下利，清谷不止，身疼痛者，急当救里；后身疼痛，清便自调者，急当救表。救里宜四逆汤，救表宜桂枝汤。《伤寒论》（91）

3.病发热头痛，脉反沉，若不瘥，身体疼痛，当救其里，四逆汤方。《伤寒论》（92）

4.脉浮而迟，表热里寒，下利清谷者，四逆汤主之。《伤寒论》（225）

5.自利不渴，属太阴，以其脏有寒故也。当温之，宜服四逆辈。《伤寒论》（277）

6.少阴病，脉沉者，急温之，宜四逆汤。《伤寒论》（323）

7.少阴病，饮食入口则吐，心中温温欲吐，复不能吐，始得之，手足寒，脉弦迟者，此胸中实，不可下也，当吐之。若膈上有寒饮，干呕者，不可吐也，当温之，宜四逆汤。《伤寒论》（324）

8.大汗出，热不去，内拘急，四肢疼，又下利厥逆而恶寒者，四逆汤主之。《伤寒论》（353）

9.大汗，若大下利，而厥冷者，四逆汤主之。《伤寒论》（354）

10.下利腹胀满，身体疼痛者，先温其里，乃攻其表，温里宜四逆汤，攻表宜桂枝汤。《伤寒论》（372）

11.《金匮要略·呕吐哕下利病脉证治第十七》文字与此同。

12.呕而脉弱，小便复利，身有微热，见厥者，难治，四逆汤主之。《伤寒论》（377）

13.吐利汗出，发热恶寒，四肢拘急，手足厥冷者，四逆汤主之。《伤寒论》（388）

14.既吐且利，小便复利，而大汗出，下利清谷，内寒外热，脉微欲绝者，四逆汤主之。《伤寒论》（389）

【组成与用法】

甘草二两，炙　干姜一两半　附子一枚，生用，去皮，破八片

上三味，以水三升，煮取一升二合，去渣，分温再服。强人可大附子一枚，干姜三两。

【功效】回阳救逆。

【医案】

### 1.妊娠身冷

参见"苓桂术甘汤"条第2案。

### 2.异位妊娠后身冷

林某，25岁。

初诊：2007年10月17日。右侧输卵管异位妊娠未经治疗，自行康复之后近2个月。此后周身寒冷明显，手脚冰凉，寒颤不止，腰骶部酸胀坠痛。昨夜恶心频作，但无呕吐，乏力嗜睡，带下量多，小便频急，无疼痛。平时月经周期规则，经量中等，5～6天净。生育史：0-0-2-0。舌红，苔薄白，脉细。

治法：温阳通脉。

方药：四逆汤合白通汤、桂枝甘草汤。

淡附片10g，干姜5g，炙甘草6g，桂枝6g，葱白4根。3剂。

二诊：2007年10月20日。身冷已除，手足温，腰酸痛消，小便次数减少，舌脉如上。中药守上方，加胡芦巴10g，益智仁10g，4剂。

【按语】

该案系异位妊娠后身冷为主要表现的案例。四逆汤的条文涉及寒冷的有"手足寒""厥逆""手足厥冷""厥"，可见身上冷、肢厥是四逆汤的主症，与患者"周身寒冷明显，手脚冰凉，寒颤不止"十分吻合。条文中涉及呕的症状有"呕""饮食入口则吐，心中温温欲吐，复不能吐""干呕""呕而脉弱"，出现的频次甚多，与患者的"恶心频作，但无呕吐"相符。此外，条文中描述小便的文字"小便复利"出现3次，为数不少，与患者的"小便频急，无疼痛"相类。综上所述，该案是一个典型的四逆汤证。合白通汤、桂枝甘草汤者，增强其温中散寒通阳的作用。由于药证相合，一诊而瘥。

# 一〇九、酸枣汤

**【原文】**

虚劳虚烦不得眠，酸枣汤主之。《金匮要略·血痹虚劳病脉证并治第六》

**【组成与用法】**

酸枣仁二升　甘草一两　知母二两　茯苓二两　芎藭二两

上五味，以水八升，煮酸枣仁得六升，内诸药，煮取三升，分温三服。

**【功效】**养血安神，清热除烦。

**【医案】**

### 1.妊娠失寐

李某，28岁。

初诊：2007年3月19日。妊娠4个多月，失眠3天，每晚仅睡半小时。昨天阴道少量出血，伴下腹坠胀感，今天出血已净。恶阻，泛酸，二便正常。生育史：0-1-0-0。舌淡红，苔薄白，脉细。

治法：养阴和胃，安神。

方药：酸枣汤合甘麦大枣汤、百合鸡子汤、半夏汤加味。

酸枣仁20g，茯苓10g，川芎4g，知母10g，生甘草5g，百合20g，鸡子黄（打冲）1枚，小麦30，大枣5g枚，半夏10g，秫米30g，合欢花10g，龙齿20g，仙鹤草20g。3剂。

二诊：2007年3月22日。夜寐已佳。

### 2.围绝经期综合征（潮热失寐）

徐某，51岁。

初诊：2005年3月9日。绝经1年多，绝经后性欲明显减退，阴道干涩。近期潮热明显，失寐、每晚仅睡4小时，烦躁不安，腰部酸痛，小便正常，大便秘结。舌淡红，苔薄白，脉细。妇科检查：外阴无殊，阴道通畅，子宫萎缩，无压痛；两侧附件无压痛。

西医诊断：围绝经期综合征。

治法：滋阴养心，宣郁安神。

方药：酸枣汤合甘草小麦大枣汤、栀子豉汤加味。

酸枣仁30g，川芎5g，知母10g，茯苓12g，生甘草6g，小麦30g，大枣6个，炒栀

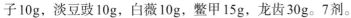

子10g，淡豆豉10g，白薇10g，鳖甲15g，龙齿30g。7剂。

二诊：2005年3月17日。潮热消退，睡眠正常，性欲改善，带下津津自润，大便仍结，舌脉如上。

治法：滋阴清热，养心润肠。

方药：酸枣汤合甘草小麦大枣汤、百合地黄汤加味。

酸枣仁30g，川芎5g，知母10g，茯苓12g，生甘草6g，小麦30g，大枣6枚，百合20g，生地20g，鳖甲15g，白薇12g。7剂。

三诊：2005年3月24日。性功能已经恢复正常，烦躁消失，大便已顺，两手臂酸痛多时，舌脉如上。

治法：滋阴，养心，柔络。

方药：酸枣汤合百合地黄汤加味。

酸枣仁30g，川芎5g，知母10g，茯苓12g，生甘草6g，百合20g，生地20g，鳖甲15g，桑寄生15g，竹茹10g，夜交藤15g。7剂。

【按语】

李珥臣曰："虚烦不得眠者，血虚生内热，而阴气不敛也。"酸枣汤中酸枣仁养肝宁心除烦，知母清热滋阴，茯苓安神，川芎利头目，生甘草调和诸药。该方适用于肝肾阴虚的虚烦失眠症。妇女数历经、孕、产、乳，阴分潜耗，阴血常亏，阴虚则阳胜，故阴虚而烦躁失眠者尤为多见，此时运用酸枣汤最为合拍。

案1为妊娠失寐案。每晚仅睡半小时，伴恶阻、泛酸，取酸枣汤合甘麦大枣汤、百合鸡子汤、半夏汤养心阴和胃安神；加合欢花、龙齿以增强安神作用。一诊而愈。

案2为围绝经期综合征案。潮热的病因在于阴阳偏颇，水火不济。此外，失眠也是重要的症状之一。《灵枢·大惑论》曰："卫气不得入于阴，常留于阳。留于阳则阳气满，阳气满则阳跷盛，不得入于阴则阴气虚，故目不瞑矣。"可见，该案的病理基础还是《素问·逆调论》所云"阴气虚，阳气盛"。因此，治疗的原则为"谨察阴阳所在而调之，以平为期"（《素问·至真要大论》）。酸枣汤合甘草小麦大枣汤、百合地黄汤以滋阴养心，缓急安神；配栀子豉汤还可以清热除虚烦。诸药合用，水济火灭，获效非凡。

动物实验研究表明，酸枣汤具有显著的镇静催眠、抗惊厥作用；人体实验研究提示，本方具有对抗强烈刺激，增强机体对强烈刺激的反应适应能力的作用，并能改善睡眠质量。

# 一一〇、桃花汤

【原文】

1.下利便脓血者，桃花汤主之。《金匮要略·呕吐下利病脉证治第十七》

2.少阴病，下利便脓血者，桃花汤主之。《伤寒论》（306）

3.少阴病，二三日至四五日，腹痛，小便不利，下利不止，便脓血者，桃花汤主之。《伤寒论》（307）

【组成与用法】

赤石脂一斤，一半全用，一半筛末　干姜一两　粳米一升

上三味，以水七升，煮米令熟，去滓，温服七合，内赤石脂末方寸匕，日三服。若一服愈，余勿服。

【功效】温中涩肠。

【医案】

**1.痛经**

见"吴茱萸条"。

**2.经期过长**

伍某，24岁。

初诊：2006年5月25日。月经按期于4月26日来潮，至今30天未净。今天经量反而增多，经色鲜红，已服用宫血宁、阿莫西林胶囊无效；倦怠乏力，腰部酸痛，小腹胀坠，小便正常，大便溏频。平素月经周期基本规则，经量中等，5～6天净。生育史：0-0-0-0，避孕。舌淡红，苔薄白，脉细。

治法：温经止血。

方药：桃花汤合柏叶汤加减。

赤石脂15g，炮姜5g，侧柏叶10g，艾炭6g，阿胶（烊冲）10g，荆芥炭10g，仙鹤草20g。4剂。

二诊：2006年5月29日。进药1剂，阴道出血即净。

一周后随访，未出现阴道出血。

### 3.崩漏

戴某，23岁。

初诊：2005年8月22日。上次月经7月13日来潮。此次月经提前10天于8月3日来潮，开始一周经量多，伴下腹痛；之后经量减少，至今20天未净，呈褐色；乏力嗜睡，纳便正常。生育史：0-0-0-0。尿妊娠试验阴性。舌红，苔薄白，脉细。

治法：温脾止血。

方药：桃花汤合柏叶汤加减。

赤石脂20g，炮姜5g，侧柏叶10g，艾叶炭5g，阿胶（烊冲）10g，荆芥炭10g，仙鹤草20g，党参15g。3剂。

二诊：2005年8月25日。进药1剂，阴道出血即净。妇科检查：外阴无殊，阴道通畅，宫颈轻度柱状上皮外移；子宫前位，质地中等，正常大小，活动度可，无压痛；两侧附件压痛。舌脉如上。西医诊断为盆腔炎症性疾病后遗症。改用清理湿热方剂治疗，以巩固疗效。

### 4.妊娠腹泻

林某，28岁。

初诊：2006年6月3日。妊娠3个多月，大便溏频1个多月，口淡，纳可。舌淡红，苔薄白，脉细。

治法：温中健脾，固涩止泻。

方药：桃花汤合理中汤加味。

赤石脂20g，炮姜5g，炒粳米30g，党参12g，炒白术12g，炙甘草5g，炒谷芽10g，炒麦芽10g。4剂。

二诊：2006年6月8日。症如上，通过询问得知：患者注重胎儿的营养，自妊娠始每日都在坚持吃水果，未曾间断。吩咐立即停止水果摄入。舌脉如上。中药守上方，加藿香8g，4剂。

三诊：2006年6月16日。大便正常已经3天，纳欠，舌脉如上。治以健脾助运。参苓白术散加藿香6g，神曲10g，炒谷芽10g，炒麦芽10g，5剂。

### 5.术后腹泻

王某，27岁。患者因"反复出现子宫内膜增生过长"就诊。

初诊：2006年2月14日。月经1月28日来潮，7天净。2月6日B超检查发现：子宫内膜厚度已达10mm，回声不匀，边缘粗糙不光整；其内可见斑片状强回声，边界欠清。于当天进行子宫内膜诊断性刮宫术，病理报告为增殖期子宫内膜。诊断性刮宫之后，出血5天净；腰痛，上腹至脐部疼痛，肠鸣，矢气多，大便溏软。舌淡红，苔薄白，脉细。

治法：温中固涩。

方药：桃花汤合平胃散加味。

赤石脂20g，炮姜5g，炒粳米30g，苍术10g，厚朴10g，陈皮10g，炙甘草5g，神曲10g，仙鹤草20g。4剂。

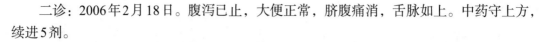

二诊：2006年2月18日。腹泻已止，大便正常，脐腹痛消，舌脉如上。中药守上方，续进5剂。

【按语】

舒驰远针对《伤寒论》桃花汤原文曰："有以为少阴热邪，有以为下焦虚寒，二说纷纷不一，究竟桃花汤皆不合也。"以方测证，桃花汤应属一张温中涩肠的方剂，用来治疗少阴证的"下利，便脓血者"。由于证属脾肾阳衰，故用干姜温中散寒，赤石脂涩肠止泻，粳米补益脾胃。如果将其中的干姜改为炮姜，便成为一张温经固涩，可以止血的方剂用来治疗妇科诸多阳气不足的血证，与其他方剂合用，疗效非凡。

案2为经期过长且经量增多，经色鲜红，倦怠，腰酸腹坠，大便溏频案。依脾阳虚论治，用桃花汤合柏叶汤加阿胶、荆芥炭、仙鹤草温经止血，一剂即康。

案3为崩漏案。血色呈褐色，倦怠无力，大便溏软，虽舌质红，仍舍舌从症。用桃花汤合柏叶汤加阿胶、荆芥炭、仙鹤草、党参，一剂获效。

案4为妊娠腹泻案。桃花汤本是治疗"下利不止，便脓血者"，故腹泻病属少阴者，便可投用。《灵枢•小针解》有云："寒温不适，饮食不节，而病生于肠胃。"该案起因于对妊娠期间养胎的错误认识，认为妊娠期间多食水果，有利于胎儿发育。由于过食生冷，以致出现大便溏频，口淡之时仍不思悔改，此脾阳不振之证凿凿矣。故以桃花汤合理中汤温中健脾，收敛固涩，加藿香、谷麦芽芳香化湿助运而获效。

案5术后腹泻案。手术于春寒料峭之日，术后即腹泻，属于寒气直中。《素问•举痛论》称："寒气客于小肠，小肠不得成聚，故后泄腹痛矣。"故以桃花汤温中固涩外，再以平胃散行气燥湿，故投之即效。

桃花汤使用之时，如考虑到需要顾护胃气，方中粳米不能或缺，炒香后能入脾醒脾则效果更佳。

# 一一一、天雄散

【原文】

夫失精家，少腹弦急，阴头寒，目眩，发落，脉极虚芤迟，为清谷亡血失精；脉得诸芤动微紧，男子失精，女子梦交，桂枝龙骨牡蛎汤主之。《金匮要略·血痹虚劳病脉证并治第六》

[注]天雄散列于桂枝龙骨牡蛎汤之下，但原文中未提及天雄散。

【组成与用法】

天雄三两，炮　白术八两　桂枝六两　龙骨三两

上四味，杵为散，酒服半钱匕，日三服，不知稍增之。

【功效】温阳涩精。

【医案】

带下

李某，43岁。

初诊：2005年6月4日。带下量多近3年，其质如水或如胶，咳嗽时白带外溢，色淡黄，稍有异味。生育史：1-0-2-1，放置宫内节育环。妇科检查提示：慢性子宫颈轻炎、盆腔炎症性疾病后遗症。曾服用清震汤加羌活、防风、藁本、蒲公英、大血藤、败酱草、贯众14剂，带下虽稍减，但旋即又增多。今带下阵阵如水，色白，有气味；咳嗽小便失禁，口淡恶心偶作。舌淡红，苔薄白，脉细。

治法：温阳健脾，升阳收敛。

方药：天雄散合水陆二仙丹加味。

淡附片5g，桂枝5g，苍术10g，煅龙骨20g，金樱子20g，芡实30g，白芷10g，防风10g，海螵蛸30g。4剂。

二诊：2005年6月18日。带下已少，咽痒，呛咳3天，舌脉如上。治以辛凉解表。桑菊饮，3剂。

三诊：2005年7月12日。因交接腹痛就诊，自诉初诊以后，带下即不多，亦无小便失禁。

【方剂比较】

甘草附子汤与天雄散的比较（表22）

表22　甘草附子汤与天雄散的比较

| 方剂 | 药物组成 | | | | |
|---|---|---|---|---|---|
| 甘草附子汤 | 附子 | 白术 | 桂枝 | 炙甘草 | |
| 天雄散 | 天雄 | 白术 | 桂枝 | | 龙骨 |

两方所含的附子（天雄）、白术、桂枝均相同。所异者，甘草附子汤还有甘草，而天雄散则含有龙骨。故两方温阳散寒则同，前者加甘草用于除痹，后者配龙骨长于收敛。

【按语】

天雄散列于桂枝加龙骨牡蛎汤之下，虽未予说明其所治。按照常理，所治当与桂枝加龙骨牡蛎汤相同，故《医醇賸义》称"天雄散治阳虚，亡血失精"。桂枝加龙骨牡蛎汤主"男子失精，妇子梦交"，类似报道已经选出，而天雄散仅见于治疗男子精液异常的不孕症（《金匮要略现代研究文摘》），未曾见到有关治疗妇科疾病的报道。

此案为带下。《素问·痿论》称："思想无穷，所愿不得，意淫于外，入房太甚，宗筋弛纵，发为筋痿，及为白淫。"其中的"白淫"，对于女子来说，亦指带下。朱丹溪说："带下与梦遗，同法治之。"依此立论，天雄散当然可以治疗带下。然妇女带下，属于湿热者多，属于脾虚者也不少，而属于脾肾阳虚，带下清稀似水，阵下如小便失禁，无臭气者，则为少见。犹如张从正《儒门事亲》医案所云："如水窍漏中，绵绵不绝。"此证当属脾肾阳虚的滑脱之证，治疗首当温阳以固涩。天雄散有天雄与桂枝，其用犹日出阴霾自散，能当此任；次以白术、龙骨健脾固涩。白术易苍术者，燥湿尤胜一等。水陆二仙丹、海螵蛸可增其收敛之功；防风、白芷、羌活为风药，取风能胜湿之意也。

陈修园说："天雄药铺无真，当以大附子代之。"

# 一一二、葶苈大枣泻肺汤

【原文】

肺痈喘不得卧，葶苈大枣泻肺汤主之。《金匮要略•肺痿肺痈咳嗽上气病脉证治第七》

【组成与用法】

葶苈熬令黄色，捣丸如弹子大　大枣十二枚

上先以水三升，煮枣取二升，去枣内葶苈，煮取一升，顿服。

【功效】泻肺去痰，利水平喘。

【医案】

### 1.子满

王某，35岁。因"孕28周，羊水过多10天"就诊。

初诊：2018年10月6日。月经2018年3月20日来潮，患者9月18日自觉胸闷气喘，耳鸣，腹胀；并于某医院行B超检查示：宫内妊娠（单活胎），羊水指数是62/54/64/25mm。羊水偏多，指数最高达260mm。9月30日测AFP199.9IU/mL，10月4日B超示羊水指数240mm，脐动脉血流指数S/D27，PI1.03，RI0.63，宫内妊娠28+4周，但未予处理。近10天，胸闷、耳鸣持续，夜尿频、每晚4~5次、尿短，胃纳可，口苦，夜寐安，大便干结、3~4日一解、需用开塞露通便，两下肢无水肿。既往体健，否认高血压、糖尿病史，否认药物及食物过敏史。生育史：G4P1剖宫产。舌淡红，苔薄白，脉滑。

中医诊断：子满。

治法：温阳化气，宣肺利水。

方药：葶苈大枣泻肺汤合五苓散加味。

葶苈子10g，大枣5枚，桂枝5g，茯苓皮30g，生白术30g，泽泻12g，猪苓15g，车前子10g，郁李仁6g，大腹皮10g，槟榔5g，鲤鱼1条。3剂。

二诊：2018年10月9日。自觉腹胀好转，已无胸闷，呼吸顺畅，小便量增，大便仍干，口苦除，耳闷。舌脉如上。中药守上方，郁李仁加至10g，加通草6g，4剂。

三诊：2018年10月13日。尿量多，大便正常，无胸闷，羊水指数240mm。

葶苈子10g，大枣5枚，桂枝6g，茯苓皮30g，炒白术10g，泽泻10g，猪苓15g，车前子10g，冬瓜皮50g，郁李仁10g，槟榔10g，大腹皮12g，淡竹叶12g。5剂。

四诊：2018年10月18日。每小时解小便1次，尿量多，舌脉如上。中药守上方，加乌药5g，6剂。

五诊：2018年10月24日。羊水指数190mm，大便正常，尿量正常，口腻。舌淡红，苔薄腻，脉滑。中药守上方，加生姜皮12g，7剂。

### 2.心肌受损

参见"当归芍药散慢性高血压并发子痫前期"条。

【按语】

唐代咎殷的《经效产宝》记载："妊娠遍身洪肿方：葶苈子十分，白术二十分，茯苓二两，桑白皮二两，郁李仁八分。上水六升，煎取二升，作二服，小便利即瘥。"可见，葶苈子是一味利水消肿的良药。对于需要护正者，加用大枣，便成为葶苈大枣泻肺汤了。

案1为子满案。指妊娠遍身肿胀，甚则喘满，出隋代巢元方《诸病源候论》卷四十一所设妊娠胎间水气子满体肿候条目中。此案妊娠羊水过多，胸闷气喘，虽无水肿出现，若不急治，其势必然。肿胀与喘急不可同日而语，胸闷气喘者，往往不可终日，当治之以先。葶苈大枣泻肺汤是治疗肺痈喘不得卧的方。方中葶苈子泄水平喘；大枣健脾扶正，缓和葶苈峻烈之性。子满而喘者，亦系水邪犯肺，故此方适用。五苓散合鲤鱼、车前子、冬瓜皮、生姜皮、通草、淡竹叶温脾利水；加郁李仁润燥滑肠，下气利水；添大腹皮、槟榔行气利水。一诊胸闷气喘平，四诊羊水指数正常，其效甚佳。

案2为慢性高血压并发子痫前期案。初诊时发现心包积液，肌酸激酶明显升高，说明心肌已经受损。患者曾因"咳嗽呼吸困难"住院治疗，出现稍动即气喘不适、胸痛、咳嗽，说明系心脏受损引起的肺功能障碍。葶苈大枣泻肺汤虽然是治疗"肺痈喘不得卧"的方剂，但方中的葶苈子可以泻肺利水，减少心包积液，大枣可以扶正。经过四诊的治疗，肌酸激酶明显下降，心肌得到保护。可见，葶苈大枣泻肺汤不局限于治疗肺痈引起的喘不得卧，还可以治疗心源性的某些疾病。

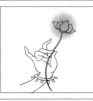

# 一一三、头风摩散

【原文】缺。《金匮要略·中风历节病脉证并治第五》

【组成与用法】

大附子一枚，炮　盐等分

上二味为散，沐了，以方寸匕，已摩疾上，令药力行。

【功效】通阳散寒。

【医案】

### 1.产后头痛

赵某，33岁。

初诊：2023年5月6日。患者2021年11月行剖宫产，产程顺利，产后多汗20日，浸湿衣被。产后一年余，自觉颠顶部阵发性沉重、闷痛；伴头部怕风，如同头部进水，局部有湿漉感，睡觉后稍有好转；乏力，恶心呕吐，咽部不适，有异物感。现下身重，偶有潮热，盗汗。寐欠安，入睡难；纳可，二便调。生育史：1-0-0-1。舌淡红，苔薄腻，脉沉细。

中医诊断：产后头痛。

辨证：风湿内停。

治法：疏风止痛，温阳化饮。

方药：苓桂术甘汤合川芎茶调散加减。

茯苓10g，桂枝6g，炒白术10g，炙甘草6g，川芎9g，荆芥9g，防风10g，细辛3g，白芷9g，薄荷6g，羌活10g。7剂。

另：头风摩散。淡附片（研末）1g，食盐（研细）1g，7剂。先用温水沐洗头部，擦拭；再用散药摩头，片刻后，除去药物。

二诊：2023年5月13日。药后明显好转，无头痛及头部湿漉感，怕风消失，无恶心呕吐，近期仅盗汗1次。刻下寐欠，难入睡；头部稍有沉重感，目干痛，咽部异物感，咳少许白色黏痰。长期大便日解3次，多溏稀，或成形软便；日饮水500mL。中药守上方，7剂。头风摩散，7剂。用法如上。

### 2.头部湿冷

陈某，30岁。因"背冷1周"就诊。

初诊：2022年7月5日。患者在哺乳期。于6月底因劳累熬夜2天，多汗，吹空调受冷后，背部发冷1周。每日进水1000mL。舌淡红嫩，有齿痕，苔薄白，脉细，尺肤凉。

诊断：饮证，汗证（寒湿困脾）。

治法：温阳利水，益气健脾。

方药：苓桂术甘汤合玉屏风散加味，并嘱控制饮水量。

茯苓10g，肉桂6g，炒白术10g，炙甘草6g，生黄芪30g，防风10g，淡附片5g，煅牡蛎15g。7剂。

二诊：2022年7月12日。出汗减少，每日进水量控制在300mL，背冷近愈。月经7月9日来潮，经量不多。自觉身热，倦怠寐差，腰痛如折，易饥。舌脉如上。中药守上方，加续断12g，杜仲12g，7剂。

三诊：2022年7月19日。月经7月15日净，背冷、腰痛均除。纳呆，嗳气后转舒，矢气多臭，大便日解1次、成形。舌嫩有牙痕，苔淡白，脉细。

四诊：2022年7月26日。纳呆、嗳气除，矢气正常。近日自觉头部湿冷，如同进水。舌脉如上。

方药：川芎茶调散。

川芎9g，荆芥9g，防风10g，细辛3g，白芷9g，薄荷6g，甘草5g，羌活10g。7剂。

另：洗头后取头风摩散（淡附片7g研磨，与盐7g混匀）2g，将药物涂抹于头湿冷部位。

五诊：2022年8月4日。药后头部湿冷症状略减，多汗。此时患者提供一个线索：头部湿冷症状的出现是发生在那天游泳之后。因为正值哺乳期，患者担心附子毒性对婴儿不利，故在洗头后，先将头发吹干，撒上头风摩散，又将药粉抖落干净。后来告知患者，附子研粉，皮肤吸收甚微，并无副作用。洗头后只能用毛巾擦干，不可用吹风机吹干；用散剂后，要按摩头皮片刻，不可立即去除。中药守7月5日方，7剂。

头风摩散，用量用法如上。

六诊：2022年8月11日。患者如法使用头风摩散，头部湿冷、进水感消除。天气炎热，室外出汗后身上微湿，别无不适。月经8月7日来潮，经量偏多；倦怠，纳可，寐难而浅。舌脉如上。苓桂术甘汤加味，7剂。

头风摩散，用量用法如上以巩固疗效。

【按语】

头风摩散出自《金匮要略·中风历节病脉证并治第五》中，由于条文原缺，未能说明所治者系何种头痛。但以药测证，附子辛热，可以驱寒湿痹痛，故所治头痛当系寒湿引起者。

案1为产后头痛案。此病缘于产后多汗，风寒水湿入侵所致。用苓桂术甘汤合川芎茶调散内服，温阳化湿，通利头目；用头风摩散外用，祛寒除湿。内外结合，殊途同归，一箭中鹄。

案2为头部湿冷案。在四诊时诉说头部湿冷，如同进水。原以为是普通的头痛疾患，故用川芎茶调散合头风摩散治疗，虽然有效，但收效有限。五诊时诉说头痛起因于游泳，与水湿相关，故重新改用温阳利水的苓桂术甘汤加味，配合头风摩散治疗，标本同治，取效迅捷。

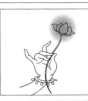

# 一一四、王不留行散

【原文】

病金疮，王不留行散主之。《金匮要略·疮痈肠痈浸淫病脉证并治第十八》

【组成与用法】

王不留行十分（八月八日采）　蒴藋细叶十分（七月七日采）　桑东南根皮十分（三月三日采）　甘草十八分　川椒三分（除目及闭口，去汗）　黄芩二分　干姜二分　芍药二分　厚朴二分

上九味，桑根皮以上三味烧灰存性，勿令过，各别杵、筛，合治之为散，服方寸匕。小疮即粉之，大疮但服之，产后亦可服。如风寒，桑东根勿取之，前三物皆阴干百日。

【功效】行散瘀血。

【医案】

### 1.剖宫产后恶露不绝

黄某，33岁。

初诊：2006年12月1日。2006年10月1日剖宫产后，恶露至今2个月未净，出血量少，血色鲜黯间现。无腰腹疼痛，无带下，二便正常。B超检查：子宫三径55mm×31mm×56mm，子宫内膜纤细，未见胎物残留。生育史：2-0-2-2。舌淡红，苔薄白，脉细。

治法：活血行瘀，清热。

方药：王不留行散加味。

王不留行10g，桑白皮10g，甘草6g，川椒3g，黄芩炭10g，炮姜5g，炒白芍10g，厚朴5g，蒴藋20g，贯众炭30g，马齿苋30g，阿胶（烊冲）10g。3剂。

二诊：2006年12月5日。进药当天起，恶露即未再出现，无任何不适，舌脉如上。

治法：清理湿热。

败酱草10g，大血藤15g，椿根皮15g，半枝莲15g，土茯苓15g，蒲公英15g，大蓟15g，小蓟15g，萆薢10g，地榆15g，槐花20g，贯众炭15g，阿胶（烊冲）10g。7剂。

三诊：2006年12月13日。自觉抱养孩子吃力之后，从12月8日开始阴道又出现少量出血；伴腰部酸痛，头晕，纳便正常，舌脉如上。

治法：活血行瘀，清热。

方药：王不留行散加味。

王不留行10g，桑白皮10g，甘草6g，川椒3g，黄芩炭10g，炮姜5g，炒白芍10g，厚朴5g，蒴藋20g，益母草10g，贯众炭30g，蚤休15g，阿胶（烊冲）10g。5剂。

四诊：2006年12月19日。进药1剂，阴道出血即净，带下微黄，舌脉如上。中药守12月5日方，续进7剂。

### 2.药物流产清宫后恶露不绝

周某，29岁。

初诊：2006年11月21日。10月26日因过期流产行药物流产术；一周后恶露不绝，又行清宫术，至今恶露不绝，量少，咖啡色。B超检查：宫腔内见一15mm×7mm×15mm絮状回声，边界不清。彩色多普勒检查，无明显血流信号。舌淡红，苔薄白，脉细。

治法：活血行瘀，清热。

方药：王不留行散加减。

王不留行10g，桑白皮10g，甘草6g，川椒3g，黄芩10g，干姜5g，厚朴10g，蒴藋20g，益母草30g，贯众20g。4剂。

二诊：2006年11月27日。服药当天，恶露即净，至今未再出血，带下不多，腰倦，阴痒。舌脉如上。治以益肾清湿热。知柏地黄汤加椿根皮15g，草薢12g，白鲜皮12g，5剂。

三诊：2006年12月7日。阴道出血未再出现。B超复查：宫腔内絮状回声已经消失，子宫内膜厚度3mm。

### 3.过期流产

张某，24岁。

初诊：2006年12月7日。妊娠2个月，12月2日因阴道少量出血住院保胎，至今出血未净。昨天B超检查提示：未见胎心管搏动。前来要求终止妊娠。今日B超复查：宫腔内见异常回声，前后径约9mm，内充满絮状物。生育史：0-0-0-0。舌淡红，苔薄白，脉细。

治法：活血行瘀，清热。

方药：王不留行散加味。

王不留行10g，桑白皮15g，甘草6g，川椒3g，黄芩炭10g，炮姜5g，白芍10g，厚朴5g，蒴藋20g，益母草15g，贯众15g，蚤休12g。2剂。

二诊：2006年12月9日。服药后，阴道排出一3cm×2cm大小块状物，伴随出血量增多，其后出血减少，今天将净。外感2天，咽痛，无发热。B超检查提示：子宫内膜8mm，回声欠均匀。舌脉如上。中药守上方，贯众加至30g，蚤休加至20g；加荆芥炭10g，4剂。

三诊：2006年12月13日。阴道出血已净，无小腹不适。外感症状减轻，流涕，舌脉如上。治以疏散风邪。荆防败毒散去川芎，3剂。

## 【按语】

王不留行散是用于"病金疮"的方剂。沈明宗说："此金刃所伤皮肉筋骨，故为金疮，乃属不内外因。"魏念庭说："王不留行为君，专走血分，止血收痛，而且除风散痹，是收而兼行之药，于血分最宜也。佐以蒴藋叶，与王不留行性共甘平，入血分清火毒，祛恶气；倍用甘草以益胃解毒，芍药、黄芩助清血热，川椒、干姜助行血瘀，厚朴行中带破。惟恐血乃凝滞之物，故不惮周详也。桑根白皮性寒，同王不留行、蒴藋细叶烧灰存性者，灰能入血分止血也，为金疮血流不止者设也。小疮则合诸药为粉以敷之，大疮则服之，治内以安外也。产后亦可服者，行瘀血也……此金疮家之圣方，奏效如神者也。"但查范永昇主编，由浙江大学出版社1997年出版的《金匮要略现代研究文摘》，并无使用王不留行散治疗产后疾病的报道。

蒴藋为何物，知之者不多，能使用者更鲜，在上海科学技术出版社1986年出版的《中药大辞典》中收录，其中引《泉州本草》以其治疗妇人赤白带；而在上海科学技术出版社1998年出版的《中华本草》中，又将蒴藋删除，可见该药并非常用。蒴藋味甘、酸，性温，《长沙药解》称其"行血通经，消瘀化凝，疗水肿，逐湿痹，下癥块，破瘀血，洗瘾疹风瘙……"中国医药科技出版社出版的《现代本草纲目》中引《贵州草药》一书，称"治血积停经"用蒴藋30g，水煎服，加砂糖为引；引《青岛中草药手册》一书，称"治产后恶露不尽"，用蒴藋茎或根30g，水煎服。虽然蒴藋可以治疗妇科一些疾病，但临床最多的还是用于骨伤科。

案1为剖宫产后恶露不绝案。剖宫产致病，实与金刃所伤无异，属于中医三因学说中的不内外因。金刃所伤者，留瘀不容置疑，而夹有湿热更为常见。由于条文中称王不留行散用于"病金疮"，且"产后亦可服"，故以此方治疗该病，实是天造地设。王不留行散加贯众炭、马齿苋、阿胶，可以活血行瘀、清理湿热、止血缩宫，与该案病情十分合拍，故有药到病除之功。此后虽然反复，再投辄效。

案2恶露不绝缘于过期流产，行药物流产术及清宫术案。病因病理与案1相似，且B超发现宫内积血，恶露量少，呈咖啡色，则血瘀之象昭然若揭。以王不留行散去芍药，加益母草、贯众活血化瘀，清理湿热，效如鼓桴相应。

案3为过期流产案。表现为出血不止，B超见宫腔内充满絮状物。胎死腹中，已成衃血，下之则愈，留之则病。由于保胎日久，瘀血化热在所难免，故以王不留行散加益母草、贯众、蚤休活血行瘀清热。药后从阴道排出块状物，出血先多后少，再用原方加味，调理而愈。

根据王不留行散的药物组成，以及"产后亦可服"一语，可以推断仲师是取该方温经活血、行气清热之功来治疗产后诸疾的。如此配伍，更以病案验证，该方实胜过生化汤一筹。

# 一一五、温经汤

【原文】

问曰：妇人年五十所，病下利数十日不止，暮即发热，少腹里急，腹满，手掌烦热，唇口干燥，何也？师曰：此病属带下。何以故？曾经半产，瘀血在少腹不去。何以知之？其证唇口干燥，故知之，当以温经汤主之。《金匮要略·妇人杂病脉证并治第二十二》

【组成与用法】

吴茱萸三两 当归 川芎 芍药 人参 桂枝 阿胶 牡丹皮去心 生姜 甘草各二两 半夏半升 麦门冬一升，去心

上十二味，以水一斗，煮取三升，分温三服。亦主妇人少腹寒，久不受胎，兼取崩中去血或月水过多及至期不来。

【功效】温经散寒，祛瘀养血。

【医案】

### 1.痛经

房某，43岁。

初诊：2009年9月7日。痛经27年未愈，经期至第二三天腹痛剧烈，状如分娩，热敷，抚揉之后方缓解，有血块；腰痛明显，面色苍白，大汗淋漓，不能进食，须卧床休息，下肢冷。经前腰酸，小腹胀，两侧乳房胀痛；经行加重，经水今转，下腹痛，恶心，嗳气，泛酸，胁肋疼痛，便秘。生育史：3-0-0-3。舌淡红，苔薄腻，脉细。

治法：温经和血，调经止痛。

方药：温经汤加味。

桂枝6g，吴茱萸5g，川芎9g，当归9g，炒白芍10g，牡丹皮10g，生姜5片，半夏10g，麦冬10g，党参12g，炙甘草6g，阿胶（烊冲）10g，鬼箭羽12g。4剂。

二诊：2009年9月14日。药后痛经减轻，经水将净。舌淡红，苔薄白，脉细。

治法：温经和血止血。

方药：胶艾汤加味。

阿胶（烊冲）10g，艾叶炭6g，熟地黄12g，炒白芍10g，当归6g，川芎5g，炙甘草6g，仙鹤草15g，海螵蛸20g。4剂。

三诊：2009年10月10日。乳房胀痛，触及块物。妇科检查：外阴无殊，阴道通畅，宫颈光滑、见黄豆大息肉；宫体后位，正常大小，活动，质中，无压痛；两侧附件无压

痛。舌脉如上。治以温经和血，疏肝理气。温经汤加玫瑰花10g，预知子20g，7剂。

四诊：2009年10月19日。经水未转，腰腿酸痛。舌脉如上。治以温经和血，理气调经。温经汤加玫瑰花12g，青皮10g，香附10g，7剂。

五诊：2009年10月28日。月经10月19～25日，痛经明显减轻，舌脉如上。治以温经和血，养血调经。温经汤加鸡血藤30g，香附10g，7剂。

六诊：2009年11月6日。背痛，舌脉如上。治以温经和血，益肾。温经汤加狗脊12g，续断12g，14剂。

七诊：2009年11月21日。月经11月11日来潮，无痛经，4天净。

### 2.经期过长

陈某，37岁。

初诊：2005年4月13日。月经3月10日来潮，至今未净，经量不多，色黯，小腹刺痛，身冷。B超发现子宫肌层内见多个子宫肌瘤，位于宫腔内的肌瘤最大，约9mm×7mm。平素经期定，经量正常，色鲜红，7天净。带下量不多，色黄，有异味。大便调。生育史：1-0-5-1。舌淡红，苔薄白，脉细。

西医诊断：多发性子宫肌瘤；功能性子宫出血。

治法：温经清热止血。

方药：黄土汤合柏叶汤加味。

淡附片5g，赤石脂20g，炒黄芩10g，白术10g，生地黄12g，炙甘草6g，炮姜5g，阿胶（烊冲）10g，侧柏叶10g，艾叶炭5g，仙鹤草15g，荆芥炭10g。3剂。

二诊：2005年4月19日。4月15日阴道出血转多，色鲜红，有血块。现经量减少已2天，经色黯；下腹胀痛，口干，舌脉如上。

治法：温经化瘀，清热止血。

方药：温经汤加味。

桂枝4g，吴茱萸2g，川芎4g，当归5g，生白芍15g，丹皮炭10g，炮姜3g，半夏10g，麦冬12g，党参12g，炙甘草5g，阿胶（烊冲）10g，川石斛15g，生地黄15g，荆芥炭10g。3剂。

三诊：2005年4月22日。月经净已2天，无不适，舌脉如上。妇科检查提示两侧输卵管炎。予对症治疗，以杜复发，而崩漏一症未再发生。

### 3.崩漏

胡某，35岁。

初诊：2005年5月11日。月经4月12日来潮，运动后或饮酒后阴道出血，量或多或少，呈咖啡色，时夹血块，至今未净。近12天出血转多，血色鲜红；伴下腹胀痛，腰酸，盗汗，乏力。平时月经周期规则，7天净。生育史：2-0-3-2，两侧输卵管已结扎。B超提示：子宫后壁肌壁间肌瘤9mm×10mm。舌质偏黯，苔薄白，脉细。

西医诊断：功能性子宫出血；肌壁间子宫肌瘤。

治法：温经化瘀，清热止血。

方药：温经汤加减。

桂枝4g，吴茱萸3g，川芎3g，当归5g，生白芍20g，丹皮炭10g，炮姜4g，半夏10g，天冬12g，党参12g，炙甘草5g，阿胶（烊冲）10g，冬桑叶30g。3剂。

二诊：2005年5月14日。阴道出血净已2天，倦怠，舌脉如上。归脾汤加阿胶（烊冲）10g，仙鹤草20g，7剂。

### 4.闭经

杨某，27岁。

初诊：2006年11月21日。今年6月药物流产后再行清宫术，至今近半年月经不潮。B超检查：子宫内膜厚度5mm。平素月经周期基本规则，经量中等，经色鲜红，无明显痛经，5～6天净；带下不多，纳可，二便正常。生育史：0-0-3-0，其中异位妊娠2次，药物流产1次；曾于外院进行2次体外授精、胚胎移植术，均失败。妇科检查：外阴无殊，阴道通畅，宫颈光滑；宫体前位，正常大小，活动，质中，压痛；两侧附件无压痛。舌淡红，苔薄白，脉细。

西医诊断：清宫后子宫内膜过度损伤。

治法：温冲调经。

方药：温经汤。

桂枝6g，吴茱萸3g，川芎9g，当归9g，炒白芍10g，牡丹皮10g，生姜4片，半夏9g，麦冬12g，党参12g，炙甘草5g，阿胶（烊）10g。7剂。

河车大造丸，每次3丸，一日3次，吞服。

二诊：2006年11月29日。无不适，舌脉如上。中药守上方，加益母草15g，鸡血藤30g，7剂。河车大造丸，每次3丸，一日3次，吞服。

三诊：2006年12月7日。性激素检测：雌二醇561.0pmol/L，孕酮33.2nmol/L，泌乳素471.11mIU/L，均在正常范围。月经于12月5日来潮，经量中等，经色鲜红，今未净。舌脉如上。中药守11月21日方，续进7剂。河车大造丸，每次3丸，一日3次，吞服。

### 5.带下

参见"矾石汤条医案"。

### 6.不孕

张某，27岁。

初诊：2005年11月29日。因原发不孕2年，于2005年8月23日开始就诊。13岁初潮，月经中期正常，经量中等，经色黯，有血块，4～5天净；伴腰酸，小腹胀。B超检查：子宫三径之和11.5cm。妇科检查：除宫体偏小之外，未见异常。性激素检测：促卵泡生成素、促黄体生成素、雌二醇、泌乳素、睾酮均在正常范围，孕酮0.4nmol/L（正常值3.816～50.562nmol/L）。8月23日月经周期第17天，B超检测子宫内膜厚度4mm。经过温经汤治疗之后，于月经周期第24天时，子宫内膜厚度增至7mm；卵泡增大至17mm×15mm，基础体温单相。以后守温经汤不变，9月26日月经周期第12天，子宫内膜厚度4mm，最大卵泡8mm×6mm，经口服阿司匹林（每次0.3g，每日3次，连服3天），肌内注射尿促性素针（每日75U，连续3天）之后，子宫内膜厚度仍为5mm，最大卵泡9mm×7mm；11月14日月经周期第13天，子宫内膜厚度4mm，最大卵泡7mm×6mm，经口服倍美力片（每日1.25mg），肌内注射尿促性素针（每日75U，连续3天）后，子宫内膜厚度仍为5mm，最大卵泡8mm×7mm；改用戈那瑞林针肌内注射（每日100mg，连续3天）后，子宫内膜厚度仍为6mm，最大卵泡8mm×7mm。月经11月26日来潮，今未净，大便溏频。舌淡红，苔薄白，脉细。

西医诊断：原发不孕；子宫偏小；子宫内膜增生不良；卵泡发育不良。

治法：温里调冲。

方药：温经汤。

桂枝6g，吴茱萸5g，川芎5g，当归6g，白芍10g，牡丹皮10g，生姜5片，半夏10g，麦冬10g，党参12g，炙甘草6g，阿胶（烊冲）10g。7剂。

他莫昔酚片，每次20mg，每日1次，连服5天，于月经周期第5天开始。

尿促性腺激素针，每日1次，75U肌内注射，连续7天，于月经周期第5天开始。

二诊：2005年12月9日。B超测定子宫内膜厚度7mm，右侧卵泡13mm×12mm，舌脉如上。中药守上方，7剂；尿促性素针，每日1次，75U肌内注射，连续3天。

三诊：2006年1月5日。月经未转，尿妊娠试验阳性，舌脉如上。

### 7.左少腹疼痛

惠某，63岁。陕西人。

初诊：2018年7月23日。近30年常发左少腹疼痛，2个月前因食冷饮，出现左少腹疼痛伴阴道出血，至今左少腹仍疼痛伴局部皮肤烧灼感，热敷后疼痛缓解。在某医院就诊，予外用药加口服药（具体不详）后，疼痛减轻。自诉平素接触冷物后，即出现左少腹疼痛。胃纳可，夜寐安，二便调。既往史：血压偏高，左肾切除术后，腹腔深静脉血栓史。生育史：3-0-3-3。妇科检查：外阴正常，阴道通畅，分泌物量多，黑黄色，宫颈萎缩；宫体前位，萎缩，活动正常，无压痛；两侧附件无压痛。2018年5月3日B超检查：子宫及两侧附件未见明显异常。2018年5月10日宫颈病理检查：子宫颈4、6、12点局部鳞状上皮改变。2018年5月9日电子阴道镜检查：阴道炎，慢性宫颈炎，低度CIN病变。2018年7月23日，白带常规检查：白细胞5~10/HP。舌淡红，苔薄白，脉细。

中医诊断：腹痛（寒热虚实错杂型）。

治法：温经散寒，祛瘀止痛。

方药：温经汤。

吴茱萸3g，桂枝3g，党参10g，川芎6g，生姜3片，甘草6g，半夏9g，当归9g，炒白芍10g，麦冬9g，牡丹皮9g，阿胶（烊冲）10g。3剂。

二诊：2018年7月26日。药后左少腹疼痛缓解，无烧灼感。舌淡红，苔薄白，脉细。

吴茱萸5g，桂枝5g，党参10g，川芎6g，生姜3片，甘草6g，半夏9g，当归9g，炒白芍10g，麦冬9g，牡丹皮9g，阿胶（烊冲）10g。7剂。

三诊：2018年8月2日。左乳胀，素有少许溢乳（末次生育后曾哺乳3年），晚上口水多。舌脉如上。

吴茱萸6g，桂枝6g，党参10g，川芎6g，生姜3片，甘草6g，半夏9g，当归9g，炒白芍10g，麦冬9g，牡丹皮9g，阿胶（烊冲）10g，益智仁10g。7剂。

四诊：2018年8月9日。催乳素317.4μg/L（正常范围）。B超检查：双侧乳腺未见明显异常。因受凉，左少腹曾发生疼痛一天后自行缓解。舌脉如上。

吴茱萸9g，桂枝9g，党参10g，川芎6g，生姜3片，甘草6g，半夏9g，当归9g，炒白芍10g，麦冬9g，牡丹皮9g，阿胶（烊冲）10g，肉豆蔻10g。7剂。

五诊：2018年8月17日。昨日生气之后，左少腹疼痛，今已缓解。舌脉如上。

吴茱萸9g，桂枝10g，党参10g，川芎6g，生姜3片，甘草6g，半夏9g，当归9g、炒白芍10g，麦冬9g，牡丹皮9g，阿胶（烊冲）10g，肉豆蔻10g。14剂。

因老伴中风需要返家照顾。2018年9月11日电话咨询，左少腹疼痛未再复发。

### 8.小腹冷痛

马某，37岁。因"反复小腹冷痛10年，加重2年"就诊。

初诊：2022年3月1日。患者平素脐周冷痛、胀气，喜热敷；尾骶坠胀痛1个月，怕冷。反酸，胃脘胀痛，善嗳气。尿频、尿短。月经规律，经量偏少，色鲜红，夹大血块。经期第一天小腹微坠胀痛，腰酸，乳房胀痛。大便偏干，日解1次，稍难解，排便后腹痛，矢气频。或口淡、黏腻。妇科检查：外阴无殊，阴道通畅，分泌物不多色清，宫颈光滑；宫体前位，正常大小，质地中等，活动，轻压痛；两侧附件轻压痛。生育史：1-0-1-1。舌淡红，苔薄白，脉细。

中医诊断：小腹冷痛（寒瘀虚实互结）。

治法：温补冲任，通阳止痛。

方药：温经汤合白通汤加减。

吴茱萸3g，姜半夏9g，党参10g，当归9g，川芎6g，炒白芍6g，阿胶（烊冲）9g，桂枝6g，淡附片6g，干姜5g，葱白5根，炙甘草6g。7剂。

二诊：2022年3月8日。无小腹冷痛。舌淡红，苔薄白，脉细。中药守上方，7剂；肾气丸，每次9g，一日2次。

三诊：2022年3月15日。无小腹冷痛，二乳经期胀痛。舌淡红，苔薄白，脉细。中药守上方，7剂；逍遥丸，每次9g，一日2次。

【按语】

温经汤条文是存有歧义的。李珥认为，文中的"病下利"，"当是崩淋下血之病"，而非腹泻之下利；而"此病属带下"，亦非病理性白带类疾病，而是以此借代妇科诸病，如《史记·扁鹊仓公列传》中的"带下医"。

总结温经汤所治，为"少腹寒，久不受胎，兼取崩中去血或月水过多及至期不来"。其中以调治月经病为多，故徐灵胎称此方为调经总方并不过誉。从温经汤的组方看，含有寒热补泻不同的药物：温药吴茱萸、桂枝、生姜，凉药牡丹皮、麦冬，活血药当归、川芎，补益气血药芍药、人参、阿胶，调和胃气药甘草、半夏。起初我对温经汤组药颇感杂乱，该方能否治疗月经不调、不孕症存疑。但试之于临床，发现此方确实能够治愈许多寒热虚实互杂但偏于虚寒的月经不调和不孕症，尤其是个别原因不明的不孕症。

案1为痛经27年未愈之沉疴痼疾案。疼痛程度剧烈，喜温喜按，下肢冷，有血块，经前腰酸腹胀乳痛，是寒热虚实兼杂而偏于内寒的案例。纵观温经汤，就是融温凉补泻于一方的调经总方，故投之合拍。通过不同药物的增删配伍，以适合不同时期的症状。一潮痛减，二潮大减，三潮痛除，不可不谓良效。

案2为经期过长案；案3为崩漏案。两案均为子宫肌瘤患者，经色紫黯夹块，或者鲜红，或腹痛身冷，或腹痛腰酸乏力，此系癥瘕为害，瘀血内结，寒热虚实错杂，故均以温经汤加味取效。加石斛、生地黄、荆芥炭者，以养阴凉血止血；加冬桑叶者，取其凉血以止血。

案4为闭经案。即《素问•阴阳别论》所谓的"女子不月"。该案闭经由于清宫导致子宫内膜过度损伤所致，以至停经5个月，子宫内膜厚度仍然停留在较薄的水平。此类患者使用药物促使子宫内膜增殖会十分困难，但是有一部分患者可以在此厚度的基础上促使子宫内膜从增殖期转化为分泌期，从而使月经来潮，此案例即是。

案5为带多经年不愈案。带下如水样阵下，无臭气。外阴潮湿，知非湿热为患，曾以脾肾阳虚投用真武汤合五苓散无效，思《产宝诸方》有"温经汤治女人曾经小产成带"之说，遂以温经汤加健脾燥湿的苍术水煎内服，合矾石加水外洗，三诊而愈。

案6为不孕症案。此即《素问•五常政大论》称谓的"不育"。表现为经黯有块，腰酸腹胀，宫体偏小，子宫内膜及卵泡均发育不良，虽用温经汤加阿司匹林或倍美力、尿促性素针或戈那瑞林针治疗数个周期，但均无法得到明显改善。最后用温经汤+他莫昔酚片+尿促性腺激素针治疗，终于获得妊娠。《素问•上古天真论》说："阴阳和，故能有子。"温经汤就是这样一张调和阴阳寒热的方剂。

温经汤还适用于"妇人年五十所"的更年期功能性出血而属于寒热虚实错杂者。然遇妇科血症，可以运用原方，但更多的是加以变通，如生姜易炮姜、丹皮炒炭；偏血热者，减吴茱萸、桂枝的分量，白芍用生，或加冬桑叶、生地黄，以适用于不同的患者。《本草蒙筌》称天冬能"止血溢妄行"，可以单味使用，且与麦冬性近，故医案4中相易为用，以加强止血功效。

动物实验表明，温经汤首先作用于下丘脑，分泌促黄体生成素释放激素，进而由脑垂体释放黄体生成素；温经汤对未成熟雌性大鼠在发情初期作用于垂体，释放黄体生成素和卵泡生成素，激活卵巢功能，从而诱导排卵；温经汤有增加大鼠排卵数的倾向；温经汤可直接作用于卵巢，促进雌二醇、孕酮分泌。以上的动物实验结果，可以解释临床使用温经汤之后，接受治疗的许多患者子宫内膜增殖和卵泡发育情况都有明显的改善，从而掌握了温经汤治疗月经不调，以及不孕症的理论依据。

案7为少腹疼痛30年痼疾案。根据患者年逾六旬，左肾切除，腹腔深静脉血栓，食冷饮、触冷物即腹痛，局部皮肤有烧灼感，疼痛不严重，脉细，辨证为寒热虚实错杂型。根据温经汤条文："妇人年五十所，病下利数十日不止，暮即发热，少腹里急，腹满，手掌烦热，唇口干燥，何也？师曰：此病属带下。何以故？曾经半产，瘀血在少腹不去。何以知之？其证唇口干燥，故知之，当以温经汤主之。"其中的年龄相近，少腹疼痛，存在瘀血，均相符合，故选温经汤甚是合拍。认为对证，守方不变，但循序渐进，递加温药，直至病愈。

案8为反复小腹冷痛10年，加重2年案。根据脐周冷痛、胀气，喜热敷，经行夹块，当为寒热虚实兼杂，而偏重于寒。用温经汤合白通汤加减治疗，十载痼疾，二诊而瘥。

# 一一六、文蛤散

【原文】

1.渴欲饮水不止者，文蛤散主之。《金匮要略·消渴小便利淋病脉证并治第十三》

2.病在阳，应以汗解之，反以冷水潠之，若灌之，其热被劫不得去，弥更益烦，肉上粟起，意欲饮水，反不渴者，服文蛤散。《伤寒论》（141）

【组成与用法】

文蛤五两

上一味，杵为散，以沸汤五合，和服方寸匕。

【功效】止渴生津。

【医案】

### 1.经前烦渴

李某，21岁。因"子宫偏小（子宫三径之和11.4cm）、月经稀发（月经周期50～90天）"就诊。

初诊：2006年5月20日。平素月经量多，经色鲜红，夹有血块；面部痤疮，大便秘结；突发烦渴，饮不解渴已3天。月经4月27日来潮。舌淡红，苔薄白，脉细。

治法：养阴生津止渴。

方药：文蛤散合栝楼牡蛎散加味。

文蛤60g，天花粉15g，牡蛎30g，川石斛12g，知母10g，牡丹皮10g，益母草12g。6剂。

二诊：2006年6月3日。服药之后，烦渴即除。

### 2.漏下

杨某，27岁。

初诊：2006年7月5日。月经6月26日来潮，7月1日净，昨天起阴道少量出血，今未净，血色紫黯。平素月经周期30～50天，6～7天净；带下不多，胃纳差，口渴，饮水则口甘，二便正常。生育史：2-0-5-2。舌稍红，苔白腻，脉细。

治法：化痰湿，止血。

方药：文蛤散合小半夏汤加茯苓汤加减。

文蛤45g，半夏10g，炮姜5g，茯苓10g，荆芥炭10g，海螵蛸20g，侧柏叶10g，阿胶(烊冲)10g。3剂。

二诊：2006年7月7日。进药1剂，阴道出血即净，口渴止，纳差。B超检查提示：右侧卵巢见一32mm×30mm×30mm大小囊肿，子宫内膜厚度4mm。舌淡红，苔薄腻，脉细。

治法：化痰软坚散结。

方药：文蛤散合小半夏汤加茯苓汤加味。

文蛤30g，半夏10g，生姜4片，茯苓10g，海藻20g，鸡内金9g，三棱10g，莪术10g。7剂。

### 3.妊娠烦渴

凌某，24岁。

初诊：2006年12月8日。妊娠38天，烦渴20天、饮不解渴，二便正常，无恶阻。舌淡红，苔薄白，脉细。

治法：养阴生津。

方药：文蛤散合栝楼牡蛎散加味。

文蛤50g，天花粉15g，牡蛎20g，川石斛12g，芦根15g，北沙参15g。4剂。

二诊：2006年12月26日。药尽渴除，一切如常。

### 4.产后烦渴

吴某，29岁。

初诊：2006年5月31日。剖宫产后32天；烦渴多饮半月，喜冷饮，饮不解渴。因多饮之后食欲不振，口苦恶心，大便2天一行，倦怠，寐难；恶露时断时续，量少，色红。产后曾自服红参，现每天坚持服乌豆酒、姜糖汤。舌稍红，苔薄白，脉细。吩咐立即停服乌豆酒和姜糖汤。

治法：清热益气和胃，生津止渴。

方药：文蛤散合橘皮竹茹汤。

文蛤60g，陈皮10g，竹茹12g，党参12g，甘草5g，生姜4片，大枣5枚。3剂。

二诊：2006年6月3日。烦渴已除，寐佳，恶露未见，偶觉恶心口苦，大便2天一行，舌脉如上。中药守上方，加枇杷叶10g，4剂。

三诊：2006年6月7日。口渴未再发生，口苦恶心也除，舌脉如上。中药守上方，续进5剂。

【按语】

文蛤散仅一味药物，但它的作用在两条原文中却相反，一治"渴欲饮水不止者"，一治伤寒误治之后"意欲饮水，反不渴者"。故柯韵伯认为，后者当为"文蛤汤"而非"文蛤散"。

文蛤味咸，性微寒，《本草纲目》称其功能"止烦渴，利小便"，故可以单味或者复方使用，唯用量宜大，30～60g。

案1为经前烦渴案。此即《素问·至真要大论》所云"嗌络焦槁，渴引水浆"者。因患者经多色红，面部痤疮，大便秘结，即《素问·痿论》所云"脾气热，则胃干而渴"者。故用文蛤散合栝楼牡蛎散、川石斛、知母以清热养阴生津，加丹皮、益母草以凉血调经，热去阴存津生，烦渴自止。

案2为漏下案。因其出血量少色黯，又见口渴口甘，苔白腻，如《素问·奇病论》所说："有病口甘者……此肥美之所发也。……治之以兰，除陈气也。"肥美之所发，可致痰壅、苔白腻；津不能上返，则口渴；痰湿下流，损伤胞脉，则漏下。文蛤除《本草纲目》称其"能止烦渴……化痰软坚"之外，《日华子》称其能治："妇人崩中，带下病。"故以文蛤散合小半夏汤加茯苓汤，改生姜为炮姜，以化痰湿止血；再以荆芥炭、海螵蛸、侧柏叶、阿胶，助其止血之功。血止之后，B超发现右侧卵巢囊肿，复以文蛤散合小半夏汤加茯苓汤治疗。虽前后所投两方相同，而后者文蛤之用已非化痰消渴止血，而是软坚散结；小半夏汤加茯苓汤不再改生姜为炮姜以止血，而是用生姜以辛散化痰。至于鸡内金，其味甘，性平，一般临床只作健脾消食之用。张锡纯称其"无论脏腑何处有积，鸡内金皆能消之，是以男子疝癖、女子癥瘕，久久服之皆能治愈。"故以其与海藻、三棱、莪术相伍为用。

案3为妊娠烦渴，饮而不解案。此即《素问·气交变大论》所云之"嗌燥"。证属胃阴不足，用文蛤散合栝楼牡蛎散加石斛、芦根、北沙参养阴生津，使胃阴充足，口中津津自润。

案4为产后烦渴案。该病在《妇人大全良方》中又称"产后血渴"。《素问·疏五过论》称："凡欲诊病者，必问饮食居处。"此案通过深究病因，方知缘于产后失血，过食辛热，胃有郁热，以致饮冷而不能解渴，口苦恶心，大便疏秘，寐难，恶露色红。《素问·征四失论》称"饮食之失节"者，正此之谓。用文蛤散以生津止渴，橘皮竹茹汤清热和胃，烦渴便止。

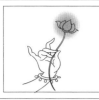

# 一一七、文蛤汤

**【原文】**

吐后渴欲得水而贪饮者，文蛤汤主之，兼主微风脉紧头痛。《金匮要略·呕吐哕下利病脉证治第十七》

**【组成与用法】**

文蛤五两　麻黄　甘草　生姜各三两　石膏五两　杏仁五十个　大枣十二枚

上七味，以水六升，煮取二升，温服一升，汗出即愈。

**【功效】**解表散邪，和胃止渴。

**【医案】**

### 1.经后外感

林某，29岁。因"经前乳房胀痛2年"就诊。

初诊：2006年6月14日。月经6月4日来潮，6天净。平素容易感冒，今外感5天未愈，身冷毛耸，不发热，无汗，头额及颞部疼痛，咽喉肿痛，鼻塞咳嗽，痰多色绿，口淡，纳可，二便正常。原有盆腔炎症性疾病后遗症病史。舌淡红，苔薄白，脉细。

治法：解表祛邪，清热化痰。

方药：文蛤汤加味。

文蛤30g，炙麻黄6g，杏仁10g，石膏25g，炙甘草6g，生姜4片，大枣5枚，牛蒡子12g，浙贝10g，枇杷叶12g，瓜蒌皮10g，竹茹10g。4剂。

二诊：2006年6月19日。服药之后，汗出涔涔，淋漓痛快，咽痛、头痛顿除，畏风咳痰亦轻，舌脉如上。

文蛤30g，炙麻黄6g，杏仁10g，石膏25g，炙甘草6g，生姜4片，大枣5枚，冬瓜仁30g，芦根30g，竹茹10g，瓜蒌皮12g，浙贝10g。4剂。

三诊：2006年6月24日。上症悉除。由于天气闷热，在空调房间中身有凉感，舌脉如上。玉屏风散合香薷散加荆芥10g，六一散15g，3剂。

四诊：2006年6月27日。天气炎热，因工作出入于空调房间时，尚觉毛耸身冷，余无不适，舌脉如上。

治法：益气和营卫。

方药：桂枝加黄芪汤。

桂枝6g，炒白芍6g，炙甘草6g，生黄芪12g，生姜5片，大枣6枚。3剂。

五诊：2006年7月11日。上药服后，身冷症状已经消失。

### 2.妊娠外感

陈某，28岁。

初诊：2006年6月16日。妊娠50天，外感3天，身冷，体温37.3℃，流涕喷嚏，咳嗽少痰色白，口干，纳欠。舌淡红，苔薄白，脉细滑。

治法：解表散邪，生津化痰。

方药：文蛤汤合桔梗汤。

文蛤45g，炙麻黄5g，杏仁10g，炙甘草5g，石膏15g，生姜5片，大枣6片，桔梗6g。3剂。

二诊：2006年7月11日。药后，外感诸症状悉数旋踵而消。

【方剂比较】

大青龙汤、麻黄杏仁甘草石膏汤与文蛤汤的比较（表23）

表23 大青龙汤、麻黄杏仁甘草石膏汤与文蛤汤的比较

| 方剂 | 药物组成 | | | | | | |
|------|------|------|------|------|------|------|------|
| 大青龙汤 | | 麻黄 | 杏仁 | 炙甘草 | 石膏 | 生姜 | 大枣 | 桂枝 |
| 麻黄杏仁甘草石膏汤 | | 麻黄 | 杏仁 | 炙甘草 | 石膏 | | |
| 文蛤汤 | 文蛤 | 麻黄 | 杏仁 | 甘草 | 石膏 | 生姜 | 大枣 |

三方均含有麻黄杏仁甘草石膏汤（文蛤汤甘草用生，其余两方甘草用炙）。大青龙汤除了姜枣之外，还有桂枝；文蛤汤除了姜枣之外，还有文蛤。麻杏石甘汤解散表邪、清肺平喘，大青龙汤偏于散寒，文蛤汤偏于止渴。

【按语】

文蛤汤是治疗"吐后渴欲得水而贪饮""兼主微风脉紧头痛"的方剂，方由麻黄杏仁甘草石膏汤加文蛤、生姜、大枣组成。麻黄杏仁甘草石膏汤可以清宣肺热、疏风解表，加文蛤化痰止渴，加生姜、大枣和胃。中医研究院编的《金匮要略语译》认为，"吐后渴欲得水而贪饮者"，当用文蛤散；而"兼主微风脉紧头痛"者，该用文蛤汤。此说颇为中肯。

案1为经后外感案。症见身冷不热、无汗，头颗、咽喉肿痛，鼻塞咳嗽，痰多色绿，口淡，舌脉未变。此为风热束肺，胃有宿寒。故以文蛤汤加牛蒡子、浙贝、枇杷叶、瓜蒌皮、竹茹疏解风热，清肺化痰；以姜枣和胃，防寒凉太过。《长沙药解》称文蛤："清金利水，解渴除烦，化痰止嗽，软坚消痞。"该案中文蛤非治烦渴，实疗胶结之热痰，为一药多用。一诊之后，"汗濡玄府"，咽痛、头痛顿弥，畏风咳痰亦轻；再诊，上症悉除。而后出现的不耐风凉的现象，与《素问•病能论》的"汗出如浴，恶风少气"相类。由于卫阳不足所致，故以桂枝加黄芪汤充益卫阳。

案2为妊娠外感案。症见微热，涕嚏并作，少痰而口干，类似于《素问•六元正纪大论》的"鼽（鼻塞）嚏"。此为风热束表，肺有痰热，故以文蛤汤加桔梗解表散邪、化痰生津，一诊而愈。

# 一一八、乌梅丸

【原文】

1.蛔厥者，乌梅丸主之。《金匮要略·趺蹶手指臂肿转筋阴狐疝蛔虫病脉证治第十九》

2.伤寒脉微而厥，至七八日肤冷，其人躁无暂安时者，此为脏厥，非蛔厥也。蛔厥者，其人当吐蛔，今病者静，而复时烦者，此为脏寒，蛔上入其膈，故烦，须臾复止，得食而呕。又烦者，蛔闻食臭出，其人常自吐蛔。蛔厥者，乌梅丸主之，又主久利。《伤寒论》（338）

【组成与用法】

乌梅三百个　细辛六两　干姜十两　黄连一斤　当归四两　附子六两，炮　川椒四两，去汗　桂枝六两　人参　黄柏各六两

上十味，异捣筛，合治之，以苦酒渍乌梅一宿，去核，蒸之五升米下，饭熟捣成泥，和药令相得，纳臼中，与蜜杵二千下，丸如梧子大。先食饮服十丸，日三服，稍加至二十丸。禁生、冷、滑、臭等食。

【功效】温脏清热，安蛔。

【医案】

### 1.痛经

周某，23岁，未婚。

初诊：2005年4月2日。痛经5年多未愈，腹痛拒按，经量多，色鲜红夹血块；伴恶心，大便频数，每次经期均需卧床休息。平素月经周期延后5～20天，带下量多、色白时黄、质稠、无异味，纳可。月经2月19日来潮。舌淡红，苔薄白，脉细。

西医诊断：原发性痛经。

治法：温经散寒，清热调冲。

方药：乌梅丸加味。

乌梅9g，细辛3g，干姜3g，黄连3g，当归6g，淡附片3g，川椒3g，桂枝3g，党参10g，炒黄柏5g，益母草30g。7剂。

二诊：2005年4月9日。月经4月2日来潮，痛经明显减轻，可以照常上班，经期大便也正常。今天经水已净。舌脉如上。中药守上方，去益母草，续进3剂。

三诊：2005年4月25日。经前一周，无不适，舌脉如上。中药守4月2日方，益母草

改为15g，5剂。

四诊：2005年4月30日。月经未转，舌脉如上。中药守上方，续进7剂。

五诊：2005年5月9日。月经5月2日来潮，无痛经，今已净，舌脉如上。中药守4月2日方，去益母草，7剂，隔日服。

### 2.经期过长

陈某，39岁。

初诊：2007年5月17日。原有盆腔炎症性疾病后遗症病史，月经5月4日来潮，至5月17日未净。曾服用止血方9剂无效，经量少，呈咖啡色，无腹痛。舌淡红，苔薄白，脉细。

治法：调适寒热，止血。

方药：乌梅丸加减。

乌梅12g，淡附片3g，黄连3g，当归3g，炒黄柏10g，桂枝3g，党参10g，炮姜3g，阿胶（烊冲）10g，荆芥炭10g，贯众炭10g。4剂。

二诊：2007年5月22日。进药2剂，阴道出血即净，舌糜，带下不多，舌脉如上。

柴胡10g，枳壳10g，白芍10g，败酱草10g，大血藤15g，椿根皮15g，半枝莲15g，土茯苓15g，蒲公英15g，大蓟15g，小蓟15g，草薢15g，生甘草6g。7剂。

### 3.崩中

黄某，16岁。

初诊：2005年8月9日。月经紊乱2年多，或月经先期，或经期过长。上次月经6月15日～7月4日，此次月经8月4日来潮，经量多，经色鲜红，有小血块，至今未净。舌淡红，苔薄白，脉细。

西医诊断：青春期功能性子宫出血。

治法：调适寒热，固冲止血。

方药：乌梅丸加味。

乌梅15g，细辛2g，炮姜6g，黄连5g，当归5g，淡附片2g，川椒2g，桂枝3g，党参15g，炒黄柏10g，阿胶（烊冲）10g，仙鹤草20g。3剂。

二诊：2005年8月12日。服药之后，经量减少至原来的三分之一，色紫黯，舌脉如上。中药守上方，乌梅增至20g，加荆芥炭10g，3剂。

三诊：2005年8月15日。月经8月12日净。

### 4.漏下

陈某，46岁。

初诊：2005年11月15日。月经10月22日按期来潮，经量多，经色鲜红，11月3日净。11月13日阴道少量出血，呈咖啡色，至今未净；乳头痛，无腰腹疼痛。平时月经周期30～32天，经期6～7天，经量中等，经色鲜红。生育史：1-0-2-1。舌淡红，苔薄白，脉细。

西医拟诊：功能性子宫出血。

治法：燮理阴阳，止血。

方药：乌梅丸加减。

乌梅9g，炮姜5g，黄连3g，当归3g，淡附片3g，桂枝3g，党参15g，炒黄柏5g，川椒3g，阿胶（烊冲）10g，荆芥炭10g。3剂。

二诊：2005年11月23日。服药之后，阴道出血即净，出现荨麻疹。妇科检查：宫颈轻度柱状上皮外移，余无殊，舌脉如上。消风散加生黄芪12g，5剂。

### 5.妊娠恶阻

颜某，26岁。

初诊：2006年9月15日。妊娠45天，恶心5天，饥时尤甚，嗜酸，口微苦干。舌淡红，苔薄白，脉细。

治法：清肝暖胃。

方药：乌梅丸加味。

乌梅9g，淡附片3g，黄连3g，当归3g，炒黄柏5g，桂枝3g，党参10g，干姜4g，川椒1.5g，半夏12g。4剂。

二诊：2006年9月19日。服药之后，上症均除，纳可。B超检查提示宫内活胎，约孕近7周。舌脉如上。中药守上方，续进4剂以巩固疗效。

### 6.产后泄泻

刘某，30岁。

初诊：2017年12月22日。患者因剖宫产后，经期延长就诊，周期30天，经期8～9天，无痛经；白带正常。自诉2年前产后大便失常，便溏，易腹泻，曾服用健脾类中药无效。生育史：1-0-0-1。妇科检查：外阴无殊，阴道通畅，见少量分泌物，宫颈光滑；宫体后位，正常大小，无压痛；两侧附件无压痛。舌淡红，苔薄白，脉细。

中医诊断：产后泄泻。

西医诊断：慢性肠炎。

治法：燮理阴阳。

方药：乌梅丸加味。

乌梅6g，川椒3g，桂枝6g，党参10g，炮姜3g，当归6g，炒黄柏5g，黄连3g，细辛3g，淡附片6g，石榴皮10g，六神曲10g。7剂。

二诊：2018年1月2日。大便基本成形。

方药：乌梅丸加味。

乌梅6g，川椒3g，桂枝6g，党参10g，炮姜3g，当归6g，炒黄柏5g，黄连3g，细辛3g，淡附片6g，石榴皮10g，诃子10g，赤石脂15g。7剂。

三诊：2018年1月10日。大便正常。月经2017年12月31日～2018年1月8日。中药守上方，7剂。

四诊：2018年1月17日。大便正常。中药守上方，7剂。

五诊：2018年1月25日。大便正常，腰痛。舌脉如上。中药守上方，加络石藤15g，7剂。

### 7.腹泻脱肛

会诊记录：由门诊医师推荐会诊。

苏某，18岁。因"腹泻4年，伴脱肛，痛经1年"就诊。

会诊一：2020年5月20日。患者系高三学生，学习紧张，腹泻4年，大便不成形，每日2~3次，经期加重，水样便，每日6~7次；伴脱肛，痔疮出血。曾多次服用中西药治疗未愈。身体消瘦，面色苍白，有气无力。身高163cm，体重45.5kg。痛经1年，经期第一天疼痛较剧，夹血凝块，冒冷汗，热敷后腹痛稍缓解，不喜冷饮。月经周期28~30天，经期4天，末次月经5月19日来潮。2019年，胃、肠镜检查无殊。中西医多方治疗，没有疗效。居家时，菜蔬中不能有一点油星，生怕腹泻加重。舌淡红，苔薄白，脉细软。

中医诊断：久泻（寒热虚实错杂）；脱肛（气虚）；痛经（寒凝）。

西医诊断：慢性肠功能紊乱；脱肛。

治法：逐瘀散寒。

方药：少腹逐瘀汤加味。

小茴香5g，干姜5g，延胡索10g，当归9g，川芎9g，蒲黄炭10g，五灵脂10g，肉桂粉5g，制没药5g，赤芍10g，六神曲10g。7剂。

会诊二：2020年5月27日。月经5月19~22日，痛经减轻；大便1天3~4次，溏稀；痔血，怕冷。舌淡红，苔薄白，脉细软。

治法：温中，健脾，清热。

方药：附子理中汤加味。

附子5g，炮姜6g，党参12g，炒白术10g，炙甘草6g，黄连3g，诃子10g，乌梅10g，川椒3g，苍术10g，神曲10g。7剂。

脏连丸（缺货）。

会诊三：2020年6月3日。大便日解3次，第一次成形，之后烂溏；恶心，舌脉如上。中药守上方加半夏12g，苏叶6g，7剂。

会诊四：2020年6月10日。大便日解3次、不成形，痔血，舌脉如上。

治法：燮理阴阳。

方药：乌梅丸加味。

乌梅10g，细辛3g，干姜3g，当归6g，附子6g，花椒3g，桂枝6g，党参10g，炒黄柏5g，黄连3g，补骨脂10g，益智仁10g，罂粟壳5g。7剂。

少腹逐瘀颗粒，每次1.6g，每日2~3次，口服。

会诊五：2020年6月17日。因为罂粟壳系民间讨来，不知用量5g是什么概念，随便剥下一点皮，大约每次连1g都不及。月经6月15日来潮，痛经减轻，大便次数每日2~5次、质软，面色少华。舌淡红，苔薄白，脉细软。

方药：乌梅丸加味。

乌梅6g，细辛3g，干姜3g，当归6g，附子6g，花椒3g，桂枝6g，党参10g，炒黄柏5g，黄连3g，罂粟壳6g，赤石脂15g，石榴皮10g，补骨脂10g，益智仁10g。7剂。

会诊六：2020年6月24日。6月18日大便日解2次；6月19日至今大便日解1次，成形，无脱肛，无痔血，口糜。患者说，现在终于像正常人一样大便了。舌淡红，苔薄白，脉细软。中药守上方，加升麻12g，7剂。

会诊七：2020年7月2日。6月28日自服西洋参、石斛后，大便溏软2天；其余时间大便成形，日解1次，成条状。无脱肛，脐腹隐痛。外感2天，流涕喷嚏。舌脉如上。

方药：人参败毒散加味。

党参15g，茯苓10g，川芎6g，羌活10g，独活10g，桔梗6g，枳壳10g，柴胡10g，前胡10g，甘草5g，罂粟壳4g。7剂。

会诊八：2020年7月9日。大便正常，无脱肛，外感愈。舌淡红，苔薄白，脉细软。中药守6月17日方，加诃子10g，7剂。

会诊九：2020年7月16日。月经7月12日来潮，水样便日解2次，今大便成形，无脱肛；倦怠，痛经较前减轻。舌脉如上。

补骨脂12g，益智仁12g，炮姜6g，五味子4g，赤石脂15g，党参15g，仙鹤草15g，络石藤15g，野荞麦根15g，湖广草15g，陈蚕豆10粒。7剂。

会诊十：2020年7月23日。私下食冷饮后，大便日解2次，或软。舌淡红，苔薄白，脉细。中药守上方，加淡附片10g，诃子10g，7剂。

会诊十一：2020年7月31日。大便正常，已可吃油、食肉，多汗，舌脉如上。中药守上方，淡附片加至12g，加芡实20g，7剂。

会诊十二：2020年8月7日。月经今日来潮，无痛经，大便正常。现可食肉类、油、凉物等。舌淡红，苔薄白，脉细。中药守7月16日方，炮姜改为9g；加淡附片12g，诃子10g，7剂。

### 8.子宫内膜息肉

黄某，36岁。

初诊：2023年3月25日。患者诉平素月经尚规则，7~8/25~38天，无痛经。近3个月月经紊乱，到外院就诊，3月3日至3月12日口服黄体酮胶囊。停药后，3月18日来月经，经量大夹小血块，到3月24日量较前减少一半、色鲜，仍有血块。刻下小腹轻微胀痛，腰酸痛，寐差，多梦，倦怠，已自行服益母草胶囊，大便日解1次，正常成形。平素易腹泻，肩背腰腹部怕冷，晨起口苦，口干，右胁部隐痛，易生气。经阴道B超检查：子宫内膜厚度7.8mm，内膜高回声，内膜息肉15mm×7mm×16mm；左侧卵巢26mm×17mm，右侧卵巢25mm×13mm。舌淡红，苔薄白，脉细。

中医诊断：崩漏（寒热错杂）。

西医诊断：异常子宫出血，子宫内膜息肉。

治法：调适寒热，固冲止血，化痰散结。

方药：乌梅丸加味。

黄连3g，干姜3g，乌梅6g，细辛3g，黄柏5g，淡附片6g，当归6g，花椒3g，党参10g，僵蚕10g，白芷10g。7剂。

二诊：2023年4月1日。患者阴道出血止，但小腹坠，腰酸，寐差，口黏，晨起口苦，口干、日饮800～1000mL，大便日解1次、先干后稀，右胁部隐痛，易生气。舌脉如上。

中药守上方，加延胡索10g，川楝子10g，7剂。

妇乐片，每次5片，每日2次。

三诊：2023年4月8日。胃胀、嗳气，右胁部隐痛，晨起口苦，口干，小腹坠，腰酸，舌淡红，苔薄白，质胖。

治法：辛开苦降，调气消痞。

方药：半夏泻心汤合小陷胸汤、丹参饮加味。

炙甘草6g，姜半夏9g，黄连3g，黄芩6g，干姜5g，党参15g，砂仁5g，丹参10g，檀香3g，瓜蒌皮9g，紫苏梗9g，川楝子10g。7剂。

妇乐片，每次5片，每日2次。

四诊：2023年5月2日。4月12日月经来转，有轻度痛经，伴有较多血块。经阴道B超检查提示子宫内膜厚度8mm，未见子宫内膜息肉。

**【按语】**

乌梅丸是专门治疗蛔厥的方剂，凡是初涉《伤寒》《金匮》者，莫不记此。《金匮玉函要略辑义》曰："此方主胃虚而寒热错杂以致蛔厥者，故药亦用寒热错杂之品治之。"

案1为痛经案。伴经多色红夹块，恶心便频，带多色白，为寒热错杂之证。以乌梅丸加益母草温经散寒，清热调冲。一诊症减，效不更方；三诊而愈。其实，乌梅丸除了治疗蛔厥外，很少有人以此方治疗痛经，或以为两者风马牛不相及。其实，在痛经中，如果并非属于器质性病变（如子宫内膜异位症、子宫腺肌症等），又因寒热错杂所致者，即可投用乌梅丸变通治疗。只要识得此证，其效如响。

案2为经期过长案。用止血方剂无效，改用乌梅丸去细辛、川椒走窜之品，改干姜为炮姜，加阿胶、荆芥炭、贯众炭。血止后，再用调气清湿热方剂以善后。

案3为崩中，经多色鲜有块案。由于月经周期先后不定，经期长短不一，经量多少有异，推断为寒热扰乱胞络所致。以乌梅丸加大乌梅分量，佐阿胶、仙鹤草、荆芥炭而愈。乌梅味酸，性平，虽以酸收见长，但除《本草求原》有"治溲血，下血，诸血证"之外，古代较少用于崩漏。《妇人良方》则以乌梅烧灰为末，以乌梅汤调下，治妇人血崩，以烧炭存性，增强其固涩之力。近人用一味乌梅制成乌梅浓浸膏，治疗漏下取得良效。因此，出血量多时，乌梅用量即加大。干姜改用炮姜，亦扬其固涩之性耳。至于寒热药物的比率，则应根据患者的具体情况融汇变通，不必胶柱鼓瑟。

案4为漏下案。除了经来量多鲜红，漏下色为咖啡样外，无甚其他临床症状。辨证所属既非热，又非寒，于是依寒热错杂来治疗，选择乌梅丸去走窜的细辛，改温中的干姜为温涩的炮姜，加阿胶、荆芥炭止血，共起燮理阴阳，止血之功，一诊而愈。

案5为妊娠恶阻案。表现为恶心、嗜酸、口苦，亦为寒热错杂之证。故用乌梅丸调理寒热，加半夏和胃降逆。乌梅《本草拾遗》称"止吐逆"，而用于妊娠恶阻也有不少的报道，如在《常见病验方研究参考资料》关于恶阻的治疗中，就有两则含有乌梅的方剂。一张含有乌梅、炒白芍，全方均由酸味药物组成；另一张由乌梅、姜半夏、黄连、煨姜组成，由寒热及酸辛苦合成，即是乌梅丸的重要组成部分。我选择使用乌梅或者乌梅丸治疗妊娠恶阻的对象，是妊娠期间喜好酸食而不反酸者，以投其所好，此也遵《素问·至真要大论》："夫五味入胃，各归其所喜，故酸先入肝……久而增气，物化之常也。"

案6为产后腹泻2年案，也可谓久疾沉疴了。为何长期腹泻可以使用乌梅丸?《伤寒论》338条条文称："蛔厥者，乌梅丸主之，又主久利。"明确提出，乌梅丸还是一张治疗长期腹泻的方剂。一旦久泻因为寒热虚实错杂者，就可以使用该方燮理阴阳，调理肠胃，而且疗效颇佳。

案7为腹泻4年，脱肛痛经案。患者貌似一派虚寒，其热从何辨证? 从便血可得。故选用温中健脾的附子理中汤加黄连之外，还佐以补虚清热的脏连丸，或用燮理阴阳的乌梅丸。腹泻是本，脱肛是标，腹泻控制，脱肛自然痊愈。方中值得一提的关键药物罂粟壳，具有很好的涩肠固便的作用，唯药源稀少。此外，在温州仙鹤草（又称肾草）、络石藤（又称拉对叶肾）、野荞麦根（又称花麦肾）、湖广草（又称荔枝肾）均以"肾"药命名，以说明其具有补肾功效，数"肾"合用，具有益肾固肠作用，以肾司二便之故。在温州坊间，陈年蚕豆也有固肠止泻作用。

案8为子宫内膜息肉引起的月经异常案。患者月经色鲜，倦怠，易腹泻，怕冷，口苦口干，有寒热错杂之象，可用乌梅丸调理阴阳。陈修园在《时方歌括》中的济生乌梅丸，即乌梅与白僵蚕配伍，可以治疗大便下血；加白芷等药，可治疗子宫息肉，亦取其酸收辛散之义。

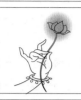

# 一一九、乌头赤石脂丸

**【原文】**

心痛彻背，背痛彻心，乌头赤石脂丸主之。《金匮要略·胸痹心痛短气病脉证治第九》

**【组成与用法】**

蜀椒一两（一法二分）　乌头一分，炮　附子半两，炮（一法一分）　干姜一两（一法一分）　赤石脂一两（一法二分）

上五味末之，蜜丸如梧子大，先食服一丸，日三服。不知，稍加服。

**【功效】** 温阳散寒通脉。

**【医案】**

### 痛经

林某，26岁。

初诊：2005年5月23日。痛经不愈十余载，下腹疼痛，腰坠，持续2天；伴腹泻恶心，偶呕吐食物，面色苍白，冷汗出，腹部喜温喜按；经量多，色鲜夹块，或见膜状物排出。月经周期固定，7～8天净。带下量中，色白，稍有异味；大便时溏。月经5月1日来潮。生育史：0-0-0-0。妇科检查：外阴无殊，阴道通畅，宫颈光滑；宫体后位，正常大小，活动，质地中等，压痛；两侧附件压痛。舌淡红，苔薄白，脉细。

西医诊断：痛经；盆腔炎症性疾病后遗症。

治法：温经散饮，活血止痛。

方药：乌头赤石脂丸合赤丸加味。

川椒4g，制川乌4g，淡附片5g，炮姜4g，赤石脂20g，茯苓12g，半夏12g，细辛4g，蒲黄10g，五灵脂10g。5剂。

二诊：2005年6月2日。月经5月29日来潮，下腹部仅有轻微不适感，无呕吐、腹泻、出冷汗等现象。今天大便软，舌脉如上。

治法：温阳健脾，清理湿热。

方药：薏苡附子败酱散合桃花汤加减。

薏苡仁30g，淡附片6g，败酱草15g，赤石脂20g，炮姜5g，川朴10g，桂枝6g，枳壳10g，蒲公英15g，大血藤20g，生甘草6g。7剂。

## 【按语】

乌头赤石脂丸是治疗"心痛彻背，背痛彻心"的一张温阳散寒通脉的方剂。痛彻胸背，言其寒之至深也；所谓心疼，即当今的胃脘疼痛。方中蜀椒、乌头、附子、干姜温散阴寒；至于赤石脂一味，张路玉以为能偕干姜"以填塞厥气攻冲之经隧"。以我管见，腹受寒邪，作泻泄者众，故赤石脂在此方唯有"疗腹痛泄澼"（《别录》）之功，而非他用。

因外寒引起的痛经，轻者仅仅表现为下腹冷痛，严重者还伴有呕吐、腹泻，甚至冷汗淋漓，这与乌头赤石脂证理无二致，故完全可以借用该方治疗。《素问·离合真邪论》称"邪之入于脉也，寒则血凝泣"，由于此方并无活血功效，故应同活血化瘀药物合用，可以增强疗效。

该案为经行腹痛兼吐泻，腰坠，面白汗出，腹冷喜温，经多夹块或见膜状物排出，现代医学称为膜样痛经为该病之甚者，乃寒湿凝滞之象，故用乌头赤石脂丸原方不变，合赤丸加失笑散以温经散饮，活血止痛。此案沉疴十载，终于治愈，正如《灵枢·九针十二原》所说："五脏之有疾也，譬犹刺也，犹污也，犹结也，犹闭也。刺虽久，犹可拔也；污虽久，犹可雪也；结虽久，犹可解也；闭虽久，犹可决也。或言久疾之不可取者，非其说也。"

沉寒痼冷，积疾日深，必乌、附、椒、姜、辛大队热药协济以温阳制寒。若峻药畏用，则平剂必如隔靴搔痒无疑，切记！

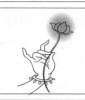

# 一二〇、乌头桂枝汤

**【原文】**

寒疝腹中痛，逆冷，手足不仁，若身疼痛，灸刺诸药不能治，抵当乌头桂枝汤主之（《金鉴》认为"抵当"二字系衍文）。《金匮要略·腹满寒疝宿食病脉证治第十》

**【组成与用法】**

乌头实<sub>中者五枚，除去角</sub>

上一味，以蜜二斤（《千金》原书作"蜜一斤"）煎减半，去滓，以桂枝汤五合解之。令得一升后，初服二合；不知，即服三合；又不知，复加至五合。其知者，如醉状；得吐者，为中病。

**【功效】**温中散寒，和营解肌。

**【医案】**

## 1.痛经

黄某，36岁。

初诊：2005年10月31日。痛经反复发作10年，每于经行7～10小时出现小腹疼痛，持续2～3小时，直至阴道排出膜样物，疼痛才消失。如遇到寒冷天气，则痛经加剧，经量少，3天净，经行失眠。月经周期35天。带下不多，纳可，二便正常，平素怕冷。月经10月10日来潮。输卵管结扎术后已11年。妇科检查：外阴无殊，阴道痛畅，宫颈光滑，在宫颈12点钟处见一0.1mm×0.2mm大小的紫蓝色结节；子宫后位，质地中等，正常大小，活动度可，无压痛；右侧附件压痛，左侧无压痛。三合诊，子宫后壁触痛。舌淡红，苔薄白，脉细。

西医诊断：膜样痛经；宫颈内膜异位症；右侧附件炎。

治法：温经散寒，止痛。

方药：乌头桂枝汤合麻黄附子细辛汤加味。

制川乌5g，桂枝6g，炒白芍6g，炙甘草6g，生姜6片，大枣6枚，炙麻黄6g，淡附片6g，细辛5g，益母草30g，蒲黄10g，五灵脂10g，血竭5g。7剂。

二诊：2005年11月7日。经期将近，舌淡红，苔薄白，脉细。中药守上方，加延胡索10g，7剂。

三诊：2005年12月23日。上次月经11月7日来潮，无痛经。此次月经12月17日来

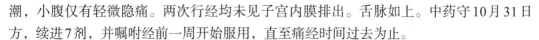

潮，小腹仅有轻微隐痛。两次行经均未见子宫内膜排出。舌脉如上。中药守10月31日方，续进7剂，并嘱咐经前一周开始服用，直至痛经时间过去为止。

四诊：2006年2月6日。月经1月16日来潮，下腹隐痛，4天净。中药守一诊方，7剂，嘱经前一周开始服用。

五诊：2006年3月8日。月经2月18日来潮，无痛经，经量中等，3天净；泛酸。舌淡红，苔薄白，脉细。中药守一诊方，加煅瓦楞子20g，7剂，嘱经前一周开始服用。

### 2.经行身冷

苏某，26岁。因"原发不孕3年、子宫内膜异位症、两侧输卵管不完全性梗阻"就诊。

初诊：2005年12月15日。月经12月12日来潮，经量稍多，今经量已减少；伴全身溱溱发冷，小腹尤甚。舌稍红，苔薄白，脉细。

治法：温经化湿散寒。

方药：乌头桂枝汤合甘姜苓术汤。

川乌6g，桂枝6g，炒白芍6g，炙甘草6g，生姜5片，大枣6枚，干姜5g，茯苓10g，炒白术10g。4剂。

二诊：2005年12月23日。服药之后，身腹冷即除。

【方剂比较】

桂枝加附子汤与乌头桂枝汤的比较（表24）

表24　桂枝加附子汤与乌头桂枝汤的比较

| 方剂 | 药物组成 | | |
|---|---|---|---|
| 桂枝加附子汤 | 桂枝汤 | 附子一枚 | |
| 乌头桂枝汤 | 桂枝汤 | | 乌头五枚 |

桂枝加附子汤是治疗太阳病，发汗，遂漏不止，其人恶风，小便难，四肢微急，难以屈伸的方剂；乌头桂枝汤是治疗寒疝腹中痛，逆冷，手足不仁，若身疼痛，灸刺诸药不能治的方剂。前者由桂枝汤加附子一枚组成，后者由桂枝汤加乌头五枚组成（原文乌头分量缺）。附子与乌头同一物，附子为毛茛科植物乌头的侧根（子根），乌头为该植物的母根。因此，两方的组成可以说是相同的，但用药分量有异。只是传统中医认为，乌头以散寒止痛见长，附子以补火回阳较优。

【按语】

乌头桂枝汤是治疗"寒疝腹中痛，逆冷，手足不仁，若身疼痛"的方剂。此方由桂枝汤加乌头而成，桂枝汤和营解肌，乌头温里散寒。

原文称该方为"抵当乌头桂枝汤"，《千金》、程本无"抵当"二字，《金鉴》认为"抵当"二字系衍文。在方剂部分，原文乌头分量缺，徐镕据《千金方》补入。可见原文是一条错漏简。

其实，桂枝汤本身就是一张温中调理荣卫的方剂，可以治疗痛经之轻症。加乌头一味，温里散寒止痛的功效增强，因此可以治疗与"寒疝腹中痛，逆冷"性质相同的重症痛经，是毋庸置疑的。

案1为痛经案。本病属于现代医学的膜样痛经，是痛经中疼痛程度较重的一种。其实，这种痛经在清代的《胎产新书·女科秘要》中有记载，称"经来不止，兼下牛膜一样片色，昏迷倒地，乃血气结聚，变成此症。症虽惊人，却无事"。该案见有遇寒痛剧，宫颈下唇轻度紫色，排出膜样物之后痛消，寒凝瘀血滞结于内的症状显著。《素问·调经论》称"血气者，喜温而恶寒，寒则泣不能流，温则消而去之"。因此，除了使用乌头桂枝汤之外，再佐以麻黄附子细辛汤以增强温经散寒之功，另加益母草、血竭、失笑散等药活血化瘀，以增强治疗效果。

《素问·皮部论》有"邪之始入于皮也，泝然起毫毛，开腠理……"案2则为经行身冷，绝非外感可比，当属于《素问·气交变大论》中的"清厥"（四肢逆冷）。缘由营卫虚，阳气不能敷布，寒湿停留之故。以温经和营卫的乌头桂枝汤合治疗"腰中冷，如坐水中，形如水状"的甘姜苓术汤获效。观其舌质红，而能用如此温热之药而效者，必识证确，方能舍舌也。

对于上述寒性痛经或经行身冷，除了经前药物治疗之外，日常保摄十分重要，必遵《素问·脏气法时论》中"禁寒饮食、寒衣"之训，方可无忤。

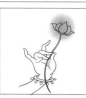

# 一二一、乌头汤

【原文】

病历节不可屈伸，疼痛，乌头汤主之。《金匮要略·中风历节病脉证并治第五》

注：原文在"乌头汤方"之后还有"治脚气疼痛，不可屈伸"一句。

【组成与用法】

麻黄　芍药　黄芪　甘草炙，各三两　川乌五枚，㕮咀，以蜜二升煎取一升，即出乌头

上五味㕮咀四味，以水三升，煮取一升，去滓，内蜜煎中，更煎之，服七合；不知，尽服之。

【功效】散寒益气，通利关节。

【医案】

## 痛经

林某，20岁，未婚。

初诊：2005年8月29日。痛经3年多，伴恶心、腹泻、出冷汗。下腹喜温喜按，疼痛持续2天左右，需服用止痛片；经量多，经色鲜红，偶夹血块。月经周期28～30天，4天净。平时白带量多、质稠，纳可。月经8月11日来潮。舌淡红，苔薄白，脉细。

西医诊断：原发性痛经。

治法：温经补虚止痛。

方药：乌头桂枝汤合大建中汤。

制乌头6g，桂枝6g，炒白芍6g，炙甘草6g，生姜5片，大枣6枚，川椒3g，党参12g，干姜6g，饴糖（冲）30g。7剂。

二诊：2005年10月5日。服药完毕，因未能坚持连续服药，停药3天之后，月经于9月7日来潮，痛经依旧，舌脉如上。当时无法分析痛经没有减轻的原因是因为药物无效还是停药之故，改方用药。

治法：温经散寒湿。

方药：少腹逐瘀汤加味。

蒲黄10g，五灵脂10g，炒白芍12g，当归9g，川芎9g，小茴香5g，桂枝6g，延胡索12g，制没药5g，干姜5g，益母草15g，香附10g，鹿衔草15g。7剂。

三诊：2005年10月12日。月经于10月5日来潮，痛经依旧，未能缓解，舌脉如上。

治法：温经补虚止痛。

方药：乌头桂枝汤合大建中汤加味。

制乌头6g，桂枝6g，炒白芍6g，炙甘草6g，生姜5片，大枣6枚，川椒3g，党参12g，干姜6g，饴糖（冲）30g，蒲黄10g，益母草20g。7剂。

并再三吩咐经前一周开始服药，直至痛经结束为止。

四诊：2005年11月3日。月经11月2日来潮，痛经不明显，恶心、腹泻、出冷汗等现象未再出现，舌脉如上。

治法：和血调经。

丹参12g，鹿衔草15g，当归9g，川芎9g，益母草15g，香附10g，延胡索10g，川楝子10g，蒲黄10g，五灵脂10g，九香虫10g。5剂。

五诊：2005年11月21日。家属代诉，无不适，舌脉不详。

治法：益气和血，温经止痛。

方药：乌头汤加减。

麻黄5g，炒白芍12g，炙黄芪12g，炙甘草6g，制川乌5g，延胡索10g，川楝子10g，九香虫10g，益母草20g，蒲黄10g，五灵脂10g。7剂。

六诊：2005年12月23日。家属代诉，月经12月3日来潮，已毫无痛经，舌脉不详。中药守上方，续进7剂。

【按语】

乌头汤本是治疗"病历节不可屈伸，疼痛"的方剂。所谓的历节，即近人所说的关节炎症出现的疼痛。沈明宗曰："麻黄通阳出汗散邪而开痹著；乌头驱寒而燥风湿；芍药收阴之正；以蜜润燥兼制乌头之毒；黄芪、甘草固表堵中，使痹著开而病自愈。"

经查《中医方剂现代研究》（谢鸣主编，学苑出版社1997年出版）、《经方各科临床新用与探索》（王三虎、安娜主编，科学技术文献出版社1992年出版）、《金匮要略现代研究文摘》（范永昇主编，浙江大学出版社1997年出版）、《经方学用解读》（王付著，人民军医出版社2004年出版）均未发现有人运用乌头汤治疗痛经者，而绝大多数的临床报道都沿用治疗关节病变的疼痛症状方面。其实，方中的麻黄本身是一味祛风散寒，治疗痛经的药物，因为麻黄对人子宫一般表现为抑制，有人就曾用它缓解痛经；川乌味辛、苦，性热，大毒，具有祛风除湿、温经散寒止痛的作用，是一味镇痛作用很好的药物，《医学启源》引《主治秘要》云乌头："其用有六……治感寒腹痛六也。"可见，乌头对于沉寒痼冷引起的腹痛确实具有较好的疗效。现代药理实验表明，用大鼠电刺激法、小鼠扭体法及小鼠热板法，均证明乌头碱皮下注射具有剂量依赖性镇痛作用。其中的3-乙酰乌头碱的镇痛作用不产生耐受性及身体依赖性（《现代中药药理与临床》王本祥主编，天津科技翻译出版公司2004年出版）。川乌毒性极强，剂量过大或煎煮时间过短、患者体质虚弱，均易发生中毒，可出现神经系统、消化系统、循环系统、呼吸系统等中毒症状，甚至死亡，应该引起注意。此外，方中黄芪益气，芍药甘草汤养血缓急止痛；加用蜂蜜，一则可解川乌之毒，二则能起甘缓补虚止痛的效果。

日本学者大塚敬节在《金匮要略研究》中称："乌头是以镇痛为目的使用的，但附子则非仅为镇痛。附子也有效，并非必须用乌头。"此可供参考。

该案痛经属原发性，治疗至少要在经前一周开始，一直坚持到痛经消失时为止。如果忽略了这一点，就会影响临床疗效，甚至导致治疗失败。对于经期不定的患者，服药时间主张宁多勿缺，以确保疗效。此案表现为下腹喜温喜按，伴恶心、腹泻、出冷汗，属于下焦虚寒，而偏于寒重者，故治疗须温经补虚止痛。但患者不配合服药方法，导致连续2个月经周期痛经治疗无效，并影响了诊疗效果的判定。第三个月经周期以后，由于患者严格遵照医嘱服药，仍旧使用首诊的乌头桂枝汤合大建中汤治疗，疗效明显，痛经显著减轻，伴随出现的症状也一并消失。四诊时，改用益气和血、温经止痛的乌头汤加减治疗，痛经终于消失。《素问•五脏别论》有"病不许治者，病必不治"之说。余则曰："病不遵医嘱者，病必难已！"

# 一二二、吴茱萸汤
# （又名茱萸汤）

【原文】

1.呕而胸满者，茱萸汤主之。《金匮要略·呕吐哕下利病脉证治第十七》

2.干呕，吐涎沫，头痛者，茱萸汤主之。《金匮要略·呕吐哕下利病脉证治第十七》

3.食谷欲呕，属阳明也，吴茱萸汤主之。得汤反剧者，属上焦也。《伤寒论》（243）

4.少阴病，吐利，手足逆冷，烦躁欲死者，吴茱萸汤主之。《伤寒论》（309）

5.干吐，吐涎沫，头痛者，吴茱萸汤主之。《伤寒论》（378）

【组成与用法】

吴茱萸一升　人参三两　生姜六两　大枣十二枚

上四味，以水五升，煮取三升，温服七合，日三服。

【功效】温中补虚，降逆止呕。

【医案】

### 1.痛经

姜某，40岁。

初诊：2007年12月14日。痛经20多年，经量一般，夹血块。近年来稍见减轻，小腹、胃脘冷痛，热敷之后症状可以缓解，平时忌寒凉食品。经前10天起，乳房胀痛，经后症状缓解，小腹、会阴常常下坠疼痛，神倦。胃脘胀满隐痛10多年，长期服药，停药之后即反复；大便溏，平均1日2次，或泻下如败卵臭秽。近10天来，胃脘、大便尚属正常。2007年7月20日胃镜检查提示慢性浅表性胃炎，B超检查提示胆囊息肉。月经11月19日来潮。妇科检查：外阴无殊，阴道通畅，宫颈轻度柱状上皮外移；子宫后位，大小正常，质地中等，活动，无压痛；两侧附件压痛。舌淡红，苔薄白，脉细。

治法：温中健脾燥湿。

方药：桃花汤合平胃散加味。

赤石脂20g，炮姜5g，炒粳米30g，苍术10g，厚朴10g，陈皮10g，炙甘草5g，神曲10g，炒薏苡仁20g，茯苓10g，炒谷芽10g，炒麦芽10g。5剂。

二诊：2007年12月18日。大便成形，月经12月16日来潮，痛经明显减轻，脘腹冷感及小腹、会阴坠痛均消失，精神转佳，胃脘稍馁。舌淡红，苔薄白，脉细。

治法：温中散寒，健脾燥湿。

方药：桃花汤合吴茱萸汤、平胃散加减。中药守上方，加吴茱萸 3g，党参 12g，5 剂。

三诊：2007 年 12 月 24 日。经水已净，大便成形、日解 1 次，胃脘胀除。舌淡红，苔薄白，脉细。

治法：温中散寒，健脾。

方药：吴茱萸汤合桃花汤加味。

吴茱萸 6g，党参 15g，生姜 5 片，大枣 6 枚，赤石脂 20g，炮姜 5g，炒粳米 30g，神曲 10g，淡附片 5g。7 剂。

四诊：2008 年 1 月 3 日。无不适，舌脉如上。

治法：温中散寒，理气。

方药：吴茱萸汤加味。

吴茱萸 5g，党参 15g，生姜 5 片，大枣 6 枚，檀香 5g，砂仁（冲）5g，神曲 10g，7 剂

五诊：2008 年 2 月 19 日。月经 2 月 9 日来潮，无痛经，经前乳房轻微胀痛，舌脉如上。

治法：疏肝理气。

方药：柴胡疏肝散加味。

柴胡 10g，枳壳 9g，炒白芍 10g，炙甘草 6g，香附 9g，陈皮 9g，川芎 6g，青皮 10g，橘核 10g，吴茱萸 5g。7 剂。

### 2.经期过长

杜某，28 岁。因"原发不孕"就诊。

初诊：2005 年 8 月 9 日。月经史：15 岁初潮，周期先后不定，经量较多，9~15 天净，5 月经行 13 天不净，使用妇康片后月经方止；6 月月经不潮，用黄体酮针注射后，月经于 8 月 1 日来潮，经量中等；至 8 月 9 日经量未减、经色鲜红，吃冰西瓜后胃脘疼痛 3 天，昨又水泻 1 次，恶心。舌淡红，苔薄白，脉细。

治法：温中健脾，止血。

方药：吴茱萸汤合桃花汤加减。

吴茱萸 5g，党参 12g，炮姜 6g，大枣 6 枚，赤石脂 20g，阿胶（烊冲）10g，荆芥炭 10g。3 剂。

二诊：2005 年 8 月 12 日。进药 1 剂，腹泻未作，阴道出血今净，咳痰，纳可，舌脉如上。治以化痰止咳。温胆汤加浙贝 10g，瓜蒌皮 10g，桔梗 6g，3 剂。

### 3.经停呕吐

梅某，28 岁。

初诊：2010 年 7 月 28 日。停经 2 个多月，呕吐 10 天。子宫内膜厚度 4mm，子宫三径之和 11.2cm。舌稍淡，苔薄腻，脉细。

治法：温中调气降逆。

方药：吴茱萸汤加味。

吴茱萸 5g，党参 10g，生姜 6 片，大枣 5 个，半夏 10g，陈皮 10g，砂仁（杵冲）5g。3 剂。

二诊：2010年7月31日。恶心呕吐消失。舌脉如上。

治法：温里调冲。

方药：温经汤。

桂枝6g，吴茱萸5g，川芎9g，当归9g，炒白芍10g，牡丹皮10g，生姜5片，半夏10g，麦冬10g，党参12g，炙甘草6g，阿胶（烊冲）10g。7剂。

### 4. 月经后期

贾某，35岁。

初诊：2009年9月9日。停经45天未转，尿妊娠试验阴性。胃寒，头晕，乏力，腰酸明显。平素经期规则，经量不多，夹块，痛经，经前乳房胀痛。舌淡红，苔薄白，脉细。

治法：温中行经。

方药：吴茱萸汤加味。

吴茱萸5g，党参12g，生姜6片，大枣5枚，肉桂4g，丹参20g。5剂。

二诊：2009年9月17日。进药1剂，月经来潮，经量正常。

### 5. 妊娠恶阻

章某，21岁。

初诊：2006年11月16日。妊娠64天。B超提示宫内活胎，约9周大小。恶心，口淡，唾多频吐，纳可，大便稍结。舌淡红，苔薄白，脉细滑。

治法：温胃散寒降逆。

方药：桂枝去芍药加附子汤合小半夏汤。

桂枝6g，炙甘草6g，生姜5片，大枣6枚，淡附片3g，半夏10g。4剂。

二诊：2006年11月22日。症如上，舌脉如上。

治法：温中健脾，和胃降逆。

方药：吴茱萸汤合附子粳米汤。

吴茱萸5g，党参10g，生姜6片，大枣5枚，淡附片5g，半夏12g，炙甘草5g，炒粳米30g。4剂。

三诊：2006年11月28日。症如上，大便已经正常，舌脉如上。

治法：温中健脾，和胃降逆。

方药：吴茱萸汤合小半夏汤、橘皮汤加味。

吴茱萸8g，党参10g，生姜6片，大枣5枚，半夏15g，陈皮10g，砂仁（冲）5g。4剂

四诊：2006年12月5日。恶心已除，已不吐口水，口中微淡，纳可，舌脉如上。中药守上方，吴茱萸加至9g，4剂。

五诊：2006年12月13日。上述一切症状均消失，食欲增加，无不适。

2006年12月25日随访，一切正常。

### 6.妊娠剧吐

虞某，33岁。

初诊：2020年12月7日。11月30日因妊娠剧吐、阴道出血在某医院住院治疗，结果无效，现每日输液2500mL，近3～4天大便未解。现孕61天，间断阴道少许咖啡色出血1个月，无腹痛，无腰酸，肩背酸痛，妊娠剧吐1周，食入即吐，饮水即吐，呕吐物为酸水、胆汁，昨日吐出咖啡色血性液体，乏力，口苦，纳差，精神萎靡。11月23日B超检查：宫内早孕，约6周，可见心搏，宫腔少量积液（15mm×6mm×10mm）。血液电解质检查无殊，尿酮体（-）～（++）。舌淡红，苔薄白，脉细滑。

西医诊断：妊娠剧吐。

治法：清肝和胃，降逆止呕。

方药：吴茱萸汤。

制吴茱萸5g，党参15g，黄连3g，半夏12g，紫苏叶6g。3剂。

选用中药颗粒制剂，同姜汁调和成糊，敷神阙穴。

黄体酮注射液，每次40mg，肌内注射，连续3天。

二诊：2020年12月10日。用药当天呕吐停止，阴道出血即净，精神转佳，纳欠，大便正常。马上办理出院手续出院。住院部的医师都感到惊奇，想了解究竟使用了什么办法，使病情立刻得到控制。患者前来续诊，称赞不绝。中药守上方，加丁香5g，糊丸敷脐，5剂。

### 7.妊娠头痛

吴某，27岁。

初诊：2004年11月1日。妊娠3个月，近1个月来，恶心呕吐较明显，常吐酸水，口中痰涎多，嗳气，食后即吐，后脑疼痛，心烦，寐可，大便4～5天一解、质溏软，下腹隐痛偶作。生育史：1-0-0-1。舌质红，苔薄白，脉细。

西医诊断：妊娠剧吐。

治法：清肝和胃。

方药：黄连温胆汤加味。

黄连3g，陈皮10g，半夏10g，茯苓10g，枳壳5g，竹茹10g，炙甘草5g，吴茱萸3g，苏梗10g，佛手10g，煅瓦楞子30g，甘松10g。3剂。

二诊：2004年11月4日。恶心呕吐，嗳气消失，口水已少，舌脉如上。中药守上方，加枇杷叶10g，5剂。

三诊：2004年11月10日。呕吐，泛酸，口淡，舌脉如上。

治法：调气降逆，健脾和胃。

方药：香苏散加味。

香附6g，苏梗10g，陈皮10g，炙甘草5g，吴茱萸2g，海螵蛸20g，煅瓦楞子20g，白术10g，茯苓10g，炒薏苡仁20g。5剂。

四诊：2004年12月22日。头痛，胃脘不适，口淡，口渴不多饮。舌淡红，苔薄白，脉细。

治法：暖肝补虚，和胃降逆。

方药：吴茱萸汤合半夏天麻白术汤。

吴茱萸3g，党参12g，生姜4片，大枣6枚，半夏10g，天麻10g，白术10g。3剂。

五诊：2004年12月27日。服药之后症状好转，停药2天，头痛又反复，口苦又淡。舌质红，苔薄白，脉细滑。中药守上方，加炒川连3g，4剂。

六诊：2005年1月4日。头痛消失，舌脉如上。中药守12月22日方，5剂。

七诊：2005年1月7日。因住宅周边噪音影响睡眠，又引发头痛，口淡，舌脉如上。

吴茱萸3g，党参12g，生姜4片，大枣5枚，半夏10g，天麻10g，白术10g。5剂。

服药之后，疼痛未再复发。

### 8.产后胃痛呕吐

参见"理中汤"条第9案。

### 9.恶露不绝

黄某，30岁。

初诊：2011年7月13日。2011年6月9日顺产一子，恶露至今未净，呈褐色。足跟痛，腰寒腹痛，寐差，目酸涩，乏力，口渴，尿黄，纳便正常。平素月经周期30天，经期6天，经量正常，色红，质稀，偶夹血块。生育史：1-0-0-1。舌淡红，苔薄白，脉细。

治法：暖宫止血。

方药：吴茱萸汤加减。

吴茱萸5g，党参12g，大枣6枚，炮姜6g，仙鹤草30g，阿胶（烊冲）10g。5剂。

二诊：2011年7月20日。恶露净2天，腰酸冷，寐差。舌淡红，苔薄白，脉沉细。

治法：温肾安神。

鹿角胶10g，肉桂3g，菟丝子15g，巴戟肉10g，淫羊藿12g，仙茅9g，金狗脊10g，仙鹤草20g，柏子仁20g。5剂。

### 10.腹泻

施某，34岁。

初诊：2021年10月12日。患者10年前出现腹泻，一日3～4次，如水样，偶有成形，逐年加重。曾辗转于30余位医生，未见成效。近6个月经中药治疗后大便仍水样，日解1～2次，偶有成形。现饱食或饥饿恶心明显，胃脘饱胀，胃纳欠佳，夜寐尚安，小便调。10月7日外院胃肠镜检查：慢性浅表性胃炎，结肠结构未见明显异常。舌淡红，苔薄白，脉细，重按无力。

中医诊断：泄泻（少阴寒泻）。

治法：温中补虚，降逆止泻。

方药：吴茱萸汤合旋覆代赭汤加味。

吴茱萸6g，党参12g，旋覆花（包）10g，代赭石50g，炙甘草6g，姜半夏15g，降香6g，生姜12g，大枣5枚。5剂。

二诊：2021年10月20日。进药一剂，次日大便立即成形。现大便正常3天，日解1

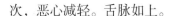

次，恶心减轻。舌脉如上。

方药：吴茱萸汤合旋覆代赭汤加味。

吴茱萸8g，党参12g，旋覆花（包）10g，代赭石50g，炙甘草6g，姜半夏25g，降香6g，陈皮15g，生姜8片，大枣5枚。7剂。

【按语】

吴茱萸汤又名"茱萸汤"，由吴茱萸、人参、生姜、大枣组成。以吴茱萸温中散寒、降逆下气，生姜散寒止呕，人参、大枣补虚和中。后人总结该方具有治疗"阳明寒呕、少阴利和厥阴头痛"的功效，是十分到位的。

案1为痛经案。20多年沉疴顽疾，经期小腹冷痛，热敷症状缓解，平时饮食忌寒凉，当为胞宫寒凝无疑；况且胃脘胀满隐痛反复发作10多年，大便溏软，脾胃虚寒可知。初诊从脾胃入手，以温脾燥湿法先行，用桃花汤合平胃散加味，痛经明显减轻；二、三诊以吴茱萸汤合桃花汤加味；四诊单独以吴茱萸汤加味治疗，痛经消弥。

案2为经期过长案。虽经色鲜红，但由于患者同时受寒胃痛、水泻、恶心，故温中散寒与止血并治，用吴茱萸汤加阿胶、荆芥炭、赤石脂温中健脾止血，一剂而罢。用吴茱萸汤治疗妇科血证的临床报道罕见。吴茱萸味辛、苦，性温。现代药理实验表明，其所含的去氢吴茱萸碱、吴茱萸次碱和芸香胺可兴奋子宫，使子宫明显收缩，故《日华子》称其能"下产后余血"，余血下而血可止也。温经汤中也有吴茱萸一味，知吴萸能温而不知其能止血者甚众。我运用吴茱萸汤治疗经期过长，也是以此功效为用药依据的。

案3为经停呕吐案。经停2个月，冲气上逆，发为呕吐，舌淡脉细，为中寒气逆之象。治当温中理气降逆。先用吴茱萸汤加半夏、陈皮、砂仁，3剂功成；再用调经总方温经汤治理月经。

案4为月经后期案。根据患者胃寒、头晕、乏力、腰酸，辨证为脾胃虚寒，经血阻滞。方用吴茱萸汤，加肉桂温中散寒，加丹参活血调经，一诊奏效。

案5为妊娠恶阻案。该案属于恶阻轻症，仅见恶心口淡，唾多。虽则如此，不治必剧，证属脾胃虚寒。先用桂枝去芍药加附子汤合小半夏汤不效，再用吴茱萸汤合附子粳米汤，未进寸功。再三思忖，不效之因并非辨证不确，而是用药分量存在问题，于是将吴茱萸由5g增至8g，合小半夏汤、橘皮汤加砂仁；恶心终除，不吐口水，口中微淡，守原方加吴茱萸至9g，以善后。中医向来有效不更方的说法，而此案则反其道而行之，无效仍不更方，如此做法，全在于识证。不更方剂，而变换用药剂量，竟然成功。该案貌似轻症，然非此大剂吴茱萸，则不能愈。

案6为妊娠剧吐案。所用方剂有二陈汤合三子养亲汤、吴茱萸汤，然无寸功。思忖无功之由，当系有饮停胃，故见涎水甚多。改变用药途径，仍用吴茱萸汤加味敷脐，殊途同归，竟建奇功。

案7为妊娠头痛见泛酸、心烦、便秘案。其证属肝热胃寒，用黄连温胆汤加味，头痛消失。四诊时头痛复发，症见胃脘不适、口淡、口渴不多饮。其证转为肝胃虚寒，痰湿阻滞。改用吴茱萸汤合半夏天麻白术汤暖肝补虚，和胃降逆。药后症状好转，但头痛反复，口苦又淡，舌质红。此为用药过于温热之故，再加炒川连而安。

案8为产后胃痛呕吐案。起因于误治而过食生冷瓜果，致使胃阳受伤，故用吴茱萸汤合丁蔻理中汤以温中健脾、调气降逆。一诊胃痛便除，再加大吴茱萸分量，另加沉香（冲）、陈皮以治疗脘胀呕吐，用开塞露灌肠通下大便。二诊呕吐除，再用小建中汤加吴茱萸、半夏、丁香、檀香以温中补虚缓急，胃脘隐痛便消，最后用香砂六君子汤以善后。《素问·五常政大论》说："气寒气凉，治以寒凉，行水渍之；气温气热，治以温热，强其内守。"其意为气候寒凉的地方，多内热，可用寒凉药物治疗，可用汤液浸渍的方法。气候温热的地方，多内寒，可用温热的药物治疗，以加强内部的阳气。何以气候寒凉之地多内热，过食辛热故也；何以气候温热之地反内寒，亦过食寒凉之品故也。上案即为例证。

案9为恶露不绝案。因色褐，腰冷，恶露质稀，辨证为胞宫虚寒型。《本草备要》称吴茱萸："下产后余血（故产后必用之）。"以此为据，吴茱萸汤为首选，改行散的生姜为固守的炮姜；加仙鹤草、阿胶，增强止血之功，一发中鹄。

案10为腹泻10年案。依据清代汪昂的《汤头歌诀》中云："吴茱萸汤人参枣，重用生姜温胃好。阳明寒呕少阴利，厥阴头痛皆能保。"该案便属于"阳明寒呕少阴利"，故选用吴茱萸汤治疗。合用旋覆代赭汤者，以和胃降逆。正如《灵枢·九针十二原》所云："疾虽久，犹可毕也。言不可治者，未得其术也。"

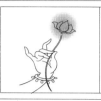

# 一二三、五苓散

【原文】

1.假令瘦人脐下有悸，吐涎沫而癫眩，此水也，五苓散主之。《金匮要略·痰饮咳嗽病脉证治第十二》

2.脉浮，小便不利，微热消渴者，宜利小便、发汗，五苓散主之。《金匮要略·消渴小便利淋病脉证并治第十三》

3.渴欲饮水，水入则吐者，名曰水逆，五苓散主之。《金匮要略·消渴小便利淋病脉证并治第十三》

4.太阳病，发汗后，大汗出，胃中干，烦躁不得眠，欲得饮水者，少少与饮之，令胃气和则愈。若脉浮，小便不利，微热消渴者，五苓散主之。《伤寒论》(71)

5.发汗已，脉浮数，烦渴者，五苓散主之。《伤寒论》(72)

6.伤寒汗出而渴者，五苓散主之；不渴者，茯苓甘草汤主之。《伤寒论》(73)

7.中风发热，六七日不解而烦，有表里证，渴欲饮水，水入则吐者，名曰水逆，五苓散主之。《伤寒论》(74)

8.病在阳，应以汗解之，反以冷水潠之。若灌之，其热被劫不得去，弥更益烦，肉上粟起，意欲饮水，反不渴者，服文蛤散。若不瘥者，与五苓散。《伤寒论》(141)

9.本以下之，故心下痞，与泻心汤。痞不解，其人渴而口燥烦，小便不利者，五苓散主之。《伤寒论》(156)

10.太阳病，寸缓关浮尺弱，其人发热汗出，复恶寒，不呕，但心下痞者，此以医下之也。如其不下者，病人不恶寒而渴者，此转属阳明也。小便数者，大便必硬，不更衣十日，无所苦也。渴欲饮水，少少与之。但以法救之，渴者，宜五苓散。《伤寒论》(244)

11.霍乱，头痛发热，身疼痛，热多欲饮水者，五苓散主之；寒多不用水者，理中丸主之。《伤寒论》(386)

【组成与用法】

泽泻一两一分　猪苓三分，去皮　茯苓三分　白术三分　桂二分，去皮

上五味，为末，白饮服方寸匕，日三服，多饮暖水，汗出愈。

【功效】温阳化气，渗水利湿。

## 【医案】

### 1.经前肿胀

张某，25岁。

初诊：2005年10月6日。因痛经9年、盆腔炎症性疾病后遗症（妇科检查：宫体、两侧附件、两侧子宫骶骨韧带均触痛）于9月2日开始就诊。痛经每次持续24~48小时，服止痛片无效。经过1个多月的调气血、清湿热方法治疗，月经于9月9日来潮，痛经依旧。此次就诊时，患者诉说近4年来，每于经前几天体重便会自然增加1~2kg，一夜之间即觉明显发胖；伴恶心，身体发胀感，经后体重恢复到正常的50.5kg，小便无异常，今日体重50.2kg。舌淡红，苔薄白，脉沉细。

西医诊断：经期紧张综合征。

治法：温阳益气，行气渗湿。

方药：五苓散合五皮散加减。

桂枝6g，茯苓皮30g，白术12g，泽泻12g，猪苓12g，大腹皮12g，陈皮12g，桑白皮10g，益母草30g。5剂。

二诊：2005年11月11日。月经10月8日来潮，痛经明显减轻，今日体重50.5kg，恶心消失，舌脉如上。

治法：温阳健脾渗湿，和血清热。

方药：五苓散合当归芍药散、薏苡附子败酱散。

桂枝6g，茯苓皮30g，白术12g，泽泻12g，猪苓12g，当归6g，川芎6g，白芍10g，薏苡仁30g，淡附片6g，败酱草30g。7剂。

此后，用仙方活命饮加味，连续服用14剂。

三诊：2005年11月24日。月经今日来潮，体重未增加，无恶心，无痛经，舌糜，舌脉如上。

治法：温阳渗湿，和血清热。

方药：茵陈五苓散合当归芍药散加味。

茵陈12g，桂枝6g，茯苓皮30g，白术12g，泽泻12g，猪苓12g，当归6g，川芎6g，白芍10g，蒲黄10g，五灵脂10g，延胡索10g，大血藤20g。5剂。

经后一直连续投服仙方活命饮加味19剂。

此后，连续观察5个月经周期，经前体重稳定，身体发胀现象消失。

### 2.经行泄泻

蒋某，27岁。

初诊：2012年7月23日。2012年6月10日在某医院行连续硬膜外麻醉下，行"盆腔粘连松解术+左侧卵巢内膜囊肿剥除术+双侧输卵管通液术"。月经7月22日来潮，经量经色正常，有血块；腹胀不适，今腹泻如水、日解5~6次，神疲乏力，头晕，纳可，多梦易醒，小便尚可。舌淡红，苔薄白，脉细。

治法：温阳化气，利水渗湿。

方药：五苓散加味。

桂枝6g，茯苓10g，炒白术10g，泽泻10g，猪苓10g，香薷6g，神曲10g。7剂。

二诊：2012年7月31日。进药2剂，腹泻即止，现口干、乏力、多汗。舌淡红，苔薄白，脉细。

治法：益气健脾生津。

方药：生脉散加味。

太子参15g，麦冬10g，五味子5g，白扁豆20g，玉竹10g，生黄芪15g。7剂。

### 3.经行头痛呕吐

余某，29岁。

初诊：2012年8月7日。经行头颞抽痛，恶心呕吐3个月。既往月经规律，月经周期30天，经期6天。月经7月20日来潮，量少，色黯红，有血块，经期头痛剧烈；无恶心呕吐，腹泻严重；白带量中，色白，有异味；纳寐佳，平时便秘，易疲劳，腹部按压时隐痛，时烦躁。生育史：2-0-2-2，孩子均顺产，无痛人流1次，人流1次，已结扎。妇科检查：外阴无殊，阴道通畅，分泌物量少色白，宫颈尚光滑；宫体平位，质地中等，正常大小，活动，无压痛；右侧附件压痛，左侧无压痛。舌淡红，苔薄白，脉细。

治法：化痰利水，清热平肝。

方药：五苓散合小半夏加茯苓汤、戊己丸加味。

桂枝3g，茯苓10g，猪苓10g，白术10g，泽泻10g，生半夏10g，生姜4片，黄连3g，吴茱萸10g，炒白芍12g，珍珠母20g，僵蚕10g。7剂。

二诊：2012年8月15日。月经于8月15日转，头痛呕吐腹泻消失，仅觉头重，经量不多。舌淡红，苔薄白，脉细，便秘。

治法：清热息风镇潜。

方药：风引汤加减。

制大黄5g，干姜3g，龙骨15g，桂枝3g，甘草6g，牡蛎30g，寒水石20g，滑石15g，赤石脂12g，紫石英15g，石膏15g，蔓荆子12g，全虫6g，僵蚕10g，生半夏10g。7剂。

### 4.妊娠恶阻

吴某，30岁。

初诊：2006年2月16日。因不排卵黄素化卵巢综合征引起继发不孕4年就诊。经治疗之后，现已经妊娠50天；食后数小时即呕吐已经3天，吐出食物及酸水、胆汁，饥不欲食，口干口淡，左侧腰痛。舌稍红，苔薄白，脉细滑。

治法：温胃止呕。

方药：茯苓甘草汤合半夏干姜散。

茯苓12g，桂枝6g，炙甘草6g，生姜5片，半夏12g，干姜5g。4剂。

二诊：2006年2月20日。呕吐口水，状如泡沫；口干口淡，带多微黄，舌脉如上。

治法：温胃化饮，止呕。

方药：五苓散合半夏干姜散。

桂枝6g，茯苓12g，炒白术10g，泽泻10g，猪苓12g，干姜5g，半夏15g。4剂。

三诊：2006年2月28日。服药之后，恶阻日减，乃至消失。

### 5.妊娠停饮

李某，27岁。

初诊：2014年10月10日。妊娠近7周，胃脘冷，自觉胃中有水饮停留，嗳气，呕吐，呃逆泛酸。舌淡红，苔薄白，脉细滑。

中医诊断：妊娠停饮。

治法：温阳化气，散寒逐饮。

方药：五苓散合小半夏加茯苓汤加减。

肉桂5g，茯苓10g，泽泻10g，炒白术10g，猪苓10g，半夏10g，干姜3g，丁香1g，蔻仁（杵冲）5g，党参10g。5剂。

二诊：2014年10月15日。呕吐减轻，胃中停饮及其余症状均消除。中药守上方，5剂。

### 6.妊娠背冷

阚某，28岁。

初诊：2018年5月8日。妊娠11周，因泛酸曾一度连续饮用瓶装小苏打水。现口干，胃中多水，背部约二手掌大小寒冷，需用热水袋敷，手心发热，需放冰凉处。肛痛，嗳气，泛酸，大便正常。舌淡红，湿润，苔薄白，脉细。

治法：温阳化气，渗水利湿。

方药：五苓散加减。

肉桂3g，泽泻10g，茯苓10g，猪苓10g，炒白术10g，紫苏梗10g，佛手10g，甘松10g，瓦楞子30g，4剂

二诊：2018年5月10日。背部冷减，胃脘持续性疼痛，泛酸，舌脉如上。中药守上方，加海螵蛸20g，浙贝母10g，炒白芍10g，2剂。

三诊：2018年5月12日。胃脘痛除，背冷式微，舌脉如上。中药守上方，5剂。

四诊：2018年5月17日。背冷已除，嗳气难，胃脘隐痛，口酸。舌淡红，苔薄白，脉细。

香附10g，紫苏梗10g，炙甘草6g，陈皮9g，佛手9g，太子参12g，甘松10g，乌药6g，石决明15g，半夏9g。4剂。

### 7.妊娠外感发热腹泻

金某，27岁。

初诊：2013年7月29日。妊娠48天，无明显诱因下出现午后微热1个月，体温37.6℃，畏风；伴呕吐，汗出淋漓，发热至次晨退清，口渴喜饮，无鼻塞流涕，咽峡充血，二便可。尿常规检查：尿酮体弱阳性。血常规检查正常。舌淡红，苔根腻，脉滑。

中医诊断：妊娠外感发热（湿重于热）。

西医诊断：妊娠合并上呼吸道感染。

治法：清热化湿，解暑退热。

方药：三仁汤加味。

杏仁10g，滑石15g，通草5g，厚朴5g，半夏10g，竹叶10g，蔻仁冲5g，生薏苡仁30g，青蒿10g，白薇10g，秦艽10g。3剂。

二诊：2013年8月2日。午后微热未退，呕吐消失，大汗已除，腹泻如水3天，伴腹痛、喷嚏。舌淡红，苔薄腻，脉细。

治法：利水燥湿，和胃解暑。

方药：五苓散合平胃散加味。

茯苓12g，猪苓10g，泽泻10g，炒白术10g，桂枝6g，苍术10g，厚朴10g，陈皮9g，生甘草5g，香薷6g，神曲10g。3剂。

三诊：2013年8月5日。进药1剂，发热、腹泻即止，下腹疼痛3天，昨天骨盆酸痛持续一天，嗳气多。体检：下腹轻压痛，右侧近脐处压痛略著，麦氏点无压痛。舌淡红，苔薄白，脉细。

治法：调气止痛。

方药：四逆散加味。

柴胡10g，枳壳10g，白芍10g，生甘草5g，薤白10g，槟榔5g，砂仁（杵冲）3g，木香3g，沉香（冲）3g。3剂。

### 8.妊娠转胞（会诊）

姚某，40岁。因"停经63天，腹胀伴小便频数量少2天"于2018年11月29日入院。

患者平素月经规则，周期26～28天，月经为2018年9月28日，量、色、质如前。10月28日自测尿妊娠试验阳性。11月23日B超检查：宫内妊娠63天，宫内孕囊长径52mm，见卵黄囊；并见胚芽，长22mm；见原始心管搏动，子宫肌瘤（肌壁间）40mm×26mm。2天前，患者无明显诱因下出现小腹胀满，小便频数，点滴而出，按压小腹有明显尿意，无尿急尿痛，无恶寒发热，无腹痛，无腰酸。11月29日门诊B超检查：双肾输尿管膀胱未见明显异常，残余尿约800mL，尿潴留可能。既往史：健康情况一般。否认既往重大病史。27岁结婚。生育史：1-0-4-1，2004年顺产一女。2001年、2002年、2003年、2014年均因社会因素人流1次。体格检查：体温37.0℃，脉搏86次/分，呼吸18次/分，血压98/62mmHg；神清，精神可，甲状腺不肿；两肺呼吸音清，未及啰音；心律齐，未及病理性杂音。腹部膨隆，小腹轻压痛，无反跳痛，耻骨联合上缘可叩诊浊音，移动性浊音阴性，两肾区叩击痛阴性，两下肢不肿，神经系统检查无殊。舌质淡红，苔薄白，脉细滑。妇科检查暂缓。

入院诊断：中医诊断：妊娠转胞（肾虚型）。西医诊断：妊娠合并尿潴留；子宫肌瘤。

入院后处理：①留置导尿。②隔葱灸神阙穴、腹壁膀胱区热敷，温灸二阴交。③中药内服。

门诊方药：以温阳利水立法，主方肾气丸合滋肾通关丸加减。

熟地黄10g，山药10g，山茱萸10g，茯苓10g，泽泻10g，牡丹皮10g，当归6g，川芎3g，龙骨30g，牡蛎30g，金银花10g，仙鹤草20g，肉桂3g，黄柏5g。3剂。

煎服方法：上方每日1剂，水煎2次，共取汁300mL。分2次早晚温服，每次150mL。

2018年11月30日：血常规、C-反应蛋白、降钙素原、肝肾功能、电解质、空腹血糖无异常。性激素选项：绒毛膜促性腺激素99416.0mIU/mL，雌二醇4239pmol/L，孕酮68.800nmol/L。

2018年12月1日尿常规选项：尿隐血（++），尿蛋白（±），红细胞392/μL，红细胞（镜检）71/HP，白细胞323/μL，白细胞（镜检）58/HP。

2018年12月1日因患者要求，于上午9：30左右拔除导尿管，至中午12：30左右尿意明显，腹胀，排尿困难；欲排尿时，下腹部撕裂样疼痛，向两侧胯部放射，甚至出冷汗及发抖。无恶寒发热，无恶心呕吐，无咳嗽，大便已解。体格检查：腹部膨隆，按压有尿意，无压痛，无反跳痛，耻骨联合上缘可叩诊鼓音，移动性浊音阴性，两肾区叩击痛阴性，两下肢不肿。立即留置导尿，引出淡黄色尿液800mL。考虑患者尿常规中见白细胞及红细胞，预防尿路感染，静滴头孢曲松针2.0g，每日1次，以及会阴护理。并予尿液培养，排除病原菌感染。

改为益气升提，利湿通淋立法，方药以补中益气汤加减，方药如下。

党参10g，黄芪15g，炒白术10g，炙甘草3g，升麻5g，柴胡5g，当归6g，陈皮6g，茯苓10g，车前子10g，蒲公英15g，浙贝母10g。3剂。

之后患者留置导尿管，每日引出淡黄色尿液近1500mL。

2018年12月3日复查尿常规：红细胞20/μL。

2018年12月4日患者诉尿管在位时，试自解小便，量少，伴有小腹隐痛不适。在前方基础上，加苦参10g，黄柏10g，槲寄生15g，续断10g，3剂。

2018年12月5日复查尿常规：尿隐血（＋），红细胞44/μL，红细胞（镜检）8/HP，白细胞29/μL。尿培养结果：杂菌生长。

2018年12月5日，患者要求拔除导尿管，试自行排尿。拔出导尿管3~4小时后，再次出现小便不通及腹胀等症状。在原治疗基础上，加温灸会阴穴，并电话泌尿外科医生会诊后，建议间歇性导尿，锻炼膀胱排尿功能，可控制和改善遗尿问题。故予患者白天行间歇性导尿，夜间留置导尿。

会诊一：2019年12月6日。结合舌质稍淡，有齿痕，苔薄腻，脉涩。

治法：温脾行气利水。

方药：五苓散合五磨饮子加减。

肉桂3g，茯苓皮15g，猪苓10g，泽泻10g，白术10g，大腹皮10g，乌药9g，枳壳5g，槟榔6g，沉香（冲）3g。4剂。

2019年12月7日复查尿常规：红细胞25/μL，白细胞27/μL。头孢曲松已用7天，予停用。

2019年12月9日拔除导尿管后，可自行排尿，无腹胀不适。

会诊二：2019年12月10日。患者自行排尿2天，尿量大，鼻痒，喷嚏，大便干结，舌脉同前。

肉桂3g，茯苓皮15g，猪苓10g，泽泻10g，白术10g，桔梗5g，蝉蜕5g，通草4g，降香（后下）5g。4剂。

2019年12月11日患者出院。

### 9.产后腹泻

万某，29岁。因"产后腹泻反复50天"前来就诊。

初诊：2022年12月6日。患者2022年10月12日顺产，婴儿3.4kg重，产后恶露50天净；11月29日体检发现阴道炎，服用头孢类和妇乐片。现带下减少，色黄绿；产后第五天开始水泻，日解1~3次，质稀；肠鸣，矢气多；产后无明显出汗，身冷，无口苦，无反酸，无胃胀，无胃痛，无腰酸，小腹隐痛。日进6顿，以面条和稀粥为主，清淡易消化，精神尚可。产前易腹泻。生育史：1-1-0-1（顺）。无药物过敏史。腹诊：腹软，皮温暖，无明显压痛，叩诊：脐周及升结肠可及鼓音；妇科检查：外阴无殊，阴道通畅，分泌物量中色白，宫颈中度柱状上皮外移；宫体后位，质地中等，正常大小，无压痛；两侧附件轻压痛。2022年11月29日B超检查：子宫内膜厚度8mm，宫体偏大（56mm×64mm×48mm），宫腔内强回声3mm；产后检查：阴道壁中度膨出，轻度子宫脱垂。舌稍淡红，苔薄腻，脉细。

中医诊断：产后泄泻（水湿内停）。

治法：温阳利水，燥湿和中。

方药：五苓散合平胃散加味。

桂枝5g，泽泻10g，猪苓10g，茯苓10g，炒白术10g，炒苍术10g，陈皮10g，厚朴10g，炙甘草6g，木香10g，槟榔10g，薤白10g，黄连5g，炮姜5g，六神曲10g，大腹皮12g。4剂。

二诊：2022年12月10日。进药1剂，腹泻即停，日解1次，正常成形；偶有右少腹隐痛。现进食软饭，矢气多，月经未潮，出现痔疮。舌脉如上。

方药：中药守上方。

泽泻10g，猪苓10g，茯苓10g，炒白术10g，桂枝5g，炒苍术10g，陈皮10g，厚朴10g，炙甘草6g，木香10g，槟榔10g，薤白10g，黄连5g，炮姜5g，六神曲10g，大腹皮12g。7剂。

### 10.卵巢过度刺激综合征

林某，29岁。

初诊：2003年11月4日。婚后半年未孕，月经15岁初潮，周期延后一周，或者需要黄体酮治疗后才来潮，基础体温单向。B超检查：子宫正常大小，两侧卵巢正常大小，见较多小卵泡发育。停经3个月，内分泌检查：雌二醇186.6pmol/L（黄体期正常值202.0~774.0pmol/L），泌乳素381.5mIU/L，孕酮0.75nmol/L（黄体期正常值10.62~81.28nmol/L），睾酮2.8nmol/L（正常值0.5~2.6nmol/L）。月经周期第3天测促卵泡生成素4.4mIU/mL（卵泡期正常值2.5~10.2mIU/mL），促黄体生成素18.7mIU/mL（卵泡期正常值1.9~12.5mIU/mL），促黄体生成素/促卵泡生成素＞4。妇科检查提示两侧附件炎。经过2个月经周期的妈富隆片口服和中药抗炎治疗之后，促卵泡生成素3.6mIU/mL，促黄体生成素2.9mIU/mL，睾酮＜0.35nmol/L。8月给予中药助孕和注射绒毛膜促性腺激素针，未见卵泡发育；9月给予枸橼酸氯米酚胶囊＋尿促性素针，仅见小卵泡发育。月经10月24日来潮。西医诊断：多囊卵巢综合征；两侧附件炎；卵泡发育障碍。舌淡红，苔薄白，脉细。

使用促使卵泡发育和促使卵泡排出的枸橼酸氯米酚胶囊＋尿促性腺激素＋绒毛膜促性腺激素方案后，出现下腹胀甚，尿意频短，尿检正常。B超显示：子宫内膜厚度11mm。左侧卵巢59mm×40mm；内见20mm×19mm，17mm×14mm，22mm×15mm，20mm×14mm，20mm×16mm，15mm×13mm，18mm×13mm，15mm×11mm，14mm×13mm等囊性暗区，壁光滑，内透声佳。右侧卵巢65mm×44mm；内见16mm×14mm，13mm×12mm，14mm×9mm，20mm×16mm，19mm×12mm，14mm×11mm，17mm×10mm，17mm×13mm，13mm×10mm，16mm×14mm，16mm×15mm，13mm×13mm，14mm×13mm，16mm×10mm等囊性暗区，壁光滑，内透声佳。舌淡红，苔薄白，脉细。

西医诊断：卵巢过度刺激综合征。

治法：温阳化气，利水渗湿。

方药：五苓散合五皮散加减。

茯苓皮30g，猪苓20g，白术30g，泽泻10g，桂枝6g，大腹皮20g，陈皮9g，桑白皮10g，赤小豆45g，车前子（包煎）10g，槟榔10g，天仙藤10g。5剂。

二诊：2003年11月8日。B超检查：子宫内膜厚度14mm。左侧卵巢见28mm×26mm，26mm×25mm，23mm×17mm，32mm×21mm，29mm×19mm，20mm×16mm，23mm×15mm囊性暗区；壁光滑，内透声佳。右侧卵巢见32mm×29mm，29mm×23mm，30mm×19mm，30mm×25mm，23mm×17mm，19mm×14mm，21mm×15mm，21mm×13mm，19mm×14mm，20mm×17mm囊性暗区；壁光滑，内透声佳。子宫直肠凹见11mm液性暗区。

三诊：2003年11月10日。下腹胀减轻，小便转长。B超检查：子宫内膜厚度16mm。左侧卵巢72mm×54mm；可见44mm×38mm，36mm×24mm，32mm×23mm，38mm×34mm，20mm×16mm，20mm×16mm，30mm×25mm囊性暗区；壁光滑，内透欠声佳。右侧卵巢80mm×51mm；可见42mm×30mm，42mm×43mm，38mm×33mm，38mm×31mm，23mm×18mm囊性暗区；壁光滑，内透欠声佳。子宫直肠凹见19mm液性暗区。舌淡红，苔薄白，脉细。中药守上方，加槟榔至20g，5剂。

四磨汤口服液，每次1支，每日2次，口服。

四诊：2003年11月17日。下腹胀除，偶觉隐痛，小便正常，舌脉如上。

治法：和血行气，渗湿清热。

方药：当归芍药散加味。

当归9g，白芍12g，川芎6g，白术12g，茯苓皮20g，泽泻12g，蒲公英15g，大血藤20g，大腹皮15g，延胡索10g，川楝子10g，赤小豆45g。5剂。

四磨汤口服液，每次1支，每日2次，口服。

五诊：2003年11月29日。月经11月21日来潮，净已3天，腹部已无不适。B超检查：子宫51mm×46mm×49mm，子宫内膜厚度6mm。左侧卵巢50mm×28mm，见30mm×17mm囊性暗区；右侧卵巢49mm×37mm，见26mm×17mm囊性暗区。子宫直肠凹未见液性暗区。

### 11.预防卵巢过度刺激综合征

张某，27岁，因"继发不孕2年"就诊。

初诊：2007年1月29日。经过性激素检测，诊断为多囊卵巢综合征。月经1月18日来潮，周期第5天给予他莫昔酚片促使卵泡发育。今天B超监测：子宫内膜厚度达8mm，最大卵泡7mm×6mm，提示卵泡发育迟缓。舌淡红，苔薄白，脉细。尿促性素针，每日150U，肌内注射，连续6天。

二诊：2007年2月2日。B超检查：子宫内膜厚度11mm，最大卵泡11mm×10mm，舌脉如上。尿促性素针，每日150U，肌内注射，连续3天。

三诊：2007年2月5日。B超检查：子宫内膜厚度11mm。左侧卵巢49mm×42mm，最大卵泡15mm×11mm；右侧卵巢49mm×38mm，最大卵泡15mm×12mm。舌脉如上。尿促性素针，每日150U，肌内注射，连续3天。

四诊：2007年2月8日。B超检查：子宫内膜厚度11mm。左侧卵巢58mm×50mm，最大卵泡20mm×17mm；右侧卵巢66mm×44mm，最大卵泡22mm×18mm。舌脉如上。中药活血化瘀方剂+针刺+复方丹参注射液静脉滴注促使排卵。

五诊：2007年2月9日。B超复查：子宫内膜厚度11mm。左侧卵巢70mm×58mm，最大卵泡23mm×17mm；右侧卵巢82mm×50mm，最大卵泡19mm×17mm。舌脉如上。

治法：温阳化气，利水渗湿。

方药：五苓散合五皮散加减。

茯苓皮30g，猪苓20g，生白术30g，泽泻10g，桂枝6g，大腹皮20g，陈皮9g，桑白皮10g，赤小豆30g，车前子10g，天仙藤10g。4剂。

四磨汤口服液，每次1支，每日2次，口服。

六诊：2007年2月14日。自始至终患者仅仅于今天出现下腹微胀现象，舌脉如上。中药守上方，续进7剂。

### 12.水逆症

陈某，26岁。

初诊：2012年10月18日。入秋之后，常觉口干，喜饮温水，但有时忙碌，常忘饮水，待口感甚时，便饮水一大杯；晨起或夜里醒后口干，欲饮水。晨起口苦，时感头晕，咽中痰多不易咯出，梦多，畏风，小便清长，晨起溲黄，大便时干时溏。今日下午突然自觉饮水后口干更甚，恶心欲呕，有水停留于咽喉与食道中的感觉。舌淡红，苔薄滑，脉细。

中医诊断：水逆症。

治法：温阳化气利水。

方药：五苓散加味。

桂枝3g，炒白术10g，茯苓10g，泽泻10g，猪苓10g，桔梗5g，薏苡仁15g，车前子10g（包煎）。3剂。

二诊：2012年10月22日。19日中午回家，即煎药服用2剂后，与朋友聚谈，饮茶较多，未有任何不适感觉。

### 13.肠间水气

朱某，44岁。

初诊：2018年1月18日。自诉肠间沥沥有水声一周。胃纳可，尿频，大便正常。舌淡红，苔薄白，脉细。

中医诊断：肠间积气。

治法：健脾行气利水。

方药：五苓散加减。

茯苓皮15g，猪苓10g，泽泻10g，桂枝5g，半夏10g，陈皮10g，木香10g，槟榔10g，枳壳6g。7剂。

二诊：2018年1月25日。肠间水气消失。

### 14.脐下悸动

朱某，62岁。因"脐下悸动4年"就诊。

初诊：2019年9月30日。患者4年前无明显诱因下出现脐下悸动，无疼痛，矢气不多，胃寒，不耐寒凉，二便正常；寐差，一夜仅睡3～4小时。舌淡红，苔薄白，脉细。

中医诊断：脐下悸动。

治法：温阳利水，降气镇逆。

方药：五苓散加味。

猪苓10g，泽泻10g，炒白术10g，茯苓10g，桂枝6g，紫石英20g，沉香（冲）2g，大腹皮12g。7剂。

二诊：2019年10月16日。药后脐下悸动明显减轻，腰痛，舌脉如上。中药守上方，加降香（后入）5g，7剂。

药后脐下悸消失。

### 15.眩晕

沈某，31岁。

初诊：2021年6月11日。眩晕，如坐舟车已11天，额头冒冷汗，血压115/53mmHg。入睡难，凌晨3～5小时才睡（因从事网络直播，工作时间在18～23时），易乏，气短，易怒，昏蒙。纳差，大便每日2～3次，色黄质稀；尿频，平均间隔半小时，量多色中；每日饮水3000mL。月经6月8～10日，量少，色鲜。既往甲亢病史。5月18日外院B超：子宫内膜厚度6.8mm，余无殊。舌稍淡，有牙痕，苔薄腻，脉细。

中医诊断：眩晕（脾虚湿盛）。

治法：温阳化气，健脾渗湿。

方药：五苓散加味。

桂枝6g，炒白术10g，茯苓10g，猪苓10g，泽泻30g，防风10g，党参10g，陈皮9g，枳壳10g，天麻10g。7剂。

吩咐每日饮水量减少至1500～2000mL。

二诊：2021年6月18日。头晕减半，冷汗、睡眠改善；大便正常，日解1次。去年1月无明显诱因下出现右侧胸痛，不敢深呼吸，喜按压，服用抗生素后疼痛缓解，其间经常反复发作。近一周再发胸痛，隐痛，已服用头孢7天。服药后，疼痛可缓解数小时。近1个月每天睡前干咳较剧，持续半小时，需饮水润喉后才够入睡，寐可。讲话多后痰多，色白质黏，音哑。舌脉如上。中药守上方，加蝉蜕6g，木蝴蝶5g，7剂。

三诊：2021年6月25日。头晕已除，声音改善，寐可，纳欠，大便正常，小便正常。舌淡红，苔薄白，脉细。

方药：参苓白术散加减。

治法：益气健脾渗湿。

党参15g，茯苓10g，炒白术10g，薏苡仁20g，砂仁（杵冲）5g，桔梗3g，白扁豆15g，炒山药15g，陈皮9g，木蝴蝶6g，蝉蜕9g，山楂5g，炙甘草6g。7剂。

【 方剂比较 】

茯苓泽泻汤与五苓散的比较（表25）

表25　茯苓泽泻汤与五苓散的比较

| 方剂 | 药物组成 | | | | | |
|------|------|------|------|------|------|------|
| 茯苓泽泻汤 | 茯苓 | 泽泻 | 甘草 | 桂枝 | 白术 | 生姜 |
| 五苓散 | 茯苓 | 泽泻 | | 桂枝 | 白术 | 猪苓 |

两方都含有茯苓、泽泻、桂枝、白术，均具有温化内饮的作用。茯苓泽泻汤还有甘草和中，生姜温中散饮，故更适合于中寒甚者；五苓散则有猪苓，渗湿作用更佳。茯苓泽泻汤中桂枝具有温阳化气之用，五苓散中桂枝则兼解肌发表之效。

【 按语 】

五苓散具有温阳化气，健脾利水的作用；可以治疗外有表证内停水湿，或者水湿内停水肿泄泻，或者痰饮为患，或者水入即吐的水逆症。水湿痰饮为阴邪，可以停留于人体的某一部位而产生疾病，此时治当温阳蠲饮。日本医家常把脱水作为应用五苓散的重要指标。【伊藤嘉纪.以五苓散为例论"证"的病理生理[J].日本东洋医学会志，1978，28（3）：1.】

案1为经前肿胀案。本病属于《素问·脉要精微论》中的饮"易入肌皮肠胃之外"的"溢饮"。患者体重骤增身胀，恶心，脉沉细，此由于经期临近，阴气下聚，阳气不得敷布，脾失健运引起的水湿停留所致。《素问·至真要大论》有"诸湿肿满，皆由于脾"之训，故其病责在脾之阳。由于患者有盆腔炎症性疾病后遗症病史，故平时以和血清湿热治疗为主，经前则以温阳行气、健脾化湿为治。初诊以五苓散合健脾渗湿的防己黄芪汤、五皮散治疗，犹初阳之出，阴霾自散。加益母草30g，意在活血止痛，利水消肿，是治疗痛经水肿的良药。临床实验已经表明，大剂量益母草具有利尿作用，其作用与剂量成正比。以后经前用五苓散合当归芍药散、薏苡附子败酱散以温阳行气，清热化湿；口糜时，改为茵陈五苓散合当归芍药散加味治疗，经前肿胀得到控制。

案2为经行水泻案。水泻者，属于《素问·气交变大论》中的"鹜溏"。其中或因气化不利，二阴不分，水走后窍者。五苓散温阳化气，利水渗湿，具有前后分清作用。服用之后，水泻自止，这便是中医"利小便，实大便"的理论。方中加香薷者，亦起解暑利湿之功。由于腹泻已使气阴耗损，出现口干、乏力、多汗症状，用生脉散加白扁豆、玉竹、生黄芪益气健脾生津。

案3为经行头痛呕吐案。由于头颞呈抽痛，烦躁，多因肝火为患；头痛时腹泻严重，恶心呕吐，系木盛侮土，水湿下注，痰湿逆上所致。用戊己丸加珍珠母、僵蚕清热平肝，用五苓散合小半夏加茯苓汤化气渗湿，和胃降逆，一诊症除。再用风引汤加减，清热息风镇潜以善后。

案4为妊娠恶阻案。初诊时，以温胃止呕的茯苓甘草汤合半夏干姜散治疗。虽然呕吐已经控制，但仍见吐口水，状如泡沫，口干口淡，根据《金匮要略》"吐涎沫而癫眩，此水也，五苓散主之"之旨，改用五苓散合半夏干姜散治疗，恶阻向愈。

案5为妊娠停饮案。此为脾胃阳气不足，水湿不化，停留不去所致。用五苓散加党参，是《成方切用》中的春泽汤，除了温阳化气渗湿作用之外，兼扶脾，顾护正气；合小半夏加茯苓汤，易生姜为干姜，增强温中散寒作用；加丁香温中降逆止呃。

案6为妊娠背冷案。患者泛酸，属于肝火犯胃。因她过度饮用小苏打水来抑制泛酸，导致寒饮内停，津液不化。既觉口干，又觉胃中多水，舌苔湿润。背部约二手掌大小寒冷，印证了《金匮要略·痰饮咳嗽病脉证并治第十二》的"夫心下有留饮，其人背寒冷如手大"。手心热，肛痛，嗳气，泛酸，仍属肝火犯胃。遵"病痰饮者，当以温药和之"之训，先用五苓散温胃化饮渗水，加苏梗、佛手、甘松、瓦楞子调气和胃柔肝。三诊之后，背冷除，病近愈，再调理而康。

案7为妊娠外感微热案。其有发热、畏风的症状。因其病发已近8个月，舌苔腻，考虑暑湿为患，先用三仁汤加青蒿、白薇、秦艽清热化湿，解暑退热。药后湿稍化动，呕吐消失而发热不除；又见喷嚏，腹泻如水，符合《伤寒论》"霍乱，头痛发热，身疼痛，热多欲饮水者，五苓散主之"的条文。遂改用五苓散合平胃散加香薷、神曲，以利水燥湿，和胃解暑。进药1剂，发热、腹泻即止。

案8为妊娠转胞会诊案。转胞出自《金匮要略·妇人杂病脉证并治第二十二》中，所用之方系肾气丸。故住院医生首诊即以温阳利水立法，所开处方即是肾气丸合治疗癃闭的滋肾通关丸加减，还配合留置导尿、隔葱灸神阙穴、膀胱区热敷、温灸诸法，办法用尽，结果无效；二诊改为益气升提，利湿通淋立法。方药以补中益气汤加减，结合留置导尿管，使用抗生素，虽然古代医籍中也多记载，试用结果，仍然无效。据患者诉说，12月1日拔除导尿管后，一度尿意明显，腹胀，但排尿困难；欲排尿时，下腹部出现撕裂样疼痛，向两侧胯部放射，甚至出冷汗发抖；结合舌质稍淡，有齿痕，苔薄腻，脉涩。认为是脾阳不足，不能运化水湿，气机阻滞，无力转输枢纽所致。《伤寒论》（156）载："本以下之，故心下痞，与泻心汤。痞不解，其人渴而口燥烦，小便不利者，五苓散主之。"《金匮要略·消渴小便利淋病脉证并治第十三》也载:"脉浮,小便不利,微热消渴者,宜利小便、发汗,五苓散主之。"可见,五苓散是一张温脾化气、发汗利水的方剂。至于行气,我选用了五磨饮子去木香,加大腹皮。结果,一箭中鹄。可见治疾,不可一病一方,当以病机择方。

案9是产后水泻,肠鸣、矢气频多案。本病属于水渍肠道,气滞不通。故治疗当温阳利水,调气化湿。五苓散是治疗霍乱的方剂,所谓霍乱,则吐、利兼见。以五苓散温化水湿之邪,平胃散行气燥湿,两方相佐,便是后世著名的胃苓汤。由于药中肯綮,一剂而愈。

案10是卵巢过度刺激综合征案。该综合征常在不孕症治疗过程中使用了促使卵泡发育的枸橼酸罗米酚、尿促性素,以及促使卵泡排出的绒毛膜促性腺激素之后发生,出现腹胀、腹痛、腹水、胸水、少尿、水肿、恶心、呕吐、卵巢肿大等症状与体征;严重时会危及生命,因此需要重视和及时治疗。由于患者出现腹水、胸水、水肿、少尿,同时还存在腹痛、腹胀、恶心、呕吐、腹泻、头晕头痛、烦躁等症状。这些现象与水饮内停的症状类似,其中与五苓散证的"小便不利""水入则吐""痞不解""吐涎沫而癫眩""烦躁不得眠"等描述吻合。因此,治疗时还应本着"病痰饮者,当以温药和之"的宗旨。临床用五苓散配合五皮散为主,配合其他如赤小豆、车前子、路路通、天仙藤等行气渗湿的药物,治疗卵巢过度刺激综合征所引起的一系列症状,可以获得较理想的效果。需要注意的是,一旦发现卵巢过度刺激综合征征兆,就应停止使用尿促性素和绒毛膜促性腺激素,并及时干预治疗。

案11是对卵巢过度刺激综合征的预防案。经过用药之后,可以使得卵巢的刺激程度大幅度降低,症状十分轻微。此符合《灵枢·逆顺》中的"上工治未病,不治已病"的精神。

案12为口渴大量饮水案。饮不解渴,漾漾欲泛,甚或吐出的水逆症。《金匮要略·消渴小便不利淋病脉证并治第十三》说:"渴欲饮水,水入则吐者,名曰水逆,五苓散主之。"用五苓散温阳化气,渗湿利水,使津液上承,口便不渴;使水液下行,则无呕吐;加桔梗者,化痰利咽,提壶揭盖;加薏苡仁、车前子者,健脾渗湿。药证相对,效如桴鼓。

案13为肠间有水气,沥沥有声案。水气发声,在《素问·气厥论》中有相似的记载:"肺移寒于肾,为涌水。涌水者,按腹不坚,水气客于大肠,疾行则鸣濯濯,如囊里浆水之病也。"肠间水气发声,其实就是气体经过水所发出的声音。治疗一是行气,二是化水。行其气者,用木香、槟榔、枳壳、陈皮之属;化其水者,用五苓散之类。由于用药准确,一诊症弥。

案14为心下悸案。《伤寒论》127条称:"太阳病,小便利者,以饮水多,必心下悸。"《金匮要略·痰饮咳嗽病脉证并治第十二》称:"水在肾,心下悸。""假令瘦人脐下有悸,吐涎沫而癫眩,此水也,五苓散主之。"可见,悸者起因于水。患者脐下悸4年,又不耐寒凉,当属寒饮为患,用五苓散加调气之品,温阳利水,降气镇逆。

案15为眩晕案。《金匮要略·痰饮咳嗽病脉证并治第十二》称:"假令瘦人脐下有悸,吐涎沫而癫眩,此水也,五苓散主之。"据徐本、沈本、尤本,"癫眩"作"颠眩",即眩晕之意。可见水饮内阻,清阳不升,可作眩晕。患者眩晕咎由饮水过量,且过劳脾虚,故减其饮水,又以五苓散温阳利水,加党参、防风、天麻益气升阳利头目。

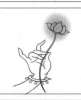

# 一二四、下瘀血汤

【原文】

师曰：产妇腹痛，法当以枳实芍药散，假令不愈，此为腹中有干血着脐下，宜下瘀血汤主之。亦主经水不利。《金匮要略·妇人产后病脉证并治第二十一》

【组成与用法】

大黄二两　桃仁二十枚　䗪虫二十枚，熬，去足

上三味，末之，炼蜜和为四丸，以酒一升，煎一丸，取八合，顿服之，新血下如豚肝。

【功效】破血下瘀。

【医案】

### 1.月经后期

黄某，29岁。因"继发性不孕2年"就诊。

初诊：2005年2月19日。平时月经40～60天一潮。B超测定：子宫偏小，三径之和为11cm；性激素测定：雌二醇、促卵泡生成素、促黄体生成素、泌乳素、睾酮均在正常范围，孕酮2.06nmol/L。妇科检查：子宫及两侧附件压痛。月经12月11日来潮，曾于2月4日肌内注射黄体酮，每日20mg，连续3天，月经仍不潮。B超检查提示子宫内膜厚度已达7mm。无下腹胀痛，乳胀轻微。舌淡红，苔薄白，脉细。

西医诊断：继发性不孕（排卵功能障碍）；月经稀发；子宫偏小；盆腔炎症性疾病后遗症。

治法：活血破瘀。

方药：下瘀血汤合抵当汤加味。

制大黄6g，桃仁10g，䗪虫10g，水蛭10g，虻虫6g，丹参20g，川牛膝30g，鸡血藤30g。4剂。

二诊：2005年2月26日。月经2月21日来潮，经量较多，今已净。续拟对症治疗。

### 2.盆腔淤血综合征

颜某，38岁。

初诊：2005年3月7日。经期下腹疼痛剧烈3年多，每需服用止痛片方可缓解。经量正常，经色黯红夹块，经前乳房胀痛，下腹胀，右侧少腹疼痛，性交下腹疼痛，尿意至

时下腹亦痛。近来下腹疼痛加重，步履时亦痛。白带量少色白，有异味。纳可，大便常秘。生育史：2-0-3-2。B超检查提示：盆腔积液56mm×31mm。月经2月16日来潮。妇科检查：外阴无殊，阴道通畅，子宫颈肥大，着色紫；宫体后位，质地中等，压痛，活动正常；两侧附件压痛。舌淡红，苔薄白，脉细。

西医诊断：盆腔炎症性疾病后遗症；盆腔淤血综合征。

治法：活血化瘀，清理湿热。

方药：抵当汤合桂枝茯苓丸加味。

水蛭10g，虻虫6g，桃仁10g，制大黄10g，桂枝6g，茯苓10g，白芍10g，丹皮10g，大血藤30g，蒲公英15g，延胡索15g，血竭4g。7剂。

二诊：2005年3月14日。经期将近，下腹疼痛减轻，舌脉如上。

治法：活血化瘀，理气止痛。

方药：下瘀血汤合桂枝茯苓丸加味。

制大黄10g，桃仁10g，䗪虫10g，桂枝6g，茯苓10g，白芍10g，丹皮10g，益母草30g，延胡索15g，香附10g，蒲黄10g，五灵脂10g。7剂。

三诊：2005年3月28日。月经3月16日来潮，经量较多，3天净，无痛经，大便秘结，舌脉如上。

治法：活血化瘀，清理湿热。

方药：下瘀血汤合桂枝茯苓丸加味。

制大黄10g，桃仁10g，䗪虫10g，桂枝6g，茯苓10g，白芍10g，丹皮10g，延胡索15g，川楝子10g，大血藤30g，蒲公英15g，血竭5g。7剂。

四诊：2005年4月14日。月经4月11日来潮，无痛经，舌脉如上。

治法：活血化瘀，清理湿热。

方药：抵当汤合桂枝茯苓丸加味。

水蛭10g，虻虫6g，桃仁10g，制大黄10g，桂枝6g，茯苓10g，白芍10g，丹皮10g，大血藤30g，蒲公英15g，败酱草15g。7剂。

经后服。

五诊：2005年4月22日。无不适，舌脉如上。中药守上方，续进14剂。

六诊：2005年5月10日。月经5月8日来潮，经量不多，无痛经，舌脉如上。中药守3月7日方，续进21剂。

七诊：2005年6月8日。月经6月7日来潮，经量中等，无痛经，舌脉如上。

治法：活血化瘀，清热止痛。

方药：桂枝茯苓丸加味。

桂枝6g，茯苓10g，白芍10g，丹皮10g，桃仁10g，益母草20g，延胡索10g，丹参12g，香附10g，鸡血藤20g，大血藤20g，蒲公英20g。7剂。

【方剂比较】

抵当汤与下瘀血汤的比较（表26）

表26　抵当汤与下瘀血汤的比较

| 方剂 | 药物组成 | | | | |
|------|------|------|------|------|------|
| 抵当汤 | 桃仁 | 大黄 | 水蛭 | 虻虫 | |
| 下瘀血汤 | 桃仁 | 大黄 | | | 䗪虫 |

抵当汤与下瘀血汤的组方形式类同，均为大黄、桃仁配伍虫类活血药物。前者加水蛭、虻虫，后者加䗪虫，均属活血攻下方剂，故所治亦近。赵以德称下瘀血汤"与抵当同类，但少缓尔"。

【按语】

下瘀血汤是治疗"产妇腹痛……腹中有干血着脐下"，以及"经水不利"的方剂。方中有大黄一味，禀"将军"之性，可破瘀血、行积滞；合桃仁、䗪虫二药，攻治下焦之瘀血，有"斩关夺门"之力。下瘀血汤所治，虽及经、产，总关瘀血。

案1为月经后期案。本病属于《素问·评热病论》中的"月事不来"。B超检查：子宫内膜厚度已经达到7mm，虽无下腹胀痛等瘀实表现，但仍可以先用攻下瘀血的下瘀血汤合抵当汤来治疗。一般来说，下腹胸乳胀痛明显时，使用活血化瘀药物不必峻猛，如症状不明显，则当加大用量，以促其经潮。该案加大剂量丹参、川牛膝、鸡血藤，正缘于此。

案2为盆腔淤血综合征案。症见痛经剧烈，经黯夹块，经前乳胀腹胀，子宫颈肥大着紫色，具备典型的瘀血积滞症状。《素问·阴阳应象大论》说："血实宜决之。"由于病在下焦，治疗时以活血化瘀、攻通导下的抵当汤合桂枝茯苓丸配伍，因势利导，以便提高疗效。正如《灵枢·逆顺肥瘦》所说："临深决水（从深处决堤放水），不用功力而水可竭也。循掘决冲（沿着窟洞挖决），而经（直行的大道）可通也。"

此外，下瘀血汤也适用于输卵管阻塞等瘀滞实证。

# 一二五、小半夏汤

【原文】

1.呕家本渴，渴者为欲解，今反不渴，心下有支饮故也，小半夏汤主之。《金匮要略·痰饮咳嗽病脉证并治第十二》

2.黄疸病小便色不变，欲自利，腹满而喘，不可除热，热除必哕。哕者，小半夏汤主之。《金匮要略·黄疸病脉证并治第十五》

3.诸呕吐，谷不得下者，小半夏汤主之。《金匮要略·呕吐哕下利病脉证治第十七》

【组成与用法】

半夏一升　生姜半斤

上二味，以水七升，煮取一升半，分温再服。

【功效】温胃化饮。

【医案】

**妊娠恶阻**

林某，23岁。

初诊：2005年8月16日。妊娠48天，漾漾欲泛，口淡多涎，脘馁纳欠，喜食酸物，大便疏、3～4天一解，无腰腹疼痛。舌稍红，苔薄白，脉细。

治法：清肝温胃。

方药：乌梅丸加味。

乌梅9g，细辛3g，干姜5g，黄连3g，当归3g，淡附片3g，川椒3g，桂枝6g，党参10g，炒黄柏3g，小麦30g。4剂。

二诊：2005年8月27日。B超检查宫内活胎，胃脘不适，漾漾欲泛，大便干结、日解1次。舌淡红，苔薄白，脉细。

治法：温中蠲饮，行气降逆。

方药：小半夏汤合橘皮汤加味。

生姜5片，半夏15g，陈皮15g，小麦30g。4剂。

二诊：2005年8月31日。胃脘转舒，纳可，大便溏频2天，脐腹隐痛，欠气增多，舌脉如上。

治法：清肠温胃蠲饮。

方药：橘皮汤合小半夏汤、黄芩加半夏生姜汤。

炒黄芩9g，炙甘草6g，炒白芍10g，半夏15g，生姜8片，大枣6枚，陈皮15g，神曲10g，薤白10g。3剂。

四诊：2005年9月3日。大便已经正常，胃脘轻微不适，舌脉如上。

治法：温中蠲饮，行气降逆。

方药：小半夏汤合橘皮汤加味。

生姜5片，半夏15g，陈皮15g，砂仁（冲）4g，炒粳米30g。5剂。

# 一二六、小半夏加茯苓汤

## 【原文】

1. 卒呕吐，心下痞，膈间有水，眩悸者，小半夏加茯苓汤主之。《金匮要略·痰饮咳嗽病脉证并治第十二》

2. 先渴后呕，为水停心下，此属饮家，小半夏加茯苓汤主之。《金匮要略·痰饮咳嗽病脉证并治第十二》

## 【组成与用法】

半夏一升　生姜半斤　茯苓三两（一法四两）

上三味，以水七升，煮取一升五合，分温再服。

## 【功效】温胃蠲饮。

## 【医案】

### 1. 月经后期

莫某，27岁。

初诊：2006年4月28日。月经12岁初潮，周期不规则，30～50天一行，经量过少，3天净已经3年。经量较正常时减少一半，经色鲜红夹血块，经前乳房胀痛，经期腰酸痛。带下不多，倦怠乏力，纳便正常，身高1.64m，体重78kg。月经3月2日来潮后，至今58天未潮，两侧乳房胀痛。性激素检测：泌乳素12.49ng/mL，睾酮0.69ng/mL，孕酮0.8nmol/L，雌二醇26.0nmol/L。生育史：0-0-4-0。B超检查提示：宫体52mm×44mm×53mm，子宫内膜厚度8mm，两侧卵巢显示清晰，大小正常。妇科检查：外阴无殊，阴道痛畅，子宫颈重度柱状上皮外移；宫体后位，质地中等，正常大小，活动，压痛；两侧附件无压痛。舌淡红，苔薄白，脉细。

西医诊断：月经稀发；卵巢功能不全；盆腔炎症性疾病后遗症；肥胖症。

治法：化痰行瘀导滞。

方药：小半夏加茯苓汤合礞石滚痰丸加减。

半夏12g，茯苓12g，生姜6片，制大黄10g，煅礞石20g，炒黄芩10g，沉香（冲）3g，菖蒲9g，远志10g，路路通10g，预知子10g，丹参12g。7剂。

二诊：2006年5月6日。月经5月3日来潮，经量不多，有小血块，无痛经；腰部微酸，乳房胀减，大便软频但无不适，舌脉如上。中药守上方，去丹参、路路通；加菟丝子12g，淫羊藿12g，7剂。

三诊：2006年5月13日。月经3天净，大便稍软，体重已经减轻3kg。月经周期第三天性激素测定：促黄体生成素、促卵泡生成素、睾酮、泌乳素均在正常范围。舌脉如上。中药守4月28日方，加大腹皮15g，7剂。

### 2.经期过长

陈某，31岁。

初诊：2006年3月30日。原有子宫肌瘤（9mm×10mm×10mm）、子宫腺肌瘤（子宫前壁肌层回声紊乱）、盆腔炎症性疾病后遗症（子宫及两侧附件压痛）病史，以往经常出现经期过长、经后阴道出血、赤带或带下如水的现象，每月投用多种清湿热止血、健脾益肾止血方剂，均难以奏效。2005年10月月经18天净，2005年11月月经17天净，2006年1月月经34天净。平时有小腹疼痛，经前乳胀，经行腹痛等症状。2006年3月27日月经来潮，经量过多，有少量血块，伴痛经；经量今减，恶心。舌淡红，苔薄白，脉细。

治法：化痰止血。

方药：小半夏加茯苓汤合三子养亲汤加味。

半夏10g，茯苓12g，生姜4片，白芥子5g，炒莱菔子10g，苏子6g，远志10g，菖蒲5g，海螵蛸20g。4剂。

二诊：2006年4月4日。月经7天净，带下较多，色微黄，舌脉如上。再予对证治疗。

### 3.崩漏

陈某，21岁。因"阴道不规则出血半年余"就诊。

初诊：2020年7月20日。患者阴道不规则出血半年，时多时少，色鲜，有时停止出血2天后又出血；无乏力，无腹痛，偶有腰酸，纳寐可，二便调。平时带多如涕，就诊时出血未净。身高164cm，体重87.5kg。舌淡红，苔薄白，脉细。

2020年6月13日平阳某医院辅助检查：CA125 11.4U/mL，CA199＜2U/mL，PRL8.5ng/mL，P0.7nmol/L，T1.87nmol/L，LH6.87mIU/mL，E2146pmol/L（FSH的数据缺失），ALT35mIU/mL，AST20mIU/mL；2020年5月30日彩超显示子宫体大小（50mm×30mm×56mm），子宫内膜8mm；2020年7月20日彩超显示子宫体大小（45mm×28mm×47mm）；子宫内膜6mm。

中医诊断：崩漏。

治法：化痰除湿，止血调经。

方药：小半夏加茯苓汤合三子养亲汤加味。

姜半夏9g，茯苓皮30g，炒紫苏子10g，炒莱菔子9g，白芥子6g，荆芥炭10g，香附炭6g，仙鹤草15g，生姜3片。4剂。

二诊：2020年7月24日。药后经水已净。

### 4.闭经

陈某，28岁。

初诊：2008年3月14日。2006年异位妊娠手术之后，继发不孕已经2年，月经周期2～6个月，经期5～6天，带下不多，纳便正常。现停经半年未转，B超检查子宫内膜厚

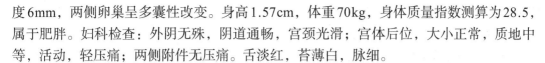

度6mm，两侧卵巢呈多囊性改变。身高1.57cm，体重70kg，身体质量指数测算为28.5，属于肥胖。妇科检查：外阴无殊，阴道通畅，宫颈光滑；宫体后位，大小正常，质地中等，活动，轻压痛；两侧附件无压痛。舌淡红，苔薄白，脉细。

拟诊：多囊卵巢综合征？

治法：化痰通下，燥湿活血。

方药：小半夏加茯苓汤合礞石滚痰丸加味。

半夏12g，茯苓12g，生姜6片，礞石15g，制大黄10g，炒黄芩10g，沉香（冲）4g，荷叶15g，苍术10g，丹参15g，益母草12g。7剂。

二诊：2008年3月24日。月经未潮。性激素测定：雌二醇123.0pmol/L，孕酮1.0nmol/L，泌乳素252.85mIU/L。舌脉如上。中药守上方，加川牛膝30g，7剂。

三诊：2008年4月15日。月经3月27日来潮，10天净，舌脉如上。中药守3月14日方，去益母草，7剂。

### 5.妊娠恶阻

林某，25岁。

初诊：2008年1月4日。妊娠44天，昨天开始出现恶心呕吐。舌淡红，苔薄腻，脉细。

治法：温胃调气，化痰止呕。

方药：小半夏加茯苓汤加味。

半夏12g，茯苓10g，生姜5片，砂仁（杵冲）5g，苏梗10g，藿香6g，佩兰6g。3剂。

二诊：2008年1月7日。恶心呕吐减轻，舌脉如上。中药守上方，续进3剂。

三诊：2008年1月10日。恶阻消失，舌脉如上。中药守上方，续进4剂。

### 6.失寐

参见"桂枝加龙骨牡蛎汤"条第7案。

### 7.不孕

高某，27岁。

初诊：2012年3月21日。原发不孕2年余，男方精液（2011年7月25日）活动率，54.45%，正常形态精子比率为2%。月经周期15～30天，经期7～10天。月经2012年3月8日来潮，经量中等，经色紫黯，有血块；经期乳胀，腰痛，腹痛。平素纳可，寐安，二便正常。身高160cm，体重96kg。血脂过高。妇科检查：外阴无殊，阴道通畅，宫颈中度柱状上皮外移；宫体前位，正常大小，活动，质地中等，无压痛；两侧附件无压痛。2012年2月15日性激素检测：LH13.42mIU/mL，FSH8.21mIU/mL，P1.83mmol/L。今日B超检查：子宫内膜厚度5mm。舌淡红，苔薄白，脉细。

治法：化痰利湿。

方药：小半夏加茯苓汤合礞石滚痰丸加味。

半夏10g，茯苓10g，生姜5片，礞石15g，制大黄10g，炒黄芩10g，沉香（冲）4g，荷叶15g，苍术10g，蚕沙10g，菖蒲10g，车前子10g。7剂。

二诊：2012年3月28日。药后无不适。E₂528pmol/L，P1.16nmol/L，PRL124.10mmIU/L。

舌脉如上。中药守上方，7剂。

三诊：2012年4月3日。药后无不适，带下稍多。舌脉如上。中药守上方，7剂。

四诊：2012年4月11日。药后无不适。舌脉如上。中药守3月21日方，加郁金10g，玫瑰花12g，7剂。

五诊：2012年4月18日。B超检查：子宫内膜厚度18mm，盆腔积液20mm。舌脉如上。

治法：疏肝理气调经。

方药：逍遥散加味。

柴胡10g，炒白芍10g，当归6g，茯苓10g，白术10g，炙甘草5g，薄荷（后入）3g，香附10g，益母草15g。7剂。

黄体酮针20mg×3支，每日肌注20mg。

六诊：2012年5月2日。月经未转，尿妊娠试验阳性。

【方剂比较】

半夏干姜散、生姜半夏汤与小半夏汤的比较（表27）

表27 半夏干姜散、生姜半夏汤与小半夏汤的比较

| 方剂 | 药物组成 | | | |
|------|------|------|------|------|
| 半夏干姜散 | 半夏 | 干姜 | | |
| 生姜半夏汤 | 半夏 | | 生姜汁 | |
| 小半夏汤 | 半夏 | | | 生姜 |

半夏干姜散与生姜半夏汤除了剂型差异之外，仅干姜与生姜汁之别。干姜功专主内，而生姜汁兼能发散。半夏干姜散与小半夏汤只有干姜与生姜之别，如魏念庭所说："以生姜性僭上而发越，不如干姜之辛温为能专功理中也。"小半夏汤与生姜半夏汤的区别仅在于前者用生姜，后者用其汁，功效更近。而姜汁较之生姜，则降逆之力小而散饮之力尤大。

【按语】

小半夏汤仅半夏和生姜两味药物，即《素问·至真要大论》"少则二之"之方，是治疗"心下有支饮"而呕的方剂。方中半夏燥湿逐饮；生姜制半夏之性，又降逆止呕。

小半夏汤案为恶阻。患者初诊时表现为口淡多涎，大便疏、3~4天一解，舌稍红，属于《素问·六元正纪大论》中的"痞饮"，系寒热错杂之象；加上患者喜食酸物，所以开始选用乌梅丸治疗，窃以为对证，必可获效，不意事与愿违。二诊时，发现大便虽能每日一解，且热象不著，但恶阻未减，思忖再三，改用小半夏汤合橘皮汤加味，药仅4味，而起病霍然。此案对我有如下启示：①恶阻患者常常对于各种不良的气味具有异常的敏感性。在遣方用药时，能简则简，能用平和者即不用气味雄烈之品。二诊小半夏汤合橘皮汤加小麦四味药物，与乌梅丸大队药物相比，少了苦酸辛辣的混杂味道，使患者在更易接受的同时，取得了良好的治疗效果（当然乌梅丸也是有其特殊的适应证的）。②小方对于恶阻一病如此，对于其他疾病应该亦然。王孟英曰："不但药贵精而不贵多，并不贵贵也。"经过上述病案的治疗，感触良多。

小半夏汤加茯苓一味，即成为小半夏加茯苓汤，是治疗"水停心下"的方剂，方中

增加了茯苓渗湿蠲饮的功效。原文称"先渴后呕，为水停心下"，又称"心下有痰饮，胸胁支满，目眩"。可见，小半夏加茯苓汤是治疗因水饮停滞引起的呕吐，以及一系列症状的方剂。

对于痰病，严用和说："其为病也，症状非一，为喘，为咳，为呕，为泄，为眩晕，心嘈怔忡，为惊悸寒热疼痛，为肿满挛癖，为癃闭痞隔，未有不由痰饮之所致也。"可见痰饮之为病，种类繁多。

案1为月经后期案。经量减少，夹块；经前乳痛，身体肥胖。虽子宫内膜已达到一定的厚度，但仍无行经之象。此为肥人痰脂占据胞宫，以至经闭或愆期。丹溪认为，"躯脂满经闭者，以导痰汤加黄连、川芎"。王隐君则主张用礞石滚痰丸逐败痰治闭经。余则以小半夏加茯苓汤合礞石滚痰丸加菖蒲、远志化痰行瘀，导滞开窍；加路路通、预知子、丹参以调气活血。一诊经转，二诊体重减轻，痰瘀经闭之说信而不诬也。读王孟英《回春录》治月经愆期案："张养之侄女，患汛愆，而饮食渐减。于某予通经药，服之尤恶谷。请孟英诊之：脉缓滑。曰：此痰气凝滞，经隧不宣，病由安坐不劳，法以豁痰流气，勿投血药，经自流通。于某闻而笑曰：其人从不吐痰，血有病而妄治其气，胀病可立待也。及服孟英药，果渐吐痰，而病遂愈，养之大为折服。"于无痰处见痰，这是痰病论治的一个重要着眼点。

案2为经期过长案。有癥瘕病史，且带下如水，多种治疗乏效。见经多有块，恶心，痰瘀之征无疑，故以小半夏加茯苓汤合三子养亲汤治疗。三子养亲汤出明代韩懋之手，是他最著名的方剂之一。方中白芥子温肺利气，快膈消痰；苏子降气行痰，止咳平喘；莱菔子消食导滞，行气祛痰。因此，它是一张功效专一的方剂。加远志、菖蒲、海螵蛸以化痰止血。药仅4剂，势同拨乱反正，出血即止。

案3为崩漏案。月经缠绵难止，经量时多时少，屡治鲜效。本人治以化痰调经法，予案3同药而愈。读张子和治崩漏不止案："一老妇血崩不止，滔滔不绝，满床皆血，伏枕三月矣，腹满如孕，作虚夹痰积污血治之。用四物四两，参术各一两，甘草五钱，以治虚；香附三两，半夏半两，茯苓、陈皮、枳实、缩砂、元胡各一两，以破痰积污血。分二十帖，每帖煎干荷叶、侧柏叶汤，再煎服之。服尽良愈，不复发。"此类病案，若见血止血，岂不哀哉！

案4为闭经案。停经半年未转，两侧卵巢呈多囊性改变，身体肥胖，拟诊为多囊卵巢综合征。《素问•三部九候论》称："必先度其形之肥瘦，以调其气之虚实，实则泻之，虚则补之。必先去其血脉，而后调之，无问其病，以平为期。"多囊卵巢综合征的闭经、肥胖，可以从痰瘀论治，故用小半夏加茯苓汤合礞石滚痰丸加荷叶、苍术治疗，另加丹参、益母草活血行经。

案5为妊娠恶阻案。由于恶心呕吐初起，故仅用小半夏加茯苓汤添砂仁、苏梗、藿香、佩兰温胃调气，化痰止呕，二诊而愈。

案7为痰脂壅塞胞宫引起的原发2年不孕案。治疗当应化痰利湿，以消除痰脂。方用小半夏加茯苓汤合礞石滚痰丸加荷叶、苍术、蚕沙、菖蒲、车前子。用药28剂，至第五诊时，月经愆期，子宫内膜增厚，盆腔出现积液，改用逍遥散加味，配合黄体酮针注射。第六诊，月经仍然未转，证实已经妊娠。

# 一二七、小柴胡汤

【原文】

1.呕而发热者，小柴胡汤主之。《金匮要略·呕吐哕下利病脉证治第十七》

2.产妇郁冒，其脉微弱，呕不能食，大便反坚，但头汗出。所以然者，血虚而厥，厥而必冒，冒家欲解，必大汗出，以血虚下厥，孤阳上出，故头汗出；所以产妇喜汗出者，亡阴血虚，阳气独盛，故当汗出，阴阳乃复。大便坚，呕不能食，小柴胡汤主之。《金匮要略·妇人产后病脉证并治第二十一》

3.妇人中风七八日，续得寒热，发作有时，经水适断者，此为热入血室，其血必结，故使如疟状，发作有时，小柴胡汤主之。《金匮要略·妇人产后病脉证并治第二十一》

4.太阳病，十日以去，脉浮细而嗜卧者，外已解也。设胸满胁痛者，与小柴胡汤；脉但浮者，与麻黄汤。《伤寒论》（37）

5.伤寒五六日中风，往来寒热，胸胁苦满，嘿嘿不欲饮食，心烦喜呕，或胸中烦而不呕，或渴，或腹中痛，或胁下痞硬，或心下悸，小便不利，或不渴，身有微热，或咳者，小柴胡汤主之。《伤寒论》（96）

6.血弱气尽，腠理开，邪气因入，与正气相搏，结于胁下。正邪分争，往来寒热，休作有时，嘿嘿不欲饮食。脏腑相连，其痛必下，邪高痛下，故使呕也。小柴胡汤主之。服柴胡汤已，渴者属阳明，以法治之。《伤寒论》（97）

7.得病六七日，脉迟浮弱，恶风寒，手足温。医二三下之，不能食，而胁下满痛，面目及身黄，颈项强，小便难者，与柴胡汤，后必下重；本渴饮水而呕者，柴胡汤不中与也，食谷者哕。《伤寒论》（98）

8.伤寒四五日，身热恶风，颈项强，胁下满，手足温而渴者，小柴胡汤主之。《伤寒论》（99）

9.伤寒阳脉涩，阴脉弦，法当腹中急痛，先与小建中汤；不瘥者，小柴胡汤主之。《伤寒论》（100）

10.伤寒中风，有柴胡证，但见一证便是，不必悉具。凡柴胡汤病证而下之，若柴胡证不罢者，复与柴胡汤，必蒸蒸而振，却复发热汗出而解。《伤寒论》（101）

11.伤寒十三日不解，胸胁满而呕，日晡所发潮热，已而微利。此本柴胡证，下之以不得利，今反利者，知医以丸药下之，此非其治也。潮热者实也，先宜服小柴胡汤以解外，后以柴胡加芒硝汤主之。《伤寒论》（104）

12.太阳病，过经十余日，心下温温欲吐，而胸中痛，大便反溏，腹微满，郁郁微烦。先此时自极吐下者，与调胃承气汤。若不尔者，不可与。但欲呕，胸中痛，微溏者，此非柴胡汤证，以呕，故知极吐下也。《伤寒论》（123）

13.伤寒五六日，头汗出，微恶寒，手足冷，心下满，口不欲食，大便硬，脉细者，此为阳微结，必有表复有里也。脉沉，亦在里也。汗出为阳微，假令纯阴结，不得复有外证，悉入在里，此为半在里半在外也。脉虽沉紧，不得为少阴病，所以然者，阴不得有汗，今头汗出，故知非少阴也，可与小柴胡汤。设不了了者，得屎而解。《伤寒论》（148）

14.伤寒五六日，呕而发热者，柴胡汤证具，而以他药下之，柴胡证仍在者，复与柴胡汤。此虽已下之，不为逆，必蒸蒸而振，却发热汗出而解。若心下满而硬痛者，此为结胸也，大陷胸汤主之。但满而不痛者，此为痞，柴胡不中与之，宜半夏泻心汤。《伤寒论》（149）

15.阳明病，发潮热，大便溏，小便自可，胸胁满不去者，与小柴胡汤。《伤寒论》（229）

16.阳明病，胁下硬满，不大便而呕，舌上白苔者，可与小柴胡汤。上焦得通，津液得下，胃气因和，身濈然汗出而解。《伤寒论》（230）

17.阳明中风，脉弦浮大，而短气，腹都满，胁下及心痛，久按之气不通，鼻干，不得汗，嗜卧，一身及目悉黄，小便难，有潮热，时时哕，耳前后肿，刺之小瘥，外不解，病过十日，脉续浮者，与小柴胡汤。《伤寒论》（231）

18.本太阳病不解，转入少阳者，胁下硬满，干呕不能食，往来寒热，尚未吐下，脉沉紧者，与小柴胡汤。《伤寒论》（266）

19.伤寒瘥以后，更发热，小柴胡汤主之。脉浮者，以汗解之，脉沉实者，以下解之。《伤寒论》（394）

20.呕而发热者，小柴胡汤主之。《伤寒论》（379）

【组成与用法】

柴胡半斤　黄芩三两　人参三两　甘草三两　半夏半升　生姜三两　大枣十二枚

上七味，以水一斗二升，煮取六升，去滓，再煎取三升，温服一升，日三服。

【功效】和解少阳。

【医案】

### 1.经行寒热往来

黄某，38岁。

初诊：1988年7月16日。近3年来，经前3～4天即自觉寒热往来，胸痞胀满，头痛眩晕，口苦寐差，约持续半月，直至经水净后2～3天，上症方消。自发病始一直服用感冒药物治疗，但反复发作，未能控制。就诊时，为经前1周许，尚未出现寒热往来症状，当绸缪于未雨。舌淡红，苔薄白，脉细。

治法：和解少阳。

方药：小柴胡汤。

柴胡10g，黄芩10g，半夏10g，党参12g，炙甘草6g，生姜3片，大枣6枚。5剂。服药后连续观察2个月经周期，经行寒热往来等现象未再出现。

### 2.经行呕吐

林某，23岁，未婚。

初诊：2012年10月6日。经行呕吐，胃纳欠佳一年。13岁月经初潮，既往月经规律，30日一行。经量少，色黯，有血块，偶有痛经，经前乳胀。夜寐欠安，多梦，时有头晕，耳鸣。舌淡红，苔薄白，脉细。

治法：疏肝解郁，和降胃气。

方药：小柴胡汤加味。

柴胡10g，青皮10g，香附10g，半夏12g，沉香（冲）5g，降香5g，旋覆花（包煎）5g，代赭石20g，苍术10g。7剂。

二诊：2012年10月24日。乳胀较前减轻，口苦，舌脉如上。治以疏肝清热，和降胃气。中药守上方加党参10g，炒黄芩5g，生姜5片，红枣5枚，炙甘草5g，7剂。

三诊：2012年11月17日。月经10月26日来潮，经行呕吐消失，4天净。

治法：疏肝健脾，益肾调经。

方药：逍遥散加味。

柴胡10g，炒白芍10g，当归6g，茯苓10g，白术10g，炙甘草5g，薄荷（后入）3g，菟丝子12g，杜仲12g，枸杞子12g，桑椹12g。7剂。

四诊：2012年12月4日。月经12月1日来潮，今已净，经行呕吐消失。

### 3.妊娠恶阻外感

吴某，30岁。

初诊：2005年7月23日。妊娠64天，恶心，呕吐胆汁，咽喉不适，身冷咳嗽喷嚏。舌稍红，苔薄白，脉细滑。

治法：清肝和胃，疏肌解表。

方药：小柴胡汤。

柴胡10g，炒黄芩10g，党参15g，半夏15g，炙甘草5g，生姜4片，大枣4枚。4剂。

二诊：2005年8月18日。因便秘就诊，上药服后，恶阻、外感均消失。

### 4.妊娠腹痛（慢性胆囊炎）

陈某，32岁。

初诊：2006年6月8日。妊娠52天，原有慢性胆囊炎病史，连日吃肉骨头汤之后，上腹部阵发性绞痛，下腹胀，无背部放射性疼痛，大便正常。B超检查提示：胆囊内见一4mm×5mm大小的息肉。舌淡红，苔薄白，脉细。

西医诊断：慢性胆囊炎；胆囊息肉。

治法：疏肝清热利胆。

方药：小柴胡汤加味。

柴胡10g，炒黄芩12g，党参12g，半夏10g，炙甘草9g，生姜3片，大枣5枚，金钱

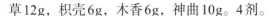

草12g，枳壳6g，木香6g，神曲10g。4剂。

二诊：2006年6月10日。进药2剂，上腹部疼痛辄消失，下腹不胀，右侧少腹抽痛，舌脉如上。

治法：和血清热安胎。

方药：当归散加味。

当归5g，川芎5g，白芍12g，白术10g，黄芩10g，莲蓬10g，野苎麻根15g，金钱草10g，木香5g。4剂。

### 5.产后发热

张某，30岁。

初诊：2015年9月14日。2015年8月10日妊娠39周剖宫产，母乳喂养至今，3天前无明显诱因下出现发热，体温波动于37.4～38.1℃，无流涕，无咳嗽，咽部无充血，微恶心，左侧肩膀酸痛，双手手指疼痛，不可弯曲，纳寐差，盗汗，二便调畅。血常规检查：白细胞$8.24 \times 10^9$/L，中性粒细胞$4.72 \times 10^9$/L，C-反应蛋白19mg/L。尿常规检查：尿胆原（+），尿隐血（±）。舌青紫，苔薄腻，脉细。

中医诊断：产后发热。

治法：扶正祛邪，和解少阳。

方药：小柴胡汤加味。

柴胡10g，炒黄芩9g，党参10g，半夏9g，炙甘草5g，生姜5片，大枣6枚，龙骨15g，牡蛎15g。4剂。

二诊：2015年9月18日。进药1剂，发热即除，胃纳稍增，舌脉如上。治以健脾益胃。参苓白术散加柴胡9g，5剂。

### 6.药物副作用（1）

夏某，33岁。

初诊：1987年12月16日。生育后10年，发现两侧乳头挤出少量白色乳汁，无血性分泌物，乳房未扪及肿块。月经周期定，时常头顶部疼痛，或伴有恶心。前医用溴隐亭片，每次2.5mg，每日3次，连服6天之后，出现不能自制运动，做气功时无法入静，乱跑而难以自我控制，产生自杀妄念又感惧怕。延诊时，已被强迫卧床。症见头痛，恶心，自觉身冷发热交替发作，肢体阵发强痉，畏光。舌淡红，苔薄白，脉细弦。

治法：和解少阳，佐以疏风。

方药：小柴胡汤加味。

柴胡10g，党参12g，半夏15g，黄芩9g，白芍10g，炙甘草5g，生姜5片，大枣10枚，蔓荆子10g，僵蚕9g。2剂。

进药2剂，上述症状全部消失，改用疏肝养血之剂善后。

### 7.药物副作用（2）

胡某，37岁。

初诊：2020年12月21日。停经后昨日测血绒毛膜促性腺激素200.5mIU/mL，即注射"瑞白针"(重组粒细胞刺激因子)后，头痛头晕、寒热往来、心慌。体温37.6℃。舌淡红，苔薄白，脉细。

中医诊断：少阳枢机不利。

方药：小柴胡汤。

柴胡10g，姜半夏9g，酒黄芩10g，党参10g，炙甘草10g，生姜3片，大枣5枚。2剂。

二诊：2020年12月23日。药后已无头痛头晕，寒热往来消失，今晨呕吐1次，现无恶心。舌脉如上。

方药：小柴胡汤合橘皮汤。

柴胡10g，姜半夏9g，酒黄芩10g，党参10g，炙甘草10g，陈皮12g，生姜3片，大枣5枚。3剂。

药后诸症悉除。

### 8.药物副作用(3)

施某，25岁。

初诊：2021年7月15日。因"输卵管堵塞"于7月9日在某医院行第一次鲜胚移植术。2021年5月15日注射"降调"药物后自觉发热，4天前监测体温，体温波动于37.5℃左右。现手足冷，手心多汗，自觉发热，口干，口微苦，心率90次/分，二便调，多梦易醒，身高162cm，体重46kg。2021年7月15日血常规：白细胞正常，C-反应蛋白正常；绒毛膜促性腺激素＜2.65mIU/mL。舌稍红，苔薄白，脉细。

治法：和解少阳，扶正祛邪。

方药：小柴胡汤加味。

柴胡10g，黄芩10g，半夏9g，党参10g，炙甘草6g，生姜3片，大枣5枚，天花粉12g。4剂。

二诊：2021年7月19日。进药1剂，发热即除，口干除，心率78次/分。

### 9.夜寐寒热往来

初诊：2005年3月23日。陈某，24岁。夜寐中寒热往来直至天明已经3天，寒时发颤，热时浑身汗出，测量体温正常，白昼一如常人，纳欠。舌淡红，苔薄白，脉细。

治法：和解少阳。

方药：小柴胡汤。

柴胡10g，炒白芍10g，炒黄芩8g，半夏10g，炙甘草6g，生姜4片，大枣6枚。3剂。

二诊：2005年3月26日。服药当晚，夜寐寒热现象即消失，并未再发。

### 10.围绝经期综合征(潮热出汗)

徐某，45岁。

初诊：2005年12月5日。经期过长一个周期，伴潮热出汗一月就诊，胃脘或胀，带下不多，阴痒。舌淡红，苔薄白，脉细。

治法：清肝调气，养心止汗。

方药：小柴胡汤合甘麦大枣汤加味。

柴胡10g，炒黄芩10g，党参12g，半夏10g，炙甘草9g，生姜4片，大枣6枚，小麦30g，糯稻根30g，甘松10g，佛手10g，龙骨15g，牡蛎15g。5剂。

二诊：2005年12月12日。潮热出汗减轻，胃脘胀除，大便软，小便不尽感。检测性激素水平：促黄体生成素22.02mIU/mL（卵泡期正常值2.57～26.53mIU/mL），促卵泡生成素38.23mIU/mL（卵泡期正常值3.35～21.63mIU/mL），雌二醇37pmol/L（绝经期正常值36.7～102.8pmol/L）。舌脉如上。中药守上方，加茯苓10g，黄连5g，5剂。

三诊：2005年12月19日。潮热出汗均已消失。

### 11.寒热往来

陈某，63岁。从天台来温州投亲。因"怕冷伴手指僵硬2年"就诊。

初诊：2014年2月13日。绝经10余年，近2年无明显诱因出现畏寒怕冷，夏日需穿两件衣服，午后冷剧，全身汗出，衣不御寒，寒由背出，腰带部尤甚；心烦，手指僵硬，中指为著，纳可，饥时胃痛，便软寐安，无口干。既往有高血压、糖尿病、类风湿病史，目前注射胰岛素治疗糖尿病、服用厄贝沙坦氢氯噻嗪片降压，血压控制。生育史：3-0-2-3，已结扎。舌淡红，苔薄白，脉细。

中医辨证：身冷（表卫阳虚）。

西医诊断：神经官能症。

治法：温阳，调和营卫。

方药：桂枝加附子汤合甘姜苓术汤加味。

桂枝6g，炒白芍6g，炙甘草6g，生姜6片，大枣6枚，淡附片6g，炒白术10g，茯苓10g，鹿角胶（烊化）10g，紫石英20g。7剂。

二诊：2014年2月19日。服药后，牙龈浮肿伴左侧颈项疼痛，能活动，血压140/80mmHg。2月16日夜间出汗怕冷伴烦躁不安，难睡。2月17日服药3剂后停药。昨晚背部火烧感，出汗6小时，之后背冷如浇水。在治病的过程中得知，患者一直对自己的婚姻耿耿于怀，十分不满意，情怀抑郁，经常离家，住宿庙宇，舌脉如上。

治法：疏解少阳，补益任督。

方药：小柴胡汤加味。

柴胡10g，炒白芍10g，党参12g，炒黄芩10g，炙甘草6g，生姜5片，大枣6枚，紫石英20g，鹿角胶（烊化）10g，龟甲胶（烊化）10g，浮小麦30g。3剂。

三诊：2014年2月22日。药后冷热症状消失1天，心慌，无汗，要求携药返回天台。舌脉如上。中药守上方，加寒水石10g，7剂。

四诊：2014年3月18日。服药后偶感轻微忽冷忽热，但可耐受；天气转热4天，腰腹及背部冷，汗出后怕冷明显，日重夜轻。舌脉如上。

治法：和解少阳，调和营卫。

方药：柴胡桂枝汤加味。

柴胡10g，炒黄芩10g，党参10g，半夏9g，炙甘草6g，炒白芍6g，桂枝6g，生姜5

片，大枣6枚，牡蛎20g，龙骨20g。7剂。

五诊：2014年4月21日。上述症状基本已愈。

### 12.术后低热

施某，25岁。因"鲜胚移植术后7天，发热4天"就诊。

初诊：2021年7月15日。患者因"输卵管堵塞"于7月9日行第一次胚胎移植，4天前监测体温波动于37.5℃左右。今自觉发热，手足冷，手心多汗，口干，口微苦，心率90次/分，二便调，多梦易醒，身高162cm，体重46kg。血常规检查：白细胞正常，C反应蛋白正常；HCG＜2.65。舌稍红，苔薄白，脉细。

西医诊断：胚胎移植术后低热。

治法：和解少阳，扶正祛邪。

方药：小柴胡汤加味。

柴胡10g，黄芩10g，半夏9g，党参10g，炙甘草6g，生姜3片，大枣5枚，天花粉12g。4剂。

二诊：2021年7月19日。进药一剂，发热即除，口干消，心率78次/分。

### 13.发热

黄某，24岁。因"反复低热4个月"求治。

初诊：2016年12月6日。患者曾因不孕症，经我治疗后怀孕，现患者妊娠49天。4个月来出现反复低热，体温在37.9℃以下，伴手心发热。2天前，因外感后出现鼻塞流涕，恶寒怕冷，无咳嗽咳痰，咽部无充血，恶心呕吐。今晨体温37.8℃，纳便正常。血常规检查：白细胞计数8.04×10⁹/L，C-反应蛋白＜1mg/L。舌淡红，苔薄白，脉细数。

辨证：太阳少阳合病。

治法：和解少阳，兼以表散。

方药：柴胡桂枝汤。

柴胡10g，桂枝6g，炒黄芩5g，党参10g，半夏9g，炙甘草5g，炒白芍10g，生姜3片，大枣5枚。3剂。

二诊：2016年12月9日。妊娠52天，体温37.6℃，恶寒怕冷减轻。舌脉如上。中药守上方，3剂。

三诊：2016年12月12日。最高体温37.7℃，口中热，恶心呕吐，纳差，便溏。舌淡红，苔薄白，脉细滑。

方药：小柴胡汤加味。

柴胡10g，炒黄芩5g，党参10g，半夏9g，炙甘草5g，生姜3片，大枣5枚，生扁豆15g，莲子15g。3剂。

四诊：2016年12月15日。妊娠58天，清晨体温37.3℃，下午体温36.8℃，恶心呕吐。舌稍红，苔薄白，脉细滑。

方药：小柴胡汤加味。

柴胡10g，炒黄芩5g，党参10g，半夏9g，炙甘草5g，生姜3片，大枣5枚，龟甲10g，鳖甲10g，苏梗10g。4剂。

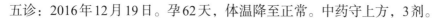

五诊：2016年12月19日。孕62天，体温降至正常。中药守上方，3剂。

【方剂比较】

黄芩加半夏生姜汤与小柴胡汤的比较（表28）

表28　黄芩加半夏生姜汤与小柴胡汤的比较

| 方剂 | 药物组成 | | | | | | | |
|---|---|---|---|---|---|---|---|---|
| 黄芩加半夏生姜汤 | 黄芩 | 炙甘草 | 半夏 | 生姜 | 大枣 | 芍药 | | |
| 小柴胡汤 | 黄芩 | 炙甘草 | 半夏 | 生姜 | 大枣 | | 柴胡 | 党参 |

两方相比，都含有黄芩、炙甘草、半夏、生姜和大枣。黄芩加半夏生姜汤另有芍药一味，而小柴胡汤则还有柴胡和党参。小柴胡汤中柴、芩相合，可解半表半里之邪；生姜、半夏调理胃气，降逆止呕；人参、甘草、大枣益气和中。黄芩加半夏生姜汤虽称"太阳与少阳合病"，而所举之症仅下利和呕，已无表证可寻，故弃用柴胡解表药，加芍药以敛阴和营、缓急止痛；里虚不甚，故不用党参。

【按语】

小柴胡汤是和解少阳的代表方剂，是《伤寒论》中的名方。它以能和解半表半里证的寒热往来，胸胁苦满，不食喜呕等症状著称。苏东坡说："药虽出于医手，方多传于古人，若已经效于世间，不必皆从于己出。"小柴胡汤就是这样一张不可替代的名方。

案1为经行寒热往来案。虽非"续得寒热，发作有时，经水适断者"，但近乎热入血室证，又脉证相符，故用原方投之，立竿见影。

案2为经行呕吐案。患者经少色黯有块，经前乳胀，头晕，耳鸣，属肝气郁结，清阳不升之象。经行呕吐，胃纳不佳，为肝气挟冲气上逆之征。上述诸症与《伤寒论》"胸胁苦满，嘿嘿不欲饮食，心烦喜呕"颇为相近，虽非伤寒，但依据《伤寒论》"有柴胡证，但见一证便是，不必悉具"之训，借用小柴胡汤加平冲降逆的沉香、降香、旋覆花、代赭石治疗，投之辄效。

少阳证有"胸胁苦满，默默不欲食，心烦喜呕"诸症，又有"呕而发热者，小柴胡汤主之"，以及"有柴胡证，但见一证便是，不必悉具"之说。恶阻属于肝胃不和、寒热错杂、气阻上者，常见恶心呕吐、脐腹或胀或呕吐胆汁，可投小柴胡汤。若兼有外感的妊娠恶阻，则更加合拍。

案3为恶心呕吐胆汁，又兼外感案。故使用小柴胡汤。

案4为妊娠腹痛案。此腹痛不同于先兆流产的腹痛，而是起因于慢性胆囊炎和胆囊息肉，故安胎非其治也案。观急性胆囊炎发病时，大都出现发热，甚至寒战、高热，上腹部或右肋缘下的胆囊区疼痛，恶心呕吐等症状，与原文15条"本太阳病不解，转入少阳者，胁下硬满，干呕不能食，往来寒热"条十分相似。以六经辨证，当属少阳，因此当以清肝利胆为治。小柴胡汤具有利胆作用，通过对一组胆石症病人的术中胆道内压测定，观察小柴胡汤对胆道口括约肌调节机制的影响。结果在0.1～0.5mL/s时，1/4、1/5衰减期与对照组比较明显缩短，表明小柴胡汤在胆道内压升高时，能使胆道括约肌松弛迅速并且充分，防止胆汁淤滞。该案"胸满胁痛"，所以选用小柴胡汤以清疏肝胆，加金钱草、枳壳、木香、神曲清肝胆通气滞。二诊时，上腹部疼痛消失，出现右侧少腹抽痛，此为胎动不安，改用当归散加味和血清热安胎。

案5为产后发热案。症状见肩膀酸痛，手指疼痛，不可弯曲。在《金匮要略·妇人产后病》篇中，虽有用小柴胡汤治疗产后郁冒的条文，但该案显然不属于产后郁冒。在该篇附方中收有《千金要方》的三物黄芩汤，其文字有："治妇人在草蓐自发露得风，四肢苦烦热，头痛者，与小柴胡汤；头不痛但烦者，此汤（三物黄芩汤）主之。"虽然提出以上两方的选择以头痛与否而定，其实不必拘泥，只要具备产后发热、身痛，便可以选用小柴胡汤治疗。临床疗效的迅捷，也印证了我的看法。

案6、案7、案8均为药物副反应案。案6出现头痛，恶心，自觉寒热往来，脉细弦；案7出现头痛头晕、寒热往来的症状；案8身冷，发热，口干，口苦。三案均属于少阳证，故均以小柴胡汤为主和解少阳。

案9为夜寐自觉寒热往来，但体温正常案。《难经·二十九难》云："阳维为病，苦寒热。"薛生白《扫叶庄医案》云："阳维失护，自觉背脊烘热，汗则大泄出不止，汗过周身冰冷畏寒，且不成寐；寐则气冲心跳，汗亦自止，以阴不内守，阳不护外主治。"该案虽不属伤寒之半表半里证，但与小柴胡汤证颇为类似，投而辄效。

案10为围绝经期综合征案。该综合征最常见的症状为潮热汗出，发病机理则为阴虚阳亢。条文21中载"孤阳上出，故头汗出"和"亡阴血虚，阳气独盛"。前者言临床症状，后者述病因。"孤阳上出"者，必定面部潮红发热而再头面汗出。因此，条文与该案的主症十分相近。由于初诊还有心烦、失眠、盗汗的症状，所以加用栀豉、龙牡、枣仁，一诊症消。薛立斋对小柴胡汤的运用发挥颇多，他认为该方具有清肝调气和脾胃的功效，可以验诸于该案矣。

案11为寒热往来案。因初诊时畏寒怕冷，夏日加衣，午后冷剧，全身汗出，衣不御寒，寒由背出，腰带部尤甚为主诉，投用桂枝加附子汤合甘姜苓术汤加味。不意药后牙龈浮肿伴左侧颈项疼痛，夜间出汗怕冷，背部烧灼，知药不对症，相谈再三，患者原先莫名其妙的症状原因终于水落石出——起因于久郁，改用疏解少阳，补益任督的方法，换成小柴胡汤加紫石英、鹿角胶、龟甲胶、浮小麦，3剂寒热除；四诊寒热微作，日重夜轻，改用柴胡桂枝汤加龙牡善后。

案12为胚胎移植术后低热案。《伤寒论》称："伤寒五六日中风，往来寒热，胸胁苦满，嘿嘿不欲饮食，心烦喜呕，或胸中烦而不呕，或渴，或腹中痛，或胁下痞硬，或心下悸，小便不利，或不渴，身有微热，或咳者，小柴胡汤主之。"本案术后出现微热，身冷，口干，口苦等症状。根据"伤寒中风，有柴胡证，但见一证便是，不必悉具"的宗旨，选用小柴胡汤治疗，一箭中的。

案13为发热延绵4个月案。由于发热先于妊娠数月，故起因与妊娠无涉。就诊时患者有发热，鼻塞流涕，恶寒怕冷，病属太阳，桂枝汤主之；据《伤寒论》"呕而发热者，小柴胡汤主之"，患者发热恶寒、恶心呕吐，病属少阳，故首先使用柴胡桂枝汤治疗，以解表兼和解少阳。两诊后，表证已去，遵《伤寒论》"伤寒中风，有柴胡证，但见一证便是，不必悉具"的精神，唯留发热、恶心呕吐、纳差便溏的少阳诸症，独用小柴胡汤治疗，3剂热减，4剂热清。

# 一二八、小承气汤

## 【原文】

1.下利谵语者，有燥屎也，小承气汤主之。《金匮要略·呕吐下利病脉证治第十七》

2.阳明病，其人多汗，以津液外出，胃中燥，大便必硬，硬则谵语，小承气汤主之；若一服谵语止者，更莫复服。《伤寒论》（213）

3.阳明病，谵语，发潮热，脉滑而疾者，小承气汤主之。因与承气汤一升，腹中转气者，更服一升；若不转气者，勿更与之。明日又不大便，脉反微涩者，里虚也，为难治，不可更与承气汤也。《伤寒论》（214）

4.太阳病，若吐若下若发汗后，微烦，小便数，大便因硬者，与小承气汤，和之愈。《伤寒论》（250）

5.得病二三日，脉弱，无太阳柴胡证，烦躁心下硬，至四五日，虽能食，以小承气汤，少少与微和之，令小安；至六日，与承气汤一升。若不大便六七日，小便少者，虽不能食，但初头硬，后必溏，未定成硬，攻之必溏，须小便利，屎定硬，乃可攻之，宜大承气汤。《伤寒论》（251）

## 【组成与用法】

大黄四两　厚朴三两，炙　枳实大者，三枚，炙

上三味，以水四升，煮取一升二合，去滓，分温二服，得利则止。

## 【功效】轻下热结。

## 【医案】

### 1.妊娠便秘腹胀

叶某，30岁。因"孕15周，腹胀腹痛1周住院治疗未愈"就诊。

会诊一：2019年7月16日。患者平素月经不规则，周期30～60天，经期5天，月经3月31日来潮。常年大便秘结，1周前无明显诱因下出现腹痛腹胀，在妇产科住院治疗后腹痛缓解。现腹胀明显，大便秘结呈颗粒状、色黑，矢气难，胃纳差，口苦，反酸，嗳气明显。腹部叩诊：升结肠至横结肠叩诊呈鼓音。舌淡红，苔腻，脉细滑。

中医诊断：腹胀（气滞肠热证）。

治法：消滞除满，泻热通便。

方药：小承气汤加味。

制大黄5g，厚朴10g，枳实5g，炒莱菔子10g，槟榔6g，生白术50g，木香6g。2剂。

会诊二：2019年7月18日。药后宿便已除，昨天解便3次、成形，矢气已易，下腹隐痛已除，上腹胀减。舌淡红，苔薄白，脉细滑。

制大黄3g，厚朴12g，枳壳10g，炒莱菔子12g，槟榔10g，木香10g，乌药6g，大腹皮6g，生白术50g，麦芽30g。4剂。

会诊三：2019年7月22日。大便正常，腹胀腹痛基本消失，胃纳欠佳，夜难入寐，易醒，舌脉如上。中药守上方，大腹皮加至10g；加酸枣仁15g、鸡内金10g，4剂。

会诊四：2019年7月26日。大便正常，胃纳增加，嗳气多，舌淡红，苔薄白，脉滑。

方药：小承气汤加味。

制大黄3g，厚朴12g，枳壳10g，炒莱菔子12g，槟榔10g，苏梗10g，沉香（冲）3g，降香5g，麦芽30g。4剂。

### 2.产后便秘、热气上冲

朱某，26岁。

初诊：2018年9月19日。产后3个月，自1个月前开始出现便秘，3～4天一行，胀气，矢气难，排气后缓解；偶有泛酸、恶心，腰痛，夜晚自觉胸中有热气往上冲，燥热心烦，嗳气。现哺乳期，乳汁丰富，纳可。舌淡红，苔薄白，脉细。

治法：行气，通腑，清热。

方药：小承气合诃黎勒散加味。

枳壳12g，厚朴12g，制大黄3g，诃子15g，紫石英15g，寒水石15g，炒莱菔子10g，降香5g，石膏12g。3剂。

二诊：2018年9月22日。进药1剂，次日即排便，胀气已除，肠鸣，矢气顺，夜间胸中热气上冲已消，口糜，龈肿。舌淡红，苔薄白，脉细。

方药：小承气汤加味。

枳壳10g，厚朴10g，制大黄5g，石膏12g，升麻10g，珠子参12g，枇杷叶12g，炒栀子10g。5剂。

### 3.盆腔炎症性疾病后遗症

阮某，37岁。

初诊：2006年2月7日。1997年输卵管结扎术后，下腹持续性坠胀，经前加重，经期尤剧已9年；甚时四肢挛急，麻木不温。现为经前一周，下腹疼痛发胀2天，大便3天未解，带下稍多、色黄。平时月经周期23～24天，经量中等，经色黯，3天净；经前乳房微胀，纳差。生育史：3-0-2-3。妇科检查：外阴无殊，阴道痛畅，宫颈肥大，宫颈下唇中度柱状上皮外移；子宫后位，质地中等，正常大小，活动度差，压痛；右侧附件无压痛，左侧压痛。三合诊：两侧子宫骶骨韧带触痛。舌淡红，苔薄白，脉细。

西医诊断：盆腔炎症性疾病后遗症。

治法：行气通腑，清理湿热。

方药：小承气汤合四逆散加味。

制大黄12g，枳实10g，厚朴10g，柴胡10g，炒白芍10g，炙甘草5g，延胡索10g，川楝子10g，大血藤30g，蒲公英20g，大腹皮15g。3剂。

二诊：2006年2月10日。大便日解1次，下腹胀除痛减，带下已少，倦怠，纳欠。舌淡红，苔薄腻，脉细。中药守上方，制大黄减至6g；加苍术10g，党参12g，4剂。

三诊：2006年2月15日。月经2月13日来潮，今将净，下腹偶有隐痛，已较过去减轻很多，精神恢复正常，纳可，舌脉如上。

治法：和气血，清湿热。

方药：仙方活命饮加味。

金银花15g，防风10g，白芷10g，当归6g，陈皮10g，白芍10g，制乳香4g，制没药4g，皂角刺15g，天花粉10g，炮山甲10g，生甘草6g，生黄芪15g，延胡索10g，菝葜20g。7剂。

四诊：2006年2月23日。下腹胀痛未再发生，经行4天净，饥饿性胃痛，纳欠，大便每日解1次。舌淡红，苔薄白，脉细。

治法：健脾调气。

方药：六君子汤合丹参饮加味。

党参10g，白术10g，茯苓10g，半夏10g，陈皮10g，炙甘草5g，丹参12g，檀香4g，砂仁（冲）5g，炒白芍15g，甘松10g，九香虫10g。4剂。

### 4.严重便秘

陈某，25岁，未婚。

初诊：2014年7月7日。大便不解，秘结1年。平时经前一周至行经期间可以解3~4次大便，其余时间均不大便，大便粗且硬，努责常致阴道反复出血并加重6个月。便秘期间无腹胀，无矢气，但进食后胃胀，无食欲，一餐仅吃半碗饭。曾服用西药通便，疗效不佳。人体消瘦，体重仅42kg。月经6月27日来潮。舌淡红，苔薄白，脉细。

治法：轻下热结，润肠行气。

方药：小承气汤加味。

枳壳10g，厚朴10g，制大黄6g，郁李仁10g，炒莱菔子10g，麦芽60g，生白术30g，生怀山药30g，小麦50g，羌活10g，威灵仙10g。7剂。

二诊：2014年7月16日。服药期间每日大便2次，便稀；伴轻微腹痛，胃脘饱胀消除，食欲明显增加，每顿进食一碗，肛门开始时有排气。现停药后大便未解2天。舌淡红，苔薄白，脉细。

枳壳15g，厚朴15g，制大黄6g，大腹皮15g，炒莱菔子10g，麦芽60g，小麦50g，羌活10g，威灵仙10g。7剂。

三诊：2014年7月23日。月经7月23日来潮，无痛经，每日排便1次、大便成形，纳可，矢气。舌淡红，苔薄白，脉细。中药守上方，去小麦；加当归15g，川芎15g，益母草30g，5剂。

四诊：2014年7月28日。经水将净，每日排便1次、便软2天，矢气。舌淡红，苔薄白，脉细。

治法：调气助运。

槟榔10g，厚朴10g，炒麦芽60g，神曲10g，苍术10g，陈皮10g，薤白10g，山楂

10g，炙甘草6g。7剂。

五诊：2014年8月6日。大便正常，纳可，舌脉如上。中医守上方，加薏苡仁30g，7剂。

### 5.腹胀

李某，32岁。因"胃肠胀气6年余"就诊。

初诊：2019年5月13日。患者6年来反复胃肠胀气，大便干、2~3日一解，小便无殊。1年多前无痛人流术后，月经量减少二分之一，经色黯，夹有血块；伴有痛经及腰酸。近期减肥后月经失调，一个半月行经3次。5月12日月经来潮，量少。舌淡红，苔薄白，脉细。

治法：行气除胀，活血调经。

方药：青皮10g，枳壳15g，大腹皮15g，当归15g，川芎15g，丹参15g，益母草30g，香附10g，延胡索10g。5剂。

二诊：2019年5月18日。胃肠胀气稍减，大便日解1次，经量少。舌脉如上。中药守上方，大腹皮加至30g；加赤小豆45g，厚朴12g，麦芽30g，7剂。

三诊：2019年5月25日。昨日服药后腹胀减轻，十去其三；大便结，2~3日一解。舌脉如上。

方药：小承气汤加味。

制大黄9g，厚朴10g，麸枳壳10g，大腹皮15g，赤小豆45g，槟榔12g，乌药10g，荔枝核10g。4剂。

四诊：2019年5月29日。腹胀续减，大便2日1次，舌脉如上。

方药：大承气汤加味。

制大黄6g，厚朴10g，麸枳壳10g，玄明粉（冲）5g，大腹皮15g，赤小豆45g，槟榔12g，乌药10g，荔枝核10g。5剂。

五诊：2019年6月5日。腹胀十去其六，5月31日月经再次来潮，今未净，舌脉如上。

方药：小承气汤加味。

制大黄9g，厚朴10g，麸枳壳10g，槟榔10g，乌药10g，荔枝核10g，赤小豆45g，贯众炭20g。7剂。

六诊：2019年6月12日。腹胀续减，大便如上。

方药：大承气汤加味。

制大黄9g，厚朴10g，麸枳壳10g，玄明粉（冲）6g，槟榔10g，乌药10g，荔枝核10g，赤小豆45g，贯众炭20g，大腹皮15g。7剂。

七诊：2019年6月26日。近两天腹胀近愈，十去其八，大便2日未解，舌脉如上。

方药：大承气汤加味。

制大黄9g，厚朴10g，麸枳壳10g，玄明粉（冲）8g，槟榔10g，乌药10g，荔枝核10g，赤小豆45g，大腹皮15g。7剂。

八诊：2019年7月2日。外感3天，流涕，喷嚏，畏风，出汗，口干。舌淡红，苔薄白，脉细。

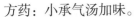

方药：小承气汤加味。

制大黄9g，厚朴10g，麸枳壳10g，薄荷5g，竹茹10g，淡豆豉10g，葛根12g，桔梗6g，葱白5根。5剂。

九诊：2019年7月9日。几乎未感腹胀，末次月经7月1日来潮，7月5日经净，白带偏黄，量多。舌淡红，苔薄白，脉细。

方药：小承气汤加味。

制大黄9g，厚朴10g，麸枳壳10g，椿根皮15g，贯众15g，槟榔10g，草薢10g，大腹皮12g。7剂。

【方剂比较】

1.小承气汤与大承气汤、调胃承气汤的比较（表29）

表29 小承气汤与大承气汤、调胃承气汤的比较

| 方剂 | 药物组成 | | | | |
|---|---|---|---|---|---|
| 大承气汤 | 大黄 | 枳实 | 厚朴 | 芒硝 | |
| 调胃承气汤 | 大黄 | | | 芒硝 | 炙甘草 |
| 小承气汤 | 大黄 | 枳实 | 厚朴 | | |

三承气汤同用大黄以泻热通腑。大承气汤硝、黄后下，又加枳、朴，故可治痞、满、燥、实俱备之阳明腑实重证；小承气汤已不用硝，三味同煎，泻下之力已减，故治痞、满、实而不燥者；调胃承气汤黄、草同入，虽仍存硝，但无枳、朴行气，泻热攻下之力最逊，故治燥实而无痞满者。

2.小承气汤与厚朴三物汤、厚朴大黄汤的比较（表30）

表30 小承气汤与厚朴三物汤、厚朴大黄汤的比较

| 方剂 | 药物组成及分量 | | |
|---|---|---|---|
| 厚朴大黄汤 | 大黄六两（18g） | 枳实四枚（8g） | 厚朴一尺（30g） |
| 厚朴三物汤 | 大黄四两（12g） | 枳实五枚（10g） | 厚朴八两（24g） |
| 小承气汤 | 大黄四两（12g） | 枳实三枚大（9g） | 厚朴二两（6g） |

此三方药物组成完全相同，仅在分量之差异。三方之中，以厚朴大黄汤中的大黄用量最大，其余两方则相同。枳实三方差异不大。厚朴以厚朴大黄汤用量最大，为小承气汤的5倍；厚朴三物汤次之，为小承气汤的4倍。故以痞、满、实论治，厚朴大黄汤最重，而小承气汤最轻。故《张氏医通》称："此即小承气，以大黄多，遂名厚朴大黄汤；若厚朴多，则名厚朴三物汤。"

【按语】

小承气汤属于承气汤系列中的轻下热结之剂，用来治疗阳明热结而成的痞、满、实证。

柯韵伯曰:"诸病皆因于气,秽物之不去,由于气之不顺,故攻积之剂必用行气之药以主之,亢则害,承乃制,此承气之所由名。"《中医方剂现代研究》一书中有实验表明,小承气汤具有抗炎作用,可降低小鼠腹部血管通透性,抑制异物$^{125}$I白蛋白从血循环渗出,也抑制血管对$^{125}$I对白蛋白的吸收。由此可见,气滞腑实可产生诸多疾病,小承气汤便是一张通过下法以达到消除疾病的方剂。厚朴大黄汤、厚朴三物汤之功效类同。读张从正的《儒门事亲》自述,以汗吐下三法治病者"以十分率之,此三法居其八九,而众所当才一二也"。下法在他治疗妇科疾病时,应用十分广泛,足见此法之可取。

案1为妊娠便秘腹胀案。其大便燥结呈粒,矢气难,嗳气纳欠,口苦反酸,升结肠至横结肠叩诊呈鼓音。此由肠燥热结,腑气积滞,下塞上逆之症,当以导下积粪滞气为正治。妊娠期间承气类方本当慎用,以免动胎。奈何患者证实,非承气不足以移,虽重身,亦当别论,仍奉"有病病挡之"之训。用小承气汤加味,宿便下去,滞气得消,胃纳亦甦。若投鼠忌器,则疾病绵延无尽日也。

案2为产后便秘,胸中热气上冲案。《金匮要略·妇人产后病脉证治第二十一》称:"新产妇人有三病:一者病痉,二者病郁冒,三者大便难。何谓也?……新产血虚,多汗出,喜中风,故令病痉;亡血复汗,寒多,故令郁冒;亡津液,胃燥,故大便难。"吾地产妇有多食生姜、黄酒之习俗,对某些产妇,此为添火加油,促其阴液耗竭,咎由此取。患者便秘腹胀,矢气,胸中热气上冲,燥热心烦者,均系阳明腑热作祟。治疗大法当行气,通腑,清热。行气通腑,用小承气汤加诃子、莱菔子、降香;清热镇冲,用紫石英、寒水石、生石膏。其中,诃子可以行气,《金匮要略·呕吐哕下利病脉证治第十七》"气利,诃黎勒散主之"便是。莱菔子《滇南本草》记载,可以"下气宽中,消膨胀……攻肠胃积滞";降香除了行气之外,具有降气之功;寒水石、石膏清热泻火之力甚佳,又有重镇降逆的作用;紫石英虽然性温,但张秉成之《本草便读》称其"温营血而润养,可通奇脉,镇冲气之上升"。由于用药扣准病情,进药一剂,上症均消。

盆腔炎症性疾病后遗症虽与阳明热结无直接关系,但临床经常可见下焦痞、满、实为主的系列症状。《素问·六元正纪大论》有"攻里不远寒"之说,意思说用攻下法治疗里症时,不必顾忌寒凉药物,故可用小承气汤合清理湿热的药物治疗。

案3起因于输卵管结扎术案。症见下腹疼痛发胀、大便不解、带多色黄,一派湿热蕴结气滞之象。治以小承气汤合四逆散以行气通腑导滞,大血藤、蒲公英、败酱草清理湿热,金铃子散行气止痛。药毕,便解胀除痛减,带下顿少,正如《灵枢·邪客》所说"此所谓决渎壅塞,经络大通,阴阳得和",以后再改用其他方剂调理。

案4为1个月仅在经期前或经期大便三四次的严重便秘案。平常人经期大便次数增多溏薄,现代医学认为是由于子宫释放前列腺素刺激肠管的原因。患者的大便情况,也基于上述的原因。由此推理,平时不大便,是由于肠道蠕动功能减弱之故。在患者身体不虚的情况下,小承气汤作为三承气汤中的轻下之剂,既可恢复肠管的正常蠕动,又可泻下宿便。方中郁李仁、生白术、生怀山、小麦润肠下便;莱菔子、麦芽行气助运;羌活、威灵仙虽为风药,亦运行肠道,通下大便。经过细心调理,积年顽疾,终于得愈。

案5为腹胀3年案。病程不短,所以未愈者,不得治也。根据腹胀,便秘,矢气多难排,当属气阻肠燥证。治当行气通腑以导滞,一旦腑气通利,积粪荡涤,腹胀当宽。小承气汤是三承气汤中的轻下剂,可解决痞满实之难。因胀气较重,故重用枳实达50g,另加大腹皮、赤小豆,皆取其行气之功。方中诃子味苦、酸、涩,性平,可敛肺气,众人以为该药敛肺,不当用于气滞。其实,诃子具有良好的下气作用治疗气利,重用30g,可以显效。《本草正》称麦芽能"宽肠下气",既可治疗肠腹积气,又可助运。一诊虽然见效,犹逐寇未尽,加厚朴至20g,使积气宿粪一扫而光,三载之疾,数剂而康。

盆腔炎症性疾病后遗症是一种缠绵难愈之疾,且易复发,非一朝一夕,一药一石所能愈者。但以上诸案至少可以说明,小承气汤在消除该病的重要症状——下腹胀痛方面,起到了关键性的作用。虽非药到病除,但可折病气于顷刻,此犹如一场战争中的一大战役,具有举足轻重的意义,可使日后治疗变得顺利。

# 一二九、小建中汤

【原文】

1.虚劳里急，悸，衄，腹中痛，梦失精，四肢酸疼，手足烦热，咽干口燥，小建中汤主之。《金匮要略·血痹虚劳病脉证并治第六》

2.男子黄，小便自利，当与虚劳小建中汤。《金匮要略·黄疸病脉证并治第十五》

3.妇人腹中痛，小建中汤主之。《金匮要略·妇人杂病脉证并治第二十二》

4.伤寒阳脉涩，阴脉弦，法当腹中急痛，先与小建中汤；不瘥者，小柴胡汤主之。《伤寒论》（100）

5.伤寒二三日，心中悸而烦者，小建中汤主之。《伤寒论》（102）

【组成与用法】

桂枝三两，去皮　甘草二两，炙　大枣十二枚，擘　芍药六两　生姜三两，切　胶饴一升

上六味，以水七升，煮取三升，去滓，内饴，更上微火消解，温服一升，日三服。呕家不可用建中汤，以甜故也。

【功效】温中补虚，缓急止痛。

【医案】

### 1.痛经

陈某，27岁，未婚。

初诊：2009年8月13日。痛经10年，经期第一天腹痛剧烈，上吐下泻，喜温喜按，手足厥冷，面色苍白，持续12小时；经量中等，经色黯红，夹块；平时带多，有异味。月经7月26日来潮。舌见瘀斑，苔薄白，脉细。

治法：温经补虚，调气止痛。

方药：小建中汤加味。

桂枝6g，炒白芍12g，炙甘草6g，生姜5片，大枣6枚，饴糖（冲）30g，九香虫10g，姜黄15g，降香6g，益母草20g。7剂。

二诊：2009年8月26日。月经8月23日来潮，痛经减轻，呕吐腹泻消失。再守上法调理。

### 2.崩漏

薛某，34岁。

初诊：2005年7月20日。月经提前7天，于7月12日来潮，至今9天未净，经量多，

色黯红，夹血块。倦怠乏力，怕冷，后尻下坠，无腹痛。平素月经28～30天一潮，经量不多，6天净。生育史：1-0-0-1，放置宫内节育环。舌质淡嫩，苔薄腻，脉软。

治法：温经益气止血。

方药：小建中汤加味。

桂枝6g，炒白芍12g，炙甘草6g，饴糖（冲）30g，炮姜5片，大枣6枚，党参15g，荆芥炭10g，仙鹤草30g，赤石脂15g，补骨脂10g，阿胶（烊冲）10g。3剂。

二诊：2005年7月23日。阴道出血已净，精神好转，后尻坠除，舌脉如上。妇科检查：外阴无殊，阴道通畅，宫颈光滑；宫体前位，正常大小，活动，质地中等，压痛；两侧附件压痛。

西医诊断：功能性子宫出血；盆腔炎症性疾病后遗症。

治法：调气清湿热。

方药：四逆散加味。

柴胡10g，枳壳10g，白芍10g，炙甘草6g，败酱草10g，大血藤15g，椿根皮15g，半枝莲15g，土茯苓15g，蒲公英15g，大蓟15g，小蓟15g，萆薢15g。7剂。

### 3.经期过长

陈某，32岁。

初诊：2012年10月11日。5年前无明显诱因出现月经不规律，时而经期延长至1～3月淋漓不净，色黑，量少；周期紊乱，时而2个月一行，甚则5个月未行。时感腰痛、头晕、心慌。末次月经2012年7月6日来潮，至今未净，上次月经2012年6月11日来潮。现嗳气、乏力，夜寐多梦，胃纳可，二便可。患盆腔炎症性疾病后遗症5年余。生育史：2-0-1-2，顺产2次，药流1次，已结扎。妇科检查：外阴无殊，阴道通畅，见黯色分泌物，宫颈轻度柱状上皮外移；宫体后位，正常大小，质地中等，活动，压痛；右侧附件压痛，左侧附件无压痛。舌稍淡，苔薄白，脉细。

中医诊断：经期延长。
西医诊断：盆腔炎症性疾病后遗症。
治法：温中健脾止血。
方药：小建中汤加味。

桂枝5g，炒白芍10g，炙甘草5g，炮姜5g，饴糖（冲）30g，大枣5枚，党参15g，炒白术10g，鹿角胶（烊冲）10g，仙鹤草30g，代赭石10g。7剂。

二诊：2012年10月18日。阴道出血净已2天。

### 4.经行胃痛

谢某，27岁。

初诊：2006年11月1日。经期胃脘疼痛4年，胃冷，喜热食，大便软，心悸。月经10月7日来潮。舌淡红，苔薄白，脉细。

治法：温中健脾止痛。

方药：小建中汤加味。

桂枝6g，炒白芍12g，炙甘草6g，饴糖（冲）30g，生姜6片，大枣6枚，炒白术12g，川椒3g，砂仁（冲）5g，九香虫10g。7剂。

二诊：2006年11月7日。月经按期于今天来潮，胃脘疼痛未发作。中药守上方，续进7剂以巩固疗效。

### 5.经行身冷

王某，23岁。因"经前一周畏寒半年余"就诊。

初诊：2020年9月24日。患者近半年出现经前一周畏寒，夏天不能开空调，需盖棉被。偶痛经剧烈，伴出冷汗，需卧床休息；喝红糖水稍可缓解，纳呆，贫血，平素稍吃多时觉胃脘部顶胀。舌淡红，苔薄白，脉细。

西医诊断：经前紧张综合征。

治法：温中补虚，和里缓急。

方药：小建中汤加味。

桂枝6g，炒白芍12g，炙甘草6g，鹿角胶（烊冲）10g，生姜5片，红枣5枚，饴糖（冲）30mL。6剂。

二诊：2020年9月30日。咽部微痛，舌脉如上。中药守上方，加桔梗9g，7剂。

三诊：2020年10月9日。自觉身体转暖，经期将近，舌脉如上。

方药：小建中汤加味。

桂枝6g，炒白芍12g，炙甘草6g，鹿角胶（烊冲）10g，益母草12g，香附6g，生姜5片，红枣5枚，饴糖（冲）30mL。7剂。

四诊：2020年10月21日。月经10月12～20日，身冷减轻，经期小腹坠痛，需卧床；下肢酸，近日晨难醒，身重。舌脉如上。

方药：小建中汤加味。

桂枝6g，炒白芍12g，炙甘草6g，鹿角胶（烊冲）10g，杜仲12g，续断12g，生姜5片，红枣5枚，饴糖（冲）30mL。7剂。

五诊：2020年10月28日。身冷明显减轻，时觉身暖，醒后神爽，大便日解2～3次，睡前尿意频，口渴，舌脉如上。

方药：小建中汤加味。

桂枝6g，炒白芍12g，炙甘草6g，桑螵蛸15g，金樱子15g，芡实20g，鹿角胶（烊冲）10g，天花粉12g，生姜5片，红枣5枚，饴糖（冲）30mL。7剂。

六诊：2020年11月7日。经将近，身穿短裤、薄衣就诊，怕冷消失，大便2～3天1次，舌脉如上。中药守上方，加益母草12g，7剂。

### 6.胎动不安

周某，26岁。

初诊：2006年1月26日。月经12月7日来潮，尿妊娠试验阳性。1月18日阴道少量出血，当晚即止，伴下腹绵绵隐痛，腰酸至今未愈，纳减，时或恶心，二便正常。舌稍红，苔薄白，脉细。

治法：温补脾肾，安胎。

方药：小建中汤加味。

桂枝6g，炒白芍12g，炙甘草6g，饴糖（冲）30g，生姜5片，大枣6枚，续断12g，杜仲10g，炒白术10g，炒黄芩10g。4剂。

二诊：2006年2月2日。进药1剂后，下腹疼痛及腰酸、恶心等现象均消失，胸闷，嗳气则舒。检测孕酮32.8nmol/L，β-绒毛膜促性腺激素78524.31mmIU/mL；B超检查提示宫内活胎有7周大小。舌脉如上。治法：温肾安胎。温肾安胎汤（经验方），7剂。

### 7.妊娠腹痛

林某，38岁。

一诊：2017年6月1日。妊娠77天，近1个月来无明显诱因出现下腹隐痛不适，每日夜间1~3点钟发作，持续5~6小时，静滴间苯三酚针后稍缓解，2~3天发作1次；大便正常，无矢气。口干口苦，恶心，无呕吐，偶有胸闷，小腹按揉痛减。舌质稍红，苔薄白，脉细软。

中医诊断：妊娠腹痛。

治法：温中补虚。

方药：小建中汤加味。

桂枝5g，炒白芍12g，炙甘草6g，生姜3片，大枣5枚，饴糖（冲）30g，炒黄芩6g，苏梗10g。4剂。

二诊：2017年6月5日。腹痛已除，今日出院。中药守上方7剂。

### 8.妊娠胃痛

吕某，27岁。

初诊：2021年7月12日。停经55天，胃胀痛，嗳气，反流，尤其夜里影响睡眠，大便干、2~4天一解，腰酸胀，口烦渴。腹诊：胃脘部喜按，按时痛止，左下腹无肠形。舌淡红，苔薄白，脉细软。

治法：温中补虚，缓急止痛。

方药：小建中汤加减。

桂枝6g，炒白芍12g，炙甘草6g，饴糖（冲）30g，生姜3片，砂仁（杵冲）5g，降香（后入）5g，淮小麦50g，生白术30g，瓦楞子20g。3剂。

二诊：2021年7月15日。停经58天，胃痛已除，口渴缓解。现善饥易饱，嗳气，反流；大便每日一解，质中，便不净感。寐可，夜尿3~5次，偶有腰酸疼。舌淡红，苔薄白，脉细。

方药：旋覆代赭汤加减。

旋覆花12g，煅赭石30g，党参12g，姜半夏12g，炙甘草6g，生姜3片，陈皮9g，紫苏叶9g，香附10g，生白术30g。4剂。

### 9.妊娠腹股沟痛

林某，32岁。

2019年8月26日。因"停经52天，反复两侧腹股沟疼痛伴阴道出血"收住某院治疗。2019年8月27日辅助检查：D-二聚体0.27mg/L，抗核抗体系列（阴性）；2019年9月9日

B超检查：右侧子宫动脉Vmax81cm/s，RI0.83，S/D5.95，PI2.00；左侧子宫动脉Vmax97cm/s，RI0.77，S/D4.34，PI1.66。2019年10月21日B超检查：早期妊娠（单活胎，孕15W+4D）胎心率153次/分。

某院住院西药治疗：黄体酮针、达肝素钠针、地屈孕酮片、补佳乐片、硝苯地平片、阿司匹林肠溶片。

同时予以中药协定方"寿胎丸"加味口服，未有明显疗效，后西药予地屈孕酮；中药以补肾健脾、理气止痛安胎，稍有好转，但仍未有明显起色。

2019年9月10日。患者诉下腹胀痛消失，阴道出血增多，便溏，夜尿次数多，尿量少。

花椒1.5g，黄连3g，乌梅9g，炒白术15g，木香6g，橘络6g，白芍20g，生甘草6g，丝瓜络15g，乌药9g，益智仁30g，山药15g，苎麻根30g，海螵蛸15g，炒杜仲15g。2剂。

2019年9月12日。患者诉，吃水果后便溏，仍感下腹胀痛，有少量淡粉色阴道出血，口干口苦。

肉桂2g，花椒2g，黄连3g，乌梅9g，炒白术15g，木香6g，橘络6g，白芍20g，生甘草6g，丝瓜络15g，乌药9g，益智仁30g，山药15g，苎麻根30g，海螵蛸15g，杜仲15g。7剂。

住院医生认为，患者患神经官能症，无药可治。2019年9月12日邀请我微信会诊。

会诊一：对方主管主任补充介绍："患者孕2个月，两腹股沟处疼痛，剖宫产切口两端疼痛，脐下也疼痛，疼痛剧烈时不能说话，痛得死去活来。疼痛起因于2年前跟丈夫关系不和生气所致。自觉腹部冷，以脐周明显，平时易腹泻。6年前诊断为慢性直肠炎，半年前大便稀，1日10余次，经调理后现大便尚可，受凉或吃水果后腹泻腹痛加重。尿频，最多时5分钟解1次小便，量少。现每晚7~8次，尿频好转，疼痛也会减轻，夜尿频睡眠不好，伴腰酸。舌质偏胖，苔薄白，脉不详。"

中医诊断：妊娠腹痛。

治法：温肾固涩，理气止痛。

方药：四神丸加味。

吴茱萸2g，肉豆蔻6g，补骨脂10g，五味子5g，乌药6g，小茴香3g，香附6g，荔枝（连壳核）4个，当归6g，川楝子10g，金匮肾气丸（分吞）10g。4剂。

会诊二：2019年9月17日。因住院科室所开药物尚未服完，故上方暂时未服。科室主任称"金匮肾气丸说明书写有孕妇忌服，所以患者拒绝服用。今天阴道出血淡红色"，故又予以改方如下：

吴茱萸2g，补骨脂10g，五味子5g，乌药5g，小茴香3g，香附5g，荔枝（连壳、核、肉）4个，当归6g，川楝子10g，鹿角胶10g。4剂。

结果对方科室处方时，漏开乌药一味。

会诊三：2019年9月24日。9月23日对方主管主任介绍："服药后患者阴道出血即净，腹股沟疼痛有所减轻，但尿频并未明显改善，近日外感。"

吴茱萸2g，肉豆蔻6g，补骨脂10g，五味子5g，乌药6g，小茴香3g，香附6g，荔枝核6g，当归5g，葱白（冲药）5根，艾炭5g，川楝子10g，七味都气丸（分吞）10g。

4剂。

会诊四：2019年9月30日。患者拒绝服药，非要等待外感自愈后服用。今外感已清，腹股沟疼痛减半，夜尿频。舌淡，苔腻，脉不详。

治法：暖肝散寒，理气止痛。

方药：小建中汤加减。

桂枝6g，炒白芍12g，炙甘草6g，生姜4片，大枣5枚，荔枝核6枚，荔枝肉（另吃）10枚，五味子5g，乌药6g，益智仁10g，鹿角霜10g，覆盆子15g，饴糖（冲服）50g。4剂。

其间对方主管主任打电话说，患者的腹股沟疼痛居然基本痊愈。

会诊五：2019年10月22日。今日康复出院。两侧腹股沟疼痛已除，局部挤压时偶有疼痛，腰酸疼，大便正常，夜尿6~7次。舌淡红，苔薄白，脉滑。

方药：小建中汤加减。

桂枝6g，炒白芍12g，炙甘草6g，生姜3片，大枣5g，饴糖（冲服）50g，益智仁10g，巴戟天10g，乌药6g，荔枝核10g，仙鹤草20g，荔枝壳5枚，荔枝肉10枚。7剂。

### 10.产后胃痛呕吐

参见"理中汤"条第9案。

【方剂比较】

1.桂枝汤与桂枝加芍药汤、小建中汤的比较（表31）

表31 桂枝汤与桂枝加芍药汤、小建中汤的比较

| 方剂 | 药物组成及分量 | | | | | |
|---|---|---|---|---|---|---|
| 桂枝汤 | 桂枝三两 | 芍药三两 | 炙甘草二两 | 生姜三两 | 大枣十二枚 | |
| 桂枝加芍药汤 | 桂枝三两 | 六两 | 炙甘草二两 | 生姜三两 | 生姜三两 | |
| 小建中汤 | 桂枝三两 | 六两 | 炙甘草二两 | 生姜三两 | 生姜三两 | 胶饴一升 |

桂枝加芍药汤是在桂枝汤的基础上倍芍药而成，小建中汤是在桂枝加芍药汤的基础上加饴糖而成。桂枝加芍药汤以大剂量的芍药敛阴和营，解"虚劳里急""腹中急痛"；小建中汤则在上方的基础上加饴糖温补中焦，缓肝急，以解"心中悸而烦者"。

2.黄芪建中汤与小建中汤的比较（表32）

表32 黄芪建中汤与小建中汤的比较

| 方剂 | 药物组成 | | | | | | |
|---|---|---|---|---|---|---|---|
| 黄芪建中汤 | 桂枝 | 白芍 | 炙甘草 | 生姜 | 大枣 | 饴糖 | 黄芪 |
| 小建中汤 | 桂枝 | 白芍 | 炙甘草 | 生姜 | 大枣 | 饴糖 | |

黄芪建中汤是在小建中汤的基础上加黄芪一味而成，因而补气之力几胜一筹。

【按语】

成无己说："脾者土也，应中央，处四脏之中，为中州，治中焦，生育营卫，通行津

液；一有不调，则营卫失所育，津液失所行，必以此汤温建中脏，是以建中名焉。"可见，建中者即补脾胃之气。程云来曰："建中者必以甘，甘草、大枣、胶饴之甘所以建中而缓急；通行卫气者必以辛，姜桂之辛用以走表而通卫；收敛荣血者必以酸，芍药之酸走里而收荣。荣卫流行，则五脏不失权衡，而中气斯建矣。"

小建中汤是一张通过温补的方法治疗因脾胃虚寒，阳气不能布敷所致的虚劳腹痛、四肢酸疼诸症的方剂。如果因为中阳虚弱不运，阴阳二气乖离引起的产后腹痛或痛经，其表现为下腹绵绵作痛，腹冷喜按喜温，或经少色淡者均可运用。经查《经方各科临床新用与探索》《金匮要略现代研究文摘》《中医方剂现代研究》《经方临床应用》和《经方学用解读》，均未有运用小建中汤治疗妇科血证的记载。

案1为痛经案。根据临床腹痛剧烈，上吐下泻，喜温喜按，手足厥冷，面色苍白，辨证为冲任虚寒，气血阻滞。用小建中汤温经补虚，加降香、姜黄、九香虫、益母草调气和血，取得卓效。

案2为崩漏案。表现为经多色黯，倦怠乏力，怕冷，后尻下坠，舌质淡嫩，脉软，一派阴阳不足、阳气尤虚之证。脾统血，脾之阳气虚衰，便失去统摄血脉之力，致崩漏不止。《灵枢•终始》曰："少气者，脉口人迎俱少而不称尺寸也。如是者，则阴阳俱不足，补阳则阴竭，泻阴则阳脱。如是者，可将以甘药，不可饮以至剂。"故小建中汤当是最佳选择，易生姜为炮姜，去其辛散，增其固涩，在此基础上加味组方，使阳气振奋，可以发挥诸止血药物的功效，若见血止血，劳而无功。加党参、荆芥炭、仙鹤草、赤石脂、补骨脂、阿胶，以助止血之功。由于方证相符，故一箭中鹄。

案3为经期过长案。表现为倦怠头晕乏力，舌淡脉细，一派脾阳虚弱，脾不统血的征象。《素问•调经论》说："人之所有者，血与气耳。"失血耗气，虚象毕露。用小建中汤合理中汤易生姜为炮姜，加鹿角胶、仙鹤草、代赭石之属，益气止血，一诊而愈。

案5为经行胃痛案。并见胃冷，喜热食，便软，心悸，舌淡红，苔薄白，脉细。此为脾胃阳虚之象，以小建中汤温中散寒、健脾止痛；加炒术健脾，加川椒温中，加砂仁、九香虫理气止痛，四载沉疴，一诊而瘥。

案6为经行身冷案。夏不受风，拥被取暖，喝红糖水可缓，纳呆，贫血，脘馁，脉细。此为一派中焦虚寒，脾阳不振之象。建中者，温补脾土圣方，故用之获效。

案7为妊娠腹痛案。由于大便正常，无矢气，故与肠道无涉；发病无外伤，不属外因；为隐痛，按揉痛减，脉细软，属里虚。舌质稍红，口干口苦，为虚中夹热。胸闷，属气滞。故投小建中汤补虚止痛，加黄芩清热，加苏梗调气。

案8为妊娠胃胀痛，嗳气案。但腹诊胃脘部喜按，按时痛止，脉细软，说明病属脾胃虚兼气滞。用小建中汤补虚，用砂仁、降香调气，用小麦、生白术润便。

案9为妊娠腹股沟痛案。起因于生气，还伴有脐腹部冷，腹泻，阴道出血，用四神丸加味治疗，阴道出血止，腹股沟疼痛减轻。腹股沟疼痛的机理多与寒疝疼痛相近，故选用暖肝散寒，缓急止痛的小建中汤加味治疗，终于获痊。

案10为产后胃痛呕吐案。因过食水果所致，违《素问•征四失论》"不适饮食之宜"之诫，使脾阳虚损而不得伸所致，故投用小建中汤。诸症如春水沃雪，冰释而消。

# 一三〇、小青龙汤

【原文】

病溢饮者，当发其汗，大青龙汤主之，小青龙汤亦主之。《金匮要略·痰饮咳嗽病脉证并治第十二》

咳逆倚息不得卧，小青龙汤主之。《金匮要略·痰饮咳嗽病脉证并治第十二》

妇人吐涎沫，医反下之，心下即痞，当先治其吐涎沫，小青龙汤主之。涎沫止，乃治痞，泻心汤主之。《金匮要略·妇人杂病脉证并治第二十二》

伤寒表不解，心下有水气，干呕，发热而咳，或渴，或利，或噎，或小便不利，少腹满，或喘者，小青龙汤主之。《伤寒论》（40）

伤寒心下有水气，咳有微喘，发热不渴；服汤已，渴者，此寒去欲解也，小青龙汤主之。《伤寒论》（41）

【组成与用法】

麻黄三两，去节　芍药三两　五味子半升　干姜三两　甘草三两，炙　细辛三两　桂枝三两，去皮　半夏半升，汤洗

上八味，以水一斗，先煮麻黄，减二升，去上沫，纳诸药，煮取三升，去滓，温服一升。

【功效】解风寒，散水饮。

【医案】

### 1.外感咳嗽

郑某，50岁。

初诊：2019年8月10日。淋雨后外感3天，喷嚏，鼻塞，流涕；在空调房内自觉身凉，微汗出；咳嗽痰多难尽，色白质稀，易咳出，夜间咽痒，咳嗽尤甚，难以成寐。以往有长期咳嗽数月不解病史，医生最终用顺尔宁片（孟鲁司特钠片）、富马酸酮替芬片口服，信必可（布地奈德福莫特罗粉吸入剂）吸入，加中药才逐渐缓解。舌淡红，苔薄白，脉略浮。

治法：散风寒，蠲水饮。

方剂：小青龙汤加味。

炙麻黄5g，桂枝6g，炒白芍6g，炙甘草6g，细辛3g，五味子3g，干姜3g，半夏

10g，炒莱菔子10g，苏子10g。2剂。

二诊：2019年8月12日。进药一剂，当晚即觉痰量明显减少，夜间咳嗽减轻，11日身冷鼻塞流涕均消失，咳嗽已除，今晨口中不和，咽部干燥不利。舌淡红，苔薄白，脉细。

炙麻黄5g，桂枝5g，炒白芍5g，炙甘草5g，细辛2g，五味子1g，干姜3g，半夏10g，炒莱菔子10g，苏子10g，石膏10g。2剂。

### 2.咳嗽

徐某，32岁。

初诊：2019年12月6日。持续咳嗽一周，呈阵发性，咳痰色白，质稀，已连续4晚不能平卧睡眠，体重减轻3kg。曾采用口服复方甲氧那明胶囊、阿莫西林胶囊、双黄连口服液、苏黄止咳胶囊、金嗓子喉片、枇杷膏、煎服枇杷花、匍匐堇炒蛋吃，以及耳垂放血、刮痧等均无效。无咽痛，无发热不适，胃纳可，大便结，小便调。舌淡红，苔薄白，脉细。

中医诊断：咳嗽（痰饮）。

治法：温肺化饮。

方药：小青龙汤加味。

炙麻黄6g，桂枝6g，炒白芍5g，姜半夏9g，五味子3g，干姜3g，细辛3g，炙甘草6g，炒莱菔子10g，苏子5g。3剂。

二诊：2019年12月9日。进药当晚，咳嗽明显减轻，即可安睡。今偶有咳嗽，痰少，舌脉如上。

方药：小青龙汤加味。

炙麻黄6g，桂枝6g，炒白芍5g，姜半夏9g，五味子3g，干姜3g，细辛3g，炙甘草6g紫菀10g，百部10g。4剂。

【按语】

陈修园在《金匮要略浅注》中称："若咳而气逆倚几而息能俯凭而不得仰卧，咳逆之甚，何以至此，大抵久病多属水饮，新病每兼形寒。以小青龙汤主之，内饮外寒兼驱为得。"

案1为外感风寒，内有痰饮的咳嗽案。用小青龙汤外散风寒，内蠲痰饮；加莱菔子、苏子，加强化痰止咳之力。以往他的咳嗽是顽疾，此次药证相符，信手而愈。

案2系外感风寒，内有停饮，咳嗽咳痰案。其与"咳逆倚息不得卧"之旨神似，所以投用之后，即获桴鼓之应。

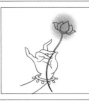

# 一三一、小青龙加石膏汤

【原文】

肺胀咳而上气，烦躁而喘，脉浮者，心下有水，小青龙加石膏汤主之。《金匮要略·肺痿肺痈咳嗽上气病脉证并治第七》

【组成与用法】

麻黄　芍药　桂枝　细辛　甘草　干姜各三两　五味子　半夏各半升　石膏二两

上九味，以水一斗，先煮麻黄，去上沫，内诸药，煮取三升。强人服一升，羸者减之，日三服，小儿服四合。

【功效】解风寒，散水饮，兼清热。

【医案】

**妊娠外感咳嗽**

历某，31岁。

初诊：2006年10月9日。妊娠45天，鼻塞，喷嚏，咳嗽2天，有痰色白、质稀易咯，咳嗽时右侧少腹吊痛，口中热臭感。B超检查：宫内胎儿存活6周多。舌淡红，苔薄白，脉细。

治法：疏散风寒，化饮清肺。

方药：小青龙加石膏汤加减。

炙麻黄6g，炒白芍6g，干姜5g，五味子3g，炙甘草6g，桂枝6g，半夏9g，石膏9g，竹茹10g，野苎麻根12g，3剂

二诊：2006年10月13日。外感咳嗽诸症状均已痊愈，大便软，便意频，食欲不振，胃脘疼痛，进食痛止。舌淡红，苔薄白，脉细。

治法：温中健脾，理气止痛。

方药：桂枝人参汤加味。

桂枝6g，党参12g，干姜5g，炒白术12g，炙甘草6g，砂仁（冲）5g，佛手10g，炒白芍10g。3剂。

【按语】

陈修园《金匮要略浅注》说："心下有水，咳而上气，以小青龙为的剂。然烦躁则挟有热邪，故加石膏，参用大青龙汤之例，寒温并进，两不相碍。"

该案为妊娠外感，咳嗽痰白。前者口中热臭，证属风寒外束，饮郁化热之兆，故小青龙加石膏汤，去走窜辛热的细辛。

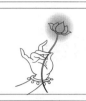

# 一三二、泻心汤

【原文】

1.心气不足，吐血、衄血，泻心汤主之。《金匮要略•惊悸吐衄下血胸满瘀血病脉证并治第十六》

2.妇人吐涎沫，医反下之，心下即痞，当先治其吐涎沫，小青龙汤主之。涎沫止，乃治痞，泻心汤主之。《金匮要略•妇人杂病脉证并治第二十二》

【组成与用法】

大黄二两　黄连　黄芩各一两

上三味，以水三升，煮取一升，顿服之。

【功效】泻火解毒，凉血止血。

【医案】

### 妊娠恶阻

李某，27岁。

初诊：2005年8月1日。妊娠68天，呕吐食物、酸水及血液一周，血色鲜红，胃脘烧灼感，口燥多涎，不欲饮，饮入也舒，大便秘结，一周一行，咽喉似有物噎塞，吞咽不便，纳寐差。检测尿酮体阴性。舌淡红，苔薄白，脉细。

治法：清肝和胃止呕。

方药：泻心汤合半夏泻心汤加减。

制大黄5g，黄连3g，炒黄芩6g，半夏15g，党参12g，干姜5g，炙甘草6g，海螵蛸30g，枇杷叶10g。3剂。

二诊：2005年8月4日。呕血已消失，可进少许粥糜，呕吐酸苦胆汁，大便已解1次，身冷毛耸，嗳气频繁。舌淡红，苔白滑，脉沉细。

治法：温胃清肝。

方药：吴茱萸汤合旋覆代赭汤加味。

吴茱萸5g，党参12g，生姜6片，大枣5枚，旋覆花10g，半夏10g，炙甘草5g，炒黄连4g，代赭石20g。4剂。

【方剂比较】

大黄黄连泻心汤、泻心汤和附子泻心汤的比较（表33）

表33　大黄黄连泻心汤、泻心汤和附子泻心汤的比较

| 方剂 | 药物组成 | | | |
|---|---|---|---|---|
| 大黄黄连泻心汤 | 大黄 | 黄连 | | |
| 泻心汤 | 大黄 | 黄连 | 黄芩 | |
| 附子泻心汤 | 大黄 | 黄连 | 黄芩 | 附子 |

三泻心汤均含有大黄和黄连，共同构成了清泻内热的功效。泻心汤和附子泻心汤比大黄黄连泻心汤多有黄芩一味，故其清泻内热的作用更强；而附子泻心汤，顾名思义还有附子一味，此附子虽可以温中，但为表阳虚而设，故有"复恶寒汗出"之症。

【按语】

泻心汤是治疗"心下即痞"和"心气不足，吐血衄血"的方剂。这是一条有歧义的文字。张锡纯说："心气不足者，非不足也，若果不足，何又泻之？盖此证因阳明胃府之热上逆冲心，以致心中怔忡不安，若有不足之象。仲景从浅处立说，冀人易晓，遂以心气不足名之。故其立方独本《内经》吐血衄血，责重阳明下降之旨。"诚哉斯言！

此案系妊娠恶阻案。此病轻者为痞，重即呕涎沫食物，甚则吐胆汁与血。若痞或吐属于胃府郁热，尤其见大便秘结者，当首选泻心汤，此下通上不为逆也，经过加味，其效斐然。妊娠恶阻并非吐血衄血之症，缘何能以泻心汤治疗？此中因病机相同故也。此案呕食吐酸及血液、血色鲜红、胃脘烧灼，口燥多涎，大便秘结，符合《素问·至真要大论》"诸呕吐酸，暴注下迫，皆属于热"之训，系肝热致肝胃不和。故初诊时，以泻心汤合半夏泻心汤加海螵蛸、枇杷叶治疗，大便一行，肝火受折，呕血即止；二诊时身冷毛耸，呕酸吐苦，嗳气频仍，故改用吴茱萸汤合旋覆代赭汤、左金丸治疗而愈。大黄一味，《中华本草》（上海科学技术出版社1998年出版）称其可治"胃热呕吐"，而现代中药药理研究尚未涉及。大黄用量大时可以泻下，用量小时（0.05～0.3g）可以收敛止泻。此一物二用，具有双向性，又不可不知。大黄在妊娠期间属于慎用药物，因为它毕竟是一味攻下之药，根据《素问·六元正纪大论》"有故无殒，亦无殒也"的教导，对于认证确切的病案，还是可以慎重使用的。

# 一三三、旋覆花汤

## 【原文】

1.肝着，其人常欲蹈其胸上，先未苦时，但欲饮热，旋覆花汤主之。《金匮要略·五脏风寒积聚病脉证并治第十一》

2.寸口脉弦而大，弦则为芤，减则为寒，芤则为虚，虚寒相搏，此名曰革。妇人则半产漏下，旋覆花汤主之。《金匮要略·妇人杂病脉证并治第二十二》

## 【组成与用法】

旋覆花三两　葱十四茎　新绛少许

上三味，以水三升，煮取一升，顿服之。

**【功效】**疏肝通络，化瘀行气。

## 【医案】

### 1.痛经

李某，37岁。

初诊：2005年11月11日。失调1年多，月经周期15～36天，经量先少后多，经期5～12天，素有痛经史，经前开始下腹阵发性冷痛，经期加剧；无恶心呕吐，热敷后疼痛可以缓解。带下色黄，纳可，时或晨起胃脘疼痛，喜热饮，大便一二日一解。月经10月12日来潮，10月22日净。生育史：1-0-2-1。妇科检查：外阴无殊，阴道通畅，子宫颈轻度柱状上皮外移；下唇轻度紫色，宫体后位，质地中等，压痛，活动欠佳；两侧附件压痛。三合诊：两侧子宫骶骨韧带触痛，未及痛性结节。舌淡红，苔薄白，脉细。

西医诊断：盆腔炎症性疾病后遗症；盆腔淤血综合征?

治法：温经活血，化瘀止痛。

方药：旋覆花汤合乌头桂枝汤、失笑散加味。

旋覆花10g，葱4根，茜草10g，制川乌5g，桂枝6g，炒白芍6g，炙甘草6g，生姜6片，大枣6枚，五灵脂10g，蒲黄10g，益母草30g，九香虫10g。5剂。

二诊：2005年11月19日。月经11月12日来潮，6天净，痛经未再发生，舌脉如上。治以和气血，清湿热。仙方活命饮加味，7剂。

三诊：2005年12月23日。月经12月15日来潮，无痛经，舌脉如上。中药守上方，续进7剂。

### 2.月经后期

黄某，41岁。

初诊：2006年2月20日。月经2005年12月9日来潮，至今74天未转，有高血压病史。时有头晕，纳可，二便正常，无带下，时有潮热，尿妊娠试验阴性。B超检查：子宫三径之和17.1cm，子宫内膜厚度8mm。平时月经周期基本正常，经量中等，无痛经，4～5天净。生育史：1-0-1-1，放置宫内节育环。妇科检查：外阴无殊，阴道通畅，子宫颈肥大；宫体前位，质地中等，压痛，活动正常；两侧附件压痛。舌淡红，苔薄白，脉细。

西医诊断：盆腔炎症性疾病后遗症；月经稀发；早发更年？

治法：活血行经。

方药：旋覆花汤合当归散加味。

旋覆花12g，茜草30g，葱14根，当归15g，赤芍12g，川芎12g，白术12g，炒黄芩10g，益母草30g，川牛膝30g。4剂。

二诊：2006年2月24日。经水未转，潮热，无带下，舌脉如上。

旋覆花12g，茜草30g，葱14根，当归15g，赤芍12g，川芎15g，白术12g，炒黄芩10g，益母草30g，川牛膝30g，丹参30g。7剂。

三诊：2006年3月2日。经水未转，潮热已除，已见少许白带，舌脉如上。

治法：活血化瘀通经。

方药：旋覆花汤合抵当汤加味。

旋覆花12g，茜草30g，葱14根，水蛭10g，虻虫6g，桃仁10g，制大黄9g。5剂。

四诊：2006年3月7日。月经3月6日来潮，经量不多，经色黯，无腹痛，舌脉如上。

治法：行气活血。

乌药6g，陈皮12g，香附10g，当归9g，川芎9g，赤芍10g，益母草20g，丹参15g，路路通10g，王不留行12g。5剂。

### 3.经量过少

包某，36岁。

初诊：2006年3月1日。取出节育环之后经量过少1年，经量是以往正常经量的一半，经色先黯后鲜，2～3天即净。经前乳房胀，小腹胀，白带不多，纳可，乏力。性激素检测：促卵泡生成素、促黄体生成素、雌二醇、睾酮、泌乳素均在正常范围。月经2月28日来潮，至今2天经量仍少。生育史：1-0-1-1。舌稍淡，苔薄白，脉细。

治法：活血健脾行经。

方药：旋覆花汤合当归芍药散加味。

旋覆花12g，茜草30g，葱14根，当归20g，川芎18g，赤芍10g，白术10g，茯苓10g，泽泻10g，丹参30g，川牛膝30g，桃仁10g，益母草30g。5剂。

二诊：2006年3月6日。服药之后，经量转多3天，与以往正常经量相当，今天已少，无不适，舌脉如上。

治法：补肝肾，调经。

方药：四物汤加味。

熟地黄12g，炒白芍10g，当归6g，川芎5g，何首乌12g，旱莲草15g，侧柏叶10g。3剂。

三诊：2006年3月25日。月经7天净，经期将近，外感2天。舌淡红，苔薄腻，脉细。中药守3月1日方，加防风10g，白芷10g，7剂。

### 4.闭经

潘某，37岁。

初诊：2006年7月5日。月经3月19日来潮，至今3个多月未转，偶觉小腹胀感，乏力，纳可，二便正常，带下不多、色微黄。B超检测：子宫内膜厚度7mm。性激素测定：促卵泡生成素9.36mIU/mL（正常值3.85～8.78mIU/mL），促黄体生成素2.21mIU/mL（正常值2.12～10.89mIU/mL），雌二醇142pmol/L（正常值77.1～1145.0pmol/L），泌乳素11.37ng/mL（正常值3.34～26.72ng/mL），孕酮1.2nmol/L（正常值3.816～50.562nmol/L），睾酮0.2ng/mL（正常值0.1～0.75ng/mL）。舌淡红，苔薄白，脉细。

治法：调气活血

方药：旋覆花汤合四乌贼骨一藘茹丸加减。

旋覆花12g，茜草30g，葱14茎，淡菜5个，海螵蛸30g，川牛膝30g，丹参30g，益母草30g。5剂。

二诊：2006年7月15日。经转3天，量少，咖啡色，舌脉如上。

旋覆花12g，茜草30g，葱14茎，川牛膝30g，丹参30g，益母草30g，红花15g，桃仁10g。3剂。

三诊：2006年7月20日。经水已净，倦怠乏力，舌脉如上。

治法：补益气血。

方药：薯蓣丸加减。

薯蓣20g，当归9g，桂枝3g，神曲10g，熟地黄12g，甘草6g，党参12g，川芎5g，炒白芍10g，白术10g，麦冬10g，杏仁10g，柴胡6g，桔梗4g，茯苓10g，阿胶（烊冲）10g，干姜3g，白敛5g，防风10g，大枣6枚。7剂。

四诊：2006年8月3日。症如上，舌脉如上。中药守上方，续进7剂。

五诊：2006年8月21日。月经于8月14日来潮。

### 5.药物流产后胎物残留

陈某，24岁。

初诊：2006年2月3日。2005年12月11日开始药物流产，12月14日阴道排出孕囊，因阴道出血一直未止，于1月4日B超检查发现宫内有5mm×6mm大小胎物残留。经服中药之后，1月20日阴道出血净，大便溏薄，日解2次。妇科检查提示两侧附件炎。月经1月28～30日，经量少。今天又见阴道少量出血，无腹痛。B超检查提示：宫内见一8mm×4mm×7mm大小不规则稍强回声团，边界不清；彩色多普勒检查显示内有少量血流。舌淡红，苔薄白，脉细。

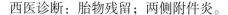

西医诊断：胎物残留；两侧附件炎。

治法：活血化瘀。

方药：旋覆花汤合桂枝茯苓丸加味。

旋覆花12g，茜草15g，葱14根，桂枝6g，茯苓12g，赤芍12g，丹皮10g，桃仁10g，川芎10g，当归9g，大血藤30g，益母草30g。3剂。

二诊：2006年2月15日。药毕阴道出血较多，与经量相当，排出小块状物，出血2月11日净。今天B超检查：子宫肌层内部回声均匀，内膜线居中，厚度4mm。带黄，舌脉如上。

治法：清湿热。

方药：四逆散加味。

柴胡10g，枳壳10g，白芍10g，败酱草10g，大血藤15g，椿根皮15g，半枝莲15g，土茯苓15g，蒲公英15g，大蓟15g，小蓟15g，萆薢15g，生甘草6g。7剂。

### 6.肝着

患者王某，25岁。2019年12月因未避孕未孕1年于门诊就诊。

男方精检提示正常精子形态1.5%，活动精子49.4%，精子浓度254.5×10⁶，液化时间30分钟（男方已经应用中药、复合维生素及左卡尼汀治疗）。

开始就诊时，患者卵泡发育欠佳，基础性激素及AMH均在正常范围，应用中药及来曲唑加促性腺素促排药物治疗后，规律监测排卵见优势卵泡排出但未孕，在优势卵泡排出未孕的第4个月，建议患者行输卵管碘油造影检查，报告单提示：双侧输卵管通畅，继续予以完善相关检查：不孕相关抗体、内分泌及免疫因素均为阴性。继续监测排卵治疗，均优势卵泡排出未孕。患者心急如焚，每每排卵后均有不自觉的紧张焦虑情况，患者虽然年纪轻，但是来自家庭和周围朋友的多方压力，一直让她和爱人非常苦恼，但又不想进行辅助生殖助孕治疗。

经过认真整理患者近几月病史发现：

2019年12月22日，B超提示内膜10mm，分类A，右侧卵泡排卵。

2020年1月23日，B超提示内膜9mm，分类A，右侧优势卵泡排出未孕。

2020年3月，未监测整个月经周期。

2020年4月25日，B超提示内膜9mm，分类A，右侧优势卵泡排出未孕。

2020年6月1日，B超提示内膜8mm，分类B，左右各1枚优势卵泡排卵未孕。

2020年6月24日，行X线造影：双侧输卵管通畅，盆腔内造影剂弥散良好。

2020年7~10月，患者予外院治疗，口服中药，未进行排卵监测。

2020年11月8日，B超提示内膜10mm，右侧优势卵泡排出未孕。

进一步回顾患者病史，发现患者每次排卵均为右侧排卵。复习X线造影发现，患者右侧输卵管虽然通畅，但是略有上举（患者多年前曾有阑尾炎手术病史），考虑右侧输卵管炎症可能，建议患者行灌肠理疗治疗。计划发现左侧优势卵泡，再进行跟踪监测；右侧优势卵泡予自然周期，不进行卵泡跟踪监测。

2020年12月，患者仍然右侧优势卵泡，放弃周期，行灌肠、物理治疗。

2021年1月6日，患者应用来曲唑+丽申宝治疗后，终于发现左右各1枚优势卵泡。继续监测B超，1月8日两侧优势卵泡排卵，之后予以黄体支持治疗。左侧的优势排卵使得本周期的治疗异常珍贵，因为在监测排卵治疗不孕的近一年里，这是第2次出现左侧卵巢排卵，患者及家属极为兴奋，对该周期抱有很大的期待。但不幸的事情发生，患者1月11日出现胸痛，呼吸时加重；偶有咽痒、咳嗽，无痰，无发热恶寒症状。患者曾有支气管炎及咽炎病史，当时建议服用清热化痰中药，症状无缓解，胸痛症状进行性加重，影响睡眠及生活，只要呼吸就会发生剧烈疼痛。1月14日，建议患者转我院呼吸科就诊。呼吸科门诊医生体检提示：右肺呼吸音低，左肺呼吸音清，未及啰音。考虑自发性气胸，建议CT检查。考虑本周期左侧优势卵泡排卵后第6天，患者拒绝CT检查。于是请我会诊。

会诊：2021年1月14日。胸痛3天，呈持续性，逐渐加重，深呼吸时尤重，喜按，不敢动，活动时有影响。便秘干结，一周解1~2次；偶有咽痒，咳嗽，无痰。吩咐做扩胸运动时无胸痛，按压胸骨时自觉舒服。舌淡红，苔花剥，脉细弦。

中医诊断：肝着。

治疗：活血化瘀，开阳利胸。

方药：旋覆花汤合瓜蒌薤白白酒汤加减。

旋覆花10g，葱白6根，茜草15g，瓜蒌皮10g，薤白10g，延胡索10g，川楝子10g，桔梗6g，丝瓜络10g。4剂。

患者主诉：当天晚上进药1次，胸痛明显好转；服药2剂后，胸痛完全消失。

### 7.胸胛痹痛

陈某，45岁。

初诊：2015年6月3日。1年前，患者无明显诱因下出现间歇性左侧胸部及左肩胛部隐痛不适，日间痛多，晨起不痛。平素月经规律，周期28~34天，经期4~5天，末次月经5月8日来潮。舌稍黯，苔薄白，脉涩。

治法：活血通络，开胸止痛。

方药：旋覆花汤合瓜蒌薤白白酒汤加减。

旋覆花10g，茜草12g，葱4根，瓜蒌10g，薤白15g，白酒（冲）3匙，丝瓜络15g，地龙10g，橘核10g，郁金10g，延胡索10g，白芥子6g。7剂。

二诊：2015年6月23日。药后上症消失，停药后胸痛复发3天。中药守上方，加玫瑰花10g，7剂。

三诊：2015年7月1日。左侧胸痛除，左肩胛部微酸。中药守上方，加羌活10g，7剂。

【按语】

何任先生在《金匮汇讲》中说："肝着初起，病属气滞，饮热暂可缓解；久则气血瘀滞，其病在络。治当理气散结，活血通络。"旋覆花汤是治疗肝着和半产漏下的方剂，肝着和半产漏下均为瘀血作祟，故该方为一活血化瘀之剂。唐容川曰："用葱白以通胸中之气，如胸痹而用薤白之剂；用旋覆以降胸中之气，如胸满噫气而用旋覆之例也；惟新绛乃茜草所染，用以破血。"故后人即以茜草替代新绛。《张氏医通》称此方可以疗"崩漏鲜血不止"，亦借其活血调气化瘀之功。

案1为痛经案。根据患者经前下腹冷痛，经期尤剧，喜热敷，胃脘痛，喜热饮，起因于寒凝血瘀已经明了，故以旋覆花汤活血化瘀，合乌头桂枝汤温经止痛获效，加失笑散、益母草、九香虫增强活血止痛之功。经期过后，再用和气血，清湿热的仙方活命饮加味分而治之。

案2月经后期而无别苦案。根据子宫内膜的厚度已经达到可以催经的要求，用旋覆花汤合当归散加益母草、川牛膝、丹参治疗，但经水未转。三诊时已见少许带下，似有潮汛之兆，改用活血破瘀之旋覆花汤合抵当汤治疗，终使经潮。

案3为经量过少、经期过短1年，色先黯后鲜，经前乳胀，小腹胀，乏力案。就诊时为经期第2天，故以旋覆花汤合当归芍药散加丹参、川牛膝、桃仁、益母草以活血健脾行经，待经量正常之后，转用补肝肾调经的四物汤加味以巩固疗效。

案4为闭经案。患者仅小腹偶胀、乏力，证属虚实兼杂。由于子宫内膜厚度达到接近催经的要求，当行攻补兼施之法。读《素问·腹中论》治疗"月事衰少不来"，有四乌贼骨一藘茹丸，由海螵蛸、藘茹（即茜草）、雀卵、鲍鱼汁组成，乃宗其意而治。以旋覆花汤活血行经，以四乌贼骨一藘茹丸（淡菜代鲍鱼汁，去雀卵），加川牛膝、丹参、益母草活血催经。一诊而经转，经净后再以薯蓣丸补益气血，月经连续来潮。王士雄在《王氏医案三编》中述道："一妇娩后自乳，月事如常，后汛愆，迭治无功。"王氏谓其痰血缪辏，曰："自乳而娠不爽期者，血本有余也，因阳阴经气为痰所阻而不能流通输布致经断乳少……予苇茎汤加茜根、海螵蛸、旋覆、滑石、竹茹、海蜇为剂和藕汁、童溺服……覆杯即愈，旬余汛至。"此方亦与四乌贼骨一藘茹丸相近，故谓古方不可近用者误矣。海螵蛸味咸、涩，性温，众人以其收敛固涩，治疗崩淋带下者多，而知其可疗经闭者鲜，以为有悖常理。然《本经》称其主"血闭"，《本草拾遗》亦谓"主妇人血痕"，《得配本草》迳谓其"通血脉"，此又不可不知也！应该说，海螵蛸是一味既涩又通，双向作用的药物。

案5为药物流产后胎物残留而出血不止案。此系瘀血伤络所致，其机理亦与半产漏下相近，故以旋覆花汤合桂枝茯苓丸、佛手散活血行瘀，加大血藤清理湿热，加益母草以和血收缩子宫，药后阴道出血增多，排出瘀块。B超检查表明，宫内已无异物，改用调气清湿热治疗而愈。佛手散《济阴纲目》称其"治临产艰难，胞衣不下……血崩恶露不止"，故对于上症，颇为适用。

案6为肝着案。所谓"着"，指病气留着不去。"肝着"，是指病气留着于肝。什么病气留而不去？根据条文提供的线索："常欲蹈其胸上""但欲饮热"，这两句均指向体内有瘀血停留。那么，"肝着"就是瘀血停留于肝而不去的疾病。肝的部位在胸胁，瘀血停留胸胁，不通则痛，故肝着的症状一定是胸胁疼痛。而旋覆花汤正是一张治疗胸胁疼痛的方剂，所以以该方主之。其实条文令人迷惑难解的是"欲蹈其胸上"的"蹈"字。"蹈"，即踩。喜欢别人以脚踩胸者，只是仲景的一种夸张说法，可以理解为其人胸部喜按，因为通过胸部的按压，可以帮助气血的流通，缓解疼痛。这使我想起王清任《医林改错》中有一医案："一女二十二岁。夜卧令仆妇坐于胸方睡，已经二年，余亦用此方（指血府逐瘀汤），三副而愈。"其喜好与肝着颇有类同之感。通过这则医案，得知"肝着"这种胸痛疾病，与现代医学随呼吸疼痛加重的肋间神经痛十分相似。治疗严重的肋间神经痛时，可以用绷带捆绑胸廓，限制呼吸的深度，减少胸廓的运动，达到减轻疼痛的目的。其实这种捆绑胸廓的方法，与按压胸廓有异曲同工之妙。运用条文治疗一则医案，并获得临床的验证，使我加深了对条文的理解。经方之妙，乐在其中。

案7为胸胛痹痛1年案。根据患者舌黯脉涩，推断为瘀血所患。用活血化瘀的旋覆花汤和化痰开胸的瓜蒌薤白白酒汤，加通络止痛的丝瓜络、地龙、橘核、郁金、延胡索治疗，获得全功。

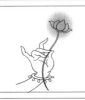

# 一三四、薏苡附子败酱散

【原文】

肠痈之为病，其身甲错，腹皮急，按之濡，如肿状，腹无积聚，身无热，脉数，此为肠内有痈脓，薏苡附子败酱散主之。《金匮要略·疮痈肠痈浸淫病脉证并治第十八》

【组成与用法】

薏苡仁十分　附子二分　败酱五分

上三味，杵为末，取方寸匕，以水二升，煎减半，顿服。小便当下。

【功效】温阳散结，清热消肿。

【医案】

### 1.痛经

麻某，26岁。

初诊：2005年8月1日。痛经十余年未愈，痛时下腹喜温喜按；伴腹泻，脸色苍白，冷汗出，腰酸，月经周期基本正常，经量中等，经色鲜红转紫黯。平素喜冷饮，带下无殊，纳便正常，寐安。月经7月16日来潮。月经史：14岁初潮，28～30天一潮，7天净；生育史：0-0-0-0，用避孕套避孕。妇科检查：外阴无殊，阴道通畅，宫颈光滑；子宫前位，偏小，质地中等，活动度可，压痛；两侧附件压痛。舌稍红，苔薄白，脉细。

西医诊断：子宫偏小；盆腔炎症性疾病后遗症；痛经。

治法：和气血，清湿热。

方药：仙方活命饮。

金银花15g，防风10g，白芷10g，当归6g，陈皮10g，白芍10g，制乳香4g，制没药4g，皂角刺15g，天花粉10g，炮山甲10g，生甘草6g。7剂。

二诊：2005年8月9日。腰痛，背痛。舌淡红，苔薄白，脉细。

治法：温阳清湿热，和气血。

方药：薏苡附子败酱散合当归芍药散、四逆散加味。

薏苡仁20g，淡附片6g，败酱草20g，当归9g，川芎9g，白芍12g，白术12g，茯苓10g，泽泻12g，柴胡10g，枳壳10g，蒲公英15g，大血藤20g。5剂。

三诊：2005年8月16日。月经8月10日来潮，无痛经。舌淡红，苔薄白，脉细。

治法：温阳清湿热，调气通腑。

方药：薏苡附子败酱散合大黄牡丹皮汤、四逆散加减。

薏苡仁20g，淡附片6g，败酱草20g，制大黄10g，丹皮10g，桃仁10g，冬瓜仁30g，柴胡10g，枳壳10g，蒲公英15g，大血藤20g。7剂。

四诊：2005年8月25日。腰痛，小腹胀，胃脘不适，舌脉如上。中药守8月9日方，加大腹皮10g，砂仁（冲）5g，续断12g，7剂。

五诊：2005年9月1日。经期将近，腰痛腹胀均除，舌脉如上。中药守上方，加益母草20g，延胡索10g，7剂。

六诊：2005年9月8日。月经9月6日来潮，已无痛经，舌脉如上。

治法：温阳调气，清湿热。

方药：薏苡附子败酱散合四逆散加味。

薏苡仁20g，淡附片6g，败酱草20g，柴胡10g，白芍10g，枳壳10g，炙甘草6g，蒲公英15g，大血藤12g，大蓟15g，小蓟15g，益母草15g，砂仁（冲）5g。7剂。

### 2.经期过长

林某，30岁。

初诊：2006年3月27日。月经3月7日来潮，至今21天未净，经量先多后少，经色先红后淡，夹有白带，乏力，小腹坠胀，腰酸痛，纳可，大便溏薄1天，平时月经3天即净，白带不多，顺产后10个月，现哺乳。生育史：1-0-4-1，放置宫内节育器。舌淡红，苔薄白，脉细。

治法：温阳健脾，清理湿热。

方药：薏苡附子败酱散合栀子柏皮汤加味。

薏苡仁30g，淡附片6g，败酱草20g，炒栀子10g，炒黄柏10g，炙甘草6g，贯众炭20g，椿根皮15g，萆薢12g，地榆20g。3剂。

二诊：2006年3月30日。月经已净，大便溏软。妇科检查：外阴无殊，阴道通畅，子宫颈轻度柱状上皮外移，宫体后位，大小正常，活动，质地中等，压痛；两侧附件压痛，舌脉如上。

西医诊断：盆腔炎症性疾病后遗症。

治法：调气清湿热。

方药：四逆散合白头翁汤、栀子柏皮汤。

柴胡10g，炒白芍10g，枳壳10g，白头翁20g，秦皮10g，黄连5g，炒黄柏10g，炒栀子10g，炙甘草6g。7剂。

### 3.带下

吴某，53岁。

初诊：2005年2月19日。近半个月来，带下黄水样有异味，腰酸，平素胃冷，不耐寒凉，月经正常。舌淡红，苔薄白，脉细。妇科检查：外阴无殊，阴道通畅，子宫颈光滑；宫体前位，大小正常，活动，质地中等，无压痛；两侧附件无压痛。

治法：温脾清湿热。

方药：薏苡附子败酱散加味。

薏苡仁20g，淡附片6g，败酱草12g，贯众15g，萆薢12g，土茯苓12g，扁豆20g，海螵蛸20g，苍术10g。4剂。

二诊：2005年2月23日。带下完全消失。

### 4.盆腔炎症性疾病后遗症

参见"厚朴七物汤"条第1案。

### 5.癥瘕（卵巢囊肿）

平某，38岁。

初诊：2006年4月4日。B超检查发现，右侧卵巢囊肿50mm×48mm×43mm。经前乳房胀痛，月经周期基本规则，经量先多后少，7天净；伴小腹隐痛，腰部坠胀。3月月经于6日来潮，经过治疗，19天方净。带下不多，性生活时小腹胀痛，纳可，大便秘结。生育史：1-0-0-1，用避孕套避孕。检查糖类抗原CA125为9.01U/mL，胎儿甲种球蛋白1.32ng/mL（均在正常范围）。舌淡红，苔薄白，脉细。

治法：温脾清热散结。

方药：薏苡附子败酱散加味。

薏苡仁30g，淡附片6g，败酱草30g，白花蛇舌草20g，半枝莲20g，石见穿15g，皂角刺15g，益母草15g，牡蛎20g，蛇莓15g，海藻20g，夏枯草15g。7剂。

二诊：2006年4月12日。无不适，舌脉如上。中药守上方，加蒲公英15g，7剂。

三诊：2006年5月11日。月经4月14日来潮，至今未净，夹带，乳头胀痛，舌脉如上。

治法：清湿热止血。

败酱草10g，大血藤15g，椿根皮15g，半枝莲15g，土茯苓15g，蒲公英15g，大蓟15g，小蓟15g，萆薢10g，地榆15g，槐花20g，贯众炭15g，阿胶（烊冲）10g。4剂。

四诊：2006年5月22日。月经5月14日至5月21日，无不适，舌脉如上。中药守4月4日方，7剂。

五诊：2006年5月30日。B超复查：右侧卵巢囊肿消失。

### 【按语】

薏苡附子败酱散是治疗阴证肠痈的方剂。方中薏苡仁破肿排脓，附子温阳散结，败酱草清热排脓。

大塚敬节《金匮要略研究》说："宇津木昆台用该方治疗妇人带下病，据其记载，非常有效。这一点很有意义，该方当然适宜于妇科疾病。"盆腔炎症性疾病后遗症或者带下病大多属于湿热下注为患，然而也可见脾阳不振兼夹湿热者。此类患者多由于过用寒凉，或者病程迁移日久，耗伤阳气所致。此时一味清理湿热，会使病情越发缠绵难解。治疗当以清利湿热与振奋阳气并举，方可取效，而薏苡附子败酱散则为首选。

案1为痛经宿疾，时已十载案。证由饮冷太过，脾阳受损所致。故经潮时下腹喜温喜按，腹泻，脸色苍白，冷汗出。通过妇科检查发现，患者有盆腔炎症性疾病后遗症，经色鲜红，舌质稍红，此为寒湿郁久渐有化热之兆。一诊用仙方活命饮和气血，清湿热；二诊时即易方薏苡附子败酱散合当归芍药散、四逆散加味以温阳清湿热，和气血。此后，薏苡附子败酱散合四逆散一贯到底，而余药随症而变，终使痛经治愈。

案2为经期过长案。其经少色淡夹带，乏力便溏。此为脾阳不振，湿热内蕴所致。用薏苡附子败酱散合栀子柏皮汤温脾阳，清湿热；加贯众炭、椿根皮、萆薢、地榆以增强清热止血功效。

案3为带下案。带下色黄如水而臭，胃中寒冷。此为脾胃有寒，下焦湿热，即《素问·气交变大论》中的"寒疡流水"之症。故以淡附片、薏苡仁、扁豆、苍术温补脾胃，燥湿止带；用败酱草、贯众、萆薢、土茯苓、海螵蛸清湿热止带。

案5为癥瘕案。此即《素问·骨空论》所称的"任脉为病……女子带下瘕聚"之"瘕聚"症。癥瘕一症多由热、瘀、痰胶结而成，但许多患者并无症状，只在体检时发现。因此，可以根据癥瘕的成因来投药，即清热解毒，活血化瘀，化痰软坚法治疗。在临床上已有使用薏苡附子败酱散治疗成功的报道。有本于此，我以薏苡附子败酱散为基本方，佐以白花蛇舌草、半枝莲、蛇莓清热解毒，用牡蛎、海藻、夏枯草化痰软坚散结，用石见穿、皂角刺、益母草活血散肿。经过调治，癥瘕消失。

# 一三五、薏苡附子散

【原文】

胸痹缓急者，薏苡附子散主之。《金匮要略·胸痹心痛短气病脉证并治第九》

【组成与用法】

薏苡仁十五两　大附子十枚,炮

上二味，杵为散，服方寸匕，日三服。

【医案】

带下

陈某，24岁。

初诊：2005年10月20日。因原发不孕2.5年于10月6日开始就诊，月经9月27日来潮。平素月经周期28~30天，6~7天净，妇科检查未见异常。经过连续3次治疗，以及B超监测卵泡发育情况，终因卵泡停止发育而放弃本月的助孕治疗，B超检查也未发现两侧输卵管有积水现象。此次主诉白带如水阵下5天，无臭，无阴痒，纳欠。舌淡红，苔薄白，脉沉细。

治法：健脾温阳，燥湿止带。

方药：薏苡附子散合桂枝甘草龙骨牡蛎汤加味。

薏苡仁30g，淡附片3g，桂枝3g，炙甘草6g，龙骨20g，牡蛎20g，苍术10g，扁豆20g，芡实20g。5剂。

二诊：2005年10月24日。进药2剂，带下即除，月经10月23日来潮，继续助孕治疗。

【方剂比较】

薏苡附子败酱散与薏苡附子散的比较（表34）

表34　薏苡附子败酱散与薏苡附子散的比较

| 方剂 | 药物组成 | | |
| --- | --- | --- | --- |
| 薏苡附子败酱散 | 薏苡仁 | 附子 | 败酱草 |
| 薏苡附子散 | 薏苡仁 | 附子 | |

两方相比，仅败酱草之差。故薏苡附子败酱散具有温阳散结，清热消肿的功效，用于治疗阴证的肠痈；而薏苡附子散具有温阳的功效，用于寒气盘踞的胸痹。

【按语】

薏苡附子散原来是治疗胸痹的方剂，李珥臣曰："薏苡仁入肺利气，附子温中行阳。"然而此二药相加，又何尝不是一张温中健脾的方剂呢！

本案白带如水阵下，形同漏卮，既无臭又无痒，纳欠。《素问·至真要大论》有"诸病水液，澄澈清冷，皆属于寒"之说，因此该案属脾阳不振的滑脱症。用薏苡附子散合桂枝甘草龙骨牡蛎汤健脾温阳，燥湿止带。方中桂、附相伍，可以增强温补脾肾阳气的作用；龙骨、牡蛎相配，可以收敛止带；加苍术、扁豆、芡实，增加健脾燥湿止带之功。其实整张方中已经包含了具有温阳止带作用的天雄散（天雄、桂枝、白术、龙骨），只不过特意将白术改为苍术而已。

# 一三六、茵陈蒿汤

## 【原文】

1.谷疸之为病，寒热不食，食即头眩，心胸不安，久久发黄为谷疸，茵陈蒿汤主之。《金匮要略·黄疸病脉证并治第十五》

2.阳明病，发热汗出者，此为热越，不能发黄也；但头汗出，身无汗，剂颈而还，小便不利，渴引水浆者，此为瘀热在里，身必发黄，茵陈蒿汤主之。《伤寒论》（236）

3.伤寒七八日，身黄如橘子色，小便不利，腹微满者，茵陈蒿汤主之。《伤寒论》（260）

## 【组成与用法】

茵陈蒿六两　　栀子十四枚，擘　　大黄二两，去皮

上三味，以水一斗二升，先煮茵陈减六升，内二味，煮取三升，去滓，分三服，小便当利，尿如皂荚汁状，色正赤。一宿腹减，黄从小便去也。

## 【功效】清热利湿。

## 【医案】

### 1.经期过长

张某，24岁。

初诊：2005年6月3日。经期过长，9天未净，经量或多或少，经色黯红，夹块夹带；腰背酸痛，下腹稍痛，按之尤甚。平素月经6天净，带下量多如水，小便频急，大便正常。生育史：1-0-2-1。舌淡红，苔薄白，脉细。

治法：清理湿热，温经止血。

方药：茵陈蒿汤合柏叶汤加减。

茵陈12g，炒栀子10g，大黄炭6g，炒黄柏6g，侧柏叶10g，炮姜4g，艾叶炭5g，阿胶（烊冲）10g，地榆20g。3剂。

二诊：2005年6月6日。服药1剂，阴道出血即净。妇科检查：外阴无殊，阴道通畅，宫颈中度柱状上皮外移；宫体后位，正常大小，活动可，轻压痛；两侧附件轻压痛。舌脉如上。

西医诊断：盆腔炎症性疾病后遗症。

治法：调气清湿热。

方药：四逆散加味。

柴胡10g，枳壳10g，白芍10g，败酱草10g，大血藤15g，椿根皮15g，半枝莲15g，土茯苓15g，蒲公英15g，大蓟15g，小蓟15g，萆薢15g，生甘草6g。7剂。

### 2.漏下

朱某，30岁。

初诊：2005年3月2日。生育4个月后，经常阴道不规则出血，量少，色黯夹带。就诊时，阴道出血淋漓不尽已1个月，伴腹痛腰酸。平素月经7天净。生育史：2-0-2-2。舌淡红，苔薄白，脉细。

治法：清理湿热，温经止血。

方药：茵陈蒿汤合柏叶汤加减。

茵陈12g，炒栀子10g，大黄炭6g，炒黄柏6g，侧柏叶12g，炮姜4g，艾叶炭5g，仙鹤草20g，海螵蛸20g，阿胶（烊冲）10g，地榆20g。3剂。

二诊：2005年3月5日。阴道出血将净，腰痛，舌脉如上。中药守上方，加野荞麦根20g，3剂。

药后阴道出血即净。

### 3.母儿血型不合

柯某，27岁。

初诊：2005年4月20日。2004年3月，妊娠5个月自然流产，之前曾经人工流产2次。现妊娠已经4个月，产前检测，排除风疹病毒、巨细胞病毒、单纯疱疹病毒、弓形虫感染可能。本人O型血，丈夫B型血，血IgG抗B效价1∶1024。B超检查：中期妊娠，宫内活胎。纳可，二便正常，痤疮较多。舌尖稍红，苔薄白，脉细滑。

西医诊断：母儿血型不合。

治法：清湿热安胎。

方药：茵陈蒿汤加减。

茵陈15g，炒栀子12g，野苎麻根10g，黄芩10g，竹茹10g，金钱草10g，桑寄生15g，怀山药15g，益母草10g，白术10g，扁豆15g，生白芍12g。7剂。

二诊：2005年4月25日。纳欠，舌脉如上。中药守上方，加炒谷麦芽各10g，神曲10g，15剂。

三诊：2005年5月10日。纳可，大便秘结，胎动可感，舌脉如上。中药守4月20日方，加生地黄15g，14剂。

四诊：2005年5月30日。无不适，胎动正常，舌脉如上。中药守4月20日方，加续断12g，14剂。

五诊：2005年6月13日。无不适，测血IgG抗B效价1∶1024，舌脉如上。中药守4月25日方，加续断12g，28剂。

六诊：2005年7月12日。妊娠7个多月，大便干结，胎儿发育、胎动均正常，舌脉如上。中药守4月20日方，去白术；加生白术30g，桑椹30g。28剂。

七诊：2005年8月11日。妊娠8个多月，无不适。B超检查：胎儿发育与孕周相符，无不适。舌尖稍红，苔薄白，脉细。中药守4月20日方，14剂。

八诊：2005年8月26日。预产期9月11日，测血IgG抗B效价1：256，产前检查一切正常，无不适，舌脉如上。中药守上方，14剂。

九诊：2005年9月28日。电话咨询，按期分娩一婴儿，母子健康。

### 4.妊娠期肝内胆汁淤积症

林某，28岁。因"妊娠5个月，发现总胆汁酸升高1个月"就诊。

初诊：2014年7月24日。第一胎妊娠5个月余，月经2014年2月18日来潮。妊娠3个月时，曾阴道少量出血1次，2～3天净，1个多月前发现总胆汁酸升高，曾入住某医院，予"思美泰针"静滴，"熊去氧胆酸片"口服治疗，疗效不佳。现无阴道出血，无腹痛，无皮肤瘙痒，纳、寐、便均可，尿色偏黄。2014年5月31日辅助检查：血红蛋白96g/L，转氨酶正常。2014年6月10日检查：甘胆酸29.77μmol/L（正常值＜5.8μmol/L）；2014年7月21日检查：总胆汁酸22.5μmol/L（正常值＜14μmol/L）。舌淡红，苔薄白，脉滑。

西医诊断：中期妊娠；妊娠期肝内胆汁淤积症。

治法：疏肝清胆利湿。

金钱草12g，茵陈10g，平地木12g，鸡骨柴12g，炒黄芩9g，柴胡10g，炒白芍10g，枳壳6g，木香5g，郁金6g，苎麻根12g，生甘草5g。7剂。

二诊：2014年7月31日。无诉不适，舌脉如上。中药守上方，加泽泻10g，14剂。

三诊：2014年8月14日。口微苦，尿黄。复查甘胆酸16.4μmol/L，总胆汁酸23.41μmol/L。舌脉如上。中药守7月24日方，加炒栀子10g，槟榔5g，7剂。

四诊：2014年8月21日。无诉不适。舌脉如上。中药守7月31日方，加青蒿10g，槟榔10g，7剂。

五诊：2014年8月28日。复查甘胆酸55.36μmol/L，总胆汁酸48μmol/L。改用茵陈蒿汤合四逆散加味。

茵陈12g，制大黄6g，炒栀子10g，柴胡10g，枳壳6g，赤芍10g，炒黄芩10g，金钱草20g，木香6g，莲蓬10g。7剂。

六诊：2014年9月9日。服药3剂后，9月3日复查甘胆酸23μmol/L，总胆汁酸29μmol/L。停药2天后的9月7日再查，甘胆酸34.82μmol/L，总胆汁酸38.1μmol/L。每日解稀便1～2次，纳寐无殊。舌脉如上。中药守上方，加丹皮9g，7剂。

七诊：2014年9月17日。9月11日查甘胆酸7.21μmol/L，总胆汁酸15.7μmol/L。舌脉如上。中药守上方，加鸡内金10g，21剂。

八诊：2014年10月12日。10月7日查甘胆酸47.8μmol/L，总胆汁酸47.5μmol/L。9月25日B超检查：估计胎儿大小31+2周。大便一日2次，质稀；感腹部下坠，外阴瘙痒，带下色黄。舌脉如上。中药守8月28日方，枳壳加至9g；加益母草20g，郁金6g，7剂。

九诊：2014年10月19日。无不适，舌脉如上。中药守上方，加鸡骨柴15g，7剂。

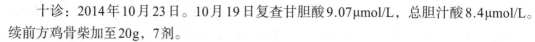

十诊：2014年10月23日。10月19日复查甘胆酸9.07μmol/L，总胆汁酸8.4μmol/L。续前方鸡骨柴加至20g，7剂。

此后，继续如法调理，足月分娩一正常胎儿。

【按语】

茵陈蒿汤是一张治疗黄疸的祖方。方中茵陈蒿清热利湿，疏利肝胆；栀子清泄三焦之热；大黄导热下行，泻湿热壅遏之毒。该方自然可以治疗一切表现为阳黄的疾病，其中就包括妊娠期肝内胆汁郁积症引起的黄疸病。

案1为经期过长，经色黯，夹块夹带案。平素带下量多如水，湿热为患昭然，故以茵陈蒿汤合柏叶汤加阿胶、地榆，清理湿热止血。因为对证，覆杯而愈。

案2为漏下，血量少，色黯夹带，腹痛腰酸案。此为湿热作祟，以茵陈蒿汤合柏叶汤加仙鹤草、海螵蛸、阿胶、地榆，一诊血止。

从现代药理研究及古代本草文献记录的内容看，没有发现茵陈蒿汤对于妇科血证有效的记载。茵陈可以清理湿热而入肝脾两经，虽以疗黄疸见长，但治妇科湿热诸症疗效颇佳，故《傅青主女科》的加减逍遥散中加用茵陈，以清湿热治青带下。我治疗湿热带下也常佐以茵陈蒿一味。茵陈蒿味微苦、微辛，性微寒，它的最大优点是清热而不苦寒伤胃，使用比较安全。栀子可以清热止血；大黄制成炭后，也可以清热止血。这是我运用茵陈蒿汤于上述妇科血证的依据。

案3为母儿血型不合案。此为造成患者反复流产的原因。《灵枢·天年》中提及人之始生"以母为基，以父为楯（阑干），失神者死，得神者生也"。可见，古代已经知道人的寿命长短与父母双方的遗传因素有关。母儿ABO血型不合，属于父母双方的血型所携带的遗传基因存在差异，即母亲为O型血，父亲是非O型血，而且在母亲的血液中产生对抗异型血型的抗体，并达到一定的滴度。此种抗体通过胎盘进入胎儿体内，与胎儿的抗原结合，使胎儿红细胞凝集破坏，发生溶血。这种免疫反应可以导致新生儿早发性黄疸、心力衰竭或核黄疸后遗症，甚至足以杀死早期妊娠中的胚胎，即《素问·六元正纪大论》所说的"孕乃死"，甚至反复流产。对于这种疾病，应当以预防为主，即在妊娠之前，或者妊娠过程中进行预防性的治疗，以降低母体血液中抗体的滴度，防止再次流产的发生，而通常的安胎方法，则很难奏效。其实，这种疾病对于传统的中医来说，恰如《素问·著至教论》中所说的"外无期，内无正，不中经纪，诊无上下"（在外没有明显的征象可期，在内没有准则可据，其病变不符合一般的发病规律，所以诊断就无法肯定其病之属上属下）。茵陈蒿汤防治因母儿ABO血型不合所致的流产已屡见报道，该案即是佐证之一。至于为何使用茵陈蒿汤为基本方来预防因母儿ABO血型不合所致流产的发生，这是因为此类患者的新生儿常常出现溶血性黄疸，且大都属于阳黄，需要使用茵陈蒿汤来治疗。而在孕期首先使用该方，就是中医领域治未病的积极预防医学思想的体现。对于滑胎的治疗，历代大都是从补益脾肾入手的，茵陈蒿汤则另辟蹊径，以清以攻取胜，填补了以前治疗的空缺。《素问·五常政大论》有"无盛盛，无虚虚，而遗人夭殃"之诫，若识证不真，即违此诫。

案4为妊娠高胆汁酸血症案。目前尚无妊娠高胆汁酸血症的疾病名称，由于该病可以引起胎儿窘迫、胎儿宫内死亡、胎儿发育不良等严重的并发症，因此，是一个非常值得重视的疾病。一诊至四诊使用普通的疏肝清胆利湿方法，疗效不著；五诊改用茵陈蒿汤合四逆散加味，在药物中使用通利大便的药物，保持大便溏软，降低胆汁酸肠肝循环中的重吸收，使疗效得到大幅度的提升；十诊时达到理想的水平。经过治疗，患者分娩一正常胎儿。

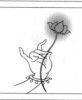

# 一三七、茵陈五苓散

【原文】

黄疸病，茵陈五苓散主之。《金匮要略·黄疸病脉证并治第十五》

【组成与用法】

茵陈蒿末十分　五苓散五分

上二味和，先食饮方寸匕，日三服。

【功效】渗水利湿，清热退黄。

【医案】

### 1.赤带

黄某，28岁。

初诊：2005年9月14日。带下如水色黄夹血丝，小腹疼痛3个多月，外阴瘙痒，平时月经基本正常，经前腰酸腿软，小腹胀痛，经期痛经喜卧。素体虚弱，经常腹泻胃痛，易感冒，纳可，小便灼热黄赤，月经8月22日来潮。生育史：1-0-0-1，放置宫内节育器。妇科检查：外阴无殊，阴道通畅，宫颈光滑；宫体后位，正常大小，活动，质地中等，压痛；两侧附件压痛。舌稍红，苔薄白，脉细。

西医诊断：盆腔炎症性疾病后遗症。

治法：温阳健脾，清热止带。

方药：茵陈五苓散合栀子柏皮汤、薏苡附子败酱散加味。

茵陈12g，茯苓12g，猪苓12g，白术10g，泽泻10g，桂枝5g，炒栀子12g，黄柏10g，炙甘草5g，薏苡仁30g，淡附片6g，败酱草15g，海螵蛸20g，苍术10g。5剂。

二诊：2005年9月19日。赤带消失，下腹隐痛，舌脉如上。

治法：温阳健脾，清理湿热。

方药：栀子柏皮汤合薏苡附子败酱散加味。

炒栀子12g，黄柏10g，炙甘草5g，薏苡仁30g，淡附片6g，败酱草15g，蒲公英20g，大蓟15g，小蓟15g，大血藤15g，延胡索10g，川楝子10g。7剂。

### 2.妊娠瘙痒症

章某，25岁。

初诊：2005年9月24日。妊娠5个月，腹部皮肤瘙痒10天，局部见红色细小疹点。

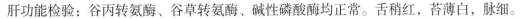

肝功能检验：谷丙转氨酶、谷草转氨酶、碱性磷酸酶均正常。舌稍红，苔薄白，脉细。

西医诊断：妊娠瘙痒症。

治法：清湿热，健脾胃。

方药：茵陈五苓散加味。

茵陈12g，茯苓12g，猪苓12g，白术12g，泽泻10g，桂枝5g，白鲜皮10g，地肤子10g，苦参10g，僵蚕10g，蕲蛇10g，炒栀子10g，刺蒺藜10g。3剂。

二诊：2005年9月26日。皮肤瘙痒减轻，肤色正常，没有新的疹点出现，舌脉如上。中药守上方，续进7剂。

腹部皮肤瘙痒消失。

### 3.妊娠输尿管结石

李某，28岁。

初诊：2006年4月28日。妊娠4个多月，因妊娠恶阻使用香苏散加味，妊娠腹痛使用当归芍药散加味治疗，症状先后均得到控制。就诊时主诉，昨天突发下腹剧烈疼痛，在床上辗转反侧，难以忍耐，今天疼痛已经缓解。尿常规检查：红细胞（++）。B超检查：右肾集合系统分离大约1.4cm，中部见一直径0.5cm强光团，后伴声影；左肾下极见一枚直径0.4cm大小强光团，后伴声影；右侧输尿管上段扩张，内径0.7cm，下段膀胱入口处可见一枚直径0.6cm大小强光团，后伴声影。舌淡红，苔薄白，脉细滑。

西医诊断：中期妊娠；两肾结石，右侧输尿管下段结石伴右侧肾盂及输尿管积水。

治法：清热化气通淋。

方药：茵陈五苓散加味。

茵陈12g，桂枝5g，茯苓皮30g，猪苓15g，白术10g，泽泻12g，石韦15g，金钱草20g，车前子10g，海金沙10g，槟榔10g，6剂。

二诊：2006年5月4日。腹痛完全消失。B超复查：两肾结石，右侧输尿管结石及肾盂、输尿管积水征象均消除。中药守上方，续进7剂。

### 4.淋证

参见"白虎汤"条第1案。

### 5.横纹肌溶解症（肝损）

潘某，32岁。2019年1月17日因"双侧大腿酸痛3天，尿色加深1天"来我院求诊。

患者3天前在健身房骑动感单车后，出现双侧大腿肌肉酸痛，1天前自觉大腿酸痛加重，肌肉僵硬，膝关节屈伸不利；伴见尿色加深，偏黯红色，如酱油，并尿量减少。

1月17日来我院门诊查血生化：ALT162U/L，AST628U/L，肌酸激酶50161U/L，肌酸激酶同工酶404U/L，乳酸脱氢酶1078U/L，$\alpha$-羟丁酸脱氢酶567U/L，肌酐66μmol/L；尿常规：尿蛋白（++），尿隐血（+++），尿红细胞25/μL。拟诊"横纹肌溶解症"，收住我院综合肾病科。入院后予静滴还原型谷胱甘肽针1.2g，异甘草酸镁针150mg，联合口服多烯磷脂酰胆碱胶囊护肝治疗，碳酸氢钠针125mL静滴碱化尿液，大剂量0.9%氯化钠针静滴扩容，当日补液量共1125mL；嘱患者频饮水，日出尿量约2000mL。

1月18日患者自觉双侧大腿酸痛略缓解，膝关节可弯曲至约135°，小便颜色较前转淡，尿量增加，大便偏稀。复查血生化：ALT243U/L，AST860U/L，肌酸激酶66162U/L，乳酸脱氢酶1327U/L，肌酸激酶同工酶3144U/L，α-羟丁酸脱氢酶737U/L，肌酐65μmol/L；尿常规：尿蛋白（++），尿隐血（+++），尿红细胞16/μL。治疗时，加0.9%氯化钠针500mL静滴，进一步扩容。当天请我会诊。

会诊一：无舌脉可查。

中医诊断：血淋（血热）；痹证（湿热）。

治法：凉血通淋，止血活血。

方药：四妙丸加味。

白茅根50g，淡竹叶15g，海金沙15g，通草10g，炒黄柏10g，苍术10g，牛膝12g，薏苡仁30g，六一散30g，石韦30g，车前子（包）10g，琥珀（吞服）6g。3剂。

当日补液量共1625mL，尿量约4100mL。

1月19日患者觉双侧大腿酸痛进一步缓解，肌肉僵硬感明显缓解，膝关节能弯曲至90°，小便颜色转淡如洗肉水样，腹泻3次。查血生化：ALT350U/L，AST1146U/L，肌酸激酶80911U/L，乳酸脱氢酶1797U/L，肌酸激酶同工酶664U/L，α-羟丁酸脱氢酶974U/L，肌酐54μmol/L；改予静滴还原型谷胱甘肽针1.8g，异甘草酸镁针200mg，多烯磷脂酰胆碱针465mg静滴，进一步加强护肝治疗，加0.9%氯化钠250mL静滴加强扩容。当日补液量共2225mL，尿量约5300mL。

1月20日患者诉双侧大腿疼痛感已缓解，仍有酸无力，肌肉僵硬感进一步缓解，膝关节弯曲＜90°，小便颜色继续转淡，腹泻2次；因饮水过多，自觉口淡纳欠佳。查血生化：AST1019U/L，肌酸激酶65376U/L，乳酸脱氢酶1434U/L，肌酸激酶同工酶2640U/L，α-羟丁酸脱氢酶840U/L；肌红蛋白＞3000ng/mL。当日补液量共2225mL，尿量约4600mL。

会诊二：1月21日。患者诉双侧大腿酸痛不明显，肌肉僵硬不明显，膝关节屈伸转利，小便颜色呈淡黄色，口淡纳差。查血生化：AST659U/L，肌酸激酶34912U/L，乳酸脱氢酶762U/L，肌酸激酶同工酶238U/L，α-羟丁酸脱氢酶499U/L；尿常规：尿蛋白（-），尿隐血（±）。明起停多烯磷脂酰胆碱针及碳酸氢钠针，改予多烯磷脂酰胆碱胶囊口服，减少0.9%氯化钠补液。微信传来照片：舌质稍淡，苔薄腻。

治法：温阳利水，和胃活血。

方药：五苓散加减。

白茅根30g，海金沙12g，茯苓皮50g，猪苓10g，泽泻12g，桂枝5g，苍术10g，厚朴10g，陈皮10g，琥珀（吞服）5g，通草6g，六一散15g，六神曲10g。4剂。

当日补液量共1975mL，尿量约4300mL。

会诊三：1月23日。患者诉双侧大腿已无酸痛，肌肉无僵硬感，膝关节屈伸自如，小便颜色如常，大便正常；口淡略缓解，纳可。复查血生化：ALT209U/L，AST169U/L，肌酸激酶5814U/L，乳酸脱氢酶271U/L，肌酸激酶同工酶64U/L，α-羟丁酸脱氢酶208U/L。明起停0.9%氯化钠补液，嘱自行饮水。当日补液量共1500mL，尿量约3500mL。

1月25日，患者诉口稍淡，二便如常，无明显其他不适。复查血生化：ALT133U/L，AST58U/L，肌酸激酶1520U/L，乳酸脱氢酶180U/L，肌酸激酶同工酶31U/L，α-羟丁酸脱氢酶151U/L；肌红蛋白195ng/mL；尿常规：尿蛋白（－），尿隐血（±）。患者目前病情稳定，当日出院，继续口服复方甘草酸苷片、多烯磷脂酰胆碱胶囊护肝治疗。

微信传来照片：舌质转淡红，苔薄白。

治法：清肝利水，和胃活血。

方药：茵陈五苓散加味。

茵陈12g，茯苓皮30g，白术10g，泽泻12g，猪苓10g，桂枝6g，垂盆草15g，琥珀（吞服）5g，车前子（包）10g，陈皮10g，半夏10g，六一散15g。7剂。

2月2日复诊，患者诉已无明显不适。复查血生化：ALT34U/L，AST24U/L，肌酸激酶263U/L，乳酸脱氢酶158U/L，肌酸激酶同工酶12U/L，α-羟丁酸脱氢酶127U/L，肌酐64μmol/L。各项指标均已下降至正常范围，病愈。停服中药，嘱继续口服复方甘草酸苷片、多烯磷脂酰胆碱胶囊维持护肝治疗。

附：各项指标正常范围ALT9～50U/L，AST15～40U/L，肌酸激酶50～310U/L，肌酸激酶同工酶0～25U/L，乳酸脱氢酶120-250U/L，α-羟丁酸脱氢酶72～187U/L，肌酐57～97μmol/L。

## 6.头汗

林某，女，86岁。

初诊：2021年10月10日。曾长期定居意大利28年。近2年每天头部及颈部汗下如雨，滴沥不止，睡醒时尤甚，片刻方止，一天需换三四件衣服，浑身怕冷。今夏足心、小腿时觉冰冷，需穿袜子，戴护膝，睡觉亦如此。肚也怕冷，夏天也常戴护肚或艾灸才舒服。纳佳，大便时稀时结，寐差，服安眠药睡一二小时就醒。饮食习惯：白天饮温水约2000mL，夜间口渴难耐，夜间口干难受，一夜必须要喝几次温水。早餐：蒸西红柿、鸡蛋各一个，两个小花卷。蓝莓、酱菜各一小碟，几颗红枣，十多粒煮花生米，一点姜黄丸。有时加小片培根或火腿。早餐一杯250mL牛奶加入下面盒中食材各一小勺，全部自家弄熟打成粉的（每日任选几样）：①薏米、茯苓、芡实粉；②南瓜籽粉；③燕麦、藜麦粉；④腰果、马来西亚坚果粉。每日可任选几样。早餐后。一杯热咖啡，不加蔗糖，加甜菊糖（零卡糖）。

中餐：①50g（过称）白米饭（老称一两），如果加点番薯，芋头、土豆等杂粮，饭量再减；②每天食用五种蔬菜（早餐西红柿是一种），中餐任意选两种蔬菜；③中餐肉类和海鲜隔日1次；④下午三时左右，下午茶：自制酸奶一杯约150mL和一份苹果、红萝卜、生芹菜浆或其他水果浓浆（其中有两种蔬菜）。日常每星期意大利餐1次（牛排一份，意粉、比萨、生菜沙拉、各种海鲜盘、甜品）。

晚餐：食量控制在70g（过称），小米粥、面条、馄饨、或意粉……

每日服用各种维生素B族、维生素C、维生素E、维生素K、维生素D$_3$、叶酸、卵磷脂、二甲双胍、西洋参。既往有家族糖尿病史，心率正常，血压、血脂、血糖基本稳定。甘油三酯偏高，每日服用立普妥半粒。去年检出右颈部动脉有斑块形成，心脏轻度T波改变。甲低，服优甲乐。吃饭胃口相当好，喜欢做美食。早餐必喝咖啡。早上醒来潮热，好像感冒一样，出了点汗就好。舌黯有斑，胖嫩有牙痕，色滞，苔薄腻。

中医诊断：头汗（湿热上熏）。

治法：清热除湿，调畅气机。

方药：茵陈五苓散合三仁汤加减。并嘱饮水量控制，最好不超过2瓶，口渴润口。

茵陈10g，茯苓10g，桂枝3g，泽泻12g，滑石15g，菖蒲10g，通草5g，生薏苡仁30g，炒栀子10g，牡蛎30g，蔻仁（杵冲）5g，藿香5g。4剂。

二诊：2021年10月14日。出汗减少，仅在干活时汗多。饮水量减少，夜间较口干。近三日大便正常。自觉思虑过度而寐欠。双足酸软，似踩棉花。舌淡红，苔薄白。

方药：茵陈五苓散合三仁汤加减。

茵陈12g，茯苓10g，泽泻12g，桂枝3g，滑石15g，菖蒲10g，通草5g，生薏苡仁30g，炒栀12g，炒黄芩5g，牡蛎30g，蔻仁（杵冲）5g，藿香5g，木瓜9g。4剂。

三诊：2021年10月24日。头部大汗已止。大便正常，身冷已除。寐欠安，头晕，脚无力。

方药：黄连温胆汤加减。

黄连3g，半夏10g，枳壳6g，陈皮10g，茯苓10g，酸枣仁15g，远志10g，菖蒲9g，五味子5g，太子参12g，炙甘草6g，合欢花12g，夜交藤20g，桑寄生12g，龙骨15g，生姜3片，红枣3枚。4剂。

药后睡觉好转，再自服4剂。

【按语】

赵以德说："古人论黄疸有湿黄，有热黄。湿黄者，色如熏黄；热黄者，色如橘子色。更有阳黄，有阴黄……此用五苓散佐者，因湿热郁成燥也。"茵陈五苓散以五苓散温阳化气，利水渗湿；茵陈蒿清理湿热。

案1为赤带案。患者素体虚弱，带下如水、色黄夹血丝，腰酸腿软，经常腹泻胃痛，脾胃阳虚，下焦湿热可知。治当温补脾阳，兼清湿热。方中五苓散加淡附片、薏苡仁、苍术、海螵蛸温阳健脾，燥湿止带；茵陈、炒栀子、黄柏、败酱草清湿热止血。药证相符，一诊而愈。赤带以湿热损伤胞络为多，而湿之由来又常起因于脾虚，故治疗常从治脾入手。

案2系妊娠瘙痒症案。此症多由湿热郁阻于肌肤所致。但患者热象不著，而非麻黄连轺赤小豆汤证可比，故用茵陈五苓散加白鲜皮、地肤子、苦参、僵蚕、蕲蛇、刺蒺藜治疗，可增强清热止痒作用。在大队清理湿热的药物中，桂枝一味可以监制诸药，防止过于苦寒。其中的茵陈蒿与苦参相伍，即为《圣惠方》中治疗风瘙瘾疹，遍身皆痒的方剂。

案3为中期妊娠输尿管结石案。由于妊娠期间体内性激素改变，引起泌尿系统结石活动性增大，而突然出现临床症状。如《素问•著至教论》所说的"病起疾风，至如礔礰（即霹雳）"。患者就诊时，适值出现腹痛、血尿等症状，故治疗之本是促使结石排出体外。由于砂淋都起因于湿热，故用茵陈五苓散加味清热化气通淋，加石韦、金钱草、车前子、海金沙、槟榔利水行气通淋，治疗结果使肾及输尿管结石排出，腹痛消失，肾盂、输尿管积水自然就消除了。

案5为横纹肌溶解综合征引起的肝损案。该综合征是指一系列影响横纹肌细胞膜、膜通道及其能量供应的多种遗传性或获得性疾病导致的横纹肌损伤。细胞膜完整性改变，细胞内容物（如肌红蛋白、肌酸激酶、小分子物质等）漏出，多伴有急性肾功能衰竭及代谢紊乱。直至晚近急性肾功能衰竭病死率仍在30%～70%。患者发病的原因是细胞膜完整性改变，细胞内容物如肌红蛋白等漏出，虽然肉眼不能发现，但仍可以归属于传统医学血热妄行引起的肌衄，发病的症状是下肢肿胀疼痛和尿色改变，属于中医的湿热痹证和血淋。防止急性肾功能衰竭，又成为治疗的重点。该综合征引起急性肾功能衰竭的机理是肌红蛋白对于肾脏的直接损伤，包括：①肾小管堵塞；②小管氧化物损伤；③肾缺血（包括血管收缩及低血容量）。因此，控制肌衄的治疗原则是凉血止血；预防急性肾功能衰竭的治疗原则是利水化瘀，水血同治。选用以凉血、活血、通淋、止血的白茅根、通草、滑石、车前子、琥珀，和淡渗利水的淡竹叶、海金沙、石韦等，治疗湿热痹证，选用了四妙丸。二诊时大腿肿痛好转，尿量甚多，尿色正常，有口淡、纳差、腹泻现象，改用温阳化气的五苓散及和胃燥湿的平胃散加利水化瘀的白茅根、海金沙、琥珀、通草、六一散等。三诊时，纳便正常，肝功能损伤突现，成为需要纠正的重要指标，改用茵陈五苓散加护肝的垂盆草，以及利水活血的琥珀、车前子、六一散等，总计用药14剂，转危为安。

案6为头汗症案。仲景书中有"但头汗出，剂颈而还"之说。患者年迈少动，身体丰腴，生活优渥，长期营养过剩，多进膏粱厚味，符合《素问·本病论》"饮食饱甚，汗出于胃"之说。头汗，温州民间俗称"蒸笼头"。既称蒸笼，必定下燃柴薪，中有沸水使然。用中医理论归纳，必为湿热蕴内之躯，亦即《伤寒论》治疗头汗的茵陈蒿证。但年迈肥人多脾弱气虚，故不用茵陈蒿汤，改用茵陈五苓散合三仁汤以温阳健脾、化湿清热，同时配合节水减食。2年头汗，一诊知，二诊除，不可不谓神速。

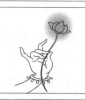

# 一三八、越婢加半夏汤

**【原文】**

咳而上气，此为肺胀。其人喘，目如脱状，脉浮大者，越婢加半夏汤主之。《金匮要略·肺痿肺痈咳嗽上气病脉证并治第七》

**【组成与用法】**

麻黄六两　石膏半斤　生姜三两　大枣十五枚　甘草二两　半夏半斤

上六味，以水六升，先煮麻黄，去上沫，内诸药，煮取三升，分温三服。

**【功效】** 清肺开郁，消痰降逆。

**【医案】**

### 1.妊娠外感咳嗽

季某，32岁。

初诊：2006年9月27日。因月经稀发半年前来就诊，30～60天一周期，经量不多，经色紫黯，4～5天净。体态丰腴，身高1.65m，体重81kg，带下量多、色偏黄，外阴瘙痒。经过一段时间的调治之后，月经8月3日来潮，9月16日尿妊娠试验阳性。就诊时外感一周，咳嗽有痰、色黄难咯，咽微痛，恶心呕吐，嗳气，泛酸，喜冷饮，大便稍结，小便频。舌淡红，苔薄白，脉细。

治法：宣肺清热，化痰和胃。

方药：越婢加半夏汤加味。

炙麻黄6g，石膏10g，生姜4片，甘草5g，半夏10g，大枣5枚，竹茹10g，枇杷叶12g，芦根15g。3剂。

药后外感咳嗽即愈，胃脘转舒。

### 2.妊娠外感发热

张某，27岁。

初诊：2006年11月1日。妊娠50天，外感发热2天，体温37.5℃，畏风，鼻塞喷嚏，咽痛，恶心，纳欠，口干。舌稍红，苔薄白，脉细滑。

治法：清肺解表，和胃利咽。

方药：越婢加半夏汤合桔梗汤加味。

炙麻黄6g，石膏10g，生姜5片，大枣6枚，甘草6g，半夏10g，桔梗3g，木蝴蝶3g。3剂。

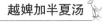

二诊：2006年11月4日。发热已退，鼻塞流涕，胃纳已苏，舌淡红，苔薄白，脉细滑。

治法：宣肺解表，和胃。

方药：越婢加半夏汤合葱豉汤加味。

炙麻黄6g，石膏10g，生姜5片，大枣6枚，甘草6g，半夏10g，葱白4根，淡豆豉10g，佛手10g。3剂。

药后诸症释然。

### 3.妊娠外感胃痛

郑某，28岁。

初诊：2006年12月7日。妊娠46天，外感鼻塞3天，胃脘不适隐痛，小腹胀，腰痛。舌淡红，苔薄白，脉细滑。

治法：宣肺解表，调气清热。

方药：越婢汤合小半夏汤加味。

炙麻黄6g，石膏10g，生姜4片，甘草6g，大枣5枚，半夏10g，佛手10g，甘松10g，砂仁（冲）5g。4剂。

二诊：2006年12月14日。外感已愈，胃脘转舒，腰痛除，小腹胀。B超检查：宫内活胎，孕近7周左右，舌脉如上。

【按语】

越婢加半夏汤是治疗"咳而上气""其人喘，目如脱状，脉浮大"的方剂。尤在泾说："外邪内饮填塞肺中，为胀，为喘，为咳而上气。越婢汤散邪之力多，而蠲饮之力少，故以半夏辅其未逮。"

其实，越婢加半夏汤可以分解为麻黄杏仁甘草石膏汤去杏仁，加生姜、大枣、半夏而成。而麻黄杏仁甘草石膏汤可以清热宣肺，解表止咳；姜、枣、夏能够和胃降逆。故该方可以治疗风热犯上，胃气不和者。

案1为妊娠外感咳嗽案。症见月经稀发，量不多，色紫黯，体态丰腴，带多色黄，一派痰湿壅盛之象。虽经过调治后妊娠，但外感风热，引发内饮为患，故见咳痰色黄；痰饮留胃，胃气不降，故见恶心呕吐、嗳气；饮留化热，故见泛酸、喜冷饮、大便稍结。用越婢加半夏汤宣肺清热，化痰和胃；加竹茹、枇杷叶、芦根，增强清肺化痰和胃之功。

案2为妊娠外感案。发热畏风，咽痛，兼见妊娠恶心，此为风热外感，胃气不和，故用越婢加半夏汤清宣肺热，解表和胃；加桔梗、木蝴蝶清利咽喉。二诊热退咽痛除，用越婢加半夏汤加葱豉汤以增强解表之力，加佛手和胃。

案3为感邪后肺胃气机不宣，出现鼻塞、胃脘不适隐痛案。故用越婢加半夏汤加佛手、甘松、砂仁，调理而愈。

妊娠恶阻同时见有风热外感者，治颇掣肘。辛凉解表，于胃有碍，温胃和中，却助火势，大有投鼠忌器之讳。此时，越婢加半夏汤甚为合拍，可以两全。人们对于恶阻者，绝少敢用石膏，以为石膏寒凉伤胃之过。张锡纯说："《神农本草经》谓其微寒，则性非大寒可知。且谓其宜于产乳，其性尤纯良可知。"前两案足以资证。

# 一三九、越婢加术汤

【原文】

1.里水者，一身面目黄肿，其脉沉，小便不利，故令病水。假如小便自利，此亡津液，故令渴也。越婢加术汤主之。《金匮要略·水气病脉证并治第十四》

2.里水，越婢加术汤主之；甘草麻黄汤亦主之。《金匮要略·水气病脉证并治第十四》

【组成与用法】

麻黄六两　石膏半斤　生姜三两　甘草二两　白术四两　大枣十五枚

上六味，以水六升，先煮麻黄，去上沫，内诸药，煮取三升，分温三服。恶风加附子一枚炮。

【功效】发汗利水散湿。

【医案】

**下肢水肿不孕**

麻某，31岁。

初诊：2006年8月22日。因未避孕2年未孕，经量过少，经色浅咖啡色1个周期就诊。平素月经周期20天至5个多月不等，经量较多，经色鲜红，无痛经，经前无不适。上次月经3月17日来潮，月经8月1日来潮，相隔将近5个月。下肢脚踝处凹陷性水肿3年，小便短频，尿常规检查正常，白带不多，大便溏、日解3～4次，纳可。生育史：0-0-2-0，2002年下半年孕3个多月自然流产、胎物残留行清宫术，2004年5月孕2个多月胚胎停止发育行清宫术。B超检查：子宫三径之和为10.6cm。妇科检查：外阴无殊，阴道通畅，宫颈光滑；宫体后位，略小，活动，质地中等，无压痛；两侧附件无压痛。舌淡红，苔薄白，脉细。

西医诊断：功能性水肿；继发不孕；子宫偏小；月经稀发；复发性流产。

治法：通阳清热，健脾利水。

方药：越婢加术汤加味。

炙麻黄6g，石膏10g，生姜6片，甘草5g，炒白术10g，大枣6枚，当归9g，杏仁10g，薏苡仁30g，赤小豆30g。5剂。

二诊：2006年8月28日。检测性激素结果：雌二醇、睾酮、泌乳素均在正常范围，孕酮0.6nmol/L（黄体期正常值为10.62～81.28nmol/L），B超检测子宫内膜厚度为5mm。舌脉如上。

治法：通阳清热，健脾利水。

方药：越婢加术汤合五苓散加味。

炙麻黄6g，石膏10g，生姜6片，甘草5g，炒白术10g，大枣6枚，茯苓皮30g，猪苓12g，泽泻10g，桂枝5g，赤小豆30g，薏苡仁30g。7剂。

河车大造丸，每次3粒，一日3次，吞服。

三诊：2006年9月4日。下肢水肿减退，月经未潮，舌脉如上。中药守上方，加益母草30g，7剂。

四诊：2006年9月25日。经水未转，下肢水肿已经完全消退，尿妊娠试验阳性。舌淡红，苔薄白，脉细。建议住院保胎治疗。

【按语】

这是两条才有争议的条文，焦点在于"里水"二字。有认为"里水"系"皮水"之误者，如《医宗金鉴》提出："里水之'里'字，当是'皮'字，岂有里水而用麻黄之理，当改之。"

越婢汤用麻黄通阳气而散表，石膏清热，甘草、姜、枣和中调表里，越婢加术汤则加强其健脾祛湿的功效。

下肢水肿，古代名为脚气。脚气非独内科疾病，在妇科中也独占一席之地。从《诸病源候论》的"妇人杂病诸候"中就有专题论及，在陈自明的《妇人大全良方》引《圣惠方》妇人脚气论中说："妇人脚气与丈夫不同……女子以胞络气虚，为风毒所搏……致令月候不通。"立论之下有小字注说："凡妇人有脚气疾者，必无生育。"可见，脚气是一种与妇科关系密切的疾病。《素问·至真要大论》有"诸湿肿满，皆属于脾"之说，成为健脾法治疗水肿的理论渊薮。综上所述，脚气之疾的起因与风、毒、湿有关。《诸病源候论》还说："若风盛者，宜作越婢汤加术四两。"方中麻黄祛风胜湿，石膏制热，草、术、姜、枣健脾除湿。可见，在隋代已经认识到越婢加术汤非但只是治疗"里水"，还可以治疗脚气。

该案下肢水肿3年，属于《素问·六元正纪大论》中的"胕肿"。小便短频，不孕2年，经少色秽，月经后期，大便溏频，孕后又胎死腹中，以《诸病源候论》之说推之，似与脚气有关。故治疗先从脚气入手，用越婢加术汤加当归、杏仁、薏苡仁、赤小豆，以通阳清热，健脾驱湿。未应，再以越婢加术汤合五苓散、赤小豆、薏苡仁，增加通阳化气，健脾利湿的作用，再辅以河车大造丸。三诊时，下肢水肿减退，月经未潮，在上方中加大剂量益母草以活血利水，随着下肢水肿的完全消退，竟然立即妊娠，其中或许包含着偶然因素，但获益匪浅。脚气貌似内科疾病，而与妇人干系甚密，由中可以略见一斑。

# 一四〇、越婢汤

【原文】

风水恶风，一身悉肿，脉浮不渴，续自汗出，无大热，越婢汤主之。《金匮要略·水气病脉证并治第十四》

【组成与用法】

麻黄六两　石膏半斤　生姜三两　甘草二两　大枣十五枚

上五味，以水六升，先煮麻黄，去上沫，内诸药，煮取三升，分温三服。恶风者，附子一枚，炮；风水，加术四两。

【功效】发汗利水。

【医案】

### 1.妊娠外感咳嗽

初诊：2006年11月15日。妊娠4个月，外感3天，鼻塞喷嚏，咽痒咳嗽，少痰难咯，轻微恶心。舌尖稍红，苔薄白，脉细滑。

治法：宣肺解表，清热化痰。

方药：越婢汤合葱豉汤加味。

炙麻黄6g，石膏10g，生姜4片，甘草6g，大枣5枚，葱白4根，淡豆豉10g，蝉蜕5g，竹茹10g，木蝴蝶4g，枇杷叶10g。5剂。

二诊：2006年11月20日。鼻塞喷嚏已除，咳嗽减轻，无恶心。舌淡红，苔薄白，脉细滑。中药守上方，去葱豉汤；加前胡10g，杏仁10g，3剂。

三诊：2006年11月23日。咳嗽已经消失。

### 2.妊娠外感恶阻

周某，29岁。

初诊：2006年12月8日。妊娠2个月，外感咳嗽5天，少痰难咯，恶心，口干，便秘。舌淡红，苔薄白，脉细。

治法：宣肺解表，和胃清痰。

方药：越婢汤加味。

炙麻黄5g，石膏10g，生姜4片，甘草5g，大枣5枚，竹茹10g，芦根15g，枇杷叶12g，牛蒡子10g，瓜蒌仁12g，桔梗5g。4剂。

药毕，诸症全消。

### 3.水痘

陈某，28岁。

初诊：2008年6月2日。因高泌乳素血症就诊。就诊过程中全身皮肤出现水痘4天，发热，体温高达38.5℃，今天体温37.5℃。舌淡红，苔薄白，脉细。

治法：宣肺解表，清热消疹。

方药：越婢汤加味。

炙麻黄6g，石膏15g，生姜4片，甘草6g，大枣4g，蝉蜕6g，牛蒡子10g，紫草10g，荆芥10g。3剂。

二诊：2008年7月5日。药后发热即退，水痘消尽。

【按语】

魏念庭说："此在表则风寒杂合，而在里则湿热杂合之证也，主之以越婢汤。方中无治水之药者，散邪清热，补中益胃，无非治水也。外感寒内伤水证，亦此法治之。"可见，越婢汤是一张不治水却能够治水的方剂。根据方药的组成，可以将该方视为麻杏甘石汤去杏仁，加姜、枣。前者可以宣肺解表清热，后者可以补益脾胃。

案1为妊娠外感风热案。症见鼻塞喷嚏，咽痛咳嗽，少痰难咯，舌尖稍红；兼有脾胃不和，症见轻微恶心，属于《素问·五常政大论》中的"嚏咳"。以越婢汤合葱豉汤加蝉蜕宣肺解表；加竹茹、木蝴蝶、枇杷叶清热利咽，化痰止咳。

案2亦为妊娠外感风热案。除了外感咳嗽之外，兼有恶阻。方中姜、枣健脾和胃，竹茹、芦根、枇杷叶均有清肺化痰和清胃热作用，加牛蒡子、瓜蒌仁、桔梗解表化痰润肠。

案3为水痘案。患者发热，出痘，属风热束表之证。用越婢汤加蝉蜕、牛蒡子、紫草、荆芥宣肺解表，清热消疹，一诊而愈。

# 一四一、泽泻汤

【原文】

心下有支饮，其人苦冒眩，泽泻汤主之。《金匮要略·痰饮咳嗽病脉证并治第十二》

【组成与用法】

泽泻五两　白术二两

上二味，以水二升，煮取一升，分温再服。

【功效】健脾渗湿。

【医案】

## 1.经行眩晕

林某，34岁。因"经量减少4个月，伴经前头晕呕吐2个月"就诊。

初诊：2016年6月16日。患者平素月经规律，月经周期30天，经期4～5天，4个月前无明显诱因下出现经量减半，经前3天头晕、呕吐，视物旋转，吐为胃内容物及胆汁，无法正常工作2个月，伴痛经，有血块，乳胀，腰酸。带下偏绿，有异味，外阴偶有瘙痒，近一个月排卵期量少出血，伴腹部隐痛。大便干结，3日一解。月经6月2日来潮。生育史：1-0-2-1（引产、无痛人流各1次）。舌稍红，苔薄白，脉细。

中医诊断：经行眩晕。西医诊断：经前期紧张综合征。

治法：益气补血。

方药：八珍汤加味。

党参15g，炒白术10g，茯苓10g，当归9g，川芎6g，炒白芍10g，熟地黄12g，炙甘草6g，防风10g，半夏10g。7剂。

二诊：2016年6月24日。药后头晕稍有好转，乳房胀痛一周，口渴，耳鸣。舌淡红，苔薄白，脉细弦。

治法：清热平肝。

方药：石决明20g，菊花10g，生白芍15g，僵蚕10g，钩藤12g，白蒺藜15g，生地黄12g，预知子10g，茺蔚子10g。7剂。

三诊：2016年6月30日。月经已潮，头晕明显减轻，经量较前增多，乳胀痛缓解，大便如水样。舌脉如上。

方药：川芎10g，乌药10g，天麻10g，僵蚕10g，羌活10g，防风10g，泽泻15g，白蒺藜10g，炒白术10g，益母草20g，全蝎5g。7剂。

四诊：2016年10月10日。时隔数月未诊。月经10月1日来潮，经前一日头晕，恶心，无呕吐，行经后症状消失。舌淡红，苔薄白，脉细。

治法：清热疏肝。

方药：丹栀逍遥散加味。

牡丹皮10g，炒栀子10g，柴胡8g，白芍10g，当归8g，茯苓10g，白术10g，薄荷（后入）5g，甘草6g，蔓荆10g，白蒺藜10g，菊花10g。7剂。

五诊：2016年10月21日。昨日饥饿后感头晕，无恶心呕吐，20分钟后自行缓解。舌脉如上。

治法：健脾渗湿，化痰平肝。

方药：泽泻汤加味。

泽泻25g，白术10g，天麻10g，僵蚕10g，半夏12g，陈皮10g，石决明30g，全蝎5g，白蒺藜15g，菊花10g，茺蔚子10g，白芍10g。7剂。

六诊：2016年11月1日。月经10月31日来潮，经前头晕、恶心、呕吐症状消失。舌脉如上。

治法：健脾渗湿，和血化痰。

方药：泽泻汤合当归芍药散加味。

当归9g，白芍18g，茯苓12g，白术10g，泽泻20g，川芎30g，益母草15g，香附6g，半夏10g，陈皮10g。7剂。

七诊：2016年11月14日。头晕较前缓解，便稀，蛋花样，腹胀，排气后缓解，纳差，寐差，多梦易惊醒。舌脉如上。

方药：泽泻汤合当归芍药散加半夏白术天麻汤。

当归9g，白芍18g，茯苓12g，白术10g，泽泻10g，半夏9g，陈皮9g，甘草5g，天麻15g。7剂。

八诊：2016年11月22日。经期将近。

方药：泽泻汤合当归芍药散加味。

当归9g，白芍18g，茯苓12g，白术10g，泽泻20g，川芎30g，天麻10g，茺蔚子10g，僵蚕10g，全蝎6g，半夏10g，陈皮10g。7剂。

九诊：2016年11月30日。月经11月29日来潮，经量中等，无痛经。11月27日和28日两天头部不利约持续1小时。舌脉如上。

方药：泽泻汤合当归芍药散加味。

当归9g，白芍18g，茯苓12g，白术10g，泽泻20g，川芎30g，益母草12g，天麻10g，半夏10g，陈皮10g。7剂。

十诊：2016年12月9日。经行5天净。舌脉如上。中药守上方，去益母草，加僵蚕10g，7剂。

十一诊：2016年12月19日。易怒，乳痛。舌脉如上。

方药：泽泻汤合当归芍药散合泽泻汤加味。

当归9g，白芍18g，茯苓12g，白术10g，泽泻20g，川芎30g，天麻10g，茺蔚子

10g，僵蚕10g，全蝎6g，半夏10g，陈皮10g，炒栀子10g。7剂。

十二诊：2017年1月3日。月经12月28日来潮，量中，已净，无头晕呕吐。舌脉如上。

方药：泽泻汤合当归芍药散加半夏白术天麻汤。

当归9g，白芍18g，茯苓12g，白术10g，泽泻20g，半夏9g，陈皮9g，甘草5g，天麻15g。7剂。

2017年10月19日复诊，经行眩晕未再发生。

### 2.妊娠眩晕

朱某，35岁。因"继发不孕3年"就诊。

初诊：2006年5月6日。经过2个月治疗之后，月经3月23日来潮，尿妊娠试验阳性，β-绒毛膜促性腺激素3710.56mIU/mL，孕酮74.4nmol/L。头晕如坐舟车6天，口淡恶心，倦怠，大便软，纳可。舌淡红，苔薄白，脉细滑。

治法：健脾渗湿。

方药：泽泻汤加味。

泽泻15g，炒白术10g，薏苡仁20g，茯苓10g，防风10g，党参12g，神曲10g。5剂。

二诊：2006年5月11日。头晕已除，B超检查提示宫内活胎，孕6周多。恶心呕吐，口淡多涎，嗜寐。舌淡红，苔薄腻，脉细软。

治法：温胃健脾，降逆止呕。

方药：桂枝甘草汤合小半夏加茯苓汤加味。

桂枝6g，炙甘草6g，半夏12g，生姜6片，茯苓12g，党参12g。5剂。

### 【按语】

陈修园《金匮要略浅注》说："心下有支饮，虽不正中，而迫近于心，是饮邪上乘清阳之位，故其人苦冒眩。""冒眩"者，即《素问·六元正纪大论》中的"眩掉目瞑"。泽泻汤疗效非凡，仅含两味药物，后人使用十分普遍。林礼丰说："泽泻气味甘寒，生于水中得水阴之气以下走，然犹恐气下而复上，故用白术之甘温崇土制水者以堵之，犹治水者筑堤防也。"可见，该方是健脾利水以治疗眩晕的方剂。

案1为经行眩晕案。初诊为月经中期，顾及经少，以补益气血为主；加防风利头目，半夏和胃气。二诊经期将近，改用清热平肝方，经前眩晕明显减轻。四诊数月未诊，经前眩晕仍存，五诊经前改用泽泻汤加味，健脾渗湿，化痰平肝，经前眩晕消失，至十二诊，经前眩晕未再复发。

案2为早孕之后发生的眩晕案。此病尚伴有恶阻，倦怠，大便软等症状。此症状与《灵枢·海论》的"髓海不足，则脑转耳鸣，胫酸眩冒，目无所见，懈怠安卧"者迥然不同，属于脾虚湿阻饮停，清阳不升者。用泽泻汤健脾利湿，加薏苡仁、茯苓、党参、神曲健脾益气。《素问·阴阳应象大论》说："清阳出上窍，浊阴出下窍。"防风者，提升清阳，使清阳出于上窍；泽泻者，渗湿，使浊阴出于下窍，清浊分明，眩晕自止。

# 一四二、栀子豉汤

## 【原文】

1.下利后，更烦，按之心下濡者，为虚烦也，栀子豉汤主之。《金匮要略·呕吐哕下利病脉证并治第十七》

2.发汗后，水药不得入口为逆。若更发汗，必吐下不止。发汗吐下后，虚烦不得眠，若剧者，必反复颠倒，心中懊憹，栀子豉汤主之。若少气者，栀子甘草豉汤主之；若呕者，栀子生姜豉汤主之。《伤寒论》（76）

3.发汗若下之，而烦热胸中窒者，栀子豉汤主之。《伤寒论》（77）

4.伤寒五六日，大下之后，身热不去，心中结痛者，未欲解也，栀子豉汤主之。《伤寒论》（78）

5.阳明病，脉浮而紧，咽燥口苦，腹满而喘，发热汗出，不恶寒，反恶热，身重。若发汗则躁，心愦愦，反谵语。若加温针，必怵惕烦躁不得眠。若下之，遇胃中空虚，客气动膈，心中懊憹，舌上胎者，栀子豉汤主之。《伤寒论》（226）

6.阳明病下之，其外有热，手足温，不结胸，心中懊憹，饥不能食，但头汗出者，栀子豉汤主之。《伤寒论》（228）

## 【组成与用法】

栀子十四个，擘　香豉四合，绵裹

上二味，以水四升，先煮栀子得二升半；内豉，煮取一升半，去滓。分为二服，温进一服（得吐者，止后服）。

## 【功效】清宣郁热。

## 【医案】

### 1.经期过长

胡某，35岁。

初诊：2005年9月2日。月经7月28日来潮，至今近月余未净，经量少，色黑，无块；倦怠嗜睡，无腰腹疼痛。平时月经3天净。生育史：2-0-2-2，输卵管已经结扎。舌稍红，苔薄白，脉细。

治法：清热泻火止血。

方药：栀子豉汤合白虎汤加减。

炒栀子15g，淡豆豉15g，石膏15g，知母10g，生甘草6g，侧柏叶10g，贯众炭20g，阿胶（烊冲）10g。3剂。

二诊：2005年9月5日。进药1剂，阴道出血即净。妇科检查：外阴无殊，阴道通畅，宫颈光滑；宫体后位，大小正常，质地中等，活动可，无压痛；两侧附件压痛。舌脉如上。西医诊断：两侧附件炎；功能性子宫出血。改用清理湿热方剂继续治疗。

### 2.漏下

陈某，25岁。

初诊：2005年8月30日。月经按期于7月20日来潮，经量正常，7天净，经后阴道反复少量出血，血色鲜红。外院诊断为子宫内膜炎、解脲支原体感染，予以抗炎治疗。至今1个多月，出血未净，下腹疼痛，纳少，二便正常。平时月经周期基本规则，7天净。生育史：0-0-1-0。B超检查：子宫及两侧附件均未见明显异常。舌淡红，苔薄白，脉细。

治法：清热泻火，凉血止血。

方药：栀子豉汤合白虎汤加减。

炒栀子15g，淡豆豉15g，石膏15g，知母10g，炙甘草5g，阿胶（烊冲）10g，侧柏叶10g，荆芥炭10g，海螵蛸20g。3剂。

二诊：2005年9月2日。阴道出血昨天净。妇科检查：外阴无殊，阴道通畅，宫颈光滑；宫体前位，大小正常，质地中等，活动可，压痛；两侧附件压痛。舌脉如上。西医诊断：盆腔炎症性疾病后遗症。改用清理湿热方剂治疗。

### 3.子烦

胡某，27岁。

初诊：2013年5月24日。妊娠2个多月，近4天烦躁喜哭，胸闷气短，紧张时易出汗，寐浅易醒，纳可，食后腹胀不适。最近多食水果，肠鸣较甚，二便调畅。舌淡红，苔薄白，脉滑。

治法：清热疏肝，养心安神。

方药：栀子豉汤合甘麦大枣汤、百合鸡子汤加味。

炒栀子10g，淡豆豉10g，炙甘麦6g，小麦30g，大枣6枚，百合45g，鸡子黄（打冲）1枚，酸枣仁20g，龙齿30g，绿梅花5g，木蝴蝶3g。5剂。

二诊：2013年5月29日。烦躁喜哭已除，夜寐正常，胸闷气短减轻，手足心热，口苦，舌脉如上。

治法：养心，清热，疏肝。

方药：甘麦大枣汤加味。

炙甘麦6g，小麦30g，大枣6枚，白薇10g，木蝴蝶3g，绿梅花5g，炒栀子6g。5剂。

### 4.失寐

张某，36岁。因"失眠2年，加重半年"就诊。

初诊：2018年10月29日。患者产后2年，夜寐差，易疲劳，上下楼梯易气短。近半年来失眠加重，入睡难，易醒，一夜睡4小时；动辄汗出，心烦易怒，目胀头痛，胃纳可。舌淡红，苔薄白，脉细。

中医诊断：不寐（肝火扰心）。

治法：清心除烦，平肝安神。

方药：栀子豉汤加减。

炒栀子10g，淡豆豉9g，钩藤15g，夏枯草12g，蔓荆子10g，珍珠母（先入）15g，合欢花10g，龙骨（先入）20g，茯苓10g。7剂。

二诊：2018年11月5日。夜寐已达8小时，目胀头痛除。舌脉如上。

方药：中药守上方加减。

炒栀子10g，淡豆豉9g，钩藤15g，生白芍10g，蔓荆子10g，珍珠母（先入）15g，合欢花10g，龙骨（先入）20g，茯苓10g。7剂。

三诊：2018年11月12日。月经11月11日来潮，痛经，量可，睡眠正常。舌脉如上。

方药：四物汤加减。

熟地黄10g，当归9g，川芎9g，炒白芍10g，蒲黄10g，五灵脂10g，益母草15g，香附10g，延胡索10g，川楝子10g。7剂。

【按语】

《医宗金鉴》称："此利后热遗于胸中也。按之心下濡，虽热而非实热，故用此以清中虚烦。"

案1为经期过长案；案2为漏下案。两案均系妇科血证，且全用栀子豉汤为基本方取胜。以栀子豉汤治疗妇科血证未见报道。栀子可以泻火止血，而豆豉用于止血，历代记载甚少。查《本草纲目》豆豉条，有用它治疗血痢、小便出血、舌上出血、堕胎血下，可见豆豉的确具有止血的功效，只是这点功效被人疏漏淡忘了。由于栀子、豆豉两味药物均具有止血作用，因此可以用于妇科血证而属于血热者。我在临床中尤其喜欢配伍白虎汤以气血共清，治疗经期过长或者漏下，常常有立竿见影之效。如果胃气未伤，可去粳米。两案均在栀子豉汤合白虎汤的基础上加侧柏、贯众炭、阿胶、荆芥炭、海螵蛸、桑叶、龟甲胶之属而愈，且取效迅捷。

案3为子烦案。《诸病源候论》称由"脏虚而热，气乘于心"所致。故治疗当以养阴清热，调气除烦。观栀子豉汤所治，多涉及"虚烦""心中懊憹""烦热""怵惕烦躁"之属，均与子烦相近。所以该案以百合鸡子汤加酸枣仁、龙齿养阴安神，用栀子豉汤清热宣郁，加轻疏理气的绿梅花、木蝴蝶，一诊症除。

案4为失寐2年案。此案兼有动辄汗出，心烦易怒，目胀头痛，肝郁化火的症状。故用栀子豉汤平肝宣郁之外，另加钩藤、夏枯草、蔓荆子、珍珠母清肝泻火，加合欢花、龙骨、茯苓安神。一诊而愈，再进善后。

# 一四三、栀子大黄汤

【原文】

酒黄疸，心中懊憹，或热痛，栀子大黄汤主之。《金匮要略·黄疸病脉证并治第十五》

【组成与用法】

栀子十四枚　大黄一两　枳实五枚　豉一升

上四味，以水六升，煮取二升，分温三服。

【功效】清热宣郁。

【医案】

### 1. 经期过长

黄某，46岁。

初诊：2006年8月2日。7月16日月经来潮，至今18天未净，经量多，经色鲜红，夹血块；小腹隐痛，腰部酸痛。平素月经周期基本规则，经量中等，4天净；带下色黄，有异味；纳便正常。B超检查提示有一子宫肌瘤，大小约11mm×10mm×12mm。生育史：3-0-1-3，两侧输卵管已结扎。舌淡红，苔薄白，脉细。

西医诊断：功能性子宫出血；子宫肌瘤。

治法：清热凉血，化瘀止血。

方药：栀子大黄汤加味。

炒栀子20g，淡豆豉10g，大黄炭10g，枳实6g，水牛角（先煎）30g，生地黄（酒浸，入煎）30g，贯众炭30g，血余炭10g，阿胶（烊冲）10g，仙鹤草30g，蚤休20g。3剂。

二诊：2006年8月7日。8月3日经量增多，8月5日经量减少，今日将净，色黯红，舌脉如上。

治法：清热泻火，化瘀止血。

炒栀子20g，淡豆豉10g，大黄炭5g，枳实5g，石膏15g，贯众炭20g，荆芥炭10g，侧柏叶10g，阿胶（烊冲）10g。3剂。

三诊：2006年8月10日。进药1剂，经水于8月8日净。妇科检查：除子宫颈轻度慢性炎症之外，其余未见异常。

### 2. 崩漏

王某，24岁。

初诊：2006年7月25日。月经延后9天，于7月6日来潮，至今20天未净，经量已少，经色紫红。尿妊娠试验阴性。平素月经周期33~45天一潮，经量少，色黯夹血块，无痛经，3天净；带下色黄，纳欠，大便干结、2天一解。生育史：0-0-0-0。舌淡红，苔薄白，脉细。

治法：清热凉血止血。

方药：栀子大黄汤加减。

炒栀子20g，淡豆豉10g，大黄炭10g，贯众炭20g，蚤休15g，阿胶（烊冲）10g，侧柏叶10g。3剂。

二诊：2006年7月28日。阴道出血减少一半，呈咖啡色，舌脉如上。中药守上方，加荆芥炭10g，3剂。

三诊：2006年7月31日。阴道出血于7月29日净。妇科检查：外阴无殊，阴道通畅，宫颈光滑；宫体后位，偏小，质地中等，活动，无压痛；两侧附件压痛。B超检查：子宫三径之和9.7cm，子宫内膜厚度6mm。舌脉如上。

西医诊断：功能性子宫出血；子宫偏小；两侧附件炎。

治法：调气清湿热。

方药：四逆散加味。

柴胡10g，枳壳10g，白芍10g，败酱草10g，大血藤15g，椿根皮15g，半枝莲15g，土茯苓15g，蒲公英15g，大蓟15g，小蓟15g，萆薢15g，生甘草6g。7剂。

### 3.失寐

参见"调胃承气汤"条。

【方剂比较】

栀子大黄汤与枳实栀子豉汤的比较（表35）

表35　栀子大黄汤与枳实栀子豉汤的比较

| 方剂 | 药物组成 | | | |
|---|---|---|---|---|
| 栀子大黄汤 | 栀子 | 淡豆豉 | 枳实 | 大黄 |
| 枳实栀子豉汤 | 栀子 | 淡豆豉 | 枳实 | |

栀子大黄汤是治疗"大病瘥后劳复"的方剂，以栀子豉汤清热除烦，以枳实下气消痞；枳实栀子豉汤是治疗"酒黄疸，心中懊恼，或热痛"的方剂，以栀子豉汤清热宣郁，除心中懊恼，以大黄、枳实通腑除实热。

【按语】

日本汤本求真说："酒黄疸者，为嗜酒者患黄疸之意。热痛，谓肝脏或胆囊有热有疼痛之义。"栀子大黄汤以栀子豉汤清宣郁热，以大黄、枳实行气通腑治疗热痛。

由于栀子豉汤可以泻火清热，治疗妇科血证，故以该方与大黄、枳实配伍，就可以治疗血热而兼夹瘀滞的血证了。

案1为经期过长，量多色鲜夹块，腹痛腰酸案。B超发现子宫肌瘤，推断为瘀热阻滞，胞脉损伤所致。用栀子大黄汤改大黄为大黄炭以清热泻火，化瘀止血；加水牛角、生地黄、贯众炭、血余炭、阿胶、仙鹤草、蚤休凉血止血。服药1剂，出血增多，随后旋减，此为瘀滞已蓄之势，导而下之，使其渐臻平复。因其血量大减，血色已黯，续用栀子大黄汤损其大黄、枳实分量；加石膏、贯众炭、荆芥炭、侧柏、阿胶清热泻火，化瘀止血，一剂而止。

大黄有将军之性，《本经》称其"主下瘀血……破癥瘕积聚"，此用之常也。大黄炒炭而用，去其泻下之力，缓其下瘀之功，增其凉血止血之性，多用于血热有瘀出血证，此用之变也，不可不识。枳实配伍大黄，起推波助澜之功，可荡涤肠胃，行瘀下血。由于该药可以收缩子宫，故与大黄炭合用，更有利于止血。此药之功效随配方而异也。

案2为崩漏案。由于病势已去，经少色紫，血块已除；平时带下色黄，大便秘结。故以栀子大黄汤去枳实，改大黄为炭，加贯众炭、蚤休、阿胶、侧柏清热凉血止血，二诊而愈。

# 一四四、枳实芍药散

【原文】

1.产后腹痛，烦满不得卧，枳实芍药散主之。《金匮要略·妇人产后病脉证治第二十一》

2.师曰：产妇腹痛，法当以枳实芍药散。假令不愈者，此为腹中有干血着脐下，宜下瘀血汤主之。亦主经水不利。《金匮要略·妇人产后病脉证治第二十一》

【组成与用法】

枳实烧令黑，勿太过　芍药等分

上二味，杵为散，服方寸匕，日三服。并主痈脓，以麦粥下之。

【功效】行气和血。

【医案】

### 1.月经后期

参见"红蓝花酒"条第1案。

### 2.经期过长经后腹痛

陈某，33岁。因"经期过长2年"就诊。

初诊：2006年3月2日。月经周期定，经量先少色黯一周，之后转多，色鲜红，夹血块，计14~15天方净。妇科检查仅发现子宫颈轻度柱状上皮外移，B超检查正常。月经2月18日来潮，经用胶艾汤加味治疗之后，月经于今日净，但两侧少腹隐痛。舌淡红，苔薄腻，脉细。

治法：调气和血。

方药：枳实芍药散合当归散。

枳实15g，炒白芍10g，当归6g，川芎6g，白术10g，炒黄芩5g。5剂。

二诊：2006年3月7日。两侧少腹疼痛已除，大便常溏，舌脉如上。

治法：健脾益胃。

方药：参苓白术散加减。

党参12g，茯苓12g，炒白术10g，扁豆15g，陈皮10g，怀山药15g，莲子15g，砂仁（冲）4g，薏苡仁20g，炙甘草5g，炮姜5g，神曲10g。5剂。

三诊：2006年3月14日。经期将近，大便已经正常，下腹胀，小便不适，尿检正常，舌脉如上。

治法：调气和血。

方药：枳实芍药散合当归芍药散加味。

枳实15g，炒白芍10g，当归6g，川芎5g，白术10g，茯苓12g，泽泻10g，益母草15g，香附10g，车前子10g。7剂。

四诊：2006年3月21日。月经今日转，经量少，棕色；小腹胀，矢气多，腰痛，舌脉如上。

治法：调气和血。

方药：枳实芍药散合赤小豆当归散加味。

枳实20g，赤芍20g，赤小豆45g，当归15g，益母草30g，丹参20g，香附10g。3剂。

五诊：2006年3月23日。昨天经量转多，经色鲜红，小腹宽，矢气除，倦怠，舌脉如上。

治法：益气和血调经。

方药：胶艾汤加味。

阿胶（烊冲）10g，艾叶炭6g，熟地黄12g，炒白芍10g，当归5g，川芎3g，炙甘草6g，仙鹤草20g，党参15g，炙黄芪12g，荆芥炭10g。4剂。

六诊：2006年3月28日。经行一周净，胃脘隐痛，倦怠，舌脉如上。治以健脾调气止痛。归脾汤加砂仁（冲）5g，陈皮6g，5剂。

### 3.妊娠小腹胀痛

林某，31岁。

初诊：2005年8月3日。妊娠6个多月，自妊娠起小腹一直不适，坠胀疼痛已有1个多月，大便后腹痛明显。纳可，寐安，小便频数。B超检查：宫内胚胎存活，胎位不正，胎盘功能Ⅰ级，羊水正常。有糖尿病病史。生育史：0-0-1-0。舌淡红，苔薄白，脉细。

治法：和血调气，益气升提。

方药：枳实芍药散合当归散加味。

枳实5g，白芍20g，白术10g，当归6g，川芎5g，炒黄芩10g，薤白10g，生黄芪15g，升麻6g。3剂。

二诊：2005年8月6日。小腹坠胀消失，大便溏，矢气多。舌淡红，苔薄白，脉细。

治法：清肠温脾止泻。

方药：葛根芩连汤合桃花汤加味。

葛根12g，炒黄芩10g，黄连3g，炙甘草6g，赤石脂20g，炮姜5g，炒粳米30g，藿香6g，炒白术10g，神曲10g，薤白10g，炒谷芽10g，炒麦芽10g。4剂。

三诊：2005年8月10日。大便已正常，纳欠，舌脉如上。治以健脾助运。参苓白术散加炒谷麦芽各10g，炒黄连5g，鸡内金6g，3剂。

**4.产后腹痛**

参见"黄芪桂枝五物汤"条第3案。

**5.癥瘕**

钟某，48岁。因"发现盆腔囊性包块半个月"就诊。

初诊：2017年12月5日。患者于2017年11月16日腹部CT检查显示右侧附件区囊性占位。2017年11月17日B超检查：子宫内膜厚度11mm，宫腔形态异常。右侧卵巢内见27mm×20mm囊性暗区，盆腔内见大小109mm×48mm囊性暗区；可见数个偏强回声结节，附壁大的约17mm×5mm，内见絮状及少许点样强回声。2017年12月5日B超检查：子宫内膜厚度7mm，单角子宫可能；右卵巢见20mm×16mm囊性暗区，盆腔子宫右上方见一97mm×38mm×58mm暗区，输卵管积水可能？平素偶有左腰腹部疼痛，可自行缓解。月经周期25天，经期5~6天。末次月经10月28日来潮，经量中等，无血块，经来有下腹坠胀感，有腰酸。胃纳一般，胃痛，尿频，大便正常，夜寐欠安，有阴道排液现象。生育史：1-0-0-1（顺产）。既往史：因输卵管堵塞，行通液术后未复查。妇科检查：阴道通畅，宫颈轻度柱状上皮细胞外移，少量接触性出血，无举痛；宫体前位，正常大小，活动，质地软，无压痛；两侧附件无压痛，未触及痛性结节。舌淡红，苔薄白，脉细。

治法：行气活血，利水散结。

方药：枳实芍药散合桂枝茯苓丸加味。

枳壳30g，炒白芍15g，茯苓10g，牡丹皮9g，桂枝6g，赤芍10g，桃仁10g，大腹皮20g，透骨草30g，葶苈子15g。7剂。

从2018年1月11日开始至2018年3月27日，使用消癥汤加味治疗，共服药70剂。

2018年3月27日B超检查：子宫内膜厚度8mm，单角子宫可能。右侧附件囊肿12mm×9mm。盆腔囊性包块完全消失。

**【方剂比较】**

排脓散与枳实芍药散的比较（表36）

表36　排脓散与枳实芍药散的比较

| 方剂 | 药物组成 | | |
|---|---|---|---|
| 排脓散 | 枳实 | 芍药 | 桔梗 |
| 枳实芍药散 | 枳实 | 芍药 | |

排脓散与枳实芍药散的组成相似，仅一味具有清热排脓的桔梗之差。由于组方相近，故其功效也有类同之处。排脓散用于金疮脓疡，而枳实芍药散除了可以治疗气血阻滞的产后腹痛外，同样"并主痈脓"。

**【按语】**

枳实芍药散是专门治疗产后腹痛烦满胀闷的方剂。唐容川说："烦满腹痛虽是气滞，然见于产后，则其滞不在气分而在血分之中也。故以芍药利血，用枳实而必炒黑使入血分，以行血中之气。"

案1为月经后期案。经用红蓝花酒加味活血破瘀治疗之后，虽经水畅行而小腹隐痛，以病因测证，仍为气血阻滞之象，故以枳实芍药散合当归芍药散、益母草调和气血，覆杯痛除。

案2为经期过长腹痛案。起因于气血不调，先少后多，缠绵不绝。初诊时，经净少腹隐痛，用枳实芍药散合当归散调气和血，腹痛即止。三诊经期将至，用枳实芍药散合当归芍药散加益母草、香附调气和血，疏浚胞脉。经转时，因经少、腹胀、矢气多，还用枳实芍药散合赤小豆当归散加益母草、丹参、香附调气活血；经量转多后，再用胶艾汤加仙鹤草、党参、炙黄芪、荆芥炭益气和血，终使月经按期结束。

案3为妊娠小腹胀痛案。治以枳实芍药散合薤白调气，当归散清热安胎。因患者见腹坠、大便之后痛重，小便频仍，故加生黄芪、升麻以升提下陷之气。枳实芍药散是用于产后腹痛的方剂，其实治疗胎前腹痛并不偏废，只要病机契合，此案即是实例。只不过方中并非枳实、芍药等分，而是芍药四倍于枳实用量。一方不唯专治一病，在于圆机活法耳。

案4为产后腹痛伴身冷肘膝关节疼痛案。以气血阻中，风寒束外论治，用枳实芍药散合当归芍药散治腹痛，以黄芪桂枝五物汤益气疏风寒，一诊腹痛即愈。

案5为盆腔巨大癥瘕案。当系气血互结而成。故选用枳实芍药散加大腹皮行气和血，用桂枝茯苓丸加透骨草活血，用葶苈子利水。由于症情不急，故以缓图取胜。

从中医的药理分析，枳实为破气消积之品，而芍药为收敛养血之物，一入气分，一入血分，一行一补，一破一收，一开一合，貌似相反，实成调和之剂，故能治疗产后气滞血阻的腹痛。据现代的药理分析，芍药（白芍）对子宫平滑肌有一定的抑制作用，其提取物对小鼠离体子宫低浓度兴奋，高浓度抑制，故当归芍药散中运用大量的白芍可以治疗妊娠腹痛；而枳实煎剂对小鼠离体子宫和家兔离体或在体子宫呈不同作用，前者抑制，后者兴奋，故补益中气的药物中配伍大剂量的枳实可以治疗子宫脱垂。现代药理作用，表明了两种药物组合运用的科学性和合理性。由于两药药性均属微寒，故"枳实烧令黑"，此即当今的枳实炭，前人称其"入血中行积"，我以为可减其寒性，又可缓其药力。麦粥可充养心脾，以麦粥下散药的另一用意，犹当今的餐中服药，可以减少散药对胃的不良反应，还可使药力缓慢释放。芍药一味，在晋代之后始分为赤白两种，而以白者长于养血，赤者长于活血。因此，如果认为妇人腹痛属于瘀血阻滞者，用赤芍也无可非议；如属于血虚不养者，必用白芍。前者产后居多，后者胎前常见，不可不辨。

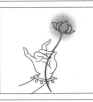

# 一四五、枳实薤白桂枝汤

【原文】

胸痹心中痞气，气结在胸，胸满，胁下逆抢心，枳实薤白桂枝汤主之；人参汤亦主之。《金匮要略·胸痹心痛短气病脉证治第九》

【组成与用法】

枳实四枚　厚朴四两　薤白半斤　桂枝一两　瓜蒌实一枚，捣

上五味，以水五升，先煮枳实、厚朴，取二升，去滓，内诸药，煮数沸，分温三服。

【功效】通阳散结，祛痰下气。

【医案】

### 1.经前胸痹

李某，28岁。

初诊：2005年6月1日。生育6年之后，每于经前出现胸骨部疼痛，夜间尤甚，需持续数日之久；乳胀明显，经来腹痛腹泻；伴恶心，呕吐酸水，面色苍白。月经30～37天一潮，经量中等，5～7天净。平时腰酸，带下量多色黄、无异味，纳减，寐欠安，小便可，大便溏。月经5月3日来潮。生育史：1-0-2-1。妇科检查：外阴无殊，阴道畅，宫颈充血；子宫前位，正常大小，质地中等，活动度可，压痛；两侧附件压痛。舌淡红，苔薄白，脉细涩。

西医诊断：盆腔炎症性疾病后遗症；痛经；经期紧张综合征。

治法：化痰通阳，调和气血。，

方药：枳实薤白桂枝汤合瓜蒌薤白半夏汤、当归四逆汤加减。

枳壳10g，厚朴10g，桂枝5g，瓜蒌皮12g，薤白15g，半夏12g，白酒一匙，当归9g，白芍12g，通草5g，炙甘草5g，九香虫10g，败酱草15g，延胡索10g。7剂。

二诊：2005年6月8日。进药一剂胸骨痹痛即愈，月经6月5日来潮，经量中等，今未净，无明显痛经。

### 2.胸痹

朱某，29岁。因"心前区疼痛20年，甲亢8年"就诊。

初诊：2020年6月11日。患者儿时体检发现心脏杂音，心动过速。13岁开始出现心前区持续性疼痛，有时需服用"倍他乐克25mg"可获缓解。近一年发作3～4次，发作时伴左侧肩胛骨不适，四肢酸痛乏力，劳累或睡眠不足时加重；平素易倦怠、头晕，纳少3个月，寐浅易醒，二便调。2019年12月体检，心动过速，心率105次/分；二尖瓣闻及Ⅱ级收缩期杂音；心超未见异常。2020年5月18日，心超未见明显异常。今测血压110/75mmHg，心率90次/分。昨晚心前区疼痛发作，早上8时服用倍他乐克，中午12时缓解。既往史：甲亢8年，产后3个月复发，现服用赛治，病情控制。舌淡红，苔薄白，脉稍数，舌下静脉增粗。

中医诊断：胸痹（心阳不振）；四肢疼痛（风湿）。

西医诊断：甲亢；二尖瓣关闭不全；心动过速；心前区疼痛待查。

治法：温通心阳，理气疏风。

方药：枳实薤白桂枝汤加减。

薤白10g，瓜蒌皮10g，枳壳10g，丹参15g，檀香（后入）5g，磁石15g，龙齿30g，丝瓜络10g，桑寄生20g，桑枝10g，杜仲12g。7剂。

二诊：2020年6月18日。服药起心前区疼痛、四肢酸痛未再发生，心率94次/分，睡眠、胃口改善，精神转佳，头晕消失，舌脉如上。中药守上方去桑枝，加党参15g，7剂。

三诊：2020年7月1日。自行停药一周，近几天心前区及左肩胛处不适，但无疼痛，纳可，二便调，乏力，心率80次/分，四肢酸减轻。舌淡红，苔薄白，脉细。中药守上方，加桑枝12g，7剂。

四诊：2020年7月7日。心前区及左肩胛不适消失，心率正常，便软，日解3~4次。

方药：薤白10g，半夏10g，枳壳10g，丹参12g，丁香2g，沉香（冲）3g，檀香（后入）5g，砂仁（杵冲）5g，木香（后入）10g，诃子10g，六神曲10g。7剂。

### 3.冠心病

曹某，女，63岁。

初诊：2020年6月6日。患者有高血压、糖尿病、肺癌手术史。因劳累后胸闷，运动后心悸，发现心脏冠状动脉狭窄，放置3个支架；因走路下肢胀痛5月余，发现左下肢静脉阻塞，放置3个支架。现只可行走200米，超过200米则左下肢疼痛，纳便调匀。舌淡红，苔薄白，脉细。

西医诊断：冠心病；左下肢血栓形成。

治法：活血通络，通阳散结。

地龙12g，川牛膝30g，水蛭10g，炒白芍15g，丹皮10g，丹参15g，丝瓜络15g，络石藤20g，当归12g，檀香6g，瓜蒌皮10g，薤白10g。7剂。

二诊：2020年6月13日。胸闷、心悸、左下肢疼痛仍存，二便调，舌脉如上。

方药：枳实薤白桂枝汤加减。

方药：瓜蒌12g，薤白12g，枳壳10g，桂枝5g，檀香5g，丹参30g，川牛膝30g，丝瓜络10g，当归12g，地龙10g，水蛭10g，桑寄生15g。5剂。

丹参滴丸，每日2次，一次2粒。

三诊：2020年6月20日。胸闷、心悸减轻，左下肢多走路后疼痛仍存。大便每日

2次，成形软便，舌脉如上。6月16日肝功能检查正常。出凝血时间正常，D-二聚体0.34ng/L，红细胞3.46×10$^{12}$/μL，血红蛋白112g/L。舌脉如上。

方药：中药守上方加减。

瓜蒌12g，薤白12g，枳壳10g，桂枝5g，檀香5g，丹参30g，川牛膝30g，丝瓜络10g，地龙10g，水蛭10g，桑寄生15g，乳香6g，没药6g。7剂。

丹参滴丸，每日2次，一次2粒。

四诊：2020年7月9日。胸闷、心悸消失，左下肢多走路后仍疼痛，舌脉如上。

方药：黄芪桂枝五物汤加减。

黄芪20g，桂枝9g，生姜6片，大枣6枚，炒白芍9g，乳香6g，没药6g，川牛膝30g，水蛭10g，薤白12g，瓜蒌皮12g，枳壳15g，丹参30g。7剂。

丹参滴丸，每日2次，一次2粒。

五诊：2020年8月21日。胸闷心悸未复发，舌脉如上。

方药：当归四逆汤加减。

炒白芍10g，桂枝6g，通草5g，炙甘草6g，当归9g，细辛5g，川牛膝30g，水蛭10g，枳壳20g，丹参30g，乳香6g，没药6g，丝瓜络15g，䗪虫10g。7剂。

丹参滴丸，每日2次，一次2粒。

该案下肢的症状最终未能解决。

【方剂比较】

瓜蒌薤白白酒汤、瓜蒌薤白半夏汤、枳实薤白桂枝汤的比较（表37）

表37　瓜蒌薤白白酒汤、瓜蒌薤白半夏汤、枳实薤白桂枝汤的比较

| 方剂 | 药物组成 | | | | | | |
|---|---|---|---|---|---|---|---|
| 瓜蒌薤白白酒汤 | 瓜蒌实 | 薤白 | 白酒 | | | | |
| 瓜蒌薤白半夏汤 | 瓜蒌实 | 薤白 | 白酒 | 半夏 | | | |
| 枳实薤白桂枝汤 | 瓜蒌实 | 薤白 | | | 枳实 | 厚朴 | 桂枝 |

瓜蒌薤白白酒汤和瓜蒌薤白半夏汤仅一味半夏之差，两方均有豁痰开胸阳之功，而后者化痰之力更强；枳实薤白桂枝汤与前两方同样含有瓜蒌实和薤白，但没有白酒，增加了行气散结的枳实、厚朴和开通阳气的桂枝。

【按语】

魏念庭认为，枳实薤白桂枝汤是"行阳开郁，温中降气"的方剂。

案1为经前胸痹，乳胀明显案。经来腹痛伴腹泻恶心，呕吐，面色苍白，带多色黄，大便溏。证属胸阳不足，气机闭塞，下焦寒凝，夹有湿热。故以枳实薤白桂枝汤合瓜蒌薤白半夏汤化痰通阳，行气宣滞；用当归四逆汤减味，加九香虫、延胡索以调和气血、温经止痛，加败酱草以清理下焦湿热。

案2为胸痹20年案。西医诊断病情复杂，根据临床症状与舌下静脉增粗，中医辨证属于瘀血阻滞，心气不舒，胸阳不振。用枳实薤白桂枝汤合丹参饮加减以温通心阳，理气疏风。一诊使胸痹消除，四诊使心前区及左肩胛不适消失，心率正常。其疗效堪称颇佳。

　　案3为冠心病及左下肢血栓形成案。此患者均在心脏和患肢血管放置了支架。但前者仍表现为运动后胸闷心悸，后者表现为走路左下肢胀痛。病属瘀血阻滞显而易见。由于心脏的病变较下肢的病变尤其重要，故治疗以下肢为主。初诊选用活血化瘀药物，两者症状未变。二诊改用枳实薤白桂枝汤加减，并加用丹参滴丸，胸闷、心悸减轻；四诊胸闷、心悸消失，但下肢症状不曾改善，殊为遗憾。

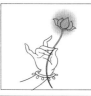

# 一四六、枳术汤

【原文】

心下坚，大如盘，边如旋盘，水饮所作，枳术汤主之。《金匮要略·水气病脉证并治第十四》

【组成与用法】

枳实七枚　白术二两

上二味，以水五升，煮取三升，分温三服，腹中软，即当散也。

【功效】健脾行气，利水消痞。

【医案】

**妊娠腹痛便秘**

杜某，26岁。

初诊：2005年8月2日。妊娠53天，恶心、下腹偶痛10多天，胸闷气短，纳欠，大便干燥，昨天腹泻1次。B超检查：宫内活胎。舌稍红，苔薄白，脉细。

治法：和气血，润肠。

方药：当归芍药散合甘草小麦大枣汤加味。

当归6g，炒白芍20g，川芎6g，生白术30g，茯苓10g，泽泻10g，甘草9g，小麦30g，大枣8枚，薤白10g，苏梗10g。3剂。

二诊：2005年8月8日。腹痛减轻，大便秘结，舌脉如上。

治法：和气血，润肠。

方药：枳术汤合当归芍药散、甘草小麦大枣汤加味。

枳实5g，生白术30g，当归6g，炒白芍20g，川芎6g，茯苓10g，泽泻10g，甘草9g，小麦90g，大枣8枚，薤白10g。3剂。

三诊：2005年8月11日。大便已顺，腹痛消除，小腹微坠，矢气则宽，纳可，舌脉如上。

治法：调气和血安胎。

方药：枳术汤合当归芍药散加味。

枳实9g，生白术45g，当归6g，炒白芍20g，川芎6g，茯苓10g，泽泻10g，薤白10g，砂仁（杵冲）5g，槟榔5g。4剂。

【方剂比较】

枳实芍药散与枳术汤的比较（表38）

表38 枳实芍药散与枳术汤的比较

| 方剂 | 药物组成 | | |
|---|---|---|---|
| 枳实芍药散 | 枳实 | 芍药 | |
| 枳术汤 | 枳实 | | 白术 |

两方比较，除了枳实之外，仅有芍药与白术之别。芍药入肝能和血通滞，白术入脾能健脾助运。

【按语】

枳术汤是治疗"心下坚，大如盘，边如旋盘，水饮所作"的方剂。旋盘者，圆盘也。李珥臣说："枳实消胀苦以泄之也，白术去湿苦以燥之也。"

枳术汤组成似洁古之枳术丸而实非（枳术丸白术炒用，且用量为枳实的一倍），如李珥所云："张元素治痞用枳术丸，亦从此汤化出。但此（枳术汤）乃水饮所作，则用汤以荡涤之；彼属食积所伤，则用丸以消磨之。一汤一丸，各有深意，非漫无主张也。"

此案的枳术汤并非治疗"心下坚，大如盘，边如旋盘"者，而是借枳实行气推滞，白术润肠之燥，达到消除孕妇腹中积气，润下大便的功效，因而枳实与白术用药的比率也已经颠倒，白术已数倍于枳实，药量一变，所治迥异，犹桂枝加桂汤之治奔豚气也。初诊时妊娠腹痛兼见便秘、腹泻，用当归芍药散以治腹痛，用甘草小麦大枣汤加薤白润肠燥防腹泻；次诊腹痛减轻而大便仍秘，原方加枳术汤，以枳实具有起楫行舟之功；三诊便顺痛除，则以枳术汤合当归芍药散加薤白、砂仁、槟榔以调气宽中。

今人但知白术能健脾止泻，少知白术润肠通便。《本草崇原》云："太阴湿土而属脾，为阴中之至阴，喜燥恶湿，喜温恶寒，然土有湿气，始能灌溉四旁，如地得雨露能发生万物，若过于炎燥，则止而不行，为便难脾约之证。白术作煎饵，则燥而能润，湿而能和。"有临床报道，润肠通便以生白术为好且用量宜大。

该案用大剂量生白术而少用枳实，此又枳术汤变通之法也。以白术润肠之外又可安胎，还能防止枳实动胎，实为两全之法。自古虽有枳实耗气动胎之说，然《经史证类大观本草》中有瘦胎散一方，药有枳壳、甘草二味，通过此方瘦胎来预防难产。此方一出，后世频频效之，并创制出枳壳瘦胎散（枳壳、香附、甘草）、痛生丸（枳实、桑白皮）、神寝丸（枳壳、乳香）、内补丸（枳壳、甘草、当归、木香）、束胎丸（枳壳、白术，组成与枳术汤相同）、李氏家传快气汤（枳壳、甘草、缩砂、香附）等方，广泛用于妊娠期间。可见，枳实用之于妊娠，知其一而不知其二，亦非十全。

# 一四七、猪苓散

【原文】

呕吐而病在膈上，后思水者，急与之。思水者，猪苓散主之。《金匮要略·呕吐哕下利病脉证并治第十七》

【组成与用法】

猪苓　茯苓　白术各等分

上三味，杵为散，饮服方寸匕，日三服。

【功效】健脾利水蠲饮。

【医案】

### 1.妊娠恶阻

谢某，27岁。

初诊：2005年4月11日。妊娠42天，进食后立即恶心呕吐4天，吐出食物，口淡多涎，喜冷饮，饮入则舒，腰酸。舌淡红，苔薄腻，脉细滑。

治法：健脾温胃化饮。

方药：猪苓散加味。

猪苓12g，白术12g，茯苓12g，肉桂4g，杜仲10g。3剂。

二诊：2005年4月14日。恶阻消失，腰痛减轻，无不适，舌脉如上。中药守上方，续进4剂。

三诊：2005年4月18日。吃水果之后口淡恶心4天，舌脉如上。中药守上方，加吴茱萸3g，3剂。

四诊：2005年4月21日。口淡，进食之后即觉恶心，无嗳气，大便溏软。舌淡红，苔薄白，脉细。

治法：温胃清热，健脾化饮。

方药：猪苓散合半夏泻心汤加味。

猪苓12g，白术12g，茯苓12g，半夏12g，炒黄芩5g，炒黄连3g，干姜5g，炙甘草6g，党参12g，大枣6枚，炒粳米30g。5剂。

服药之后，恶阻消失。

### 2.妊娠恶阻

谷某，25岁。

初诊：2015年11月24日。曾因不孕症，经治疗后怀孕，月经10月9日来潮。恶心呕吐一周，伴口干喜饮、饮水即吐，口淡。辅助检查：雌二醇5238pmol/L，孕酮120.1nmol/L，绒毛膜促性腺激素47248U/L。舌淡红，苔薄白，脉细滑。

治法：健脾利水，蠲饮止吐。

方药：猪苓散加味。

猪苓10g，茯苓10g，白术10g，肉桂3g，半夏10g，陈皮10g。6剂。

二诊：2015年11月30日。恶阻减轻，饮水不吐。B超检查：宫内活胎7周。雌二醇10470pmol/L，孕酮110.7nmol/L，绒毛膜促性腺激素96482U/L。舌脉如上。中药守上方，5剂。

三诊：2015年12月5日。恶阻控制。雌二醇12438pmol/L，孕酮127nmol/L，绒毛膜促性腺激素132053U/L。舌脉如上。中药守上方，7剂。

【按语】

猪苓散是治疗胃中有停饮而出现呕吐，呕吐后予以饮水，饮后仍旧索饮的方剂。呕吐虽然已经去除部分停饮，然未尽之停饮仍阻遏津液之上升，故渴而思水；如过饮则旧饮未尽又增新饮，故"宜猪苓散以崇土而逐水也。"（尤在泾语）

案1为妊娠恶阻案。并见"涎潮"（《素问·本病论》），病起于饮停胃中。在妊娠恶阻患者之中，有一部分患者表现为呕吐痰涎而又喜饮，少少饮之则舒，苔腻，即属于胃有停饮，津液不升，当以猪苓汤为主健脾化饮。该案加肉桂温中，佐杜仲益肾安胎，投之即愈。半夏散及汤中桂枝可以治疗少阴病的咽中痛，以桂枝可以散阻结于咽部的寒气，而此案则以肉桂治疗饮冷则舒，而未有竭泽助火之虞，以其少少予之，可以助猪苓汤温化饮邪，升腾津液之故。后犯过食寒凉之忌，旧恙复发，出现微饮未消，胃寒肠热之象，故以猪苓散合半夏泻心汤治疗收功。

案2为恶心呕吐，口干喜饮案。此案与"呕吐而病在膈上，后思水者"相近，故用猪苓散；饮水即吐，口淡，则与"渴欲饮水，水入则吐者，名曰水逆"者相似，故方中加用肉桂；另加半夏、陈皮者，以和胃止呕。

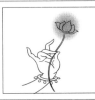

# 一四八、猪苓汤

## 【原文】

1.夫诸病在脏欲攻之，当随其所得而攻之，如渴者与猪苓汤。余皆仿此。《金匮要略·消渴小便利淋病脉证并治第十三》

2.若脉浮发热，渴欲饮水，小便不利者，猪苓汤主之。《伤寒论》（223）

3.少阴病，下利，六七日，咳而呕渴，心烦不得眠者，猪苓汤主之。《伤寒论》（319）

## 【组成与用法】

猪苓去皮　茯苓　泽泻　阿胶　滑石碎，各一两

上五味，以水四升，先煮四味，取二升，去滓，内阿胶烊消，温服七合，日三服。

## 【功效】利水清热养阴。

## 【医案】

### 1.经期过长（更年期功血）

徐某，48岁。

初诊：2013年6月4日。平素月经周期25天，经期5天。4个月前出现月经不规则，周期15天，经期3天。月经3月27日来潮，至今2个月余未净，量少，色咖啡，有血块，伴痛经。经外院抗生素输液治疗，症状消失。4月21日又出现阴道出血，量多，黯红色，有血块；无痛经，乳房胀痛，腰部酸痛，乏力。4月24日出血减少，呈咖啡色，间夹血块与血水，卫生巾上有明显水晕，至今未净；纳便正常，寐安。既往体健。生育史：1-0-2-1。2013年6月4日B超提示：子宫内膜5mm，左侧卵巢囊肿18mm×15mm×18mm，右侧卵巢囊肿47mm×39mm×49mm，右卵巢旁囊肿60mm×19mm×26mm；绒毛膜促性腺激素＜2.0U/L。舌淡红，边有齿痕，苔薄白，脉沉细。

西医诊断：更年期功血；双侧卵巢囊肿。

治法：养阴利水，益气升阳。

方药：猪苓汤加味。

猪苓12g，茯苓12g，泽泻10g，阿胶（烊冲）10g，滑石15g，党参45g，藁本10g，荆芥炭10g，海螵蛸30g，山萸肉20g。3剂。

二诊：2013年6月6日。进药2剂，经水将净，色淡，精神症状改善。舌脉如上。中药守上方，加侧柏叶10g，4剂。

三诊：2013年6月10日。经水已净，倦怠，口干。舌脉如上。治以健脾益气。归脾汤加石斛15g，5剂。

### 2.经期过长、水肿

肖某，42岁。

初诊：2015年9月12日。平素月经欠规则，月经8月28日来潮，量少，咖啡色，至今16天未净。2个月前无明显诱因出现两下肢水肿，寐安，纳便无殊。生育史：1-0-3-1。2011年曾行右侧卵巢囊肿剥除术。2015年8月1日B超检查：子宫肌层回声改变，考虑子宫腺肌症，宫腔内节育环位置正常，右侧卵巢囊肿28mm×22mm，盆腔积液17mm。液基薄层细胞检测：阴性。舌淡红，苔薄白，脉细。

治法：清热养阴，消肿止血。

方药：猪苓汤加味。

猪苓10g，茯苓10g，泽泻10g，阿胶10g，滑石10g，荆芥炭10g，防风10g，贯众炭15g。4剂。

二诊：2015年9月17日。进药1剂，阴道出血即净，下肢水肿消。妇科检查：外阴无殊，阴道通畅，分泌物不多，色白，宫颈见纳氏囊肿；宫体后位，质地中等，正常大小，活动，无压痛；左侧附件轻压痛。

方药：健脾清带汤。

薏苡仁20g，白术10g，茯苓10g，白扁豆20g，草薢12g，樗根皮15g，茵陈蒿12g，海螵蛸20g，土茯苓12g，鸡冠花15g。7剂。

### 3.漏下

李某，23岁。因"阴道不规则出血2个多月"就诊。

初诊：2017年11月14日。月经7月30日～8月4日，9月6日阴道开始少量出血，9月11日B超发现左附件异常回声包块，考虑"异位妊娠"，予米非司酮片及甲氨蝶呤针杀胚治疗，性激素下降缓慢。10月21日绒毛膜促性腺激素＜0.5mIU/mL，治疗2个多月期间阴道出血时多时少至今不净，偶下腹痛。今阴道少量咖啡色出血，卫生巾上见到水晕，伴腹痛。寐安，纳便调。生育史：0-0-1-0，2016年9月人流1次。妇科检查：外阴无殊，阴道通畅，见少量淡咖啡液体，宫颈光滑；宫体前位，正常大小，无压痛；两侧附件无压痛。9月25日B超检查：子宫内膜局部缺失（考虑宫腔粘连），左侧卵巢旁可见混合回声团，不规则，50mm×29mm×40mm。10月14日B超检查：子宫内膜厚度7mm，内膜局部不连续，左附件混合回声包块，形态欠规则，边界欠清晰，大小57mm×35mm×51mm，盆腔积液15mm。11月14日B超检查：子宫内膜厚度5mm，内膜局部不连续，长约2.1cm；左附件包块形态欠规则，大小26mm×18mm×25mm，其旁见迂曲的管状暗带（输卵管积水）。舌淡红，苔薄白，脉细。

西医诊断：子宫异常出血。

治法：健脾渗湿，升阳止血。

方药：猪苓汤加味。

猪苓10g，茯苓10g，泽泻10g，滑石15g，阿胶（烊冲）10g，荆芥炭10g，防风10g，侧柏10g。3剂。

二诊：2017年11月20日。药后阴道出血净。B超内膜厚度5mm，内膜局部缺失（考虑宫腔粘连可能），长约2cm，左附件区异常回声包块，大小17mm×10mm×15mm。

### 4.经间期出血

吴某，27岁。

初诊：2006年3月9日。月经2月19日来潮，经色鲜红，经量先多后少，一周净；经期小腹连及阴部下坠，腰腿酸软。3月4日阴道少量出血，色紫黯；伴腰酸痛，乏力。平时带下多色黄，易罹感冒，纳可，大便秘结。生育史：2-0-2-2，两侧输卵管已经结扎。舌尖稍红，苔薄白，脉细。

治法：滋肾凉血止血。

方药：知柏地黄汤加味。

知母10g，炒黄柏10g，生地黄15g，怀山药15g，山茱萸12g，茯苓10g，泽泻10g，丹皮炭10g，旱莲草20g，女贞子10g，水牛角（先煎）15g，阿胶（烊冲）10g，仙鹤草20g，地榆20g。4剂。

裸花紫珠片，每次2片，每日3次，口服。

二诊：2006年3月13日。阴道出血未净，色紫，在卫生巾上可以见到经血周边渗出水晕，腰痛。舌尖红，苔薄白，脉细。

治法：健脾渗湿，清热止血。

方药：猪苓汤加味。

猪苓12g，茯苓12g，泽泻10g，阿胶（烊冲）10g，滑石15g，仙鹤草20g，贯众炭20g，地榆15g，防风10g，荆芥炭10g。4剂。

三诊：2006年3月17日。进药1剂，阴道出血即净。妇科检查：外阴无殊，阴道通畅，宫颈轻度柱状上皮外移；宫体后位，大小正常，质地中等，活动，压痛；两侧附件压痛。舌脉如上。

西医诊断：盆腔炎症性疾病后遗症。

治法：调气清湿热。

方药：四逆散加味。

柴胡10g，枳壳10g，白芍10g，败酱草10g，大血藤15g，椿根皮15g，半枝莲15g，土茯苓15g，蒲公英15g，大蓟15g，小蓟15g，萆薢15g，生甘草6g。7剂。

### 5.经行口渴

袁某，30岁。

初诊：2006年8月31日。因盆腔炎症性疾病后遗症、月经30～120天一周期，同时要求助孕就诊。月经8月25日来潮，今天将净；经期烦渴5天，饮不解渴，头晕。舌尖红，苔薄白，脉细。

治法：利水清热养阴。

方药：猪苓汤合文蛤散加味。

猪苓10g，茯苓10g，泽泻10g，阿胶（烊冲）10g，滑石15g，文蛤45g，天麻10g。5剂。

二诊：2006年9月5日。服药之后，经水即净，烦渴已除，头晕亦消。

### 6.经后淋证

参见"当归贝母苦参丸"条第1案。

### 7.子淋

王某，25岁。

初诊：2006年2月10日。妊娠4.5个月，小便频数、疼痛1周，尿常规检查正常。舌淡红，苔薄白，脉滑。

治法：清热渗湿。

方药：猪苓汤加减。

猪苓12g，茯苓10g，白术10g，滑石15g，泽泻10g，竹叶10g，石韦10g。5剂。

二诊：2006年2月15日。服药之后，小便疼痛即除。

### 8.妊娠失寐烦渴

袁某，28岁。

初诊：2006年2月23日。妊娠68天，寐难多梦。近日易醒易惊，口干多热饮，纳可，大便偏结，小便正常，偶觉腰背酸痛，痤疮较多，一月之前曾有胎漏史。舌淡红，苔薄白，脉细滑。

治法：滋阴凉血，清热安神。

方药：猪苓汤合百合地黄汤、栝楼牡蛎散加味。

猪苓12g，茯苓12g，泽泻10g，滑石15g，阿胶（烊冲）10g，百合15g，生地黄15g，天花粉10g，牡蛎20g，淡豆豉9g。4剂。

二诊：2006年2月27日。寐可渴消，外感鼻塞，大便4天未解。舌淡红，苔薄白，脉细滑。

治法：辛凉解表。

方药：栀子豉汤加味。

炒栀子12g，淡豆豉10g，葱白4根，桑叶10g，菊花10g，葛根10g，薄荷（后入）5g，牛蒡子12g，桔梗5g。3剂。

### 9.淋证

林某，50岁。因"B超检查发现子宫肌瘤（大小约38mm×27mm×32mm）"就诊。

初诊：2005年10月10日。平时月经周期40～90天，经期10～12天，经量多，经色黯，夹血块；带下色黄有异味，纳可，大便干结，小便频数5天。月经10月4日来潮，今已净，面部潮热，头晕，性情急躁，视物模糊，小便常规检查：红细胞（+++），葡萄糖（++）。妇科检查：外阴无殊，阴道通畅，宫颈光滑；宫体后位，大小正常，质地中等，活动可，压痛；右侧附件压痛，左侧附件无压痛。舌淡红，苔薄白，脉细。

西医诊断：子宫肌瘤；盆腔炎症性疾病后遗症；糖尿病；血尿待查。

治法：养阴清热，凉血止血。

方药：猪苓汤加葵子茯苓散加味。

猪苓12g，泽泻12g，茯苓皮15g，阿胶（烊冲）10g，滑石15g，葵子20g，白茅根20g，竹叶10g，石韦20g，金银花15g，黄柏10g，蒲公英15g。5剂。

二诊：2005年10月24日。小便次数已正常，尿常规检查正常。

### 10.睡前尿频

杨某，27岁。

初诊：2022年9月8日。患者睡前小便频数，需解6～10次，每次小便量较多。经行失寐4天。今日尿常规检查正常。舌淡红，苔薄白，脉细。

中医诊断：尿频。

西医诊断：神经性尿频。

治法：利水渗湿，养阴清热，宁心安神。

方药：猪苓汤加味。

猪苓10g，茯苓10g，滑石粉15g，泽泻10g，阿胶（烊冲）10g，灯心草5g，茯神12g，五味子6g，淡竹叶10g。5剂。

二诊：2022年9月13日。月经届期未转，自测尿妊娠试验阴性。近两日睡前小便次数稍减少，平均每19分钟1次。倦怠，睡眠时间日夜颠倒，舌脉如上。

方药：中药守上方加味。

猪苓10g，茯苓10g，滑石粉15g，泽泻10g，阿胶（烊冲）10g，灯心草5g，茯神12g，五味子6g，淡竹叶10g，磁石20g，龙齿30g，琥珀5g。4剂。

乌灵胶囊，一次3粒，一日3次。

三诊：2022年9月17日。小便次数已经正常，B超检查：宫体51mm×35mm×50mm，子宫内膜厚度7mm，尿妊娠试验阴性。舌脉如上。

方药：中药守上方。

猪苓10g，茯苓10g，滑石粉15g，泽泻10g，阿胶（烊冲）10g，灯心草5g，茯神12g，五味子6g，淡竹叶10g，磁石20g，龙齿30g，琥珀5g。7剂。

乌灵胶囊，一次3粒，一日3次。

### 11.干呕口渴

金某，27岁。

初诊：2021年9月15日。近3周出现干呕，咽干欲饮，饮不解渴，每日坚持饮热水1000～2000mL。双目下发黑，脸色泛黄，口淡，大便二日未解。舌稍红，滑润，苔薄白，脉细。

治法：滋阴，利水，止呕。

方药：猪苓汤。

猪苓10g，茯苓10g，泽泻10g，滑石15g，阿胶（烊冲）10g。5剂。

嘱饮水量控制在不渴不喝，渴时少喝。

二诊：2021年9月25日。干呕减少，工作较忙，疲劳，纳或欠；大便干结难解，1～2天1次。舌脉如上。中药守上方，加党参15g，生黄芪12g，7剂。

三诊：2021年10月5日。干呕、咽干欲饮均除，精神佳，每日进水量500mL便足够。中药守上方，7剂。

【 方剂比较 】

猪苓散与猪苓汤的比较（表39）

表39　猪苓散与猪苓汤的比较

| 方剂 | 药物组成 | | | | | |
|------|------|------|------|------|------|------|
| 猪苓散 | 猪苓 | 茯苓 | 白术 | | | |
| 猪苓汤 | 猪苓 | 茯苓 | | 泽泻 | 滑石 | 阿胶 |

两方均含有猪苓和茯苓。而猪苓散有白术一味，健脾作用较强；而猪苓汤有泽泻、滑石及阿胶，更具有渗湿和滋阴作用。此外，该方与五苓散也相近。此方有滑石、阿胶，后方则有白术、桂枝，故尤在泾曰："五苓散行阳之化，热初入者宜之；猪苓汤行阴之化，热入久而阴伤者宜之也。"

【 按语 】

猪苓汤是治疗因发热津伤，水热互结而出现的"脉浮发热，渴欲饮水，小便不利"，以及少阴阴虚水热互结，出现"少阴病，下利六七日，咳而呕渴，心烦不得眠"的方剂。方中猪苓、茯苓、泽泻淡渗利水，滑石利窍清热，阿胶则为滋阴润燥而设。

阴道出血不当下利，理应举止，何以再用猪苓、茯苓、泽泻、滑石渗利之品而血可止？细究之：案1为经期过长案，案3为漏下案，案4为经间期出血案，诸上妇科血证与通常的妇科血证有别，其重要的特征是出血色淡，似血水混同而下，以至可在卫生巾上见到渗开的水晕，此系水渍胞宫之兆。读《诸病源候论》"任娠胎间水气子满体肿候"条，有"水渍于胞，则令胎坏"一语，水渍胞内则胎水过多，亦致胎坏，可运用消水渗湿的药物消除过多的胎水，如用《全生指迷方》之全生白术散治疗。水渍胞宫，则胞脉损伤，便使出血不止，用猪苓汤加味治疗，水湿得除，胞脉修复，溢血可止。《素问·至真要大论》有"知其要者，一言而终；不知其要，流散无穷"。此经验为我临床之一得也，谨以告之。《素问·五运行大论》云"风胜湿"，故案1、案3、案4加藁本、荆芥、防风以胜湿，既可升阳除湿，又可止血。

案2为经期过长水肿案。与上面诸案病机相类似，前者水液走胞宫，后者水液走肌肤。故同样用猪苓汤清热养阴，利水止血；加荆芥炭、防风、贯众炭升阳止血。

案5为经行口渴案。此案属于《素问·六元正纪大论》中的"嗌干引饮"，此病并不多见。虽然与"脉浮发热，渴欲饮水，小便不利"的猪苓汤证有异，但此证由于阴血泄于下而阴津不足，渴而多饮，饮停于内则头晕，与津伤而水热互结的猪苓汤证有相通之

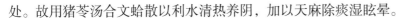

处。故用猪苓汤合文蛤散以利水清热养阴，加以天麻除痰湿眩晕。

案6为经后淋证案，案7为子淋案，案9为淋证案。其病机属于《素问·气厥论》中的"胞移热于膀胱，则癃溺血"。虽均非起病于发热之后，更非少阴阴虚，只要属于下焦湿热，或有阴分不足所致者，也均可以用猪苓汤加清理湿热的药物治疗。

滑石为通利之品，治"女子乳难"始于《本经》，故历代内服外用，沿习而经久不衰。以此功效推之，滑石滑胎之说出焉。故张从正说："如未入月，则不宜服之，以滑石滑胎故也。"虽然当前许多中药著作中仍保留此说，但未必确然，现代药理也未证实此说，而古人反其用者也大有人在，如《济阴纲目》中的葵子汤就以滑石、葵子相伍，治疗"妊娠得病六七日以上，身热入脏，大小便不利"者，《妇人良方》中的滑石散治疗妇人脬转，小便数日不通，就用滑石配伍葵子、寒水石。尽管滑石、葵子两药均在妊娠禁止用药之例，而未见乖违。故滑石滑胎，或为一家之说，尽信书者不如无书，诚哉斯言！

案8为妊娠失寐易醒，烦渴多饮，大便偏结，痤疮较多案。此系阴血养胎之后出现的阴虚火旺之象。《伤寒论》以猪苓汤治"少阴病……心烦不得眠"，故以此方合百合地黄汤、栝楼牡蛎散治疗，立竿见影；加淡豆豉者，以清宣胸中烦热。猪苓汤有滑石一味，此药以通利小便见长，利小便者多伤阴，何以还用之？《别录》称滑石可"止渴"，《圣济总录》中的神应散治消渴，饮水不休，就是用滑石、寒水石等分配伍而成。

案10为睡前尿频案。睡前出现尿频，通常偏于阴分不足，而猪苓汤则是一张利水清热养阴的方剂，对于此案十分合拍，故治疗有效。乌灵胶囊是为失寐、睡眠时间日夜颠倒而设，而睡眠的改善无疑有助于睡前尿频的出现。

案11为干呕口渴案。《伤寒论》称："少阴病，下利，六七日，咳而呕渴，心烦不得眠者，猪苓汤主之。"猪苓汤是一张治疗少阴热化疾病的方剂。患者目下发黑，饮不解渴，便疏，舌红脉细，属于肾阴不足，阴虚有热之象；脸色泛黄，口淡，干呕，舌滑润，属于脾弱湿盛之征。符合猪苓汤少阴病呕渴的精神。故在投用猪苓汤的同时，控制进水量，调治两诊即愈。

# 一四九、竹皮大丸

【原文】

妇人乳中虚，烦乱，呕逆，安中益气，竹皮大丸主之。《金匮要略·妇人产后病脉证并治第二十一》

【组成与用法】

生竹茹二分　石膏二分　桂枝一分　甘草七分　白薇一分

上五味，末之，枣肉和丸弹子大，以饮服一丸，日三夜二服。有热者，倍白薇；烦喘者，加柏实一分。

【功效】清热和胃，解肌。

【医案】

### 1.妊娠发热

陈某，26岁。

初诊：2006年4月3日。妊娠35天，外感发热5天，每日早上体温正常，下午四五点钟开始体温升至38℃；咽喉肿痛，头痛，偶有咳嗽，痰少不易咳出，无鼻塞、流涕、喷嚏等症状。口淡口干喜饮，胃脘饱胀冰冷，纳欠，小腹隐痛，时有筋吊感，腰部酸胀，下肢无力，二便正常。生育史：0-0-0-0。舌淡红，苔薄白，脉细。

西医诊断：早孕；急性咽喉炎。

治法：清热养阴，解表利咽。

方药：竹皮大丸合桔梗汤加味。

竹茹12g，石膏10g，桂枝3g，甘草5g，白薇10g，桔梗6g，牛蒡子10g，薄荷（后入）5g，僵蚕10g。3剂。

二诊：2006年4月5日。发热减退，最高体温达37.2～37.3℃，咳嗽已除，咽痛减轻，舌脉如上。中药守上方，续进3剂。

三诊：2006年4月8日。体温正常已经3天，胃脘不适，舌脉如上。

治法：清热和胃。

方药：温胆汤加味。

半夏10g，陈皮10g，枳壳6g，竹茹10g，茯苓10g，炙甘草5g，蔻仁（冲）4g，甘松10g。4剂。

### 2.产后发热

朱某，29岁。

初诊：2005年12月19日。剖宫产后10天，发热4天未退，体温最高达39.7℃，因正在住院，经多种检查未发现感染。使用抗生素治疗，发热未减；伴畏寒，出汗，咽喉干燥，流涕夹血丝，干咳，口苦喜热饮，腿酸乏力，大便时溏，平素胃脘偏寒。舌红，少津，苔根腻，脉细。

治法：清热养阴，解表退热。

方药：竹皮大丸合白虎加桂枝汤加减。

竹茹10g，石膏10g，桂枝6g，甘草6g，白薇10g，知母10g，大枣5枚，粳米30g，川石斛12g。4剂。

二诊：2005年12月23日。服药之后发热即除，昨晚体温37.6℃，咳嗽无痰，鼻塞，偶觉身冷，舌脉不详。中药守上方，加瓜蒌皮10g，杏仁10g，薄荷（后入）4g，3剂。

【方剂比较】

白虎加桂枝汤与竹皮大丸的比较（表40）

表40　白虎加桂枝汤与竹皮大丸的比较

| 方剂 | 药物组成 | | | | | | | |
|------|------|------|------|------|------|------|------|------|
| 白虎加桂枝汤 | 石膏 | 知母 | 炙甘草 | 粳米 | 桂枝 | | | |
| 竹皮大丸 | 石膏 | | 甘草 | | 桂枝 | 白薇 | 竹茹 | 枣肉 |

两方均含有石膏、甘草、桂枝，白虎加桂枝汤中有清热滋阴的知母和益胃的粳米，而竹皮大丸中则有清热除烦的竹茹、清热凉血的白薇，以及可以泥诸药为丸，补脾的枣肉。经过与白虎汤的比较，更可以说明竹皮大丸是针对产后发热而设的。

【按语】

这是一则多歧义的条文，争论在于"乳中"和"益气"四字。有释"乳中"为哺乳期内，有作产后解者，有作分娩之时解，因此方列于妇人产后病中，故以上说法相去不远，并无大碍。方中除了竹茹、石膏、白薇清热除烦降逆，甘草和中，桂枝解肌外（据"有热者，倍白薇"一句推断），方中唯独有枣肉一味可以益脾，但径以此冠以"益气"则过于牵强。以方测证，当是妇人产后出现烦躁呕吐而兼夹表证者，故用于产后呕吐则可，用于产后发热亦佳。至于产后能否用石膏，有诸多不同意见。反对者以"产后似冰"为由，认为石膏系大寒之品，断不可用。而张锡纯在论述竹皮大丸时认为，"要知产后无外感之热，石膏原不可用。若确有外感实热，他凉药或在所忌，而独不忌石膏，以石膏之性非大寒，乃微寒也。"此说解决了产后使用石膏的问题，同时提示竹皮大丸中的石膏和桂枝确是为表热证而设的，犹白虎加桂枝汤中的石膏和桂枝。

案1为妊娠发热案。妊娠期间被风热所感，午后辄热，咽肿头痛，口淡干喜饮，脘胀冰冷。此胃阳不足为旧疾，风热外束为新病，虽非产后，亦以竹皮大丸治疗，合白虎加桂枝汤、栀子豉汤者，以增强疏表清热之功。一诊知，二诊则热退。方中虽石膏、桔梗、牛蒡同用，但有桂枝为伍，未大犯胃。热退之后，则易温胆汤加蔻仁、甘松以和胃。

案2系剖宫产后大热案。此即《素问·通评虚实论》"乳子而病热"者，虽体若燔炭，但又见畏寒出汗、咽干流涕呛咳，一派风热束表，阴分不足之象。虽屡经抗生素治疗而罔效。以竹皮大丸合白虎加桂枝汤清热养阴，解表退热，其效如响，犹如《灵枢·刺节真邪》所谓之"热去汗稀，疾于彻衣"（热退汗少，比脱除衣服还快）。桂枝在此案中，除了解肌祛风外，还有监制诸药寒凉，以免犯胃的作用。

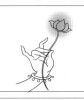

# 一五〇、竹叶汤

## 【原文】

产后中风，发热，面正赤，喘而头痛，竹叶汤主之。《金匮要略·妇人产后病脉证治第二十一》

## 【组成与用法】

竹叶一把　葛根三两　防风　桔梗　桂枝　人参　甘草各一两　生姜五两　大枣十五枚　附子一枚，炮

上十味，以水一斗，煮取二升半，分温三服，温覆使汗出。颈项强，用大附子一枚，破之如豆大，煎药扬去沫；呕者，加半夏半升洗。

## 【功效】解肌散邪，扶阳清热。

## 【医案】

### 妊娠外感

鲁某，26岁。

初诊：2005年1月6日。因药物流产之后，未避孕未孕1年多，于2004年8月15日就诊。检查发现子宫偏小，三径之和10.8cm。月经稀发，经常2～3个月一潮，经过治疗之后，停经37天，于12月31日确诊妊娠，给予保胎治疗。此次就诊时，外感3天，喷嚏，身冷一周，无咽痛，无咳嗽，小腹隐痛。检测激素水平：孕酮50.6nmol/L，β-绒毛膜促性腺激素359.79mIU/mL。舌淡红，苔薄白，脉细。

治法：疏风解肌，益阳安胎。

方药：竹叶汤。

竹叶10g，葛根10g，防风10g，桔梗6g，桂枝6g，党参10g，甘草5g，淡附片6g，生姜4片，大枣5枚。5剂。

二诊：2006年1月11日。外感已除，小腹痛消，晨起恶心3天，口淡，身冷，腰痛，大便日解1次，稍结。舌淡红，苔薄白，脉滑。

治法：温中调气，益肾安胎。

方药：半夏干姜散合橘皮汤加味。

半夏12g，干姜5g，陈皮12g，生姜5片，生白术30g，杜仲10g，续断10g。3剂。

## 【按语】竹叶汤是治疗产后外感"发热""喘而头痛"的方剂。陈修园曰："此为产

后正虚邪盛者，而出其补正散邪之方也。"方中竹叶、葛根、桂枝、防风、桔梗解散外在之热，人参、附子、甘草益气固阳，姜枣调和脾胃。这正是"不囿于产后，不忘乎产后"，驱邪与扶正兼顾的治疗方法。

《素问·风论》曰："故风者，百病之长也。至其变化，乃为他病也。无常方，然致有风气也。"说明风是众多疾病之首，虽在妇科领域，但以风引起的疾病绝非少见。

该案虽属胎前，亦无壮热盛喘，仅见"喷嚏，身冷"，此风寒束表，卫阳不足机理则同，故疏风解肌，益气扶阳安胎在所必行，可投用竹叶汤治疗，加荆芥、莲蓬以助解表安胎之功。风邪已去，恶阻渐起，则用半夏干姜散合橘皮汤温中调气，加生白术润肠通便，加杜仲、续断益肾安胎。

# 一五一、紫参汤

【原文】

下利肺痛，紫参汤主之。《金匮要略·呕吐下利病脉证并治第十七》

【组成与用法】

紫参半斤　甘草三两

上二味，以水五升，先煮紫参，取二升，内甘草，煮取一升半，分温三服。

【功效】清热解毒止利。

【医案】

### 1.经期过长

林某，34岁。

初诊：2006年9月26日。月经周期基本规则，26～32天一潮。宫内放置节育环之后，经期过长已经5年，每次均长达10天左右方净。月经9月6日来潮，至今21天未净，经量先多后少，偶夹血块。今经量已少，呈咖啡色；伴腰骶酸痛，倦怠乏力，纳可，二便正常。生育史：1-0-1-1。舌淡红，苔薄白，脉细。

治法：清湿热，止血。

方药：紫参汤合栀子柏皮汤加味。

紫参20g，生甘草6g，炒栀子20g，炒黄柏10g，地榆20g，槐花20g。4剂。

二诊：2006年9月30日。经净2天，带黄，大便稍软。妇科检查：外阴无殊，阴道通畅，宫颈光滑；宫体前位，正常大小，质地中等，活动，无压痛；两侧附件轻压痛。舌脉如上。

西医诊断：两侧输卵管炎。

治法：调气清湿热。

方药：四逆散加味。

柴胡10g，枳壳10g，白芍10g，败酱草10g，大血藤15g，椿根皮15g，半枝莲15g，土茯苓15g，蒲公英15g，大蓟15g，小蓟15g，草薢15g，生甘草6g。7剂。

### 2.取节育环后子宫出血

金某，32岁。

初诊：2006年9月29日。因经量过多，经期过长，于9月26日取出宫内节育环。术后子宫出血量多，与经量相当，血色鲜红，无腰腹部疼痛。平时经量过多、经期过长，需8～10天方净，经期小腹胀痛，带下量多色微黄，经前乳胀，面部痤疮增多，大便偏干。生育史：1-0-2-1。舌淡红，苔薄白，脉细。8月25日妇科检查：外阴无殊，阴道通畅，宫颈轻度柱状上皮外移；宫体前位，正常大小，质地中等，活动，压痛；两侧附件压痛。

治法：清湿热，止血。

方药：紫参汤加味。

紫参20g，生甘草6g，阿胶（烊冲）10g，侧柏叶10g，地榆20g，槐花20g。6剂。

二诊：2006年10月5日。子宫出血净已6天，口臭，神倦，舌脉如上。

治法：调气清湿热。

方药：四逆散加味。

柴胡10g，枳壳10g，白芍10g，败酱草10g，大血藤15g，椿根皮15g，半枝莲15g，土茯苓15g，蒲公英15g，大蓟15g，小蓟15g，萆薢15g，生甘草6g，生黄芪15g。7剂。

### 3. 腹泻

谢某，25岁。因"未避孕未孕半年"就诊。

初诊：2006年9月30日。月经周期规则，经量较前减少，经色紫黯，6～7天净；平时带下不多。大便溏软3天，日解2～3次，肠鸣。月经9月6日来潮。舌淡红，苔薄白，脉细。

治法：清理湿热。

方药：紫参汤合四逆散加味。

紫参20g，生甘草6g，柴胡10g，炒白芍10g，枳壳6g，薤白10g，神曲10g。5剂。

二诊：2006年10月7日。大便已经正常。

### 4. 流产后恶露不绝

李某，32岁。

初诊：2006年11月11日。10月22日，妊娠43天发生自然流产后，阴道少量出血，色淡红，至今未净，夹带；伴小腹隐痛，腰痛。B超检查未发现异常；血β-绒毛膜促性腺激素测定72mIU/mL，纳可，二便正常。10月27日曾服生化汤加减4剂无效。舌淡红，苔薄白，脉细。

治法：清理湿热，止血。

方药：紫参汤加味。

紫参20g，甘草5g，阿胶（烊冲）10g，地榆20g，槐花20g，贯众炭20g。3剂。

二诊：2006年11月14日。阴道出血日见减少，色淡红，夹带，小腹及腰隐痛，舌脉如上。中药守上方，加椿根皮15g，3剂。

三诊：2006年11月18日。阴道出血净已2天，腰痛，小腹微坠，舌脉如上。治以补益脾肾。补中益气汤加野荞麦根20g，续断12g，4剂。

【按语】

紫参汤是一条多存争议的条文。其一，是此文非出自仲景，如中医研究院1974年版的《金匮要略语译》在用法之后用小字注称："疑非仲景方。"虽则如此，诸多书籍仍认为出自仲景。其二，是认为此文存在脱简或错简，如程云来说："或云'肺痛'当是'腹痛'。《本草图经》'肺痛'作'者'一字。"《医宗金鉴》说："按：此文脱简，不释。"其三，是紫参的原植物考证，历代争议颇多，一说认为紫参为唇形科植物紫参，即石见穿；另一说认为是蓼科蓼属的拳参。但近人多以后者为是，上海科学技术出版社1998年出版的《中华本草》中有"拳参"条目，其中的"附方"中为首列出治疗下痢的方剂，药用紫参、甘草，虽然与原文分量、出处有别，实则即仲景之紫参汤。有鉴于此，本文所用的紫参即为拳参。

紫参是临床较少使用的药物，其味苦，性微寒，小毒；功能清热利湿，凉血止血，解毒散结。《全国中草药汇编》称："用治肝炎，痢疾，肠炎，痔疮出血，子宫出血。"内服煎汤常用量为3~12g。

案1为放置宫内节育环后经期过长案。这是临床比较常见的疾病，以湿热为患居多。就诊时，经期已过二旬，量少，呈咖啡色；腰骶酸痛，倦怠乏力。此时当以清湿热止血为先，用紫参汤合栀子柏皮汤加地榆、槐花，药未尽而血已止。

案2为取出宫内节育环后子宫出血，血量多，色鲜红案。根据患者经多，经期长，痛经，带量多黄，便结等诸多现象，推断为湿热为患在先，胞脉损伤在后。治当清湿热止血，用紫参汤加阿胶、侧柏叶、地榆、槐花，药毕血止，再用四逆散加味调气清湿热以善后。

案3为腹泻案。症见大便溏软而数，肠鸣。此为《素问•六元正纪大论》中的"肠鸣而为数后"，乃湿热气阻之象，故以紫参汤治"下利"，用四逆散加薤白调气疏导，加神曲消食，其现如响。

案4为人工流产后恶露不绝案。症见阴道少量出血，色淡，夹带；小腹及腰痛，由于B超检查正常，又曾服生化汤，故瘀血内阻可除，当以湿热定论。用紫参汤清理湿热，加阿胶、地榆、槐花、贯众炭以增强清湿热止血之功。

# 附 录

## （一）妇科疾病《金匮要略》方运用检索表

### 月经病

| 序号 | 病名 | 辨证 | 主方 | 佐方 | 加减 | 备注 | 主方比较 |
|---|---|---|---|---|---|---|---|
| 1 | 痛经 | 寒湿或寒饮 | 赤丸 | 夹瘀，合当归四逆汤；寒甚，合乌头桂枝汤、乌头赤石脂丸 | 加延胡索、蒲黄、五灵脂、益母草 | 主方适用于下腹冷痛，伴便溏或吐泻，平时带多如水，苔腻者 | |
| | | 虚寒 | 吴茱萸汤 | 腹泻，合桃花汤 | | | |
| | | 寒凝 | 乌头汤 | | 加延胡索、川楝子、九香虫、香附、益母草；瘀阻，加蒲黄、五灵脂 | 方中含有麻黄、川乌、黄芪、甘草，故除了散寒之外，尚可益气 | |
| | | | 乌头赤石脂丸 | 桂枝去芍药加附子汤 | 加延胡索、蒲黄、五灵脂、香附、益母草 | 主方中含有蜀椒、乌头、附子、干姜，散寒之力最强，适用于寒凝重的痛经 | |
| | | | 桂枝加桂汤 | | 加益母草、香附、延胡索、川楝子 | 适用于一般的寒凝痛经 | 二方均由桂枝汤加味而成，首方加桂枝，二方加乌头。其中乌头桂枝汤煎法不同 |
| | | | 乌头桂枝汤 | 麻黄附子细辛汤 | 加益母草、香附、蒲黄、五灵脂、血竭 | 主方适用于一般的寒凝痛经 | |
| | | | 桂枝芍药知母汤 | | 加益母草、香附、延胡索、鹿衔草、丹参 | 适用于一般的寒凝痛经。方中桂、芍、麻、姜、草、附可以散寒止痛，术、防除湿，知母可以制余药之热 | |
| | | | 桂枝去芍药加麻黄附子细辛汤 | | 加蒲黄、五灵脂、益母草、香附、延胡索 | 适用于寒凝较重的痛经 | |
| | | | 麻黄附子甘草汤 | 寒重，合桂枝加桂汤；气滞，合桂枝生姜枳实汤 | 加益母草、香附、丹参、鹿衔草、九香虫、延胡索 | 主方适用于一般的寒凝痛经 | |

续表

| 序号 | 病名 | 辨证 | 主方 | 佐方 | 加减 | 备注 | 主方比较 |
|---|---|---|---|---|---|---|---|
| 1 | 痛经 | 胞宫虚寒 | 小建中汤 | | 加九香虫、姜黄、益母草 | | |
| | | 血虚夹瘀 | 当归生姜羊肉汤 | | 加母草、延胡索、小茴香、吴茱萸、九香虫、红糖 | 适用于气血虚弱、喜温喜按的痛经 | |
| | | 血瘀脾虚夹湿 | 当归芍药散 | | 加益母草、香附、延胡索、川楝子；瘀甚，加蒲黄、五灵脂；湿热甚加败酱草、蒲公英、大血藤 | 适用于血瘀脾虚夹湿的轻症痛经 | |
| | | 血瘀 | 旋覆花汤 | 轻者，合当归芍药散；兼寒，合乌头桂枝汤 | 五灵脂、蒲黄、益母草、香附、延胡索、九香虫 | 主方适用于血瘀较轻者 | |
| | | | 桂枝茯苓丸 | 失笑散 | 加益母草、延胡索、川楝子、香附、徐长卿 | 主方适用于血瘀较重者 | |
| | | 脾阳虚，夹湿热 | 薏苡附子败酱散 | 夹瘀，合当归芍药散；气阻，合四逆散 | 加蒲公英、大血藤、延胡索、川楝子 | 主方适用于下焦湿热，脾阳不振的痛经 | |
| | | 寒热虚实错杂 | 温经汤 | | 加益母草、香附、丹参、鹿衔草、延胡索 | 适用于寒热虚实兼杂而偏于气血不足者 | |
| | | | 乌梅丸 | | 加益母草、香附、延胡索、川楝子 | 适用于寒热虚实兼杂而偏于调理的寒热者 | |
| | | 水血互结 | 防己黄芪汤 | | 加薏苡仁、赤小豆、桑寄生、丝瓜络、苍术、怀牛膝、益母草 | 适用于痛经水肿的患者 | |
| 2 | 月经后期 | 冲任虚寒 | 吴茱萸汤 | | 加肉桂、丹参 | | |
| | | 肾气虚 | 肾气丸 | | 加菟丝子、枸杞子、何首乌、巴戟天 | 适用于肾气虚，经量少者 | |
| | | 肝郁血滞 | 大柴胡汤 | | 加路路通、丹参、川牛膝、益母草、青皮 | 适用于肝郁血滞，兼有下焦湿热者 | |
| | | 气血阻滞 | 赤小豆当归散 | | 加川牛膝、丹参、益母草、路路通、川芎 | 适用于气血阻滞的轻症 | |
| | | | 枳实芍药散 | 红蓝花酒 | 加益母草、川牛膝 | 主方适用于气血阻滞的轻症 | |
| | | 血瘀 | 抵当汤 | 下瘀血汤 | 加川牛膝、茺蔚子、丹参；气滞，加大腹皮、路路通、香附 | 主方适用于血瘀重症，兼见大便秘结，下腹胀痛的患者 | |

| 序号 | 病名 | 辨证 | 主方 | 佐方 | 加减 | 备注 | 主方比较 |
|---|---|---|---|---|---|---|---|
| 2 | 月经后期 | 血瘀 | 桂枝茯苓丸 | 抵当汤或下瘀血汤 | 加䗪虫、水蛭、虻虫、芫蔚子、丹参、鸡血藤、川牛膝 | 主方适用于血瘀轻症 | |
| | | | 红蓝花酒 | 当归芍药散或下瘀血汤 | 加益母草、川牛膝 | 主方适用于血瘀轻症，并能耐酒者 | |
| | | | 旋覆花汤 | 抵当汤、下瘀血汤 | 加丹参、芫蔚子、大腹皮、泽兰、王不留行 | 主方适用于血瘀轻症 | |
| | | 痰饮 | 小半夏加茯苓汤 | 礞石滚痰丸 | 加菖蒲、远志、路路通、预知子、丹参 | 主方适用于体腴经少，痰湿盛者 | |
| 3 | 月经先期 | 气血水湿胶结 | 蒲灰散 | | 加瓜蒌仁、续断、檀香、枳壳 | | |
| 4 | 经行懊侬 | 虚火旺 | 百合鸡子汤 | 百合知母汤 | 加炒栀子、豆豉、生地；失寐，加夜交藤、酸枣仁 | 主方适用于心阴虚，心火旺者 | |
| 5 | 经行烦躁悲伤 | 痰气郁结 | 半夏厚朴汤 | 心阴不足者，合甘麦大枣汤 | 加甘松、佛手、绿梅花、玫瑰花 | 适用于胸腹发胀，脘痞恶心，属于气阻痰滞者 | |
| | | 肝郁血热 | 防己地黄汤 | 小柴胡汤或甘麦大枣汤、栀子豉汤 | 乳房胀痛，加预知子、白蒺藜、绿梅花；失眠，加合欢花、夜交藤；大便秘结加大黄 | 主方适用于烦躁较剧，手心热，舌红患者 | |
| 6 | 经行恶心呕吐 | 脾胃虚寒 | 理中汤 | | 加丁香、蔻仁 | | |
| | | 脾虚夹湿 | 五苓散 | 小半夏加茯苓汤 | | | |
| | | 肝胃不和 | 小柴胡汤 | | 加沉香、降香、旋覆花、代赭石 | | |
| 7 | 经行烦渴 | 胃阴不足 | 文蛤散 | 有热，合栝楼牡蛎散 | 加川石斛、知母、北沙参 | 文蛤用量宜大，30～45g | |
| | | 阴虚有热 | 栝楼牡蛎散 | | 加川石斛、生地、北沙参、天冬、麦冬 | 适用于胃阴不足有热者，牡蛎用量宜大，30～45g | |
| | | 阴津不足，水湿停留 | 猪苓汤 | 有热，合栝楼牡蛎散 | 加川石斛、文蛤 | 主方适用于阴津不足，多饮之后水湿内停者 | |
| 8 | 经行外感 | 风热痰壅 | 文蛤汤 | | 加牛蒡子、浙贝、枇杷叶、瓜蒌皮、竹茹 | 方中含有麻黄杏仁甘草石膏汤，还有文蛤和姜枣，故适用于风痰壅肺，脾胃不和者 | |
| | | 营卫不和 | 桂枝汤 | | 兼见热象，加黄芩，即阳旦汤 | | |
| | | 邪郁少阳 | 小柴胡汤 | | | 此症并非一定属于新感所致 | |

续表

| 序号 | 病名 | 辨证 | 主方 | 佐方 | 加减 | 备注 | 主方比较 |
|---|---|---|---|---|---|---|---|
| 8 | 经行外感 | | 大柴胡汤 | 栝楼牡蛎散 | 加浙贝、海藻、预知子、山慈菇、夏枯草 | 主方适用于肝气热结较重且肠腑实热者 | |
| 9 | 经行乳胀 | 肝郁络阻 | 葵子茯苓散 | 四逆散 | | | |
| 10 | 经前胸痹 | 胸阳不振 | 瓜蒌薤白白酒汤 | | 加枳实、娑罗子、白蒺藜 | 适用于一般的胸痹证 | 两方均有薤白，而前方还有瓜蒌、白酒，偏于化痰，后方还有枳实、桂枝、厚朴，偏于温通行气 |
| | | 胸阳不振，痰气阻滞 | 枳实薤白桂枝汤 | | 加半夏、陈皮；痛剧，加九香虫、延胡索 | 适用于胸乳发胀伴有胸闷等气滞较重的患者 | |
| 11 | 经行头痛 | 肝阳上亢 | 风引汤 | | 加僵蚕、菊花、蔓荆子；肝气郁结，加白蒺藜、全蝎 | 适用于经行头痛偏于性情烦躁者 | 两方均含有疏风利头目药物，而前方还有龙骨、牡蛎、寒水石、滑石、赤石脂、白石脂、紫石英、石膏等重镇潜降药 |
| | | 气血虚，风上扰 | 侯氏黑散 | | 加蔓荆子、白芷、生白芍 | 适用于经行头痛而无情志变化者 | |
| 12 | 经行颈痛 | | 葛根汤 | | 经络痛，加丝瓜络、地龙；头痛，加蔓荆子、僵蚕、白芷、全蝎 | | |
| 13 | 经后眉棱骨痛 | 气血虚，风邪外束 | 侯氏黑散 | | 加蔓荆子、白芷、生白芍 | 适用于经后、产后属于上述辨证者 | |
| 14 | 经行失寐 | 心阴不足 | 百合地黄汤 | 酸枣仁汤 | 加夜交藤、苦参、龙齿、合欢皮 | 主方、佐方均适用于阴虚火旺者 | 两方均以百合为主药，前方有生地，偏于凉血，后方有知母，偏于润燥 |
| | | | 百合知母汤 | 酸枣仁汤 | 加夜交藤、合欢花、丹参 | 主方适用于阴虚内燥者 | |
| 15 | 经行眩晕 | 气血虚 | 薯蓣丸 | | | 适用于经后、妊娠或产后属于上述辨证者 | |
| | | 痰湿 | 泽泻汤 | | 湿盛，加半夏、陈皮；肝旺，加天麻、僵蚕、石决明、全蝎、白蒺藜、菊花、白芍 | | |
| 16 | 经行身冷 | 寒湿束表 | 乌头桂枝汤 | 甘姜苓术汤 | | 主方适用于经期或产后属于上述辨证者 | |
| | | 营卫不和 | 桂枝汤 | | | 适用于经前、经期、经后身冷 | |

续表

| 序号 | 病名 | 辨证 | 主方 | 佐方 | 加减 | 备注 | 主方比较 |
|---|---|---|---|---|---|---|---|
| 16 | 经行身冷 | 卫阳不固 | 桂枝加龙骨牡蛎汤 | | | 适用于身冷多汗者 | |
| | | 冲任虚寒 | 小建中汤 | | 加鹿角胶、益母草、香附 | 适用于冲任虚寒的经前、经期身冷患者 | |
| 17 | 经行腰部冷痛 | 风寒湿阻 | 桂枝附子汤 | 甘姜苓术汤 | | 主方适用于经期或产后属于上述辨证者 | |
| 18 | 经行呕吐 | 胃火上逆 | 大黄甘草汤 | | 加半夏、代赭石 | | |
| 19 | 经行腹泻 | 脾阳不振 | 理中汤 | | 泻后痛减，加痛泻要方；完谷不化，加炒谷麦芽、槟榔、神曲 | 适用于经期或产后属于上述辨证者 | |
| | | 脾虚夹湿 | 五苓散 | | 夹暑，加香薷夹湿，加神曲 | | |
| 20 | 经行胃痛 | 脾胃虚寒 | 小建中汤 | | 加川椒、砂仁、九香虫 | 适用于经期、妊娠或产后胃脘隐痛属于上述辨证者 | |
| 21 | 经行口糜 | 胃热腑结 | 大黄附子汤 | 玉女煎 | 细辛研细，调湿敷脐 | | |
| 22 | 经后腹痛 | 气血不和 | 枳实芍药散 | 当归散或当归芍药散 | | 主方适用于经期或产后属于上述辨证者 | |
| 23 | 经行瘾疹 | 风邪 | 葛根汤 | | 加白蒺藜、僵蚕、蚕沙 | 适用于风邪束表者 | |
| 24 | 经前肿胀 | 脾阳不振 | 五苓散 | 合防己黄芪汤、五皮散 | 加益母草、赤小豆 | 主方适用于经期或妊娠属于上述辨证者 | |
| | | 肾阳虚 | 肾气丸 | | 加桑白皮、大腹皮、陈皮 | | |
| 25 | 经后淋证 | 湿热 | 当归贝母苦参丸 | 葵子茯苓散、栀子柏皮汤 | 加金银花；血淋，加阿胶、白茅根、大蓟、小蓟 | 主方适用于小便频急淋痛者 | |
| 26 | 经期过长 | 血热 | 栀子大黄汤 | | 大黄用炭加水牛角、生地、阿胶、仙鹤草、蚤休 | 适用于血热火盛，或大便偏结者 | |
| | | | 百合地黄汤 | 芍药甘草汤 | 加水牛角、天冬、川石斛、旱莲草、阿胶、仙鹤草 | 主方适用于血热阴分不足者 | |
| | | 火盛气虚 | 白虎加人参汤 | 栀子豉汤 | 加阿胶、地榆、槐花 | 主方适用于量少色黑，气虚倦怠的漏下 | |
| | | 湿热 | 白头翁汤 | 葛根黄芩黄连汤 | 加地榆、槐花、侧柏 | 主方适用于湿热重症患者 | 后方较前方多甘草、阿胶，故止血补虚效果更佳 |

续表

| 序号 | 病名 | 辨证 | 主方 | 佐方 | 加减 | 备注 | 主方比较 |
|------|------|------|------|------|------|------|----------|
| 26 | 经期过长 | 湿热 | 白头翁加甘草阿胶汤 | 茵陈蒿汤 | 加地榆、槐花、贯众炭 | 主方适用于湿热重症患者 | 后方较前方多甘草、阿胶，故止血补虚效果更佳 |
| | | | 茵陈蒿汤 | 柏叶汤 | 大黄用炭；加阿胶、地榆、槐花 | 主方适用于湿热重症大便偏结者 | |
| | | | 栀子柏皮汤 | 葛根黄芩黄连汤 | 加阿胶、地榆、槐花 | 主方适用于一般的湿热患者 | |
| | | | 紫参汤 | 栀子柏皮汤 | 加地榆、槐花、贯众炭 | 主方适用于湿热轻症患者 | |
| | | 湿热夹瘀 | 大黄牡丹汤 | | 加丹皮、大黄用炭，加阿胶、贯众炭、地榆、槐花、蚤休 | 适用于上述辨证且大便秘结者 | |
| | | | 薏苡附子败酱散 | 栀子皮汤 | 加贯众炭、根皮、草薢、地榆 | 主方适用于湿热和脾气虚较轻者 | |
| | | 寒瘀 | 胶艾汤 | | 血热，熟地改生地，白芍用生，加水牛角；湿热，加贯众炭、地榆、槐花；气滞，加香附炭 | 适用于虚寒瘀滞者 | |
| | | | 当归生姜羊肉汤 | | 生姜改为炮姜，加仙鹤草、荆芥炭、阿胶、艾炭。气虚，加炙黄芪、党参 | 适用于虚寒患者 | |
| | | | 柏叶汤 | 桃花汤 | 马通汁可用童便代替，或根据病情取舍；干姜、艾叶用炭 | 主方适用于寒凝而血瘀不著者 | |
| | | 血瘀夹热 | 奔豚汤 | | 黄芩用炭；加益母草、香附炭、仙鹤草；湿热重，加贯众、蚤休、地榆、槐花 | 适用经行不畅而夹热者 | |
| | | 肾气虚 | 肾气丸 | | 加阿胶、仙鹤草、海螵蛸、旱莲草等 | 适用于经少及腰部、足跟疼痛属于上述辨证者 | |
| | | 脾气阳虚 | 黄芪建中汤 | 理中汤 | 生姜改为炮姜；加阿胶、仙鹤草、荆芥炭 | 主方适用于经期过长，头晕乏力属于上述辨证者 | 前方较后方多一味黄芪，故益气作用更大 |
| | | | 小建中汤 | 理中汤或柏叶汤 | 生姜改为炮姜；加荆芥炭、海螵蛸、阿胶 | | |
| | | | 黄土汤 | 桃花汤 | 改灶中黄土为赤石脂；加仙鹤草、侧柏叶、荆芥炭 | 主方适用于经色黯或淡，属于上述辨证者 | |
| | | | 理中汤 | 夹湿热，合紫参汤 | 干姜改为炮姜，加阿胶、海螵蛸；湿热重，加贯众炭、地榆、槐花 | 主方适用于脾气虚较重患者 | |

| 序号 | 病名 | 辨证 | 主方 | 佐方 | 加减 | 备注 | 主方比较 |
|---|---|---|---|---|---|---|---|
| 26 | 经期过长 | 脾气阳虚 | 吴茱萸汤 | | 生姜改为炮姜；加阿胶、荆芥炭、赤石脂 | 适用于阳气虚寒气较重者 | |
| | | 阳虚不摄 | 桂枝加龙骨牡蛎汤 | | 生姜改为炮姜；加炙黄芪、党参、阿胶、仙鹤草 | 适用于阳虚较重者 | |
| | | | 桃花汤 | 柏叶汤 | 干姜改为炮姜；肾虚，加益智仁、鹿角胶、仙鹤草、续断；脾虚，加白术、炒薏苡仁 | 主方适用于阳虚较轻者 | |
| | | 心脾两虚 | 甘草小麦大枣汤 | | 加仙鹤草、荆芥炭、侧柏、海螵蛸 | 适用于经少色淡兼有情志病者 | |
| | | 气血两虚 | 薯蓣丸 | | 干姜改为炮姜 | 适用于经少乏力属于上述辨证者 | |
| | | 痰饮 | 小半夏加茯苓汤 | 三子养亲汤 | 加远志、菖蒲、海螵蛸、阿胶 | 主方适用于平素带多，呕恶或肥胖者 | |
| | | 水湿浸渍 | 水湿浸渍 | 猪苓汤 | 加防风、荆芥炭、侧柏叶 | 适用于经中有较多水分者 | |
| | | 寒热虚实错杂 | 温经汤 | | 丹皮用炭，生姜改为炮姜；血热，加桑叶、川石斛、天冬；气虚，用红参 | 适用于寒热虚实错杂者 | |
| | | | 乌梅丸 | | 去细辛、川椒，干姜改为炮姜，加阿胶、荆芥炭；夹湿热，加贯众炭 | | |
| | | | 栀子干姜汤 | 理中汤、桃花汤 | 干姜改炮姜，加阿胶、仙鹤草、荆芥炭、侧柏 | 主方适用于寒热错杂者 | |
| | | | 赤石脂禹余粮汤 | 血寒，合胶艾汤或柏叶汤 | 加炮姜、鹿角胶、荆芥炭 | | |
| | | | | 脾胃虚寒，合理中汤 | 加怀山药、仙鹤草、荆芥炭 | 适用于多种证型 | |
| | | | | 肾气虚，合肾气丸 | 加鹿角胶、益智仁、仙鹤草 | | |
| 27 | 月经过多 | 血热阴伤 | 百合地黄汤 | 芍药甘草汤 | 加丹皮炭、水牛角、桑叶、阿胶、旱莲草 | 适用于血热阴分不足者 | |
| 28 | 经量过少 | 血瘀 | 当归芍药散 | 旋覆花汤 | 加益母草、丹参、桃仁、丹皮 | 主方适用于血瘀脾虚夹湿者 | |
| | | | 抵当汤 | 下瘀血汤 | 益母草、川牛膝、丹参；气滞，加大腹皮、香附、路路通 | 主方、佐方适用于血瘀重症，兼见大便秘结，下腹胀痛患者 | |
| | | | 桂枝茯苓丸 | 旋覆花汤 | 加益母草、川牛膝、丹参 | 主方适用于血瘀轻症 | |

| 序号 | 病名 | 辨证 | 主方 | 佐方 | 加减 | 备注 | 主方比较 |
|------|------|------|------|------|------|------|----------|
| 28 | 经量过少 | 血瘀 | 旋覆花汤 | 下瘀血汤 | 加益母草、川牛膝、丹参；气滞，加大腹皮、香附、路路通 | 主方适用于血瘀轻症 | |
| | | 腑滞血瘀 | 厚朴大黄汤 | | 加益母草、丹参、香附、当归、川芎 | 适用于大便秘结属于气血阻滞而偏于气阻者 | |
| | | | 大黄牡丹汤 | 抵当汤 | 加益母草、香附 | 适用于大便秘结属于血热瘀阻者 | |
| | | 气血不足 | 薯蓣丸 | | 非经期，用薯蓣丸；经期，用抵当汤合下瘀血汤、红蓝花酒，加益母草、川牛膝 | 适用于经量过少患者的平时补益剂 | |
| 29 | 崩漏 | 痰湿 | 文蛤散 | 小半夏汤加茯苓汤 | 加荆芥炭、海螵蛸、侧柏、阿胶 | 主方适用于痰湿轻证 | |
| | | | 小半夏加茯苓汤 | 三子养亲汤 | 生姜改为炮姜；夹瘀，加益母草、茜草 | 主方适用于痰湿稍重者 | |
| | | 湿热 | 白头翁汤 | 合柏叶汤；湿热重，合茵陈蒿汤 | 加地榆、槐花、蚤休、贯众炭 | 主方适用于平时湿热较重，带下多者 | 后方较前方多甘草、阿胶，故止血补虚效果更佳 |
| | | | 白头翁加甘草阿胶汤 | 合柏叶汤；湿热重，合茵陈蒿汤 | 加地榆、槐花、蚤休、侧柏 | | |
| | | | 茵陈蒿汤 | 合柏叶汤；湿热重，合白头翁汤 | 大黄用炭，加地榆、槐花、侧柏、阿胶 | 主方适用于便秘或夹瘀者 | |
| | | | 栀子柏皮汤 | | 加贯众炭、地榆、槐花、阿胶、侧柏 | 适用于一般湿热患者 | |
| | | 瘀热 | 奔豚汤 | | 黄芩用炭，生姜改为炮姜；加益母草、贯众、马齿苋、蒲公英 | 适用于瘀轻热稍重者 | |
| | | | 当归散 | | 黄芩可以改为炭；瘀血重，加益母草、茜草、蒲黄；热重，加生地、水牛角；气滞，加香附、枳实；湿热，加贯众炭、地榆、槐花 | 适用于瘀轻热更轻者 | 两方均含有当归、芍药、川芎、白术。前方还有黄芩，偏于清热；后方还有泽泻、茯苓，偏于健脾渗湿 |
| | | 血瘀脾虚夹湿 | 当归芍药散 | | 芍药用生；加阿胶、仙鹤草、蒲黄炭、茜草炭、侧柏 | 适用于较轻的上述辨证者 | |

| 序号 | 病名 | 辨证 | 主方 | 佐方 | 加减 | 备注 | 主方比较 |
|---|---|---|---|---|---|---|---|
| 29 | 崩漏 | 脾虚湿热 | 薏苡附子败酱散 | 栀子柏皮汤 | 加贯众炭、椿根皮、萆薢、地榆 | 主方适用于湿热和脾气虚较轻者 | |
| | | 寒瘀 | 胶艾汤 | | 血热，熟地改生地，白芍用生，加水牛角；湿热，加贯众炭、地榆、槐花；气滞，加香附炭 | 适用于寒凝瘀滞者 | |
| | | | 柏叶汤 | 桃花汤 | 马通汁可用童便代替，或根据病情取舍；干姜、艾叶用炭 | 主方适用于寒凝而血瘀不著者 | |
| | | | 当归生姜羊肉汤 | | 生姜改为炮姜；加仙鹤草、荆芥炭、阿胶、艾炭；气虚，加炙黄芪、党参 | 适用于虚寒患者 | |
| | | 血瘀夹热 | 奔豚汤 | | 黄芩用炭；加益母草、香附炭、仙鹤草；湿热重，加贯众、蚤休、地榆、槐花 | 适用于经行不畅而夹热者 | |
| | | 肾气虚 | 肾气丸 | | 加阿胶、仙鹤草、海螵蛸、旱莲草等 | 适用于经少、腰跟疼痛属于上述辨证者 | |
| | | 脾气阳虚 | 黄芪建中汤 | 理中汤 | 生姜改为炮姜；加阿胶、仙鹤草、荆芥炭 | 主方适用于经期过长，头晕乏力属于上述辨证者 | 前方较后方多一味黄芪，故益气作用更大 |
| | | | 小建中汤 | 理中汤或柏叶汤 | 生姜改为炮姜；加荆芥炭、海螵蛸、阿胶 | 同上 | |
| | | | 黄土汤 | 桃花汤 | 改灶中黄土为赤石脂；加仙鹤草、侧柏叶、荆芥炭 | 主方适用于经色黯或淡，属于上述辨证者 | |
| | | | 理中汤 | 夹湿热，合紫参汤 | 干姜改为炮姜；加阿胶、海螵蛸；湿热重，加贯众炭、地榆、槐花 | 主方适用于脾气虚较重患者 | |
| | | | 吴茱萸汤 | | 生姜改为炮姜；加阿胶、荆芥炭、赤石脂 | 适用于阳气虚寒气较重者 | |
| | | 阳虚不摄 | 桂枝加龙骨牡蛎汤 | | 生姜改为炮姜；加炙黄芪、党参、阿胶、仙鹤草 | 适用于阳虚较重者 | |
| | | | 桃花汤 | 柏叶汤 | 干姜改为炮姜；肾虚，加益智仁、鹿角胶、仙鹤草、续断；脾虚，加白术、炒薏苡仁 | 主方适用于阳虚较轻者 | |
| | | 心阴不足 | 甘草小麦大枣汤 | 百合地黄汤 | 加侧柏叶 | 适用于经少色淡兼心神过耗或有情志病者 | |

续表

| 序号 | 病名 | 辨证 | 主方 | 佐方 | 加减 | 备注 | 主方比较 |
|---|---|---|---|---|---|---|---|
| 29 | 崩漏 | 气血两虚 | 薯蓣丸 |  | 干姜改为炮姜 | 适用于经少乏力属于上述辨证者 |  |
|  |  | 痰饮 | 小半夏加茯苓汤 | 三子养亲汤 | 加远志、菖蒲、海螵蛸、阿胶 | 主方适用于平素带多，呕恶或肥胖者 |  |
|  |  | 水湿浸渍 | 猪苓汤 |  | 加防风、荆芥炭、侧柏叶 | 适用于经中有较多水分者 |  |
|  |  | 寒热虚实错杂 | 温经汤 |  | 丹皮用炭，生姜改为炮姜；血热，加桑叶、川石斛、天冬；气虚，用红参 | 适用于寒热虚实错杂者 |  |
|  |  |  | 乌梅丸 |  | 去细辛、川椒，干姜改为炮姜，加阿胶、荆芥炭；夹湿热，加贯众炭 |  |  |
|  |  | 血热阴伤 | 百合地黄汤 | 芍药甘草汤 | 加丹皮炭、水牛角、桑叶、阿胶、旱莲草 | 适用于血热阴分不足者 |  |
| 30 | 闭经 | 肝肾不足 | 肾气丸 |  | 加菟丝子、枸杞子、何首乌、巴戟天；当子宫内膜达到一定厚度时，改用活血催经方剂治疗 | 适用于子宫偏小，内膜较薄，初潮迟，不孕而属于上述辨证者 |  |
|  |  | 气血虚 | 薯蓣丸 |  | 当子宫内膜达到一定厚度时，改用活血催经方剂治疗 |  |  |
|  |  | 血瘀 | 抵当汤或下瘀血汤 |  | 加益母草、丹参、川牛膝、香附 |  |  |
|  |  |  | 旋覆花汤 | 四乌贼骨一藘茹丸 | 加益母草、丹参、川牛膝、香附 | 主方适用于瘀血闭经轻症 |  |
|  |  | 血瘀脾虚夹湿 | 当归芍药散 |  | 加䗪虫、丹参、川牛膝、茺蔚子；气滞，加大腹皮、香附、路路通 | 适用于上述辨证的轻症患者 |  |
|  |  | 寒滞血瘀 | 当归四逆汤 |  | 加益母草、丹参、桃仁；气滞，加香附、青皮、小茴香；肾虚，加菟丝子、巴戟天、淫羊藿 |  |  |
|  |  |  | 温经汤 |  | 加益母草、川牛膝、丹参、桃仁 | 适用于寒热虚实错杂而偏于寒带血瘀者 |  |
|  |  | 肝气郁结，气血阻滞 | 大柴胡汤 |  | 丹皮、丹参、川牛膝、益母草、桃仁 | 适用于肝气郁结，气血阻滞者 |  |
|  |  | 痰湿 | 小半夏加茯苓汤 | 礞石滚痰丸 | 加陈皮、荷叶、苍术、槟榔、菖蒲 | 适用于痰脂阻塞胞宫，体胖带多者 |  |

## 带下、附件炎或慢性盆腔炎及外阴、阴道疾病

| 序号 | 病名 | 辨证 | 主方 | 佐方 | 加减 | 备注 | 主方比较 |
|---|---|---|---|---|---|---|---|
| 31 | 带下 | 肾阳虚 | 肾气丸 | 薏苡附子散 | 加薏苡仁、金樱子、芡实、龟甲胶；夹湿热，加椿根皮、贯众炭 | 主方适用于带下如水或夹血，属于上述辨证者 | |
| | | 脾阳虚 | 甘姜苓术汤 | 水陆二仙丹 | 脾虚甚，加薏苡仁、怀山药、海螵蛸；阳虚甚，加淡附片；夹湿热，加败酱草、椿根皮、贯众 | 主方适用于带下如水，属于上述辨证者 | 两方均含有甘草、茯苓、白术，前方还有干姜，后方还有桂枝，故功效相近 |
| | | | 苓桂术甘汤 | 水陆二仙丹 | 加白果、海螵蛸、炒薏苡仁 | 主方适用于带下如水，属于上述辨证者 | |
| | | | 理中汤 | 赤石脂禹余粮汤 | 加白果、海螵蛸、炒薏苡仁 | 主方适用于带下如水或夹血，属于上述辨证者 | |
| | | | 薏苡附子散 | 桂枝甘草龙骨牡蛎汤 | 加白芷、防风、海螵蛸 | 主方适用于上述辨证的轻症 | |
| | | | 天雄散 | 水陆二仙丹 | 加白果、芡实、金樱子、白芷、防风、海螵蛸 | 主方偏于阳，还具健脾、收敛作用 | |
| | | 脾虚滑脱 | 诃黎勒散 | 水陆二仙丹 | 加薏苡仁、白果、白芷 | 主方适用于带下如水，属于上述辨证者 | |
| | | | 温经汤 | 矾石汤外洗 | 加海螵蛸、白芷、桑螵蛸 | 适用于气血阴阳不足的老年患者 | |
| | | | 矾石汤外洗 | 水陆二仙丹、清震汤内服 | | 主方水煎外洗，适用于上述辨证者 | |
| | | 痰热结滞 | 十枣汤 | 三妙丸 | | 适用于带下属于痰热结滞者 | |
| | | 湿热 | 白头翁汤 | | 加土茯苓、白芷、防风、椿根皮、贯众 | 适用于湿热下注者。脾虚者，加苍术、薏苡仁 | |
| | | 湿热夹瘀 | 赤小豆当归散 | 桔梗汤 | 加萆薢、土茯苓、贯众、椿根皮；痰湿者，加半夏、茯苓、海浮石、白芷、苍术、海螵蛸 | 主方适用于上述辨证的轻症 | |
| | | 湿热脾阳虚 | 薏苡附子败酱散 | | 加贯众、草薢、土茯苓、扁豆、海螵蛸、苍术 | 适用于上述辨证而湿热略重者 | |

续表

| 序号 | 病名 | 辨证 | 主方 | 佐方 | 加减 | 备注 | 主方比较 |
|---|---|---|---|---|---|---|---|
| 31 | 带下 | 湿热脾阳虚 | 茵陈五苓散 | 栀子柏皮汤、薏苡附子败酱散 | 湿热重，加椿根皮、贯众、土茯苓 | 主方适用于上述辨证而湿热略轻者 | |
| | | 热毒下注 | 桔梗汤 | | 加贯众、蒲公英、败酱草、草薢 | 适用于上述辨证而热毒较轻者 | |
| | | | 排脓散合排脓汤 | | 加贯众、土茯苓、蒲公英、草薢；脾虚，加薏苡仁、苍术；带稀，加海螵蛸、白芷、白果 | 适用于上述辨证而兼气血不和，脾虚者 | |
| 32 | 慢性盆腔炎、亚急性盆腔炎、附件炎 | 湿热腑实 | 大承气汤 | 气滞，合四逆散；内寒，加大黄附子汤 | 加蒲公英、大血藤、白花蛇舌草；气滞，加大腹皮；腹痛，加延胡索、川楝子 | 主方适用于腑气阻滞，大便秘结的重症 | |
| | | | 大黄牡丹汤 | 用活血化瘀灌肠液保留灌肠 | 加皂角刺、大血藤、败酱草、蒲公英、制乳香、制没药 | 适用于输卵管积脓患者 | |
| | | | 小承气汤 | | 加蒲公英、大血藤、败酱草；疼痛，加延胡索、川楝子 | 主方适用于腑气阻滞，大便秘结略轻者 | 三方组成完全相同。若以痞、满、实症状而论，厚朴大黄汤最重，而小承气汤最轻 |
| | | | 厚朴大黄汤 | 四逆散 | 气阻重，加槟榔、乌药；湿热，加蒲公英、大蓟、小蓟、败酱草 | 主方适用于腑气阻滞，大便秘结略重者 | |
| | | | 厚朴三物汤 | | 加蒲公英、大血藤、败酱草；疼痛，加延胡索、川楝子 | 主方适用于腑气阻滞，大便秘结的一般患者 | |
| | | | 大柴胡汤 | | 加半枝莲、白花蛇舌草、蒲公英；下腹疼痛，加延胡索、川楝子 | 适用于腑实而肝气郁结者 | |
| | | | 大黄牡丹汤 | | 加蒲公英、大血藤、败酱草、延胡索、大腹皮；疼痛较剧，加血竭、没药 | 适用于腑实而瘀血阻滞者 | |
| | | | 甘遂半夏汤 | | 湿热，加大血藤、蒲公英、败酱草；气滞，加枳壳、大腹皮；腹痛，加延胡索、川楝子、徐长卿 | 适用于带下腻臭，大便干结，头晕恶心，属于痰瘀湿热为患者 | |

续表

| 序号 | 病名 | 辨证 | 主方 | 佐方 | 加减 | 备注 | 主方比较 |
|------|------|------|------|------|------|------|------|
| 32 | 慢性盆腔炎、亚急性盆腔炎、附件炎 | 寒滞腑实 | 厚朴七物汤 | 大黄附子汤 | 腹痛，加延胡索、川楝子；夹湿热，加薏苡附子败酱散、大血藤 | 主方适用于寒滞腑实兼气滞脾虚者 | 两方均有大黄。前方还有厚朴、甘草、大枣、枳实、桂枝、生姜，偏于行气健脾；后方还有附子、细辛，偏于散寒 |
| | | 寒热内结 | 大黄附子汤 | 寒气滞，加厚朴七物汤；夹湿热，加大黄牡丹汤 | 加大血藤、蒲公英、野荞麦根、菝葜 | 主方适用于腑实而寒气内盛者 | |
| | | 盆腔粘连腹痛 | 大柴胡汤 | | 大腹皮、乌药、蒲公英、大血藤、血竭（分吞）、延胡索 | | |
| | | 瘀阻湿热 | 桂枝茯苓丸 | | 加蒲公英、大血藤、皂角刺、石见穿、制乳香、制没药、延胡索、路路通 | 适用于血瘀为主的患者 | |
| 33 | 外阴单纯疱疹感染 | 热毒下注 | 甘草泻心汤 | 三妙丸 | 加苦参、地肤子；黄连粉或锡类散外敷 | 两方可以同时使用 | |
| 34 | 外阴肛周湿疹溃疡 | 湿热下注 | 甘草泻心汤 | 黄连粉外用 | | 两方可以同时使用 | |
| | | | 黄连粉合苦参汤水煎外洗 | | | | |
| 35 | 阴痒 | 湿热 | 苦参汤合蛇床子散水煎外洗 | 苦参汤或蛇床子散水煎外洗 | 加土茯苓、白鲜皮、地肤子 | 两方可以同时使用 | |
| | | 脾虚湿热 | 甘草泻心汤 | | | | |
| 36 | 阴蚀 | 血瘀热毒 | 赤小豆当归散 | 栝楼牡蛎散 | 加金银花、蒲公英、紫地丁；地骨皮水煎坐浴 | 内外同时治疗效果更好 | |
| 37 | 阴疮 | 湿毒下注 | 甘草泻心汤 | | 加白鲜皮、苦参；外用锡类散 | 内外同时治疗效果更好 | |
| 38 | 阴吹 | 血瘀 | 桂枝茯苓丸 | | 加䗪虫、制乳香、制没药；湿热，加蒲公英、大血藤 | 适用于瘀血阻滞者 | |
| | | 气阻湿滞 | 半夏厚朴汤 | 枳术汤 | | 主方适用于痰气阻滞者 | |
| 39 | 宫颈癌放射性肠炎 | | 理中汤 | | 加川连、川椒、乌梅、苍术、厚朴、赤石脂、六神曲 | | |
| 40 | 阴道转移癌灶性出血 | 脾阳不振 | 黄土汤 | | 灶心黄土改为赤石脂，出血少，生地、黄芩用炭；加仙鹤草、侧柏、血余炭 | 适用于正气衰败而属于上述辨证者 | |

续表

| 序号 | 病名 | 辨证 | 主方 | 佐方 | 加减 | 备注 | 主方比较 |
|---|---|---|---|---|---|---|---|
| 41 | 宫颈鳞癌术后下肢静脉炎、激光性皮炎 | 脾虚湿热下注 | 防己黄芪汤 | | 加玉米须、炒黄柏、苍术、牛膝、薏苡仁、赤小豆、大腹皮、冬瓜皮；黄柏100g，水煎，每日局部湿敷 | | |

## 妊娠疾病

| 序号 | 病名 | 辨证 | 主方 | 佐方 | 加减 | 备注 | 主方比较 |
|---|---|---|---|---|---|---|---|
| 42 | 妊娠恶阻 | 胃寒 | 甘草附子汤 | 半夏干姜散、橘皮汤 | 气逆，加苏梗、砂仁 | 主方适用于胃寒较重，脾胃偏虚者 | |
| | | | 甘草干姜汤 | 橘皮汤、半夏干姜散 | 气逆，加苏梗、砂仁 | 主方适用于胃寒的一般患者 | |
| | | | 生姜半夏汤 | | 气逆，加陈皮、苏梗、砂仁 | 适用于胃寒而呕恶较重者 | |
| | | 胃寒气阻 | 桂枝生姜枳实汤 | 小半夏加茯苓汤 | 气逆甚，加苏梗、砂仁 | 主方适用于寒重而气阻较轻者 | |
| | | | 橘枳姜汤 | 脾胃虚，加理中汤或附子粳米汤 | | 主方适用于胃寒轻而气阻较重者 | |
| | | 脾胃虚寒 | 白术附子汤 | 半夏干姜散 | | 主方适用于寒重而脾虚轻者 | 两方均含有附子、甘草、大枣。前方还有白术、生姜；后方还有半夏、粳米 |
| | | | 附子粳米汤 | 理中汤或吴茱萸汤 | 加生姜、陈皮、茯苓；泛酸，加炒川连、煅瓦楞子 | | |
| | | | 大建中汤 | 芍药甘草附子汤 | 气逆，加苏梗、砂仁、半夏、陈皮 | 主方适用于脾胃虚寒隐痛者 | |
| | | | 干姜人参半夏丸 | 吴茱萸汤 | 气逆，加陈皮、砂仁、苏梗 | 主方适用于一般的脾胃虚寒患者 | |
| | | | 吴茱萸汤 | | 加细辛、半夏、川椒 | | |
| | | | 理中汤 | 小半夏加茯苓汤 | 加砂仁、陈皮、吴茱萸、苏梗 | 主方适用于一般的脾胃虚寒患者 | 桂枝人参汤比理中汤多一味桂枝，故温中之力更强 |

| 序号 | 病名 | 辨证 | 主方 | 佐方 | 加减 | 备注 | 主方比较 |
|---|---|---|---|---|---|---|---|
| 42 | 妊娠恶阻 | 脾胃虚寒 | 吴茱萸汤 | 小半夏汤、橘皮汤 | 泛酸,加左金丸、煅瓦楞子 | 主方适用于一般的脾胃虚寒患者;根据病情,吴茱萸甚至用至9g | |
| | | | 甘姜苓术汤 | | 加半夏、陈皮、砂仁 | 适用于寒轻而脾虚略重者 | |
| | | | 桂枝去桂加茯苓白术汤 | 附子粳米汤、橘皮汤 | | 主方适用于脾胃寒较轻者 | |
| | | | 桂枝汤 | | 加半夏、陈皮、砂仁 | 适用于恶阻营卫虚身冷患者 | |
| | | | 桂枝加大黄汤 | 小半夏汤、橘皮汤 | | 主方适用于桂枝汤证兼见便秘或泛酸者 | |
| | | | 桂枝加芍药汤 | | | 适用于桂枝汤证兼见腹痛较剧者 | |
| | | | 桂枝加龙骨牡蛎汤 | 小半夏加茯苓汤 | 泛酸严重,加大黄甘草汤 | 主方适用于桂枝汤证兼见泛酸者 | |
| | | | 桂枝去芍药汤 | 二陈汤 | | 主方适用于脾胃寒较轻者 | |
| | | | 桂枝去芍药加附子汤 | 小半夏汤 | | 主方适用于脾胃寒较重者 | |
| | | 脾胃虚寒气阻 | 厚朴生姜半夏甘草人参汤 | 二陈汤 | | 主方适用于上述辨证气逆较轻者 | |
| | | | 旋覆代赭汤 | | 加沉香、佛手、甘松;泛酸,加文蛤、瓦楞子 | 适用于上述辨证气逆较甚者 | |
| | | 胃寒夹湿 | 白术散 | | 可加二陈汤。无腹痛者,去川芎;无泛酸者,去牡蛎 | 有泛酸或腹痛者更适合 | |
| | | 痰湿 | 小半夏加茯苓汤 | | 加砂仁、苏梗、藿香、佩兰 | | |
| | | | 苓桂术甘汤 | | 加肉桂、紫苏梗、佛手、沉香 | 适用于寒饮恶阻背冷者 | |
| | | | 五苓散 | 小半夏加茯苓汤 | | 常表现为背冷 | |
| | | | 半夏干姜散 | 橘皮汤 | 加蔻仁、茯苓、苏梗、藿梗 | 主方适用于胃寒痰饮的一般患者 | |
| | | 胃寒饮停 | 半夏散及汤 | 小半夏加茯苓汤、橘皮汤 | | 主方适用于胃寒痰饮的一般患者 | 两方均含有桂枝、甘草。前方还有干姜,后方还有茯苓、生姜;故前方偏于温,后方偏于化饮 |
| | | | 茯苓泽泻汤 | 半夏散及汤 | 可加二陈汤 | 主方适用于胃寒而饮停较重者 | |

续表

| 序号 | 病名 | 辨证 | 主方 | 佐方 | 加减 | 备注 | 主方比较 |
|---|---|---|---|---|---|---|---|
| 42 | 妊娠恶阻 | 胃寒饮停 | 苓甘五味姜辛汤 | 二陈汤 | 咳嗽有痰，可加茯苓杏仁甘草汤 | 主方适用于恶阻兼咳嗽而属于上述辨证者 | |
| | | | 茯苓甘草汤 | 小半夏加茯苓汤、橘皮汤 | 气逆，加蔻仁、茯苓、苏梗、藿梗 | 主方适用于胃寒饮停者 | 茯苓甘草汤与苓桂术甘汤比较，前者多一味生姜，化饮之力强，后者多一味白术，健脾作用强。苓桂术甘汤与五苓散比较。前者多一味甘草，可以和中；后者多猪苓、泽泻，可以渗湿 |
| | | | 苓桂术甘汤 | 小半夏汤、橘皮汤。寒甚，加四逆汤 | 气逆，加蔻仁、茯苓、苏梗、藿梗 | 主方适用于胃寒饮停而脾虚略重者 | |
| | | | 五苓散 | 半夏干姜散或小半夏加茯苓汤 | 气逆，加蔻仁、苏梗、藿梗；泛酸，加文蛤 | 主方适用于胃寒饮停而脾虚湿重者 | |
| | | | 小半夏汤或小半夏加茯苓汤 | 橘皮汤 | 气逆，加佛手、砂仁 | 主方适用于胃寒痰饮内停轻症 | |
| | | | 猪苓散 | | 加肉桂、半夏、陈皮；气滞，加蔻仁、茯苓、苏梗、藿梗 | 主方适用于脾虚饮停，饮入舒服者 | |
| | | 痰气阻滞 | 半夏厚朴汤 | | 加砂仁、藿梗 | 适用于恶阻兼胸闷、头晕属于上述辨证者 | |
| | | | 橘皮汤 | 小半夏汤 | 加蔻仁、茯苓、苏梗、藿梗 | 主方适用于上述辨证的轻症 | |
| | | 寒热错杂 | 半夏泻心汤 | | 胃寒甚，加吴茱萸；胃痛，加佛手、甘松；泛酸，加煅瓦楞子、海螵蛸；大便秘结，加炙大黄 | 适用于肝热胃寒者，药物根据寒热程度调整比率 | 三方均由半夏泻心汤组成。甘草泻心汤加重甘草，故和中之力更强；生姜泻心汤加生姜，故蠲饮之力尤胜 |
| | | | 甘草泻心汤 | | | 适用于肝热脾胃虚寒者 | |
| | | | 生姜泻心汤 | | | 适用于呕吐涎沫属于肝热胃寒，痰饮内停者 | |
| | | | 附子泻心汤 | 半夏干姜散。胃寒甚，合桂枝甘草汤 | 胃寒甚，加吴茱萸 | 主方适用于寒热错杂而热重寒轻者 | |
| | | | 黄连汤 | 便秘，合人黄甘草汤 | 胃寒甚，加吴茱萸；泛酸，加煅瓦楞子、海螵蛸 | 主方适用于半夏泻心汤证而偏于寒者 | 与半夏泻心汤比较，少一味黄芩，多一味桂枝 |

| 序号 | 病名 | 辨证 | 主方 | 佐方 | 加减 | 备注 | 主方比较 |
|---|---|---|---|---|---|---|---|
| 42 | 妊娠恶阻 | 寒热错杂 | 小柴胡汤 | | | 适用于恶阻轻症，或者恶阻夹有外感者 | |
| | | | 大柴胡汤 | | 气逆，加陈皮、苏梗 | 适用于肝热胃寒便秘的患者 | |
| | | | 黄芩加半夏生姜汤 | 橘皮汤 | 加砂仁、苏梗。腹泻，加神曲、木香、薤白 | 主方适用于胃寒肠热，恶阻伴腹泻者 | |
| | | | 阳旦汤 | | 加半夏、砂仁、陈皮 | 适用于胃寒重而肝热轻者 | 与桂枝汤比较，多一味黄芩 |
| | | | 橘皮竹茹汤 | | 肝热重者，加枇杷叶、菊花、石决明 | 适用于肝热轻，脾胃虚寒者 | |
| | | | 乌梅丸 | | 加半夏、陈皮 | 适用于肝热胃寒、无泛酸者 | |
| | | 胃虚肠热 | 甘草大黄汤 | 小半夏加茯苓汤、橘皮汤 | 气逆甚，加佛手、蔻仁；泛酸，加瓦楞子 | 主方适用于食入即吐、大便秘结或泛酸者 | |
| | | 热痞 | 大黄黄连泻心汤 | 寒热错杂，合半夏泻心汤 | 胃阴不足，加石斛、麦冬、芦根；气逆，加佛手、甘松、半夏；泛酸，加煅龙牡 | 适用于食入即吐、呕吐血液、大便疏秘者 | 两方均含有大黄和黄连，而后方还有黄芩，故清泻热痞作用更强 |
| | | | 泻心汤 | | | | |
| | | 胃阴虚 | 滑石代赭汤 | 麦门冬汤 | 加蔻仁、佛手 | 主方适用于胃阴虚，下焦湿热者 | |
| | | | 麦门冬汤 | 橘皮汤 | | 主方适用于胃阴虚，胃气上逆者 | |
| 43 | 妊娠呕血 | 胃热 | 大黄甘草汤 | | 白及、百合、藕节 | | |
| 44 | 妊娠胃痛 | 脾胃虚寒 | 大半夏汤 | 理中汤 | 气滞，加陈皮、甘松、苏梗、藿梗、砂仁 | 主方适用于胃脘隐痛嗜甘，不泛酸者 | |
| | | | 桂枝汤 | | 寒甚加荜茇、高良姜；泛酸加海螵蛸 | 适用于兼有身冷者 | |
| | | | 小建中汤 | | 气滞加砂仁、降香；泛酸加瓦楞子；便秘加淮小麦、生白术 | | |
| | | | 大建中汤 | | 加乌药、半夏、百合、甘松 | 泛酸者不用 | |
| 45 | 妊娠头痛 | 肝寒头痛 | 吴茱萸汤 | 痰湿，合半夏天麻白术汤 | 肝热，加黄连 | 适用于肝胃虚寒的头痛 | |
| | | 血虚阳亢 | 当归芍药散 | | 加菊花、蔓荆子、白蒺藜 | 主方加大芍药剂量，适用于血虚阳亢者 | |

续表

| 序号 | 病名 | 辨证 | 主方 | 佐方 | 加减 | 备注 | 主方比较 |
|---|---|---|---|---|---|---|---|
| 46 | 妊娠身痛 | 气虚经寒 | 黄芪桂枝五物汤 | | 加桑寄生、五加皮；多汗，加糯稻根、龙骨、牡蛎 | 适用于身上寒热疼痛有汗，属于上述辨证者 | |
| 47 | 妊娠腰痛 | 肾气虚 | 肾气丸 | 寿胎丸 | | 主方适用于上述辨证的一般患者 | |
| 48 | 妊娠腿痛 | 气虚经寒 | 黄芪桂枝五物汤 | | 加桑寄生、五加皮 | 适用于上述辨证而表现为腿寒的患者 | |
| | | 血虚湿阻 | 当归芍药散 | 芍药甘草汤 | 加络石藤、桑寄生、丝瓜络、鸡血藤 | | |
| 49 | 妊娠腹痛 | 寒湿 | 白术散 | | 加杜仲、桑寄生、续断、莲蓬 | 适用于虚寒湿患者 | 两方均含有当归、川芎、白芍、白术。而前方还有黄芩，故偏于清热；后方还有茯苓、泽泻，故偏于渗湿 |
| | | 瘀热 | 当归散 | 寿胎丸 | 热甚，加野苎麻根、竹茹；气阻，加槟榔、砂仁、葱白；便秘，加生地、玄参 | 主方适用于上述辨证的一般患者 | |
| | | 血瘀脾虚夹湿 | 当归芍药散 | 寿胎丸 | 加莲蓬。血热，加野苎麻根、黄芩；气滞，加砂仁、苏梗、葱白 | 主方适用于上述辨证的一般患者 | |
| | | 虚寒 | 桂枝加芍药汤 | | 加莲蓬、葱白；气滞，加砂仁、苏梗 | 适用于桂枝汤证而血虚者 | 前方重用芍药，可以养血；后方多一味饴糖，可以补脾虚缓急 |
| | | | 小建中汤 | | 加莲蓬、杜仲 | 适用于桂枝汤证而脾更虚者 | |
| | | 虚寒气虚 | 黄芪建中汤 | | 阳气不通，加葱白5根 | | 与小建中汤比较，多黄芪一味 |
| | | 气血不和 | 枳实芍药散 | 当归散或当归芍药散 | 加莲蓬、砂仁 | 主方适用于气滞血阻的一般患者 | |
| | | | 枳术汤 | 当归芍药散，便秘，合甘草小麦大枣汤 | 便秘，白术用生，量宜大，约30g | 主方适用于脾虚不运，气滞腹痛者 | |
| 50 | 妊娠髂部疼痛 | 寒湿凝滞 | 白术散 | 芍药甘草汤 | 加桑寄生、竹茹、丝瓜络 | 主方适用于上述辨证的一般患者 | |
| 51 | 妊娠腹股沟痛 | 肝经虚寒 | 小建中汤 | | 加荔枝核、荔枝肉、乌药、益智仁、鹿角霜 | | |

| 序号 | 病名 | 辨证 | 主方 | 佐方 | 加减 | 备注 | 主方比较 |
|---|---|---|---|---|---|---|---|
| 52 | 胎动不安 | 冲任虚寒 | 胶艾汤 | | 加莲、仙鹤草 | | |
| | | 脾胃虚寒 | 理中汤 | | 干姜改为炮姜，加艾叶、鹿角胶、仙鹤草、赤石脂 | 主方适用于脾胃虚寒兼有腹泻者 | |
| | | | 小建中汤 | | 生姜改炮姜。加阿胶、荆芥炭、仙鹤草；腰痛，加杜仲、续断 | 适用于上述辨证的一般患者 | |
| | | | 黄土汤 | | 加赤石脂、仙鹤草 | 无热，去黄芩 | |
| | | 脾虚肠燥 | 甘草小麦大枣汤 | 芍药甘草汤 | 加桑椹子、何首乌、熟地、怀山药、生白术 | 主方适用于上述辨证而大便秘结者 | |
| | | 寒瘀 | 胶艾汤 | | 加莲蓬、仙鹤草、荆芥炭 | 适用于上述辨证而有血虚者 | |
| 53 | 母儿血型不合 | 湿热 | 茵陈蒿汤 | | 去大黄，加野苎麻根、黄芩、竹茹、金钱草、桑寄生、怀山药、益母草、白术、扁豆、生白芍 | 适用于母儿血型不合者的孕前预防与孕期治疗 | |
| 54 | 过期流产 | 瘀热气阻 | 王不留行散 | | 加益母草、丹参。湿热，加贯众、蚤休 | 适用于上述辨证而胚胎较小者 | |
| 55 | 妊娠腹泻 | 脾胃虚寒 | 理中汤 | 桃花汤 | 干姜改为炮姜。加川朴、葛根、防风、神曲 | 主方适用于上述辨证的一般患者 | 桂枝人参汤比理中汤多一味桂枝，故温中之力更强 |
| | | 脾胃寒湿 | 半夏干姜散 | 兼恶阻者，加半夏加茯苓汤、砂仁、陈皮 | 肾虚，加补骨脂、益智仁；脾虚，加炒薏苡仁、炒白术；气滞，加木香、薤白 | 主方适用于上述辨证的轻症 | |
| | | 滑泻 | 诃黎勒散 | 脾胃虚寒，合桃花汤、理中汤 | | 主方适用于邪尽而滑泻不止者 | |
| 56 | 妊娠便秘 | 脾虚肠燥 | 甘草小麦大枣汤 | 苓桂术甘汤、甘姜苓术汤 | 小麦重用，为30～45g；肠燥甚，加生白术、淮山药、桑椹子、何首乌；气阻，加槟榔 | 适用于上述辨证的一般患者 | |
| | | 肠燥气滞 | 枳术汤 | 甘草小麦大枣汤 | 白术用生，用量宜大，为30～45g；气滞甚，加槟榔 | 主方适用于上述辨证的一般患者 | |
| | | 痞满实症 | 小承气汤 | | 加炒莱菔子、槟榔、生白术、木香 | 主方适用于妊娠便秘腹部胀满者 | |

续表

| 序号 | 病名 | 辨证 | 主方 | 佐方 | 加减 | 备注 | 主方比较 |
|------|------|------|------|------|------|------|----------|
| 57 | 妊娠身冷 | 营卫虚 | 桂枝汤 | 苓桂术甘汤、甘姜苓术汤 | 兼有热象，用桂枝汤加黄芩，即阳旦汤 | 主方适用于上述辨证的一般患者 | 后方由桂枝汤加桂枝分量而成，故温阳作用更强 |
| | | | 桂枝加桂汤 | | | 适用于桂枝汤证而寒象更重者 | |
| 58 | 妊娠发热 | 暑热 | 白虎加桂枝汤 | 栀子豉汤 | 可加薄荷、牛蒡子、白薇、荆芥 | 主方适用于妊娠发热口干喜饮，津伤较重属于上述辨证者 | 两方相比，前方多知母、粳米，故偏于滋养胃阴。后者多竹茹、白薇、枣肉，故偏于清热 |
| | | | 竹皮大丸 | 栀子豉汤 | 加薄荷、牛蒡子、青蒿 | 主方适用于妊娠发热而热象偏重，属于上述辨证者 | |
| | | 暑湿 | 五苓散 | 平胃散 | 加生甘草、香薷 | | |
| | | 风热 | 大青龙汤 | 栀子豉汤 | 痰多咽痛，加竹茹、牛蒡子、桔梗 | 适用于外感风热兼胃寒恶阻者 | 越婢加半夏汤与大青龙汤相比，少一味杏仁；而大青龙汤多一味桂枝，偏于温。越婢加半夏汤与文蛤汤相比，文蛤汤多一味文蛤，偏于养津止渴；越婢加半夏汤多一味半夏，偏于止呕 |
| | | | 越婢加半夏汤 | | 咽痛，加桔梗汤、木蝴蝶；气滞胃痛，加佛手、甘松、砂仁 | 适用于外感风热兼胃寒恶阻较重者 | |
| | | | 文蛤汤 | | 咽痛，加桔梗汤；痰多，加牛蒡子、浙贝、枇杷叶、瓜蒌皮、竹茹 | 适用于外感风热兼胃寒恶阻津伤者 | |
| | | 阳虚风热 | 竹叶汤 | | | 适用于外感畏寒无发热属于上述辨证者 | |
| | | 风寒肺热 | 小青龙加石膏汤 | | 痰难咯，加竹茹、瓜蒌皮 | 适用于外感风寒，痰饮内停，兼有肺热者 | |
| | | 风寒 | 桂枝汤 | | | 适用于啬啬恶寒，淅淅恶风，翕翕发热者 | |
| | | | 栝楼桂枝汤 | | | 适用于风寒外感口渴，或兼恶阻者 | |
| 59 | 妊娠咽痛 | 风热 | 桔梗汤 | | 加木蝴蝶、薄荷 | | |

577

| 序号 | 病名 | 辨证 | 主方 | 佐方 | 加减 | 备注 | 主方比较 |
|---|---|---|---|---|---|---|---|
| 60 | 妊娠咳嗽 | 痰滞 | 茯苓杏仁甘草汤 | 外感，合栀子豉汤 | 热痰，加桔梗汤、竹茹；寒痰，加白前、前胡 | 主方适用于各种原因引起的有痰咳嗽者 | |
| | | 痰饮化热 | 小青龙加石膏汤 | | 痰多难咳者，加前胡、鲜竹沥 | | |
| | | 风热胃寒 | 越婢加半夏汤 | | 加竹茹、枇杷叶、芦根 | 适用于风热外感，胃寒恶阻稍重者 | 前方较后方多半夏一味，故适用于恶阻较剧者 |
| | | | 越婢汤 | | 加葱白、豆豉、蝉蜕。痰多，加竹茹、枇杷叶 | 适用于风热外感，胃寒恶阻者 | |
| | | 肺胃阴虚 | 麦门冬汤 | | 加浙贝母、罗汉果、芦根、桑白皮、苦杏仁 | | |
| 61 | 妊娠瘾疹 | 风寒束表 | 葛根汤 | | 加蝉蜕、白蒺藜、防风 | 适用于营卫不调的风寒患者 | |
| | | 血热夹瘀 | 升麻鳖甲去雄黄蜀椒汤 | | 加蝉蜕、白蒺藜、防风 | 适用于上述辨证见疹点鲜红的血热患者 | |
| | | 湿热 | 茵陈五苓散 | | 加白鲜皮、地肤子、苦参、僵蚕、蕲蛇、炒栀子、白蒺藜 | 适用于上述辨证而偏于湿热者 | |
| 62 | 妊娠胸痹 | 胸阳不振 | 瓜蒌薤白白酒汤 | 越鞠丸 | 白酒可以不用。加枳壳、佛手、绿梅花、玫瑰花、木蝴蝶、丝瓜络、竹茹 | 主方适用于上述辨证的一般患者 | |
| 63 | 妊娠烦渴 | 胃阴不足 | 文蛤散 | 栝楼牡蛎散 | 加石斛、芦根、北沙参 | 适用于一般的胃阴不足患者 | |
| 64 | 妊娠失寐 | 心阴不足 | 百合知母汤 | 酸枣仁汤 | 加夜交藤、合欢花 | 适用于阴虚津不足者 | |
| | | | 酸枣仁汤 | 百合鸡子汤、甘麦大枣汤。脾胃不和，合半夏汤 | 加龙齿、合欢花 | | |
| | | 阴虚有热 | 猪苓汤 | 百合地黄汤或酸枣仁汤 | 加夜交藤、合欢花 | 主方适用于阴虚内有虚热者 | |
| 65 | 妊娠心悸 | 心阴不足 | 百合鸡子汤 | 酸枣仁汤 | 加龙齿、远志、菖蒲 | 主方适用于上述辨证的一般患者 | 前者适用于心阴虚，后者适用于心阴不足 |
| | | | 甘草小麦大枣汤 | | 加茯苓、甘松 | | |
| | | 寒饮扰心 | 苓桂术甘汤 | 三子养亲汤 | 加半夏、陈皮 | | |
| 66 | 妊娠眩晕 | 脾虚湿阻 | 泽泻汤 | | 脾虚，加薏苡仁、茯苓、党参；清阳不升，加防风；痰湿，加天麻 | 适用于上述辨证而清阳不升者 | |
| 67 | 妊娠合并癫痫 | 肝风痰热 | 风引汤 | | 加半夏、茯苓、天竺黄 | 适用于肝风上扰清空者 | |

| 序号 | 病名 | 辨证 | 主方 | 佐方 | 加减 | 备注 | 主方比较 |
|---|---|---|---|---|---|---|---|
| 68 | 妊娠脏躁 | 气机郁滞 | 半夏厚朴汤 | 甘麦大枣汤 | 加合欢花、绿萼梅 | | |
| 69 | 妊娠被迫害妄想症 | 气机郁滞 | 半夏厚朴汤 | | 加银镯（煎汤代水） | | |
| 70 | 妊娠多汗盗汗 | 卫阳虚 | 桂枝加龙骨牡蛎汤 | | 加糯稻根、薏苡仁、浮小麦、五味子 | 适用于上述辨证而见出汗身冷者 | |
| 71 | 子淋 | 湿热 | 猪苓汤 | | 加竹叶、石韦 | | 猪苓汤偏于湿重，当归贝母苦参丸偏于热重 |
| | | | 当归贝母苦参丸 | | 加地肤子、车前草、石韦 | | |
| | | | 葵子茯苓散 | 当归贝母苦参丸 | | | |
| 72 | 转胞 | 肾气虚 | 肾气丸 | 葵子茯苓散 | | | |
| | | 脾阳不振 | 五苓散 | | 加大腹皮、乌药、枳壳、槟榔、沉香 | | |
| 73 | 妊娠肾积水 | 肾气虚 | 肾气丸 | | 加石韦、淡竹叶、大腹皮 | | |
| 74 | 妊娠水肿 | 脾虚湿阻 | 防己黄芪汤 | | 加天仙藤、薏苡仁；加服鲤鱼，效果更佳 | | |
| | | 肺壅湿阻 | 葶苈大枣泻肺汤 | 五苓散 | 加车前子、郁李仁、大腹皮、槟榔、鲤鱼 | 适用于子满患者 | |
| | | 水湿下注 | 矾石汤 | | 加厚朴60g，苍术60g，水煎外洗 | 妊娠水肿见脚指间有黄水出者，谓之子气 | |
| 75 | 子烦 | 阴虚火热 | 百合鸡子黄汤 | 栀子豉汤 | 肝郁，加木蝴蝶、佛手、甘松、预知子 | 主方适用于子烦偏于阴虚有火者 | |
| | | | 百合知母汤 | | 酸枣仁、茯苓、浮小麦、龙骨、甘松、五味子 | 适用于子烦，失寐者 | |
| | | 心气不足 | 甘草小麦大枣汤 | 郁热，加栀子豉汤或枳实栀子豉汤；痰热，合黄连温胆汤 | 肝郁，加木蝴蝶、佛手、甘松、预知子；失寐，加远志、菖蒲、合欢花 | 主方适用于子烦偏于心气虚而火不著者 | |
| | | 郁热 | 栀子豉汤 | 甘麦大枣汤、百合鸡子汤 | | | |
| | | 阴虚湿热 | 猪苓汤 | | 加竹叶、石韦 | 适用于阴分不足而有湿热者 | |
| 76 | 子嗽 | 肺阴虚 | 百合地黄汤 | | 加川贝、北沙参、木蝴蝶、杏仁、前胡 | 适用于干咳少痰，无外感者 | |
| | | 痰湿阻滞 | 茯苓杏仁甘草汤 | | 加前胡、金沸草 | | |
| | | 肺寒痰饮 | 苓甘五味姜辛汤 | 茯苓杏仁甘草汤 | 加白前、炙紫菀、百部、陈皮、半夏、金沸草 | | |
| | | | 苓桂术甘汤 | 三子养亲汤 | 加半夏、陈皮 | | |

| 序号 | 病名 | 辨证 | 主方 | 佐方 | 加减 | 备注 | 主方比较 |
|---|---|---|---|---|---|---|---|
| 77 | 妊娠上呼吸道感染 | 寒饮盘踞，胸阳不敷 | 苓桂术甘汤 | 半夏散及汤 | | | |
| 78 | 妊娠胎心率过速 | 水血不利 | 当归芍药散 | | 加丹参、琥珀、龙齿、柏子仁 | 适用于妊娠易栓症患者 | |
| 79 | 子悬 | 痰气阻滞 | 半夏厚朴汤 | | 气虚，加太子参、生黄芪；津伤，加鲜石斛、麦冬；有痰，加竹茹、陈皮 | 适用于上述辨证而脾虚不著者 | |
| 80 | 妊娠慢性胆囊炎 | 肝胆郁热 | 小柴胡汤 | | 加金钱草、枳壳、木香、神曲 | 适用于上述辨证的腹痛轻症 | |
| 81 | 妊娠期合并急性胰腺炎 | 肝胆湿热 | 大柴胡汤 | | 木香、大腹皮、神曲、金钱草 | | |
| 82 | 妊娠期肝内胆汁淤积症 | 气阻湿热 | 茵陈蒿汤 | 四逆散 | 加黄芩、金钱草、木香、鸡骨柴 | | |
| 83 | 妊娠高胆汁酸血症 | 肝胆湿热 | 大柴胡汤 | | 加金钱草、茵陈、炒栀、郁金川楝子、丹参 | | |
| 84 | 妊娠输尿管结石 | 湿热 | 茵陈五苓散 | | 加石韦、金钱草、车前子、海金沙、槟榔 | 适用于上述辨证的疼痛轻症 | |
| 85 | 妊娠癥瘕 | 血瘀湿阻 | 赤小豆当归散 | 当归芍药散、五皮散 | | 适用于妊娠期间盆腔液性肿块者 | |
| 86 | 妊娠宫腔积血 | 瘀血湿阻 | 当归芍药散 | | 加三七、白及、大黄炭、莲蓬 | | |
| | | 瘀血夹热 | 当归散 | | 大便秘结者，加制大黄、枳壳 | | |
| 87 | 胚胎移植后胎漏 | 瘀血 | 当归芍药散 | | 加莲房、三七、益母草、丹参 | | |
| 88 | 胚胎移植后精神紧张、烦躁不安 | | 风引汤 | | 加酸枣仁 | | |
| 89 | 胎儿宫内生长迟缓 | 水血滞留 | 当归芍药散 | | 加丹参、丹皮、益母草、莲蓬 | | |
| 90 | 胎心搏动过缓 | 心阳不振，气血两虚 | 胶艾汤 | | 加别直参 | | |
| 91 | 慢性高血压并发子痫前期 | 血瘀水停，脾虚肝旺 | 当归芍药散 | | 加豨莶草、丹参、制大黄、大腹皮、羚羊角 | | |

## 产后疾病

| 序号 | 病名 | 辨证 | 主方 | 佐方 | 加减 | 备注 | 主方比较 |
|---|---|---|---|---|---|---|---|
| 92 | 产后恶露不绝 | 瘀热 | 奔豚汤 | | 生姜改为炮姜，黄芩用炭。加益母草、贯众炭、马齿苋、阿胶 | 适用于上述辨证的一般患者 | 两方均含有当归、川芎、芍药、甘草，而前方还有半夏、黄芩、生葛、生姜、李根白皮，故偏于清；后方还有阿胶、艾叶，故偏于温补 |
| | | 寒瘀 | 胶艾汤 | | 艾叶用炭；加仙鹤草、党参、贯众炭；夹湿热，加椿根皮、萆薢 | 适用于上述辨证而偏于血虚的患者 | |
| | | 虚寒 | 吴茱萸汤 | | 生姜改为炮姜，加仙鹤草、阿胶 | | |
| | | 寒凝气滞 | 桂枝生姜枳实汤 | 夹瘀，加佛手散 | 无瘀，生姜可改炮姜；加益母草、阿胶；夹湿热者，加贯众炭、蚤休、马齿苋 | 适用于上述辨证而偏于寒者 | 两方均含有枳实和生姜，但前方还有桂枝，故偏于散寒，后方还有橘皮，故偏于行气 |
| | | | 橘枳姜汤 | | 无瘀，生姜可改炮姜；加益母草、阿胶、仙鹤草、荆芥炭；湿热者，加贯众炭、蚤休、地榆 | 适用于上述辨证而偏于气滞者 | |
| | | 阳气虚弱 | 黄芪建中汤 | | 生姜可改炮姜。加阿胶、仙鹤草、侧柏、海螵蛸、荆芥炭 | 适用于上述辨证而偏于虚者 | |
| | | | 黄土汤 | | 黄芩用炭，灶心黄土改赤石脂。加侧柏、艾叶炭 | 适用于上述辨证而内有热者 | |
| 93 | 人工流产后恶露不绝 | 瘀热阻滞 | 王不留行散 | | 加贯众炭、蚤休 | | |
| 94 | 人工流产后恶露不绝发热 | 火盛气虚 | 白虎加人参汤 | | 加水牛角、生地、白薇、荆芥 | 适用于上述辨证而见发热口干乏力者 | |
| 95 | 人工流产后腹痛 | 冲任受损 | 当归生姜羊肉汤 | 黄芪建中汤 | 加小茴香、香附 | 主方适用于偏寒者 | |
| 96 | 产后腹痛 | 气血不和 | 枳实芍药散 | 当归散或当归芍药散 | 加益母草、香附 | 主方适用于上述辨证的一般患者 | |
| | | 瘀热互结 | 大承气汤 | | 益母草、川芎、当归、炙甘草、炒白芍 | | |
| 97 | 产后胃痛 | 脾胃虚寒 | 理中汤 | 吴茱萸汤 | 呕逆严重，加丁香、蔻仁 | 主方适用于脾胃偏虚者 | |
| | | | 小建中汤 | 理中汤 | 呕逆严重，加丁香、蔻仁 | 主方适用于偏寒而胃脘隐痛，无泛酸者 | |

| 序号 | 病名 | 辨证 | 主方 | 佐方 | 加减 | 备注 | 主方比较 |
|---|---|---|---|---|---|---|---|
| 98 | 产后腹泻 | 脾胃虚寒 | 理中汤 | | 加黄连、川椒、乌梅、补骨脂、益智仁、诃子、石榴皮 | | |
| | | 寒热错杂 | 乌梅丸 | | 加石榴皮、六神曲 | | |
| 99 | 产后喘息 | 痰饮 | 木防己汤 | | 加百部、炒莱菔子、苏子 | | |
| 100 | 产后眩晕 | 气虚阳弱 | 黄芪建中汤 | | 加党参 | | |
| 101 | 堕胎后腰痛 | 肾气虚 | 肾气丸 | | 加杜仲、续断、旱莲草 | 主方适用于上述辨证的一般患者 | |
| 102 | 产后脏躁 | 心阴不足，气阻 | 甘草小麦大枣汤 | | 加绿梅花、甘松、桑椹、桂圆 | | |
| 103 | 产后发热 | 邪入少阳 | 小柴胡汤 | | | | |
| 104 | 产后身冷 | 卫阳虚弱 | 桂枝加桂汤 | 麻杏薏甘汤 | | | |
| 105 | 产后身冷腰背拘急 | 卫阳虚弱 | 桂枝加黄芪汤 | | 加附子、党参、葛根、藁本 | 治疗产后身冷腰背拘急不能直者 | |
| 106 | 产后冷痛 | 肾阳虚 | 肾气丸 | | 加炮姜、炒白术 | 适用于下肢 | |
| | | 脾阳虚 | 甘姜苓术汤 | 苓桂术甘汤 | | 适用于躯干 | |
| 107 | 产后淋症 | 湿热 | 当归贝母苦参丸 | 葵子茯苓散、栀子柏皮汤 | 加金银花20～30g | 对于湿热较重者，一定要配用其他清湿热的方剂或药物 | |
| 108 | 产后烦渴 | 胃津不足 | 文蛤散 | 栝楼牡蛎散 | 文蛤用量宜大，为30～45g | 主方适用于胃津不足者 | |
| 109 | 产后身痛腹痛 | 气虚经寒 | 黄芪桂枝五物汤 | 身痛，合桂枝加附子汤；腹痛，合当归芍药散、枳实芍药散 | 腹痛有瘀，加益母草；腹痛偏于虚寒，加红糖 | 主方适用于上述辨而见身冷者 | |
| 110 | 产后身痛多汗 | 气血虚，营卫不足 | 桂枝加龙骨牡蛎汤 | 黄芪建中汤 | 加薏苡仁、浮小麦 | 主方适用于上述辨而见身冷者 | 两方均有调和营卫的作用。前方偏于收敛，后方偏于益气 |
| | | | 桂枝加黄芪汤 | 水陆二仙丹 | 加芡实、糯稻根、五味子；身冷者，加淡附片 | 主方适用于上述辨证气虚重者 | |
| | | 寒湿伤表 | 麻黄杏仁薏苡甘草汤 | | 加威灵仙、桂枝、天麻、蕲蛇、制川乌 | | |
| 111 | 产后宫腔积血 | 水血互结 | 大黄甘遂汤 | | 加枳壳、益母草、川牛膝。甘遂服用后，一些患者会出现腹泻、恶心等消化道黏膜刺激现象，减量后可使症状减轻或消失，必要时应与其他药物配伍 | | |

| 序号 | 病名 | 辨证 | 主方 | 佐方 | 加减 | 备注 | 主方比较 |
|---|---|---|---|---|---|---|---|
| 112 | 产后、药物流产后或人工流产后胎物残留 | 瘀热气阻 | 王不留行散 | | 加益母草、贯众、蚤休 | | |
| 113 | 人流后头冷痛 | 营卫不和，风邪外束 | 葛根汤 | | 加荆芥、防风、乌药、天麻、川芎 | 人流后头冷痛 | 营卫不和，风邪外束 |
| 114 | 清宫化疗后身冷 | 卫阳气虚 | 桂枝加黄芪汤 | | 身冷甚者，加淡附片 | 适用于上述辨证的一般患者 | |
| 115 | 蓐劳 | 气虚卫弱 | 黄芪建中汤 | | | | |

## 其他妇科疾病

| 序号 | 病名 | 辨证 | 主方 | 佐方 | 加减 | 备注 | 主方比较 |
|---|---|---|---|---|---|---|---|
| 116 | 不孕 | 冲任虚寒 | 温经汤 | | 加紫石英、仙茅、鹿角片、菟丝子 | 适用于寒热虚实兼杂之证 | |
| | | 气血不足 | 薯蓣丸 | | 加黑大豆、苏梗 | | |
| | | 脾阳不振，水湿滞留 | 五苓散 | 越婢加术汤 | 加赤小豆、薏苡仁 | 主方适用于上述辨证而见水肿者 | |
| | | 痰湿 | 小半夏加茯苓汤 | 礞石滚痰丸 | 加荷叶、苍术、蚕沙、菖蒲、车前子 | | |
| 117 | 盆腔淤血综合征 | 血瘀 | 抵当汤 | 桂枝茯苓丸 | 加益母草、延胡索、香附、蒲黄、五灵脂；湿热，加大血藤、蒲公英、败酱草 | 主方适用于上述辨证瘀血较重者 | |
| 118 | 百合病 | 心阴虚 | 百合地黄汤 | 甘麦大枣汤、安宫牛黄丸 | 加黄连、黄芩、苦参、珍珠母、菖蒲、远志、竹茹 | 系伤寒所致严重精神障碍 | |
| 119 | 痓症 | 气机阻滞 | 半夏厚朴汤 | 甘麦大枣汤 | 加远志、石菖蒲、夜交藤、琥珀 | | |
| 120 | 交接出血 | 冲任损伤 | 胶艾汤 | | 加党参、木贼、仙鹤草、香附炭 | | |
| 121 | 口服避孕药后漏下 | 冲任损伤 | 胶艾汤 | | 加凌霄花、仙鹤草、茜草炭 | | |
| 122 | 卵巢囊肿 | 气血痰湿阻滞 | 鳖甲煎丸 | | | 可以作为辅佐药物吞服 | |
| | | 瘀血阻滞 | 桂枝茯苓丸 | | 加莪术、三棱、牡蛎、海藻、皂角刺、䗪虫、夏枯草 | 可以作为辅佐药物吞服 | |
| | | 脾阳不振，湿热互结 | 薏苡附子败酱散 | | 加白花蛇舌草、半枝莲、三棱、莪术、石见穿、皂角刺、益母草、牡蛎、蛇莓、海藻、夏枯草 | 适用于上述辨证的一般患者 | |

续表

| 序号 | 病名 | 辨证 | 主方 | 佐方 | 加减 | 备注 | 主方比较 |
|---|---|---|---|---|---|---|---|
| 123 | 卵巢肿瘤 | 血瘀 | 桂枝茯苓丸 | | | 可以作为辅佐药物吞服 | |
| 124 | 卵巢子宫内膜囊肿 | 瘀血阻滞 | 桂枝茯苓丸 | | | 可以作为辅佐药物吞服 | |
| 125 | 卵巢过度刺激综合征 | 脾阳虚，水湿阻滞 | 五苓散 | 五皮散、四磨汤 | 加赤小豆、天仙藤、乌药 | 主方适用于上述辨证而偏于湿重者 | 五苓散和防己茯苓汤都含有桂枝，故均具温阳之功。前方还有猪苓、泽泻、白术，偏于渗湿；后方还有防己、黄芪、甘草，偏于益气 |
| 126 | 子宫肌瘤 | 血瘀 | 桂枝茯苓丸 | | | 可以作为辅佐药物 | |
| | | 瘀热互结 | 大黄䗪虫丸 | | | 可以作为辅佐药物 | |
| 127 | 子宫内膜异位症 | 瘀热互结 | 大黄䗪虫丸 | | | 可以作为辅佐药物 | |
| 128 | 输卵管妊娠包块 | 瘀热互结 | 桂枝茯苓丸 | | 作汤剂，加丹参、三棱、莪术、皂角刺、石见穿 | 丸剂可以作为辅佐药物吞服 | |
| 129 | 输卵管积水 | 水湿瘀结 | 苓桂术甘汤 | 五皮散 | 加瞿麦、葶苈子、水蛭、䗪虫、泽兰 | 主方适用于脾阳偏虚者 | |
| | | 气血阻滞，湿热停留 | 当归芍药散 | 四逆散 | 加大血藤、蒲公英、白花蛇舌草、延胡索、陈皮、大腹皮 | | |
| 130 | 输卵管阻塞 | 湿热瘀阻 | 抵当汤 | 三七红藤汤（经验方） | 加活血化瘀灌肠液保留灌肠，结合物理治疗 | 主方适用于瘀血内结患者 | |
| 131 | 取节育环后，阴道出血 | 湿热 | 紫参汤 | | 加阿胶、侧柏、地榆、槐花 | 适用于上述辨证的一般患者 | |
| | | | 白头翁加甘草阿胶汤 | | 加贯众炭、地榆、槐花、蚤休 | 适用于湿热较重，或夹带下者 | |
| | | 湿热夹瘀 | 奔豚汤 | | 方中黄芩、生姜均改为炭。加贯众炭、地榆、槐花、龟甲胶 | 适用于上述辨证而见子宫肌瘤或流产之后者 | |
| 132 | 白浊 | 肾气虚弱 | 肾气丸 | | 桑螵蛸、蝉蜕、金樱子 | | |
| 133 | 癃闭 | 肾气虚弱 | 肾气丸 | 滋肾通关散 | | | |
| 134 | 劳淋 | 肾气虚弱 | 肾气丸 | | 猪肾、胡芦巴、益智仁、金樱子、鸡内金 | | |

续表

| 序号 | 病名 | 辨证 | 主方 | 佐方 | 加减 | 备注 | 主方比较 |
|------|------|------|------|------|------|------|----------|
| 135 | 淋证或交接后淋证 | 湿热 | 葵子茯苓散、当归贝母苦参丸 | 猪苓汤 | 加车前子、石韦、海金沙 | 主方适用于小便淋急疼痛属于湿热者 | |
| | | 阴虚湿热 | 百合滑石散 | 栀子柏皮汤、葵子茯苓散 | 加车前子、石韦、海金沙 | 主方适用于小便淋急疼痛属于阴虚湿热者 | |
| | | 脾气阳虚 | 栝楼瞿麦丸 | 水陆二仙丹或茯苓戎盐汤 | 脾虚甚，加芡实、怀山药、鸡内金；气阳，加槟榔、乌药；肾虚，加五味子、益智仁 | 适用于小便频急，但无疼痛属于上述辨证者 | |
| 136 | 性冷淡 | 肾气虚弱 | 肾气丸 | | 露蜂房、菟丝子、淫羊藿、刺蒺藜 | | |
| 137 | 垂体手后身冷背热 | 任督两虚 | 桂枝加黄芪汤 | | 加龟板胶、鹿角胶、紫石英。失寐，加酸枣仁、远志、菖蒲 | 适用于督脉虚者，应另外加药，以适合于任督两虚者 | |
| 138 | 高血压 | 肾阳虚弱 | 肾气丸 | | 加杜仲、怀牛膝、桑寄生 | | |
| 139 | 胆囊结石 | 肝胆湿热 | 大柴胡汤 | | 加延胡索、川楝子、木香 | 适用于胆囊结石疼痛，大便秘结者 | |
| 140 | 阑尾炎、阑尾积粪 | 热结气滞 | 大承气汤 | 大黄牡丹汤 | 加大腹皮、大血藤、蒲公英、制乳香、制没药 | | |
| 141 | 术后紧张烦躁 | 心阴不足 | 甘草小麦大枣汤 | | 加甘松、石菖蒲；失眠加夜交藤、败酱草、柏子仁、酸枣仁 | | |
| 142 | 水逆症 | 脾阳不振 | 五苓散 | | | | |
| 143 | 术后腹泻 | 阳虚不摄 | 桃花汤 | 脾虚，合理中汤；气滞，合平胃散 | 加完谷不化，加神曲、炒谷芽、炒麦芽 | 适用于脾寒不摄者 | |
| 144 | 术后头痛 | 气血虚，风上扰 | 侯氏黑散 | | 加蔓荆子、白芷、生白芍。肾虚，加枸杞子、桑椹 | 适用于正气不足，风邪上扰者 | |
| 145 | 术后腰痛 | 肾气虚 | 肾气丸 | | 加杜仲、枸杞子、菟丝子、续断 | 适用于上述辨证的一般患者 | |
| 146 | 术后腹痛 | 脾阳虚，气血不和 | 黄芪建中汤 | 腹痛兼气血阻滞者，合枳实芍药散 | 加川楝子、延胡索 | 适用于上述辨证而见腹痛绵绵、喜温喜按者 | |
| 147 | 排卵后腰 | 寒湿脾虚 | 甘姜苓术汤 | | | 适用于上述辨证的一般患者 | |
| 148 | 药物副作用 | 阴阳不调 | 防己地黄汤 | | 加青蒿 | 适用于曲普瑞林针引起的潮热身冷 | |
| | | 邪郁少阳 | 小柴胡汤 | | | 适用于溴隐亭片引起的寒热仕来患者 | |
| 149 | 水肿 | 脾阳不振 | 苓桂术甘汤 | 五皮饮 | | | |

585

| 序号 | 病名 | 辨证 | 主方 | 佐方 | 加减 | 备注 | 主方比较 |
|---|---|---|---|---|---|---|---|
| 150 | 痹证 | 气虚卫弱 | 黄芪桂枝五物汤 | | 加丝瓜络、竹茹、鸡血藤、䗪虫 | | |
| | | 风湿 | 麻黄杏仁薏苡甘草汤 | | 加羌活、独活 | | |
| 151 | 胸痹 | 瘀血阻滞，心气不舒，胸阳不振 | 枳实薤白桂枝汤 | 丹参饮，冠心病患者加丹参滴丸 | | | |
| 152 | 胸胛痹痛 | 瘀血闭阻，胸阳不开 | 旋覆花汤 | 瓜蒌薤白白酒汤 | 加丝瓜络、地龙、橘核、郁金、延胡索、白芥子 | | |
| 153 | 腰痛 | 瘀血阻滞 | 桂枝茯苓丸 | 当归芍药散 | 加败酱草、蒲公英、大血藤 | 适用于湿热瘀阻者 | |
| 154 | 下肢静脉曲张 | 肾阳虚，水湿停留 | 肾气丸 | | 加桂枝、淡附片、车前子、川牛膝、鸡血藤、丹参 | 适用于肾阳弱，水停血瘀患者 | |
| 155 | 心肌受损 | 水血瘀阻 | 葶苈大枣泻肺汤 | 当归芍药散 | | | |
| 156 | 心悸 | 水饮内停 | 半夏麻黄丸 | 桂枝甘草汤 | | 适用于窦性心动过缓伴心律不齐患者 | |
| 157 | 胸闷 | 阳虚饮停 | 半夏麻黄丸 | 桂枝甘草汤 | | 适用于窦性心动过缓伴心律不齐患者 | |
| 158 | 短气夜冷 | 心脾阳虚 | 茯苓四逆汤 | | 加黄芪、天花粉、升麻、柴胡 | | |
| 159 | 失眠 | 心阳不足 | 桂枝加龙骨牡蛎汤 | 有痰饮者，加小半夏加茯苓汤、半夏汤 | 加磁石、菖蒲、远志 | 适用于上述辨证的一般患者 | |
| | | 心阴不足 | 酸枣仁汤 | 百合知母汤。心火微旺，加交泰丸 | 加龙齿、五味子、夜交藤 | 适用于上述辨证的一般患者 | |
| | | 郁火 | 栀子豉汤 | | 肝火，加钩藤、夏枯草、蔓荆子、珍珠母、合欢花、龙骨、茯苓 | | |
| | | | 栀子大黄汤 | 调胃承气汤 | | 适用于大便秘结者 | |
| 160 | 眩晕 | 水饮内停 | 五苓散 | | 加党参、枳壳、陈皮、防风、天麻 | | |
| | | | 苓桂术甘汤 | 泽泻汤 | 加党参、枳壳、陈皮、防风、天麻 | | |
| 161 | 盗汗 | 表卫不固 | 桂枝加龙骨牡蛎汤 | | 加五味子、浮小麦、薏苡仁、芡实 | | |
| 162 | 头汗 | 湿热上熏 | 茵陈五苓散 | 三仁汤 | | | |

续表

| 序号 | 病名 | 辨证 | 主方 | 佐方 | 加减 | 备注 | 主方比较 |
|---|---|---|---|---|---|---|---|
| 163 | 郁症 | 心气不足 | 甘麦大枣汤 | 半夏厚朴汤、栀子豉汤、百合鸡子汤 |  | 适用于心虚患者 |  |
| 164 | 脏躁 | 心气不足 | 甘草小麦大枣汤 | 夹虚热，合栀子豉汤；阴虚热重，合百合地黄汤；痰火盛，加黄连温胆汤 |  | 适用于上述辨证的一般患者 |  |
|  |  | 肝热心阴不足 | 防己地黄汤 | 甘麦大枣汤、栀子豉汤 |  |  |  |
| 165 | 肺痿胸闷 | 痰阻气虚 | 苓甘五味姜辛汤 | 生脉散 | 加半夏、陈皮 |  |  |
| 166 | 梅核气 | 痰气阻滞 | 半夏厚朴汤 | 痰气上逆者，合旋覆代赭汤 | 有痰，加橘络、竹沥、瓜蒌皮、佛手 | 适用于痰多恶心属于上述辨证者 |  |
| 167 | 脐下悸动 | 寒饮上逆 | 五苓散 |  | 加紫石英、沉香、降香、大腹皮 |  |  |
| 168 | 腹冷压脐睡眠 | 卫阳虚 | 桂枝汤 |  | 加沉香、紫石英、仙鹤草、野荞麦根、络石藤、小茴香、荔枝 |  |  |
| 169 | 肠间水气 | 水气阻滞 | 五苓散 |  | 加陈皮、木香、槟榔、枳壳 |  |  |
| 170 | 腹胀 | 肠腑积滞 | 小承气汤 |  | 加大腹皮、赤小豆、槟榔、乌药 |  |  |
| 171 | 腹泻 | 脾阳不振，水湿停留 | 五苓散 | 平胃散 | 完谷不化，加神曲、炮姜、炒谷麦芽、山楂 | 主方适用于腹泻但里急后重不明显属于上述辨证者 |  |
|  |  | 脾胃阳虚 | 理中汤 |  | 加川椒、川连、乌梅、赤石脂、诃子；寒甚，加附子 | 可以治疗久泻 |  |
|  |  |  | 吴茱萸汤 |  | 夹热，加薤白、炒黄连、花椒、乌梅炭 |  |  |
|  |  | 湿热气阻 | 紫参汤 | 四逆散 | 加黄连、凤尾草、薤白、神曲 | 适用于腹泻里急后重明显，矢气多属于上述辨证者 |  |
|  |  | 气滞 | 诃黎勒散 | 平胃散 |  | 适用于气利患者 |  |
|  |  | 寒热错杂 | 乌梅丸 |  | 加赤石脂、石榴皮、补骨脂、益智仁 | 适用于寒热错杂型腹泻 |  |
| 172 | 遗矢 | 通涩失调 | 脾约麻仁丸 |  | 加诃子、芡实、金樱子、木香、槟榔、厚朴 |  |  |

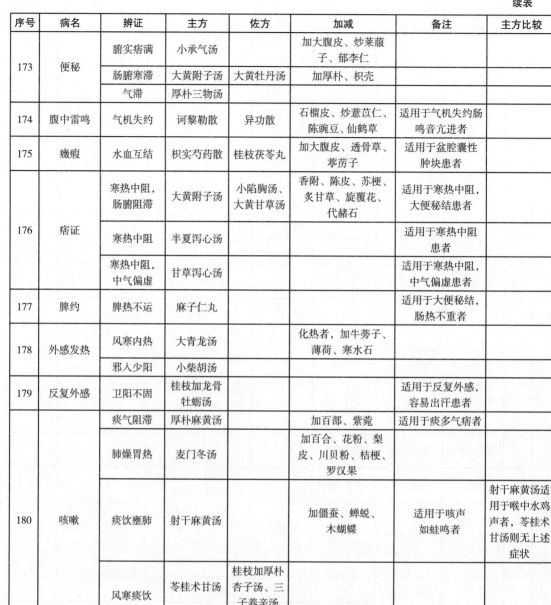

| 序号 | 病名 | 辨证 | 主方 | 佐方 | 加减 | 备注 | 主方比较 |
|---|---|---|---|---|---|---|---|
| 173 | 便秘 | 腑实痞满 | 小承气汤 | | 加大腹皮、炒莱菔子、郁李仁 | | |
| | | 肠腑寒滞 | 大黄附子汤 | 大黄牡丹汤 | 加厚朴、枳壳 | | |
| | | 气滞 | 厚朴三物汤 | | | | |
| 174 | 腹中雷鸣 | 气机失约 | 诃黎勒散 | 异功散 | 石榴皮、炒薏苡仁、陈豌豆、仙鹤草 | 适用于气机失约肠鸣音亢进者 | |
| 175 | 癥瘕 | 水血互结 | 枳实芍药散 | 桂枝茯苓丸 | 加大腹皮、透骨草、葶苈子 | 适用于盆腔囊性肿块患者 | |
| 176 | 痞证 | 寒热中阻，肠腑阻滞 | 大黄附子汤 | 小陷胸汤、大黄甘草汤 | 香附、陈皮、苏梗、炙甘草、旋覆花、代赭石 | 适用于寒热中阻，大便秘结患者 | |
| | | 寒热中阻 | 半夏泻心汤 | | | 适用于寒热中阻患者 | |
| | | 寒热中阻，中气偏虚 | 甘草泻心汤 | | | 适用于寒热中阻，中气偏虚患者 | |
| 177 | 脾约 | 脾热不运 | 麻子仁丸 | | | 适用于大便秘结，肠热不重者 | |
| 178 | 外感发热 | 风寒内热 | 大青龙汤 | | 化热者，加牛蒡子、薄荷、寒水石 | | |
| | | 邪入少阳 | 小柴胡汤 | | | | |
| 179 | 反复外感 | 卫阳不固 | 桂枝加龙骨牡蛎汤 | | | 适用于反复外感，容易出汗患者 | |
| 180 | 咳嗽 | 痰气阻滞 | 厚朴麻黄汤 | | 加百部、紫菀 | 适用于痰多气痞者 | |
| | | 肺燥胃热 | 麦门冬汤 | | 加百合、花粉、梨皮、川贝粉、桔梗、罗汉果 | | |
| | | 痰饮壅肺 | 射干麻黄汤 | | 加僵蚕、蝉蜕、木蝴蝶 | 适用于咳声如蛙鸣者 | 射干麻黄汤适用于喉中水鸡声者，苓桂术甘汤则无上述症状 |
| | | 风寒痰饮 | 苓桂术甘汤 | 桂枝加厚朴杏子汤、三子养亲汤 | | | |
| | | | 小青龙汤 | | 加浙贝母、佛手 | | |
| 181 | 口角疮 | 寒热错杂 | 半夏泻心汤 | | | | |
| 182 | 面部色素沉着 | 痰饮 | 木防己汤 | 苓桂术甘汤、小半夏汤 | | | |
| 183 | 瘾疹 | 风热郁表 | 风引汤 | | 加蚕沙 | | |
| 184 | 乳头瘙痒 | 肝经湿热 | 甘草泻心汤 | | 加白鲜皮、地肤子、苦参、龙胆草 | 适用于上述辨证的一般患者 | |
| 185 | 乳头湿疹 | 湿热 | 甘草泻心汤 | | 丁香10g，研极细末，局部外涂 | | |

续表

| 序号 | 病名 | 辨证 | 主方 | 佐方 | 加减 | 备注 | 主方比较 |
|---|---|---|---|---|---|---|---|
| 186 | 水痘 | | 越婢汤 | | 加蝉蜕、牛蒡子、紫草、荆芥 | | |
| 187 | 心悸多梦 | 心阴不足 | 百合鸡子汤 | 酸枣仁汤 | 加远志、菖蒲、琥珀 | 主方适用于上述辨证的一般患者 | |
| 188 | 心悸怔忡 | 心阴不足 | 百合鸡子汤 | 百合知母汤失寐，合酸枣仁汤 | 加龙齿、远志、茯苓 | 主方适用于上述辨证的一般患者 | |
| 189 | 虚劳 | 气虚卫弱 | 黄芪桂枝五物汤 | | 加当归、党参 | | |
| 190 | 血虚 | 血虚夹寒 | 当归生姜羊肉汤 | 当归补血汤 | 加熟地、何首乌、阿胶；脾虚，加党参、白术、怀山药 | 主方适用于贫血而属于上述辨证者 | |
| 191 | 干呕口渴 | 津伤水停 | 猪苓汤 | | | | |
| 192 | 高热后口渴 | 余热未清，气阴已伤 | 白虎加人参汤 | 生脉散 | | | |
| 193 | 小腹冷 | 冲任虚寒 | 温经汤 | 白通汤 | | | |
| 194 | 身冷 | 阳气虚 | 四逆汤 | 白通汤、桂枝甘草汤 | | | |
| 195 | 夜寐寒热往来 | 邪郁少阳 | 小柴胡汤 | | | 适用于寒热往来属于上述辨证者 | |
| 196 | 夜寐寒冷 | 营卫虚 | 桂枝汤或阳旦汤 | | | 适用于上述辨证者，无热用桂枝汤，有热用阳旦汤 | |
| 197 | 缺乳 | 乳络不通 | 葛根汤 | | 加炮山甲、通草、王不留行 | 适用于上述辨证的一般患者 | |
| 198 | 肝着 | 血瘀 | 旋覆花汤 | 瓜蒌薤白白酒汤 | | 相当于现代医学的肋间神经痛 | |
| 199 | 卵巢储备功能下降 | 气血不足 | 薯蓣丸 | | 加黑大豆、苏梗 | | |
| 200 | 围绝经期综合征（潮热出汗） | 阴虚血热 | 百合地黄汤 | 芍药甘草汤、甘麦大枣汤 | 加牡蛎、鳖甲、龟甲胶、白薇 | 主方适用于潮热、出汗为主的上述辨证者 | |
| | | 阴虚血热肝郁 | 防己地黄汤 | | 加龟甲胶、鳖甲、川石斛、麦冬、天冬、知母、糯稻根、浮小麦 | 适用于潮热、出汗，烦躁明显属于上述辨证者 | |
| | | 少阳枢机不利 | 小柴胡汤 | 心阴不足，合甘麦大枣汤 | 加糯稻根、甘松、佛手、龙骨、牡蛎 | 主方适用于潮热出汗属于上述辨证者 | |

| 序号 | 病名 | 辨证 | 主方 | 佐方 | 加减 | 备注 | 主方比较 |
|---|---|---|---|---|---|---|---|
| 200 | 围绝经期综合征（潮热出汗） | 肝阳上亢 | 风引汤 | | 加糯稻根、白薇、鳖甲、龟甲 | 适用于潮热出汗，性躁，头痛，头晕为主属于上述辨证者 | |
| | | 心气不足 | 甘草小麦大枣汤 | 肝胆有火，加小柴胡汤 | 加五味子、糯稻根、龙骨、牡蛎 | 适用于情绪波动明显属于上述辨证者 | |
| | | 心阴不足 | 酸枣仁汤 | 甘草小麦大枣汤、百合地黄汤；郁热，合栀子豉汤 | 加鳖甲、龟甲、白薇；出汗，加糯稻根、浮小麦、瘪桃干 | 主方适用于潮热，烦躁，失眠严重属于上述辨证者 | |
| | | 心阴心阳两虚 | 茯苓甘草汤 | 甘草小麦大枣汤 | 失寐，加百合、知母、夜交藤；汗多，加糯稻根、瘪桃干、龙骨、牡蛎；潮热重，加龟甲、鳖甲 | 主方适用于潮热出汗怕冷为主属于上述辨证者 | 茯苓甘草汤、茯苓桂枝甘草大枣汤、桂苓五味甘草汤，三方均含有茯苓、甘草、桂枝。而茯苓甘草汤还有生姜，故偏于温胃化饮；茯苓桂枝甘草大枣汤还有大枣，故偏于健脾；桂苓五味甘草汤还有五味子，故偏于安神 |
| | | 心阳虚 | 茯苓桂枝甘草大枣汤 | 甘草小麦大枣汤 | 失寐，加百合、知母、夜交藤；汗多，加糯稻根、瘪桃干、龙骨、牡蛎；潮热重，加龟甲、鳖甲 | 主方适用于潮热出汗怕冷为主的患者 | |
| | | | 桂枝加龙骨牡蛎汤 | | 加浮小麦 | | |
| | | 心阴心阳两虚 | 桂苓五味甘草汤 | 甘草小麦大枣汤 | 怕冷，加鹿角胶、淫羊藿；潮热，加龟甲胶、鳖甲、白薇；出汗，加龙骨、牡蛎、糯稻根 | 主方适用于潮热出汗怕冷为主的患者 | |
| | 围绝经期综合征（失寐） | 心阴虚 | 百合知母汤 | 百合鸡子汤。郁热，合栀子豉汤 | 加龟甲胶、旱莲草、酸枣仁、龙骨、牡蛎。郁热，加白薇、苦参 | 主方适用于烦躁、寐差为主属于上述辨证者 | |
| | | 心阳虚 | 桂苓五味甘草汤 | 头晕胸闷，合小半夏加茯苓汤 | 加远志、菖蒲、酸枣仁 | 主方适用于潮热出汗，汗后身冷，心悸属于上述辨证者 | |
| | 围绝经期综合征（尿频） | 湿热 | 葵子茯苓散 | 当归贝母苦参丸；偏于阴虚，合猪苓汤 | 加车前子、石韦、海金沙 | 主方适用于小便频急，但无疼痛属于上述辨证者 | |
| | 围绝经期综合征（心烦胸闷） | 胸阳不振，痰气阻滞 | 瓜蒌薤白半夏汤 | | 加枳实、旋覆花、甘松、佛手。心悸，加龙、牡蛎、代赭石、琥珀；出汗，加糯稻根、五味子 | 适用于胸闷痰多属于上述辨证者 | |

续表

| 序号 | 病名 | 辨证 | 主方 | 佐方 | 加减 | 备注 | 主方比较 |
|---|---|---|---|---|---|---|---|
| 201 | 干燥综合征 | 心火亢盛，胃阴不足 | 甘草泻心汤 | | 口糜，加升麻、枇杷叶、石膏；口干，加鲜石斛、麦冬、玉竹；阴道干燥，加旱莲草、天冬、龟甲胶 | 主方适用于心火偏亢者。胃阴不足时一定要加味 | |
| 202 | 高同型半胱氨酸血症 | 血瘀 | 当归芍药散 | | 芍药改用赤芍，加牡丹皮12g，泽兰15g，丹参30g，桃仁10g，益母草30g，炒留行子30g | | |
| 203 | 横纹肌溶解症 | | 茵陈五苓散 | | 加垂盆草、琥珀、车前子、陈皮、半夏、六一散 | 适用于横纹肌溶解症治疗中兼肝损者 | |
| 204 | 全身虫行感 | 风郁湿侵 | 防己茯苓汤 | 麻黄连轺赤小豆汤 | 加冬瓜皮、蚕沙 | | |
| 205 | 蛔虫性腹痛 | 虫症 | 当归芍药散 | | 加生地黄15g，白薇12g，川楝子10g | 适用于蛔虫引起的腹痛 | |
| | | | 粉蜜汤 | | | | |

# （二）《金匮要略》方笔画索引